中西医康复理论与实践

张清华　宋　博　付德利　任传廷　刘元龙◎主编

科学技术文献出版社
SCIENTIFIC AND TECHNICAL DOCUMENTATION PRESS

·北京·

图书在版编目（CIP）数据

中西医康复理论与实践 / 张清华等主编. -- 北京：科学技术文献出版社，2024.11. - - ISBN 978-7-5235 -1917-2

Ⅰ. R49

中国国家版本馆 CIP 数据核字第 2024B5U320 号

中西医康复理论与实践

策划编辑：郭 蓉　　　责任编辑：郭 蓉　　　责任校对：彭 玉　　　责任出版：张志平

出　版　者	科学技术文献出版社
地　　　址	北京市复兴路15号　　邮编 100038
编　务　部	（010）58882938，58882087（传真）
发　行　部	（010）58882868，58882870（传真）
邮　购　部	（010）58882873
官 方 网 址	www.stdp.com.cn
发　行　者	科学技术文献出版社发行　全国各地新华书店经销
印　刷　者	北京虎彩文化传播有限公司
版　　　次	2024 年 11 月第 1 版　2024 年 11 月第 1 次印刷
开　　　本	787×1092　1/16
字　　　数	628千
印　　　张	27.25
书　　　号	ISBN 978-7-5235-1917-2
定　　　价	98.00元

编 委 会

前 言

康复医学是医学的一个新的分支学科，是由理疗学、物理医学逐渐发展形成的一门新学科。主要包括利用物理因子和方法以诊断、治疗和预防残疾和疾病（主要面向慢性病患者及伤残者）；研究使病、伤、残者在体格上、精神上、社会上、职业上得到康复；消除或减轻功能障碍，帮助他们发挥残留功能，提高生活质量，恢复其生活能力和工作能力以重新回归社会。中医学中的针灸、推拿和导引技术，实际上就是最早的康复技术。现代医学体系中，已把预防、医疗、康复相互联系起来，组成一个统一体。

现代康复医学始于第二次世界大战之后，原以残疾人为主要服务对象。半个多世纪以来，康复医学的发展是人类医学事业发展的必然趋势，也是现代科学技术进步的结果。现代康复医学自20世纪80年代初引进以来，受到政府和社会的高度重视，现代康复技术与中医传统康复手段不断相互交融，得到广泛的应用和推广。为适应我国中西医结合康复医学的医疗、教学、科研事业发展的需要，我们组织相关学科人员，根据多年的医疗、教学和科研经验，参考国内外有关资料，编写了《中西医康复理论与实践》一书。

本书共分为8章，首先介绍了康复和康复医学的概念、地位、作用、工作内容、服务方式、康复机构设置等；然后介绍了国内外经典的康复技术，如运动疗法、作业疗法、物理疗法、言语疗法、心理疗法、矫形器疗法，并系统介绍了中医药康复技术，如针灸、推拿、五禽戏、八段锦、易筋经等，以及其在各系统疾病康复治疗中的应用，充分体现了中西医结合康复医学的特色；最后增加了近年国内外中西医结合康复医学基础与临床研究领域的最新进展。本书内容注重实践，实用性强，采用表格或图示等形式，提高了可读性和易懂性。本书可满足中西医结合相关专业本科生和研究生的需要，也可供相关专业研究人员参考使用。

本书得到了国家中医药管理局科技司共建科技项目"中西医结合干预措施对心脑血管病预防作用的人群队列研究"（GZY-KJS-SD-2023-055）的资助。由于编者水平有限，书中难免存在不足之处，恳请读者指正。

编 者

2024 年 6 月

目　　录

第一章　康复医学概论

科学是反映事实真相的学说，是对事实真相的客观反映。科学是整理事实，从中发现规律，做出结论。按研究对象的不同，科学可分为自然科学、社会科学和思维科学三大领域。目前，通常将科学分为哲学、文学、史学、教育学、法学、经济学、理学、工学、农学、医学、管理学和军事学 12 个门类。

医学是处理人健康定义中人的生理处于良好状态相关问题的科学，以预防和治疗疾病、提高人体健康水平为目的，属自然科学的分支。但随着历史、社会和科学技术的发展，各学科相互交融，医学已超出了生命科学的范畴，而且广泛涉及自然科学的生物学、物理学、化学、药学、环境科学、工程科学，以及社会科学中的哲学、社会学、人类学、心理学、宗教学等各个学科。中医学理论体系形成的同时即树立了天人相应、形神合一、因人制宜、治病求本等医学观念。中西医结合医学是综合运用中西医药学理论与方法，以及在中西医药学互相交叉和综合运用中产生的新理论和新方法，研究人体结构与功能、系统与环境关系等，探索并解决人类健康、疾病和生命问题的科学。

第一节　康复医学的概念

康复医学是一门新兴的综合性学科，在服务对象、治疗目标和使用手段等方面不同于预防保健医学和临床医学。因此，也称为第四医学。

一、康复

康复（rehabilitation）中 re 是重新的意思，habilis 是使之得到能力或适应的意思，action 是行为或状态的结果，因此，rehabilitation 是重新得到能力或适应正常社会生活之意。欧美等国将 rehabilitation 一词用于表示残疾人重新适应正常的社会生活，恢复做人的权利和尊严的过程。

目前，康复意指复原，恢复原来的良好状态，即应用各种有效的措施，减轻残疾的影响，争取使残疾人重返社会。康复专家们曾把康复定义为综合、协调地应用医学、社会、教育、职业的措施，对患者进行训练或再训练，减轻残疾因素造成的影响，以尽量提高其活动功能，改善生活自理能力，重新参加社会生活。

1981 年世界卫生组织（WHO）医疗康复专家委员会给康复下了一个新的定义：康复是指采取一切措施，减轻残疾和因残疾带来的后果，提高才智和功能，使他们重新回到社会中去。所以康复是使残疾者和功能障碍者恢复功能、权利的过程。

综上所述，康复是指使残疾人（患者）个人权利得到恢复的过程。涉及个人权利的各个方面，都必须予以关注，对残疾人（患者）的康复服务主要包括 4 个方面，即医学康复（以医学的手段矫治残疾，提高其功能）、教育康复（实现受教育的权利，如文化教育及特殊教育）、社会康复（恢复其参加社会的权利，如残疾人参与社会活动、建筑无障碍设施）、职业康复（为残疾人创造就业条件并实现其自食其力）。通常将包括医学康复、教育康复、社会康复、职业康复诸方面的康复工作称为全面康复或大康复。目前，社会上将康复一词与疾病后的恢复混同，如某人患肺炎被治愈，常常称某人获得了康复。这种把疾病完全恢复的过程也称为康复是不妥的。疾病后能百分之百恢复者，不存在康复问题，只有伤病后达不到百分之百恢复，而遗留下不同程度残疾的人，才存在康复问题。从某种意义上说，没有功能障碍，没有残疾，就没有康复。

二、康复医学

随着社会的进步和发展，医学模式已发生了根本性的转变，从以疾病为中心的生物医学模式转变成为以人为中心的生物－心理－社会医学模式。康复医学正是这种新医学模式的具体体现。残疾患者康复目标的实现与康复医学密不可分，但是康复与康复医学并不是等同的概念，康复的目的是恢复残疾者的功能和权利。而康复医学本质上是功能医学，主要是研究患者的功能障碍、伴发功能障碍而产生的各种残疾，以及提高康复治疗效果、改善患者功能障碍、提高患者的生活自理能力。康复医学是一门医学学科，是医学学科的一个分支，与保健、预防、治疗医学并重，被国际上称为第四医学。随着社会的进步和医学的发展，对医学水平提出了更高的要求，不仅要治愈疾病，而且要不留任何障碍，获得良好的功能，从而提高患者的生活质量（quality of life，QOL）。客观的要求推动了康复医学的发展。目前，康复医学正在世界各国快速发展，在卫生事业上，保健、预防、医疗、康复四者紧密结合，互相渗透，为人类健康提供着全面服务。尤其是 20 世纪 80 年代以来，我国政府对康复医学十分关注，采取了各项措施，对学科建设、人才培养、梯队建设、科学研究、医疗条件建设及康复医疗设备研发等方面不断加大投入，促进了我国现代康复医学事业的快速成长。

三、中医康复学

中医康复学是指在中医学理论指导下，研究康复医学的基础理论、医疗方法及其应用的一门学科。具体地说，是针对由于损伤、各种急慢性疾病、老龄化带来的功能障碍及先天发育障碍的残疾者，通过应用中医学的基础理论和方法及有关技术，使机体功能衰退或障碍者的潜在能力和残存功能得到充分发挥的科学体系，其目标在于减轻或消除因病残带来的身心障碍，以恢复功能，重返社会。在康复实施过程中，应有患者本人、家属及社区的参与。

中医康复学的医疗实践活动历史悠久，有独特的理论和实践经验，有丰富多彩的康复医疗方法，但由于历史的原因，这些康复的内容大多零星地分散在历史医籍中，没有形成一门独立的中医学科加以应用，因此也就没有形成中医康复学的科学概念。从历史来看，中医学最早使用了"康复"一词。据《尔雅》载"康，安也；复，返也"，即康复为恢复平安或健康。到 20 世纪 80 年代，随着社会的发展和现代康复学的介入，现代康复医学理论、技术和经验的引进及现代康复医学学科在我国的基本确立，中医学中康复的内涵也发生了变化。

其主要体现在明确提出功能康复是康复医学的立足点，康复的对象主要是残疾者，以及慢性病、老年病等有各种功能障碍的患者。

中医开始系统发掘、整理和研究传统中国医学的康复医学理论、技术和方法，出现了中医康复医学的新概念，并形成了一门新兴的综合性学科。因此，可以认为，中医康复是根植于具有数千年历史的中医学，使用的是传统中医理论和传统中医学技术方法，但在其学科形成和发展过程中，引入和借鉴了现代康复医学的部分理论概念。因此，中医康复学既不能困于中医古籍中康复的固有概念，也不能照搬现代医学的康复概念。

中医康复学与临床医学有很大区别，它是在中医学基本理论指导下，针对功能障碍采取治疗措施。而临床医学是研究疾病的病因、诊断、治疗和预后，提高临床治疗水平，促进人体健康的科学。中医康复学根据患者的临床表现，从整体出发，结合疾病的病因、发病机制和病理过程，进而确定诊断，通过治疗和预防以最大程度减轻患者痛苦、恢复患者健康、保护劳动力。而临床医学直接面对患者，是对患者直接实施治疗的科学。

评价是现代康复学的特征之一，是反映功能障碍程度的手段，离开评价康复医学就不能成为完整的体系。中医证候是中医临床医学的核心问题，是中医多种治疗方法的主要作用对象，中医强调辨证论治，证候不明，方药难施。所以，证候诊断是中医临床过程中实施中医治疗方法的必经之路。由于中医康复学中所用的康复方法与中医临床、中医养生的方法一致，所以，证候诊断和辨证论治也是中医康复过程中必须遵循的原则。故中医康复评价首先是中医诊断领域内的辨证，主要通过中医四诊望、闻、问、切 4 种手段来实现。

四、中西医结合康复医学

中西医结合医学是将传统的中医中药知识和方法与西医西药的知识和方法结合起来，在提高临床疗效的基础上，阐明机制进而获得新的医学认识的一种途径。中西医结合发轫于临床实践，以后逐渐演进为有明确发展目标和独特方法论的学术体系。

中西医结合康复医学以现代康复医学的内涵为架构，融入现代康复及中医康复两种方法，让现代康复充分吸收中医康复的治疗特长，让中医康复借鉴现代康复的评估方法和目标制定、重视定量评价，通过综合运用各种有效的治疗手段，促进患者的康复。

第二节　康复医学的发展

一、中医康复的形成与发展

中医学源远流长，数千年的中医学史记载了中国人民与疾病做斗争的大量丰富的实践经验和前辈医家在中医康复学方面的学术成就。中医康复学是中医学的重要组成部分，随着历代中医学的发展，中医康复学不断得到充实和发展，积累了大量的理论知识，形成了独特的理论体系。

在我国古代，康复医疗就产生了，并随着中医学的发展而发展。我国现存最早的医学典籍之首《黄帝内经》成书于战国至秦汉时期，诸多医学先哲根据人类远古时期康复医疗的实践总结出许多康复医学的理论原则和方法："天地合气，命之曰人"是对生命起源的认识；"顺四时而知寒暑""春夏养阳，秋冬养阴"要求我们天人相应，顺应自然；精神调摄、起居养生、饮食养生、房事养生、导引按跷等，明确提出养生的原则和方法，奠定了康复学理论基础。在历代医家的努力下，中医康复学的内容不断得到完善，康复方法不断得到补充，其中包括大量的药物疗法和非药物疗法，如中药疗法、针灸疗法、按摩疗法、熏洗疗法、气功疗法、运动疗法等。这些方法与现代康复方法相比，都是在中医学理论指导下，独具特色而历经实践检验，行之有效的治疗方法。

中华人民共和国成立以来，伴随着中医学的不断挖掘整理，以及现代康复医学不断引入，中医在康复医学方面的独特理论和方法得到系统的整理和总结，具有中医特色的康复医疗机构相继建立，中医康复学专门人才的培养纳入国家高等教育计划，学术活动蓬勃开展，学术水平不断提高。中医康复学作为一门独立学科已经逐步形成。从中医康复学学术发展来看，大致分为如下几个历史阶段。

（一）春秋战国时期——萌芽时期

中医康复学历史悠久。早在远古时代，火的发现和运用，使人类增强了征服自然的能力。随之产生的熨法、灸法及砭石、骨针等，是包括康复治疗在内的最早的医疗手段与器具。夏商时期，人类对疾病有了初步的认识，酒和汤液相继出现，具有重要的康复治疗作用。

春秋战国时，齐相管仲在首都设立了类似康复的机构，收容聋、哑、跛、癫、畸形等残疾者。这一时期，《黄帝内经》的问世，奠定了中医康复学的理论基础，其中"形神合一、天人相应"的整体观，成为康复学理论的核心。书中广泛应用了情志调摄、针灸、气功、导引、按摩、饮食、体育等多种康复方法，总结出"杂合以治，各得其所宜"（《素问·异法方宜论》）的康复治疗原则，并系统阐述了风雨、声音、高山、深谷、泉脉、草萱、林木等与人体的相关效应，对后世自然康复疗法的形成产生了深远的影响。

（二）汉晋六朝时期——形成时期

两汉魏晋时期，康复理论逐渐完善，康复方法不断创新，东汉张机创立的辨证施治理论，对中医康复学有着重要的指导意义。其所阐述的大病瘥后、慢性病残、诸虚百损等，无一不突出药物康复疗法的特点，如薯蓣丸等康复诸方，至今仍有很高的实用价值。东汉华佗创编的五禽戏，既能防病健身，又能促使患者康复。西晋皇甫谧撰写的《针灸甲乙经》，包含了非常丰富而又具体的康复医学内容，并为某些慢性病的康复提供了行之有效的针灸疗法。同时，康复机构亦趋增多，官办的"暴室"和"隐宫"，民办的"疾馆"和"老残疾馆"，代代相传，兴盛不衰。南北朝陶弘景在《养性延命录》中提出引气攻病的方法，对气功、吐纳、按摩、食疗、情志等康复方法有所创新。

（三）隋唐时期——成长时期

隋代巢元方所著《诸病源候论》记载了200余种导引术势，用于偏枯、拘挛、痹证、癫痫、中风、腰痛等病残者，收到了较好的康复效果。唐代孙思邈著《千金要方》与王焘著《外台秘要》，收集处方累计逾万首，汇集中医康复方法之大成，包括食疗、针灸、按摩、磁疗、光疗、冷疗、热疗、泥疗、泉水疗、香气疗、时序疗法、方向疗法、心理疗法，以及药物蒸、熨、熏、洗、敷、贴、吹、摩、灌、搽等，几乎包揽无遗。其中《千金要方》详细介绍了150多种谷、肉、果、菜等食物的性味、主治和功用，提出"五脏所宜食法"，可以说是历史上最早的康复营养食谱。

（四）宋金元时期——充实时期

宋元时期由于官方的重视和众多医家的努力，中医康复学术和事业有了较全面的发展。北宋王怀隐所著《太平圣惠方》中有不少可用于康复医疗的方剂，还选列药粥方129首，广泛运用于中风、产后、脚气、水肿、脾胃不足及诸般虚损病证，开创了融药食于一体的饮食疗法新局面。《圣济总录》由北宋徽宗年间的圣济殿御医整理汇编而成，采辑历代医籍并征集民间验方和医家献方整理汇编而成的巨著。书中载有一些属于病后康复医疗的内容，如食治虚劳、伤寒后诸病、脾胃虚弱诸证、产后诸病等，并收载药粥方113首，如苁蓉羊肾粥、补虚正气粥等，其中不乏具有良好康复作用的食疗方。北宋王惟一奉诏编修针灸书，总结历代针灸学家的经验，于1026年编成《铜人腧穴针灸图经》，简称《铜人经》或《铜人》。于1029年设计并主持铸造针灸铜人两具，铜人的躯体、脏腑可合可分，体表刻有针灸穴位名。《铜人经》中详述手足三阴三阳经脉和督任二脉的循行路线和腧穴，并参考名家学说予以订正，绘制经脉腧穴图。还对《灵枢·经脉》原文做了注释，为后世针灸治疗奠定了基础。

金元四大家的学术成就对中医康复医学的发展有一定的贡献。如刘完素编著的《素问玄机原病式》对临床康复辨证具有一定的指导意义；张从正对许多疑难杂病的康复医疗有所发展和创造，特别是情志相胜疗法，对后世颇有启迪；李杲则强调人以脾胃为本，这在康复医疗中也是必须遵循的原则；朱震亨善用滋阴潜阳的康复方法，注重药食并重，对后人有较大影响。

宋金元时期的中医康复学在总结前人经验的基础上，不断进行新探索，有了新的经验和认识，使中医康复理论与实践日臻完善。

（五）明清时期——成熟时期

明清两代是中医学术的鼎盛时期，中医康复学在理论和方法上也获得了极大的发展。明代李时珍在《本草纲目》中详尽论述了各种不同来源之水的性能，阐明了泉水疗法的应用和选择。如饮清泉之水可以疗疾，冷泉水浴对某些顽症有康复作用，温泉外浴可治皮肤及关节疾病等。明代张介宾对情志疗法有着深入的研究，明确提出"身心"概念，他认为人的心理状态受制于精神刺激，影响疾病的发生与转归，指出怒、思、忧虑均可致病，而喜悦开怀则能除病，因此调节情绪是情志疾病最有效的康复措施。明代龚廷贤对呼吸吐纳、气功锻炼有精辟见解，并认为"诗书悦心，山林逸兴"（《寿世保元·老人》），倡导书画疗法、森林疗法的康复作用。他还力劝人们"每把戏言多取笑，常怀乐意莫生嗔"（《寿世保元·老人》），指出喜笑疗法是健身与康复的良方。龚居中（字应园，生卒不详）在《红炉点雪》中载有"却病延年一十六句之术"，巧妙地将气功、导引、情志、饮食、体育等多种疗法融于一体，系列有序，易学易行。同时明确指出"歌咏所以养性情，舞蹈所以养血脉"，对轻歌曼舞的娱乐康复作用，做了较正确的评价。清代沈金鳌在《杂病源流犀烛》中将康复方法列在卷首，其中包括气功、按摩等，并提出使用导引、针灸诸法，以行一身之气，而不单纯依赖药物。清代俞肇源在《通俗伤寒论》的"调理诸法"中，全面阐述了对于热性病的康复医疗，包括瘥后药物调理、食物调理、起居调理等，内容系统详尽。清代尤乘（字生洲，生卒不详）所辑《寿世新编》中"病后调理服食法"一节，专门讨论饮食康复，其所列各种疾病的饮食康复注意事项，各种粥、糕等食疗品种，均有较高的实用价值。

（六）中医康复学的新时代

中华人民共和国成立后，随着中医学的不断挖掘和整理，中医康复医学的理论和方法也得到了系统的总结和提高。全国各地建立了不同层次的具有中国特色的康复医疗机构，使中医康复学的理论和方法得到广泛应用。大多数中医院校都设置了针灸学专业、推拿气功学专业，许多中医院校还开设了康复治疗及中医养生康复专业，培养了一批中医康复医学人才。与此同时，学术活动亦日益活跃，1983年成立了中国康复医学研究会（现中国康复医学会），1984年在石家庄召开了首届全国康复医学学术讨论会，1989年又在北京召开了第一届国际传统康复医学学术会议。1986年《中国康复医学杂志》开始公开发行。1996年，中国中西医结合学会养生学与康复医学专业委员会在广东珠海成立，并召开了第一届学术会议。之后每年陆续召开养生学与康复医学学术会议。

中医康复学的专著亦相继出版，如郭子光等主编的《中医康复学》、陈可冀主编的《中国系统康复医学》，作为高等医药院校试用教材，如傅世垣主编的《中医康复学》、孟景春主编的《中医养生康复学概论》、高根德主编的《中西医结合康复医学》、杜建主编的《中西医结合康复学》、陈立典主编的《康复医学概论》、余瑾主编的《中西医结合康复学》、纪晓军主编的《中西医结合康复医学》和王艳君主编的《针灸推拿康复学》等，促进了中医康复学的理论及临床水平的不断提高。

二、现代（西医）康复的形成与发展

现代康复医学属于年轻的学科，在发展的道路上却也走过了一段漫长的历程。现代康复医学发展史，一般认为可划分为萌芽期、形成期、确立期、发展期。

（一）萌芽期（约在19世纪初期以前）

人类自古就有利用自然因素（如日光、水、温度等）、身体运动、被动活动、牵引等各项措施来治疗伤病和强身健体的传统，如公元前希腊人利用温泉、日光等治疗慢性疼痛，我国古代利用体操如五禽戏、导引术、易筋经等健身强体，以及我国古代武术运动被视为世界上最早的运动疗法等。

（二）形成期（第二次世界大战结束前的时期）

19 世纪末，随着物理学的发展，电、光等一些物理因素被用于治疗患者，形成了物理医学。第一次世界大战后，战伤、截肢等伤员的治疗和假肢安装及脊髓灰质炎流行所致大量肢体畸形的矫治，促进了康复医学的形成，出现了手法肌力评定及肌力增强训练等康复治疗方法。1917 年美国陆军成立了身体功能重建部和康复部。1942 年全美康复讨论会给康复下了第一个定义：康复就是使残疾者最大限度地恢复其身体的、精神的、社会的、职业的及经济的能力。第二次世界大战中对大量伤残士兵的康复治疗进一步促进了康复医学的发展。

（三）确立期（20 世纪 70 年代以前）

第二次世界大战期间及以后，以美国医学家 Howard A. Rusk 为代表的康复医学先驱者们做了大量出色的工作，确立了康复医学的地位。Rusk 首先在美国倡导办起了纽约大学医学中心康复医学研究所，直至今日，该研究所仍是世界最著名的康复中心和康复人才培训基地，Rusk 被尊称为现代康复医学之父。这个阶段开始建立了比较完整的康复医学理念，提出了多学科合作，让伤残者身体 - 心理 - 社会全面恢复的理论，并配合有一系列综合的、全面的训练技术和方案。这个时期在西方国家陆续建立起来一大批康复中心，并使康复医学在原有物理医学的基础上，发展成为一个新的学科即物理医学与康复专业。1950 年成立了国际物理与康复医学学会，1969 年康复国际成立，同年也成立了国际康复医学会。这一切都表明康复医学的发展已日臻成熟。

（四）发展期（20 世纪 70 年代以后）

康复医学的发展是医学史上的一大进步，它强调对患者局部和整体功能的恢复和提高。强调为患者服务，不仅应治愈伤病而且也应恢复并提高其机体功能，使患者能回归家庭和社会生活。这种模式是符合新的医学模式（生物 - 心理 - 社会医学模式）要求的。因此，20 世纪 70 年代以后，康复医学发展很快，在世界范围内康复医学的医疗、教育、科研诸方面都取得了很大的成就。目前康复医学正向深度发展，已进入神经康复、骨关节康复、内脏系统康复、慢性疾病处理、儿童康复、老年康复等各个领域。如今在发达国家，许多伤病早期，如有功能障碍存在即有康复医学及早加入，使患者得到全面的治疗，既治愈疾病又获得良好的身体功能。康复医学已成为现代医学不可分割的一部分。

我国在改革开放的大潮中，于 20 世纪 80 年代开始引入现代康复医学。这一工作受到了党和政府的重视，被纳入了国家发展计划，并采取各种措施积极推进其发展。国家派出大量人才出国学习，同时引入外国先进经验在中国开展康复医学工作。1988 年 10 月，中国残联与国际合作成立了中国第一个康复医学的医、教、研基地——中国康复研究中心（北京博爱医院）。中华人民共和国卫生部于 1996 年颁发文件，要求在全国二、三级医院中建立康复医学科，并明确规定了康复医学科的人员、设备等应具备的规范条件。1997 年和 1998 年国家在有关文件中又强调要重视康复医学事业，提出了预防、医疗、保健、康复、健康教育、计划生育技术服务"六位一体"的社区卫生服务方向，大大推进了社区康复医学的开展。

2013 年国际物理与康复医学学会第七届世界大会在北京召开，2014 年励建安正式担任国际物理医学与康复医学学会主席，这是世界康复领域对中国康复医学 30 年来发展的充分认可。

随着我国经济的快速发展，对康复医学服务的需求不断增高，而且由于我国人口的老龄化，工业与交通发达带来的事故伤害、文体活动的意外损伤、社区康复事业的发展等，都对康复医学不断提出新的要求。而与客观需要相比，我国的康复医学事业发展历史仍较短，经验尚待丰富，人才尚显不足，因此推广康复医学知识，培养康复医学人才是康复医学的一个重要任务。

三、中西医结合康复医学的形成与发展

20 世纪 80 年代现代康复医学进入我国，在发展过程中，将中医理论和针灸、按摩、导引等中医治疗手段应用到疾病的康复中，产生了中西医结合康复医学，学科形成时间较短，但发展迅速，三级中医院多数设立康复医学科，将中医传统的康复手段与现代康复医学手段紧密结合，在神经康复、骨科康复、疼痛康复等领域发挥出独到的优势，得到广大患者的认可。许多中医学者已经认识到康复医学的重要性，并已经逐步开始发展中西医结合康复医学。但是，目前中西医结合康复医学的发展水平和发展速度远远落后于实际需求。虽然中医学术期刊中有相当数量的论文与康复相关，但存在概念不清、对康复医学学术体系缺乏系统了解等诸多问题。不同中医学者所说的康复含义多样，概念模糊，对康复医学还缺乏全面、清晰的认识。有人认为中西医结合康复医学是中医养生学与现代康复医学相结合；也有人认为中西医结合康复医学是联合应用中医的治疗手段和现代康复医学的治疗手段，如针灸、按摩和物理治疗、作业治疗联合应用。如何把中西医有机地结合到每一个疾病中，康复医学领域内还没有明确的参考标准。

随着康复医学的发展，中医药、针灸、推拿按摩等传统康复治疗手段与现代康复治疗相结合，提高了功能康复的效果，这也是中国在康复医学中的一项优势。以中西医结合疗法（耳压疗法、气功、经皮电神经刺激法等相结合）治疗脊髓损伤（spinal cord injury，SCI）幻觉痛，疗效较好；以督脉电针加电体针治疗脊髓损伤，对改善运动功能、减轻痉挛、改善对大小便的控制，都有较好效果。手法治疗脊柱疾病是康复治疗中常用的手段，在促进传统康复治疗现代化过程中，许多研究人员进行了有关按摩推拿手法疗效机制研究，证实颈腰腿痛患者推拿后血清中内啡肽含量升高。另一项研究通过临床解剖学和生物动力学的实验分析，为安全而有效地进行颈椎病手法治疗提供了科学证据。我国韩济生创立的经皮穴位神经电刺激术治疗脊髓损伤引起的痉挛，疗效显著。

陈可冀在《倡导大康复医学理念》中指出，现代康复医学较多地应用了生物医学工程的成就，包括各类人工器官、关节，以及其他各类辅助器材的应用等。实际上，康复措施还应该更多地结合全科医学知识和措施，尽可能地改善各类病损和残疾的功能，进而提高生活质量，也应当中西医结合提高康复质量，合理应用针药理疗等综合简便措施。康复医学与社区医学结合已被广泛接受，因为只有进入社区，才能使更多民众受益。康复医学同样要结合循证医学，以确认各类病损和残疾的最佳康复干预证据，提高其临床应用价值、重复性、康复效果。康复医学也应充分结合转化医学的应用，以提高康复水平、康复的科学性和有效力

度。所以，应该提倡大康复理念，结合上述各有关医学，以提高康复服务能力和水平……国外有关康复的循证医学著作已经很多了，得到很好的重视，其中也常见补充和替代医学方法的采用。我国有关的指南或专家共识，已经将中医药及针刺和物理治疗列入，但证据级别不够高，需要加强这方面的医疗和研究水平。还应该提倡综合康复、个体化康复、人格化照顾、连续性照顾、中西医结合和作业训练等结合的可及性服务，以社区为基础，并以预防为导向。

《国家中长期科学和技术发展规划纲要（2006—2020 年）》指出，要"重点研究开发常见病和多发病的监控、预防、诊疗和康复技术"，对于心脑血管病等重大疾病，要"研究规范化、个性化和综合治疗关键技术与方案"，并指出要"重点开展中医基础理论创新及中医经验传承与挖掘，研究中医药诊疗、评价技术与标准"。这为中西医结合康复医学的发展指明了方向。2016 年，《中华人民共和国中医药法》第三条明确规定：运用现代科学技术，促进中医药理论和实践的发展。国家鼓励中医西医相互学习，相互补充，协调发展，发挥各自优势，促进中西医结合。这为中西医结合康复医学的发展奠定了基础。

第三节 功能障碍与康复医学

康复医学研究的核心是残疾及功能恢复。具体来说，康复医学就是研究残疾的形成、发展、恢复、转归，以及研究功能和能力障碍的评定、治疗、代偿、适应和其他有关问题的医学学科。因此，康复医学理论是围绕功能障碍和恢复的研究而形成的。

残疾的定义应是指因外伤、疾病、发育缺陷、精神因素等各种原因造成明显的身心功能障碍，以致不同程度地影响正常生活、工作或学习的一种状态。

一、残疾分类

（一）国际残损、残疾、残障分类

1980 年 WHO《国际残损、残疾、残障分类》（International Classification of Impairments, Disabilities and Handicaps，ICIDH）将残疾划分为 3 个独立的类别。

1. 残损

残损又称结构功能缺损。属于身体功能障碍，指身体结构和功能（生理、心理）有一定程度缺损，身体、精神和智力活动受到不同程度的限制，对独立生活、工作和学习有一定程度的影响，但个人生活仍能自理，其影响在组织器官水平上，是生物器官系统水平上的残疾。

2. 残疾

残疾又称个体能力障碍、残弱、失能。属于能力减弱或丧失，指身体结构和功能缺损严重，身体、精神和智力活动明显障碍，以致患者个人不能以正常的方式和范围独立进行日常生活活动。其影响在个体水平上，造成个体活动能力低下，是个体水平上的残疾。

3. 残障

残障又称社会能力障碍，即参与社会活动障碍，指由于形态功能缺损和个体生活能力障碍严重，极大影响生活、学习和工作，限制了患者参与社会生活的活动，造成了社会生活能力障碍，是社会水平的残疾。

（二）国际功能、残疾和健康分类

2001 年 WHO 正式颁布了《国际功能、残疾和健康分类》（International Classification of Functioning，Disability and Health，ICF），简称《国际功能分类》。ICF 表明健康和残疾均属于人体的生活状况，只不过处于不同的功能水平。如果一个人的身体、活动和参与各种功能都正常，即为健康。反之，这 3 种因素任何一项不正常即为残疾。残疾可表现为人体结构功能缺损、活动受限或参与局限。而且所谓功能应是一个包括所有的身体、活动和参与能力状况的总称。功能、健康和残疾 3 种情况实际上是 3 项相互独立又彼此关联的因素。在患者身上可同时存在，又可相互转化，因此在临床康复工作中，我们应从功能的角度即从损伤、活动和参与 3 个不同的水平综合考虑问题和处理患者。

患者残疾的背景性因素（个人情况及社会环境）对患者的健康和残疾情况起着重要的互动作用，如一名截瘫患者丧失了自主站立、行走功能，难以自理生活，也不能参与社会活动。但经过康复训练，佩戴矫形器或操纵轮椅，患者可以独立行走、生活自理，而且社会上建设了无障碍设施，患者通行无障碍，因此他又可以参与社会活动，和健康人一样生活。反之，如果同一患者，没有进行这些康复治疗，则此患者生活难以自理，也不能参与社会活动。由此看出，背景因素在患者的康复或残疾水平中有着重要的作用。因此从改变背景因素入手，康复医学可以克服残疾，提高患者的能力和健康水平。

二、残疾预防

康复医学的首要任务在于预防残疾的发生，保护患者的身体功能和各种能力。残疾预防分为 3 级。

（一）一级预防

防止致残性病损的发生。如消灭脊髓灰质炎，即可预防由该病引起的小儿肢体残疾；控制动脉粥样硬化、高血压、高脂血症等危险因素，可降低脑血管病的发生率，减少偏瘫、失语、痴呆等残疾的发生。

（二）二级预防

患者一旦发生伤病，应千方百计地治疗患者，将病损的影响控制在最低水平，防止残疾（失能）的发生。保持患者的个体能力维持在最好的水平，如及早治疗沙眼，可防止沙眼并发症导致的失明；脊髓灰质炎发生后，对患儿积极进行治疗，可防止肢体残疾的发生；骨关节疾病手术后，尽早开始康复治疗，防止关节功能障碍的发生等。

（三）三级预防

残疾已经发生，应积极开展康复治疗，防止残疾加重并发展成残障。在此阶段康复治疗的重点在于提高患者的社会适应能力，减轻残疾的影响，如提供拐杖、轮椅、假肢、矫形器等器具，克服残疾的影响，提高患者的生活和适应能力。

第四节 康复医学的工作特点

康复医学与临床医学有很大的不同，在某种意义上讲，康复医学是一种功能医学，它的主要任务之一是研究患者的功能障碍和残疾，以及如何去治疗（克服）残疾给患者带来的功能障碍。这样康复医学的工作内容也就有了它自己的特色，即康复评定、康复治疗、康复预防及康复治疗组的工作方法。

一、康复评定

康复评定是康复治疗的基础。它类似于临床医学的诊断过程，但又不完全相同。对于康复评定的定义可以这样来理解：康复评定是客观、准确地检查、判断患者功能障碍的性质、部位、范围、程度；确定尚存的代偿能力情况；估计功能障碍的发展、转归和预后；找出康复目标；制定出可行的康复治疗措施；判定康复治疗效果；决定康复治疗后患者转归及去向的过程。

（一）康复评定的内容

1. 躯体功能评定

躯体功能评定一般包括关节活动功能评定、肌肉力量评定、上下肢功能评定、步态分析、神经电生理评定、痉挛与弛缓的评定、感觉与知觉功能的评定、协调与平衡功能的评定、姿势反射与原始反射的评定、日常生活活动能力的评定、上下肢穿戴假肢或矫形器的能力评定、穿戴脊柱矫形器能力的评定等。

2. 精神心理功能评定

精神心理功能评定一般包括情绪评定、残疾后心理状态评定、疼痛的评定、失用症和失认症的评定、痴呆评定、非痴呆性认知障碍（注意力、记忆、思维）的评定、人格评定等。

3. 语言功能评定

语言功能评定包括失语症评定、构音障碍评定、语言失用评定、语言错乱评定、痴呆性言语评定、言语发育迟缓的评定、听力测定和发音功能的仪器评定等。

4. 社会功能评定

社会功能评定包括社会生活能力评定、生活质量评定、就业能力医学评定等。

（二）康复评定的分期

1. 初期评定

初期评定在患者入院初期完成。目的是全面了解患者功能状况和障碍程度、致残原因、康复潜力，据此确定康复目标和制订康复治疗计划。

2. 中期评定

中期评定在康复治疗中期进行。目的是经过康复治疗后，评定患者总的功能情况，有无康复效果，分析其原因，并据此调整康复治疗计划。中期评定可进行多次。

3. 后期评定

后期评定在康复治疗结束时进行。目的是经过康复治疗后，评定患者总的功能状况，评价康复治疗的效果，提出重返家庭和社会或做进一步康复治疗的建议。

（三）康复评定会

康复评定会是康复评定工作的一种重要形式。一般是由康复医师主持召开康复治疗组会议，在会上由小组成员根据其本人的检查及分析，对患者功能障碍性质、部位、程度、发展、预后及康复目标充分发表意见，提出各自领域的康复对策、康复目标和治疗处理意见（包括近期、中期、远期），然后由康复医师归纳总结为一个完整的康复评定和治疗方案，制订出计划，指派各专业人员分头实施。治疗中期再次召开评定会，对计划执行情况进行评定、修改、补充。治疗结束时再召开小组会，对康复疗效进行总结并为下阶段治疗或出院后康复去向提出意见。

（四）康复评定应当做出的判断

1. 确定患者功能障碍的种类和主要的障碍情况

通过康复评定可了解患者的功能障碍是属于躯体性、精神性、言语性、社会性、混合性中的哪一种，何者为主，何者为次，从而分清主次，有针对性地决定采取何种康复治疗措施。

2. 确定患者功能障碍程度

对于患者功能障碍不仅应了解其种类，还应判断其程度。患者功能障碍的严重程度，常以其独立程度的受损为标准。一般独立程度分为 4 级：完全独立；大部分独立（小部分依赖），需少量帮助；大部分依赖（小部分独立），需大量帮助；完全依赖。

3. 判断患者的代偿能力

在康复医疗工作中，我们不仅应了解患者功能障碍的情况，知道其丧失了什么功能，更应该了解其代偿能力如何，还残存什么功能，能发挥多大的代偿能力，怎样利用这些残存的功能去发挥代偿作用，提高患者的生活和社会适应能力。如对截瘫患者，我们不仅应了解其下肢瘫痪情况，也应了解其上肢代偿能力情况，以便制订出训练计划，利用上肢功能去代偿下肢的功能障碍。

4. 确定康复治疗目标

对患者功能障碍的种类、严重程度和主要功能障碍有了正确全面的了解后，治疗的重点即可明确，通过康复治疗和训练，预期使患者的功能障碍恢复到何种水平，这种水平即是治疗需要达到的目标。最基本的指标是患者生活自理能力的恢复水平，其次是对家庭及社会的适应能力恢复程度等。治疗目标分为如下几种。

（1）近期目标：康复治疗初步阶段应达到的目标。

（2）中期目标：康复治疗过程中分阶段应达到的目标。

（3）出院目标：患者治疗结束时应达到的目标。

（4）远期目标：患者出院后回归家庭和社会所能达到的水平。

5. 决定承担各种功能训练任务的专业成员

根据患者功能障碍的种类和严重程度，结合康复治疗小组各成员的专长，将功能恢复训练的各方面任务恰如其分地分配给能胜任的成员，充分发挥康复治疗小组各专业的特长，分工协作，共同完成恢复患者功能的任务。

6. 决定各种康复治疗措施

康复评定会议要综合各专业评定结果的意见，根据功能障碍的主次，做出康复治疗计划并对康复治疗的先后顺序做出合理的安排。影响患者生活自理能力最严重，以及患者感到最痛苦和最迫切希望解决的问题，应予优先考虑。

7. 判定康复治疗效果、修改康复治疗计划

康复治疗工作中，可根据需要随时评定患者状况，修改康复治疗计划，变更康复治疗措施，以期取得更好的康复治疗效果。

8. 决定康复结局及转归康复

治疗结束，应对患者做出全面的评定，指出治疗后患者的去向，如回归家庭、回归社会工作、转至其他康复机构（康复中心、疗养院）、至社区康复服务站继续康复治疗等。

二、康复治疗

康复治疗技术的应用是康复医学不同于治疗医学的又一特征。康复治疗以康复训练为主要手段，当然并不排斥临床行之有效的其他方法的应用，如药物、手术、石膏、夹板、传统医学疗法等。主要康复训练疗法简介如下。

（一）物理疗法

物理疗法（physical therapy，PT）包括运动疗法和理疗。

1. 运动疗法

运动疗法是物理疗法的主要部分，是通过运动对身体的功能障碍和功能低下进行预防、改善和功能恢复的治疗方法。应用被动运动、主动运动、助力运动、抗阻运动、神经发育疗法（neurodevelopmental treatment，NDT）等各种运动方法来训练患者，如肢体瘫痪后如何设法引起运动，如何将不正常的运动模式转变为正常或接近正常的模式，改善关节活动，增进肌力，增强运动的协调性，提高调节平衡能力等。总之，有针对性地循序渐进地恢复患者表

失或减弱了的运动功能，同时预防和治疗肌肉萎缩、关节僵直、骨质疏松、肢体畸形等并发症。

2. 理疗

理疗主要是应用除力学因素以外的电、光、声、磁、水、冷、热等各种物理因素去治疗疾病，促进患者的康复。

（二）作业疗法

作业疗法（occupational therapy，OT）是针对患者的功能障碍，从日常生活活动、手工操作劳动或文体活动中，选出一些针对性强，能恢复患者减弱了的功能和技巧的作业，让患者按照指定的要求进行训练，以逐步恢复其功能，从而提高患者的生活能力，使其能自理生活和进行学习。在自理生活方面，常选用进食、梳洗、穿衣、从床上到轮椅等活动，在手工操作方面，常选用木工、手工制作等；在文体活动方面，常选用套环、拼七巧板、绘画及各种有康复价值的游戏等。对活动困难者，作业治疗人员还可为他们配制克服困难的自助具，如患者手握持困难，可为他们准备粗柄勺，以便握持。对装配上肢假肢矫形器及配备特殊轮椅者，进行操纵和使用训练。对于认知能力有障碍的患者，进行认知功能的训练。为某些需要辅助器具的患者配制辅助器具等（主要是上肢，为方便日常生活或训练用）。

（三）言语疗法

言语疗法是采用各种科学的方法，对听力及语言障碍的患者如脑瘫、脑外伤等有交流残疾的患者，进行评定和训练，矫治其残疾。

（四）心理疗法

心理是脑的功能对客观现实的反映，患者心理往往存在不同程度的改变。心理疗法是通过观察、谈话、实验和心理测验（智力、人格、精神、心理等），对患者的心理异常进行诊断后，再采用精神支持疗法、暗示疗法、行为疗法、松弛疗法、音乐疗法等对患者进行训练、教育和治疗，从而减轻或消除症状，改善心理和精神状态，使患者的疾病治疗和恢复得以顺利实现。

（五）康复护理

康复护理的主要任务在于与其他康复专业人员共同协作，对患者施行符合康复要求的专业护理和必要的功能训练，预防并发症，防止继发性残疾，减轻残疾的影响，提高生活自理能力，使患者最大限度地康复并回归社会。康复护理内容应包括防治长期卧床的不良反应（早期活动防止失用综合征，定时翻身防压疮，鼓励患者尽量主动做各种活动，防治大小便功能障碍等）；指导患者自主做日常生活活动（穿衣、吃饭、洗漱等）；配合训练患者的肢体运动功能（坐、站、走等）；做好患者的心理康复工作等。

（六）假肢和矫形器的应用

假肢是弥补人的肢体缺损和代偿肢体功能的人工四肢，适于上下肢截肢后装配，用以代偿已丧失肢体部分的功能，使截肢者恢复一定的生活自理和工作能力。矫形器用于四肢和其他部位，预防或矫正畸形，支持或协助功能运动，限制关节异常活动，缓解神经压迫，治疗骨骼、关节、神经、肌肉疾病时，用以补偿功能活动，某些矫形器的适当使用甚至可取代手术。

（七）康复工程

康复工程是应用现代工程学的原理和方法去恢复或重建患者功能的科学。具体工作有康复评定设备的研制；功能恢复训练器械的研制；功能代偿性用品的研制（矫形器，辅助用品如自助具、拐杖、助行器、轮椅、站立架和生活自助器具等）；功能重建性用品的研制（人工喉、人工耳蜗等）；康复工程材料的研制（人工骨关节、肌肉、血管等）；装饰性假器官的研制（人工眼、耳、鼻、乳房等）。广义上来说假肢和矫形器的研制也属于康复工程学科。

（八）中国传统康复疗法

中药疗法、针灸疗法、按摩疗法、熏洗疗法、气功疗法、运动疗法、食疗、浴疗、情志疗法等历史悠久，特别是中医疗法治疗功能障碍性疾病有重要作用。尤其对偏瘫、截瘫、骨折、肌肉关节挛缩、疼痛、四肢功能障碍等疗效明显。传统康复疗法有广泛的实践基础，多数医院的康复中心都开展针灸、按摩等项目。

三、康复治疗组的工作方法

康复医学工作采用团队协作的工作方式，由多专业共同组成康复治疗组，小组的领导者为康复医生，成员有物理治疗师、作业治疗师、言语治疗师、心理治疗师、康复工程师、中医技师、康复护士和社会服务人员等。康复治疗组组成后，组员分工协作，共同进行患者的康复治疗工作。小组的主要工作形式之一就是召开康复评定会。

第五节 中医康复学的工作特点

一、中医康复学的组成

（一）形体功能的康复

形体功能的康复主要针对慢性病或残疾者，尤其是老年病残，已成痼疾，通过康复医疗方法，尽量恢复其身体功能，消除或减轻功能障碍，助其重返生活。此外，还包括了重新恢复参加社会生活的能力。

（二）精神情志的康复

精神情志的康复主要针对精神错乱的精神患者或情志异常者，采取传统的康复疗法，在精神情志上进行康复。

（三）正气复原

中医康复的核心是解决人体正气复原的问题，从而达到功能康复的目的。中医康复的对象，多见于正气亏损，病多虚候，理当补益正气；即使是邪气亢盛的实证，也当采用扶正祛邪的康复原则。故中医康复着眼于正气复原，以调动人体自身的抗病能力、调节能力、适应环境的能力和自疗能力。

（四）调理阴阳气血平衡

康复的任务不仅在于保存患者的生命，而且还要在临床治愈后进行善后调理，使人体阴阳气血达到平衡，恢复到原来的健康状态，并且还应尽量将患者的心情调整到最佳状态。

二、中医康复学的特征

（一）康复对象特征

1. 残疾者

此者多因先天或后天因素所致身心功能缺陷，古称"养疾"。包括形神两个方面，行残主要分肢体和五官残疾；神残分精神残疾与智能缺陷所致的精神病证和痴呆等，皆需要养生防残及尽量帮助患者恢复身心功能或发挥残存功能的作用。至于已经造成不可逆转的残缺如截肢，除采用现代人工器具补偿部分功能外，中医康复疗法在情志调节方面仍能发挥一定作用。

2. 老年病证

此多因调摄失宜，元气衰退，形神皆虚，气血不足，五脏亏损，抗病能力和自我调节能力及适应外界环境的能力下降，易罹疾病，古称"养老疾"。这类病证一般都在慢性衰老的基础上发生，脏腑功能难以康复。因此，此类病证更需要调养于无疾之先，侧重使用调养的康复措施。

3. 慢性疑难病证

大多病机复杂，身心受损，正气难复，病多迁延缠绵，若只局限于临床的单一治疗实难收效。中医康复首重养生防病，若一旦病后则提倡调动人体正气的自疗能力，促进"正气则已"。

4. 急性热病瘥后诸证

急性热病瘥后若调摄失宜，最易复发，需善后调理，调畅情志，以恢复元气，防止复发，以及进行后遗症的康复处理。

（二）康复评定特征

评定是现代康复学的特征之一，是反映功能障碍程度的手段。中医证候是中医理论的核心问题，是中医多种治疗方法的主要作用对象，证候不明，方药难施。由于中医康复学中所采用的康复方法，与中医临床、中医养生的方法一致，所以，证候诊断也是中医康复过程中必须遵循的原则。故中医康复评定首先是中医诊断领域内的辨证，主要通过中医四诊望、闻、问、切4种手段来实现。

康复医学的作用对象是功能障碍者，通过四诊合参进行一般辨证所得证候很难反映功能障碍的性质和程度。辨证是对内在生理功能障碍物化的过程，证候即是物化物；康复中评价的过程是对外在形体及行为等功能障碍的量化过程，两者没有可替代性。

中医康复学的康复评定是在整体、辨证、功能、预防康复观的指导下，运用四诊评定方法与现代康复医学评定方法相结合，对病伤残者的功能障碍进行全面、系统的综合评定。主要内容包括整体功能评定（通过四诊评定法对病伤残者的总体状态进行评定）、躯体功能评定（关节活动度、肌肉力量、感觉、协调与平衡等功能的评定）、言语功能评定（失语症、构音障碍等功能的评定）、精神心理功能评定（情绪、心理、精神等状态的评定）和社会功能评定（社会生活能力、生活质量和就业能力等评定）五大方面。通过综合评定，明确患者的残损程度，采取相应的康复措施，并在康复过程之中和其最终阶段评定康复效果。

（三）康复疗法特征

在中医学理论指导下，康复医疗活动随着中医学的发展而发展。中医康复学的内容不断得到完善，康复方法不断得到补充，其中包括大量的药物疗法和非药物疗法，如中药疗法、针灸疗法、按摩疗法、熏洗疗法、气功疗法、运动疗法、食疗、浴疗、情志疗法等。与现代康复方法相比，中医康复学独具特色而历经实践检验，行之有效。

（四）康复目标特征

康复目标是全面康复。在整个康复治疗中，要求尽量帮助患者恢复最佳状态，使之重返生活；此外，还包括养生长寿，正如《万病回春·龚序》记载的万病得此，可以回生。由是颐养天和，乐享太平之春以永终，并帮助患者"安家乐业，得享康福"。

三、中医康复学的内容

在中医康复学的基础理论指导下，从整体康复出发，主要阐述康复患者的病机、诊断、评定、治则和针对病证的各种康复疗法。

四、中医康复学的观点

（一）整体康复观

人体是由脏腑、经络、肢体等组织器官构成的。肢体、官窍局部的功能障碍常与人体其他部位甚至全身的脏腑功能状态有关，因此，在康复过程中，对局部的功能障碍也应从整体出发，采取全面的康复措施，即整体康复。

人体的形体和精神、人与自然、人与社会都是密切联系，相互影响的，康复医疗中必须利用这种相互联系，通过顺应自然、适应社会、整体调治等手段来达到人体的形神统一、整体康复的目的。其内容包括人体各部分相统一、形神康复相统一、人体康复与自然环境相统一、人体康复与社会环境相统一。

（二）辨证康复观

中医治疗疾病方法的选择与应用，离不开辨证论治。在中医康复学中，这些方法同样适用于功能障碍的改善，因此辨证是康复的前提和依据。而康复则是根据辨证的结果确定相应的康复原则和方法。

在中医康复临床过程中，辨证包含对内在生理功能障碍的辨识，而生理功能障碍的改善与外在形体及行为障碍的改善有因果关系。因此，通过辨证论治改善造成各种功能障碍的内在原因，体现了中医学"治病求本"和整体康复的原则。这是中医康复学的又一特色。

（三）功能康复观

康复学以功能障碍为作用对象，因此，功能康复是其主要治疗目的。中医康复"形神合一"是功能康复的基本原则。《淮南子·原道训》曰："夫形者生之舍也，气者生之充也，神者生之制也。"功能康复即训练"神"对"形"的支配作用。如导引、气功等方法，即是形与神俱的康复方法，强调主动运动训练的重要性，与现代康复学的运动再学习的指导思想完全相同。功能康复包括恢复脏腑组织生理功能及恢复生活和职业工作能力。

（四）综合康复观

中医学在漫长的发展过程中，经过历代医家的发展和完善，由简单到复杂，创造了多种多样的治疗和养生康复的综合康复方法。各种方法均具有不同的治疗范围和优势。将这些办法综合起来，发挥各自的优势以取得好的疗效是中医学的特色之一。中医康复学治疗的对象是残疾者、老年人、慢性病者等，单一治疗方法难以取得好疗效，因此，在康复过程中主张采用《素问·异法方宜论》提倡的"圣人杂合以治，各得其所宜，故治所以异而病皆愈"。杂合以治是促进患者全面康复，回归社会，这是中医康复学独具特色而历经实践检验的重要观点之一。

（五）康复预防观

以中医学的"治未病"思想为基础，包括"未病先防""既病防变""瘥后防复"3个方面的内容。康复预防的着眼点在于预防可导致残疾的发生及将残疾降低到最低限度。

（张清华 高 峰）

第二章　康复医学理论基础

第一节　中医学基础

一、中医学的基本特点

中医学在长期的医疗实践中，逐步形成了以整体观念为指导思想和以辨证论治为诊疗特点的医学理论体系。

（一）整体观念

1. 整体观念

整体，就是统一性和完整性。中医学认为人体内部是一个有机的整体，构成人体的各个组成部分之间，在生理上是相互协调的，在病理上也是相互影响的，同时认为人体和自然环境之间也是一个密切相关的整体。这种内外环境的统一性和机体自身整体性的思想，称为"整体观念"。这个思想贯穿生理、病理、诊法、辨证、治疗等整个中医理论体系之中。

人体是一个有机的整体，人体以五脏为中心，通过经络系统将六腑、五体、五官、九窍、四肢等全身组织器官联系成一个有机的整体，共同完成人体的生理活动。一旦发生病变，脏腑之间、形体、色脉等外在的变化，可以了解内在脏器的病变，从而做出正确的诊断。同理，某些体表的病变，可以采用调整脏腑功能的治法，而脏腑的病变也可以采取外治的方法，针灸治疗就是典型的例子。

2. 天人相应

自然界存在着人类赖以生存的必要条件。人适应自然界的变化而生存，中医称为人与天地相应。如各种生物在自然界气候影响下，有春生夏长秋收冬藏的变化。人体也不例外，当春夏阳气发泄时，人体气血容易趋向于表，表现为皮肤松弛多汗少尿；秋冬阳气收藏时，人体气血容易趋于向里，表现为皮肤致密少汗多尿。这种人体对自然界的适应还表现在对地理环境、居住条件等许多方面。一旦自然界的变化超过了人体的适应能力，或者人体的功能失常，不能对自然界的变化做出适应性调节时，人体就会产生疾病。这些疾病不但有季节性的差别，如春季多温病、夏季多泻痢、秋季多疟疾、冬季多伤寒，而且与地理环境、居住条件有一定关系。昼夜的变化对病情也有一定影响。因此，治疗疾病时，还必须考虑自然界的因素，做到因时、因地制宜。

（二）辨证论治

辨证论治是中医认识疾病和治疗疾病的基本法则。证与症不同。症即症状，是疾病所反映出来的孤立的病情，如发热、头痛、腹泻等都是一个个单一症状。而证是指证候，是对机体在疾病发展过程中某一阶段的病理概括。所谓辨证就是将望、闻、问、切四诊所收集的症状与体征，通过分析归纳，辨清起病的原因、性质、部位和邪正之间的关系，从而概括判断出为某种证候。证候能反映出疾病发展过程中某一阶段病理变化的本质，较症状更全面、更深刻、更确切地揭示了疾病的本质。论治，是根据辨证的结果，确定相应的治疗方法。辨证是决定治疗的前提和依据，论治是治疗疾病的手段和方法，所以说辨证论治的过程，就是认识疾病和治疗疾病的过程。辨证与论治是诊治疾病过程中相互联系不可分割的两个方面，是理论和实践相结合的体现，是理、法、方、药在临床上的具体运用，是指导中医临床工作的基本法则。

辨证论治不同于对症治疗，也不同于现代医学的辨病治疗。一种疾病的不同阶段可以出现不同的证候，不同疾病在发展过程中可出现相同的证候。因此，同一疾病由于证候不同治疗也就不同，而不同的疾病出现相同的证候，就可以采用相同的治疗方法，这就是中医同病异治和异病同治的道理所在。这种针对疾病发展过程中，不同质的矛盾用不同的方法去解决的做法，就是辨证论治的精神实质。

二、阴阳五行学说

阴阳五行学说，是我国古代劳动人民认识和解释自然的工具，具有朴素的唯物辩证法思想。在长期的生活实践和生产斗争中认识到世界是物质的，自然界的一切事物与现象都具有相互对立与相互依存的两个方面，并且用阴阳的属性及其运动规律来认识自然，解释自然，探索自然规律，称为"阴阳学说"。五行学说认为木、火、土、金、水是构成物质世界不可缺少的最基本物质，这五类基本物质之间存在着相互滋生、相互制约的关系，并处于不断运动的变化之中，故称为"五行学说"。

(一) 阴阳学说

1. 基本概念

阴阳学说是对自然界相互关联的某些事物和现象对立双方的概括，含有对立统一的概念。阴和阳即可代表两个相互对立的事物，也可代表同一事物内部所存在的相互对立的两个方面，如天与地、日与月、寒与热等。阴阳代表着事物相互对立又相互联系的两个方面，但不局限于某一特定事物，它通过与自己的对立面相比较而确定。一般来说，凡是活动的、上升的、温热的、明亮的、功能亢进的，同属于阳的范畴；凡沉静的、下降的、寒冷的、晦暗的、功能衰退的，同属于阴的范畴。

2. 基本内容

阴阳运动变化的规律，包括对立、互根、消长、转化4个方面。

(1) 阴阳对立：自然界的一切事物或现象，都存在着相互对立的阴阳两个方面。如天与地，则天为阳，地为阴，昼与夜，则昼为阳，夜为阴；热与寒，热为阳，寒为阴；动与静，动为阳，静为阴等，说明阴阳是代表了事物或现象中相互对立的，不可分割的两个方面。阴阳对立是相反的一面，统一是二者相成的一面，没有对立就没有统一，没有相反也就没有相成。

（2）阴阳互根：阴阳双方是相互对立的，又是相互依存的，任何一方都不能脱离另一方而单独存在。阴阳这种相互依存的关系，称为"阴阳互根"。如上为阳，下为阴，没有上就无所谓下；热为阳，寒为阴，没有热也就无所谓寒。所以说阳依赖于阴而存在，阴也依赖于阳而存在；没有阴也就无以言阳，没有阳也就无以言阴。每一方都以对方的存在作为自己存在的前提。

（3）阴阳消长：阴阳消长是说相互对立、相互依存的阴阳双方不是处于静止不变的状态，而是处于阴消阳长或阳消阴长的运动变化之中。事物就是通过阴阳双方的消长关系，保持阴阳相对平衡，以维持事物的正常发展和变化。如一年四季气候的变化，从冬经春至夏，气候由寒逐渐变热，是阴消阳长的过程，由夏经秋至冬，是阳消阴长的过程。四季气候变化的规律，寒热温凉的寒暑更易，反映了阴阳消长的过程，这种消长从总体上处于动态平衡。

（4）阴阳转化：阴阳对立的双方，在一定条件下，可以各自向其相反的方向转化，阴可以转化为阳，阳也可以转化为阴，从而事物的性质就发生了根本性的变化。《素问·阴阳应象大论》说"重阴必阳，重阳必阴"和"寒极生热，热极生寒"。阴阳转化的必备条件就是"重"或"极"。阴阳转化是事物运动变化的基本规律，阴阳消长是量变的过程，阴阳转化是质变的过程。阴阳消长是阴阳转化的前提，而阴阳转化便是阴阳消长的结果。消长和转化是事物发展变化全过程中密不可分的两个阶段。

3. 医学应用

阴阳学说贯穿中医理论体系的各个方面，用以说明人体的组织结构、生理功能和病理变化，并指导临床诊断、治疗、预防和养生。

（1）组织结构：人体是一个有机整体，人体一切组织结构，既是有机的联系，又可划分为相互独立的阴阳两部分。人体上部为阳，下部为阴；背部为阳，腹部为阴；体表为阳，体内为阴。按脏腑功能特点划分，心、肝、肺、脾、肾五脏为阴，胆、胃、大肠、小肠、膀胱、三焦六腑为阳。具体到某一脏腑，又有阴阳之分，即心有心阴、心阳，肾有肾阴、肾阳等。总之，人体组织结构的上下、内外、表里、前后和部分，以及内脏之间，无不包含着阴阳的对立统一。

（2）生理活动：人体正常的生命运动是阴阳两个方面保持着对立统一协调关系，使其处于动态平衡状态的结果。凡组织结构和气血津液等物质均属于阴，这些物质所发生的功能则属于阳。物质是生命的基础，功能是物质的反映，二者相互对立、相互依存，功能活动（阳）的产生，必然要消耗营养物质（阴）；而营养物质的代谢，必定消耗一定的能量（阳）。正常情况下，这种阴阳平衡保证了脏腑功能的健全和人体的正常生理活动。《素问·生气通天论》说："阴平阳秘，精神乃治；阴阳离绝，精气乃绝。"

（3）病理变化：疾病是人体阴阳失去平衡而出现偏盛或偏衰的结果，体现在人体正气和致病邪气两个方面。人体正气有阳气和阴精之分，病邪也有阳邪和阴邪之别。阳邪致病就会出现阳盛伤阴的热证；阴邪致病则会出现阴盛伤阳的寒证。阳气虚衰不能制阴，则出现阳虚阴盛的虚寒证；阴精亏虚不能制阳，则出现阴虚阳亢的虚热证。《内经》总结为阴盛则阳病，阳盛则阴病；阳盛则热，阴盛则寒；阳虚则外寒，阴虚则内热。

（4）疾病诊断：阴阳失调是疾病发生发展的根本原因，尽管任何疾病的病证表现错综复杂，但其基本性质都可以概括为阴证与阳证两大类。临床常用八纲辨证是各种辨证的纲领，以阴阳作为辨证总纲，以统领表里、寒热、虚实，即表、热、实属阳，里、寒、虚属阴。望诊见色泽鲜明者属阳，晦暗者属阴；听诊声音洪亮者属阳，低微断续者属阴；问诊口渴者属阳。《素问·阴阳应象大论》说："善诊者，察色按脉，先别阴阳。"

（5）治疗原则：阴阳失调是疾病发生发展的根本原因，因此，调整阴阳，补偏救弊，恢复阴阳相对平衡是治疗的基本原则。临床上，阳热太过而耗损阴液者，选用寒凉药物以治其热，即热者寒之。阴虚不能潜阳而阳亢者，需滋阴以潜阳，即阳病治阴；阳虚不能制阴而阴盛者，则须益阳以消阴，即阴病治阳。所谓"损其有余，补其不足"，重新恢复阴阳平衡，使人体生命恢复正常。

（6）归纳药性：药物本身具有四气、五味、升降沉浮的特性。四气有寒、热、温、凉，其中温热属阳，寒凉属阴。阳盛的热证，就是用寒凉的药物以清热；阴盛的寒证就要用温热的药物以祛寒。五味有酸、苦、甘、辛、咸。甘味药补益，属阴；辛味药发散，属阳。药物作用的趋势，其中质轻主上向外，有升浮作用的属阳，质重主下行而向内，有沉降作用的属阴。治疗疾病，根据病情的阴阳偏盛偏衰确定治疗原则，结合药物的阴阳属性和作用选用相应的药物，以纠正疾病所引起的阴阳失调，从而达到治愈疾病的目的。

（7）防病养生：人与自然界息息相通，密切相关，外界环境中的阴阳消长势必影响人体内在的阴阳变化，如果机体内部的阴阳变化能保持与天地间阴阳变化协调一致，就能保持健康，益寿延年。一年四季要顺其四时，调其阴阳，增强预防疾病的能力。春夏季节阳气偏旺，注意养阳；秋冬季节阴气偏盛，注意养阴。维护内外环境的统一，不使阴阳偏盛偏衰，是防病养生的根本。如果不能分别四时，把握阴阳，就会导致疾病的发生。

（二）五行学说

1. 基本概念

五行学说采用取类比象法，按照事物的不同性质、作用与形态，分别归属于木、火、土、金、水五行，借以阐述人体脏腑组织之间生理、病理的复杂联系，以及人体与外界环境之间的关系。

五行学说对事物属性的归类推演法则是以天人相应为指导思想，以五行为中心，以空间结构为五方，以时间结构的五季、人体结构的五脏为基本框架，将自然界的各种事物和现象及人体的生理病理现象，按其属性进行归纳。凡具有生发、柔和、条达、舒畅等性质和作用者，同属于木；具有阳热、炎上等性质和作用者，同属于火；具有长养、化育、承载等性质和作用者，同属于土；具有清洁、肃降、收敛等性质和作用者，同属于金；具有寒凉、滋润、向下等性质和作用者，同属于水。从而将人体的生命活力与自然界的事物和现象联系起来，形成了与人体内外环境互相关联的五行结构系统，用以说明人体与自然环境的统一性。

2. 基本内容

主要以五行相生、相克说明事物间的相互资生和相互制约关系。

（1）生克关系：五行的生是合成代谢（产生、营养、增长），克是分解代谢（控制、抑制、调节）。生环：木→火→土→金→水→木，是连续的，无开始也无终止。克环：木→土→水→火→金→木，亦无开始与终止，由此达到协调平衡（图2-1）。没有生就没有生长和发育，没有克则过度生长有害，故生与克表示了合成代谢和分解代谢的平衡、持续状态。生与克的相互滋生与制约维持着自然界的正常状态。五行相生的关系，任何一行都有"生我""我生"两方面的关系。生我者为母，我生者为子，则木为火之母。我生者土，火能生土，则土为火之子。五行相克的关系，任何一行都有"克我""我克"两方面的关系，克我者为所不胜，我克者为所胜，所以又叫"所胜""所不胜"的关系。五行的生克关系，任何一行皆有"生我"和"我生"，"克我"和"我克"四方面的关系。这就说明，在五行系统中，各个部分不是孤立存在而是密切相关的，每一部分的变化，必然影响其他部分的状态，同时也受五行整体的统一制约。

　　制化规律：五行中的制化关系，是五行生克关系的结合，相生与相克是不可分割的两个方面。没有生，就没有事物的运动和变化；因此，必须生中有克，克中有生，相反相成，才能维持和促进事物相对的平衡协调和运动变化。五行之间这种生中有制，制中有生，相互生化，相互制约的生克关系，谓之制化。如金太旺了要克水，但木可以生火，使火旺来克金，以此来维持五行间的平衡，余以此类推。

　　（2）乘侮关系：五行之间正常的生克制化关系遭到破坏时，就会出现异常的乘侮现象。任何一行太过和不及，均可出现乘侮现象。乘环（过度作用）中任何一行过强，即可乘其所胜；不及（太弱）必招致其所不胜者的乘袭。侮环（反克作用）中任何一行过强均可反向克制其所不胜行，称相侮；太弱亦必然招致其所胜行的反克，也称相侮。乘侮作用是患病器官之间相互影响及疾病转变的依据（图2-1）。

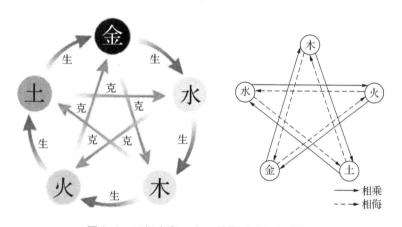

图2-1　五行生克（左）乘侮（右）示意图

　　相乘相侮实际是反常情况下的相克现象。乘即乘虚侵袭，相乘就是相克太过，超过了正常的制约程度，使事物之间失去了正常的协调关系。相乘的次序与相克相同。侮即欺侮，恃强凌弱，相侮是指五行中的任何一行本身太过，原来克它的一行反被它所克制，即反克。相侮的规律正好是相克的反向，如土克水，则水侮土。

　　相乘相侮既有区别又有联系，主要区别是按五行的相克次序发生过强的克制，而形成五行间的生克制化异常；相侮是与五行相克次序发生相反方向的克制现象，而形成五行间的生克制化异常。发生相乘时，也可同时发生相侮；发生相侮时，也可以同时发生相乘。如木气过强时，既可以乘土，又可以侮金；若木气过弱时，既可以受到土的反侮，又可以受到金的承袭。

总之，五行相生、相克维持了整体平衡和稳定，属于正常。五行相乘、相侮则破坏了整体的平衡和稳定，属于反常。

3. 医学应用

（1）脏腑归属：五行学说以类比联系的方法，根据五脏的功能特点，将其分别归属于五行。肝属木，心属火，脾属土，肺属金，肾属水。并以五行的相生相克来说明脏腑组织之间在生理上的相互联系。如脾化生水谷精微以养肺，称为"土生金"。中医还以五行学说的相乘相侮关系来解释五脏在病理情况下的相互影响。如肝病导致脾病，称作"肝木乘土"等。

（2）辨证论治：五行学说用以指导临床诊断和治疗，主要根据五脏和五色、五味及脉象变化在无形分类归属上的联系，推断病情或做出诊断。如望面色中青色多属肝风、赤色多属心火、黄色多属脾湿、白色多属肺寒、黑色多属肾虚等。

（3）药味归属：药的五味所入，酸味入肝，苦味入心，甘味入脾，辛味入肺，咸味入肾。这些都体现了五色、五味在中医诊断中的具体应用。

（4）治疗原则：根据五行生克乘侮的规律，相应地制定了一些治疗原则。肾阴亏虚而肝阳上亢，采用滋水涵木治疗方法；肺气虚弱而兼脾胃虚弱，采用培土生金治疗方法。近年来五行的术语已逐渐被脏腑病替代，详见脏腑学说。

三、气化学说

气是中医学的基本概念，与中国古代哲学气一元论中气的范畴有密切关系。用现代科学方法探索气的本质，是中西医学在基础理论上的结合点。

气、血、津液是构成人体、维持生命活动的基本物质。质稀而流动性大，渗透在皮肤肌腠孔窍之间，起滋润作用者，称"津"；浊而稠，流动性小，灌注到关节和颅腔等处，起濡养作用者，称"液"。由于两者之间可以互相转化，所以常"津液"并称。

（一）气血津液

1. 气

中医之气是构成世界最基本的物质，一切事物都是气的运动变化的结果。从来源上划分有水谷之气、呼吸之气等；从分布部位上划分，有脏腑之气、经脉之气等。但更重要的是从功能上划分，营养人体的气叫作营气，主管人体防卫的气叫作卫气或正气，进入人体的呼吸之气叫作宗气，损害人体的气叫作邪气。

2. 血

血是红色液体，运行于脉管之中。中医学所述的血与现代医学中血的概念基本相同。血来源于水谷精微，是营养物质转化而成，与心、肝、脾、肾、肺五脏协同作用有关。其功能是濡养滋润全身组织器官。人体神志活动亦有赖于充沛的血液。

3. 津液

津液来源于饮食水谷，经过脾胃的消化吸收、小肠的分清别浊而生成。布散于全身，有滋润和濡养的功能。津液能润泽皮毛、肌肤，滋润和濡养各脏腑组织器官，滑润和保护眼、鼻、口等孔窍，充养骨髓、脊髓、脑髓，滑利关节。津液渗入血脉，又是血液的重要组成部分。津液在其代谢过程中，通过汗液和尿液的排泄，将人体各处的代谢废物不断地排出体外。另外，人体各部分津液的生成和代谢，对于调节机体阴阳的相对平衡也起着重要作用。

在津液的代谢过程中，肺、脾、肾三脏的功能活动起着重要的作用。脾主运化，将饮食水谷中吸收的水液上输到肺，通过肺的宣降，以三焦为通道，而输布全身，以濡润各组织器官。其中一部分水液，经肺的宣散作用外达皮毛，变成汗液把代谢废物带出体外；另一部分水液，在肺的肃降通调作用下，经过三焦，下输到肾，经肾的蒸腾气化，分清泌浊，清者化为津液重行吸收，向全身布散，浊者化为尿液，下输于膀胱，带着代谢废料排出体外。尿液的排泄对全身津液的代谢平衡，起着主要的调节作用。肺、脾、肾等脏密切配合，互相调节，不断地进行津液的吸收、输布和排泄，从而维持了体内水液代谢的动态平衡。

津液的排泄要依靠汗液、尿液来完成。除此之外，呼气也将带走部分水液。有关脏腑特别是肺、脾、肾的功能失调，均可影响津液的形成、输布和排泄，形成伤津脱液等津液不足的病证。

（二）气、血、津液的相互关系

气、血、津液的性状、生成过程及其生理功能，虽有各自不同的特点，但三者均是构成人体和维持人体生命活动最基本的物质。在生理上常相互依存，相互制约，相互为用；在病理上也相互影响，三者存在着密切的关系。

1. 气与血的关系

气血不能相离，气中有血，血中有气，气血相依，循环不息。二者之间的关系是气生血、气行血、气摄血，血载气、血生气，血足则气盛、血少则气衰、血虚则气虚。气与血相互依存、相互滋生、相互制约，具体表现在气为血之帅、血为气之母两个方面。

（1）气为血之帅：气能生血，从饮食物转化为水谷精微，水谷精微转化为营气和津液，再转化为血，都离不开气的运化，气的运化能力正常，则脏腑功能活动旺盛，化生血液的功能亦强；反之，气的运化能力弱，则脏腑功能弱，化生血液的功能亦弱。血的循行有赖于气的推动，气行则血行，气滞则血瘀。气能摄血，气对血在脉中运行有固摄作用，防止血液溢于脉外，气虚不能摄血，常可导致出血。

（2）血为气之母：一是血是气的载体，气若不附于血中，则气无所归；二是血不断为气提供充足营养，当大量出血时，气无所附，常引起气脱，血虚也会引起气虚。

2. 气与津液的关系

气属阳，津液属阴。气与津液的关系和气与血的关系相似。

（1）气能生津：津液由脾胃摄入的水谷精微化生而成，气的运动变化是津液化生的动力，气旺则化生津液的动力强；气虚则化生津液的动力弱。"气能生津"，津液的输布和排泄全赖气的运动,主要是肺的宣降、脾的运化和肾的气化。

(2)气能行津:气能保持津在体内的正常运行(代谢)。气虚、气滞可致津液停滞或气机不利,称为气不行水或水停气滞,二者互为因果。

(3)气能固津:气的固摄作用控制着津液的排泄,使体内津液保持一定的数量,维持津液的代谢平衡。气虚无力摄津时,可致多汗、漏汗、多尿、遗尿等。津液是气的载体,气必须依赖津液而存在,当津液大量流失时,气也将因失去依附而外脱,叫作"气随液脱"。

3. 血与津液的关系

血与津液都来源于水谷精微,二者均属阴,都具有滋润和濡养的作用,并相互渗透,相互转化,关系极为密切。

(1)津血同源:津液均属于体液(细胞外液)的范畴。血液的一部分渗出脉(血管)外,转化为津液(组织液),津液渗入脉中,即成为血液的组成部分,故有津血同源之说。病理情况下也相互影响。津液亏损可导致血虚,而营血亏虚同样会引起津液不足,出现口渴、尿少、皮肤干燥,称为耗血伤津。津液大量耗损,渗入脉之津液不足,脉内血的一部分亦可渗出脉外,形成血脉空虚,称为津枯血燥。

(2)汗液为津液所化生,汗出过多会使津液耗伤。所以,失血的患者不宜采用汗法;多汗多津或津液大亏的患者,亦不可轻用破血逐瘀之法,故又有血汗同源之说。因此,《灵枢·营卫生会》说:"夺血者无汗,夺汗者无血。"为临床亡血者不可发汗,津夺者不宜动血之戒。

四、经络学说

经络学说是中医基础理论的重要组成部分,指导着中医各科的临床实践,贯穿中医的生理、病理、诊断和治疗等各个方面。经络具有联系脏腑和肢体、运行气血,濡养周身的作用。人体脏腑、组织器官相互联系、有机配合,主要是依靠经络系统的联络沟通作用实现的。

(一)经络的组成

经络系统是由经脉和络脉组成的。其中经脉包括十二经脉和奇经八脉,以及附属十二经脉的十二经别、十二经筋、十二皮部。络脉有十五络脉、浮络、孙络等。

十四经脉确有物质基础,经络通过多种途径传导信息、能量和物质,发挥气血运行作用。经络学说是针灸学的理论核心。《内经》记载,经络内属于脏腑,外络于肢节,沟通内外,贯串上下,运行气血,营养全身。

经络是运行气血的通路。经与络既有联系又有区别,经指经脉,犹如途径,贯通上下,沟通内外,是经络系统的主干;络为络脉,如同网络,较经脉细小,纵横交错,遍布全身,是经络系统的分支。经气指经络运行之气及其功能活动。经气活动的主要特点是循环流注、如环无端、昼夜不休。人体经气运行调节全身各部的功能活动,从而使整个机体保持协调和平衡。

（二）经络的病理生理和临床应用

经脉－脏腑相关有三方面内容：一是经脉与相关脏腑在生理功能上密切联系；二是脏腑病理变化在经穴上有反应，可通过这种反应司外揣内，推断出内脏疾病；三是经脉上的理化刺激对相应脏腑功能有调节作用，是针灸治疗的核心机制。长期以来，研究经脉－脏腑相关，主要从观察针刺穴位对脏腑功能的调整作用入手。但单一穴位的作用不代表一条经脉的功能，穴属于经，不等于经，仅研究穴位功能的特异性与阐明经脉－脏腑相关的要求还有较大距离。每条经脉在功能上是一个整体，经络学说强调一条经脉与所属脏腑的关系。

1. 联络脏腑，沟通肢窍

《灵枢·海论》云："夫十二经脉者，内属于脏腑，外络于肢节。"人体的五脏六腑、四肢百骸、五官九窍、皮肉筋骨等组织器官，通过经络系统的联络保持协调与统一，完成正常的生理活动。经络中的经脉、经别、经筋、皮部与奇经八脉、十五络脉，纵横交错、入里出表、通上达下，联系了人体各脏腑组织，经、筋、皮部联系了肢体、筋肉、皮肤，加之细小的浮络和孙络形成了统一的整体。

2. 运行气血，濡养周身

《灵枢·本脏》云："经脉者，所以行气血而营阴阳，濡筋骨，利关节者也。"气血是人体生命活动的物质基础。全身各组织器官只有得到气血的濡润才能完成正常的生理功能。经络是人体气血运行的通路，将营养物质输布到全身各组织脏器，濡养五脏六腑，维持机体的生理功能。

3. 抗御外邪，营卫机体

营气行于脉中，卫气行于脉外，经络使营卫之气密布周身。卫气充实于络脉，络脉散布于全身、密布于皮部。外邪侵犯人体由表及里，当外邪侵犯机体时，卫气首当其冲发挥其抗御外邪、保卫机体的屏障作用。经络能行气血、营阴阳，使卫气密布于皮肤之中，加强皮部的卫外作用，故六淫之邪不易侵袭。

4. 反映病证，传注病邪

经络密布全身，内脏病变可在经脉循行部位出现相应的症状和体征。如心火上炎可致口舌生疮，肝火升腾可致耳目肿赤，肾气亏虚可使两耳失聪。经脉病可传入内脏，内脏病亦可累及经脉。《素问·缪刺论》云："夫邪之客于形也，必先舍于皮毛，留而不去，入舍于孙脉，留而不去，入舍于络脉，留而不去，入舍于经脉，内连五脏，散于肠胃。"

5. 诊断和治疗

经络循行有章可循，并与脏腑属络，脏腑经络有病可反映在相应部位。因此，可以根据疾病在经脉所经过部位的表现，作为诊断依据。如头痛，可根据经脉在头部的循行分布规律加以辨别，前额痛多与阳明经有关，两颞痛与少阳经有关，枕部痛与太阳经有关，颠顶痛则与足厥阴经有关。

经络学说对针灸、推拿、用药等具有重要指导意义。针灸推拿是根据经络或脏腑病变，选取相关经脉的腧穴进行治疗。如阳明头痛取阳明经腧穴，两胁痛取肝经腧穴。药物治疗常根据归经理论，选取特定药物治病，如柴胡入少阳经，少阳头痛时常选用。

五、藏象学说

藏象学说是中医学关于人体生理、病理的系统理论。藏象，即藏于内，象于外。藏象指体内脏腑的生理活动和病理变化所表现于外的征象。藏象学说与西医学以形态学观念为基础的解剖生理学比较，有其独特的、形态学不能替代的理论特色。西医形态学、生理学的科学研究是藏象学说客观化、数量化、标准化不足的重要补充。

藏象学说的内容主要包括三部分：一是脏腑的解剖、生理和病理。五脏六腑和奇恒之腑各有不同的形态结构、生理功能和病理变化。藏象学说主要是阐述脏腑的生理功能和病理变化。二是五脏与肢体官窍之间的关系。人体的毛发、皮肤、肌肉、脉管、筋膜、骨骸等形体组织，以及目、耳、口、鼻、前阴、后阴等五官九窍，各有不同的生理功能，又分别同五脏有不可分割的联系，其生理病理变化反映着五脏的功能状态。三是脏腑之间的相互关系。包括脏与脏、脏与腑、腑与腑之间在生理功能和病理变化等方面的关系，脏腑与组织器官及脏腑与气、血、津液之间在生理功能、病理变化上的关系。

中医学脏腑与西医学脏器的概念不同，藏象学说某一个脏腑的功能可能包括几个脏器的功能；西医学里一个脏器的功能可能分散在几个脏腑功能之中。因为藏象学说中的脏腑不单纯是一个解剖学的概念，更重要的是一个生理学和病理学的概念。

（一）五脏

1. 肝

肝位于胁部，主疏泄、藏血。

（1）主疏泄：疏泄，疏通畅达的意思。肝主疏泄指肝具有疏散宣泄的功能。古人以木气生发和条达之象，形容肝疏泄功能的正常。因此，疏泄即代表肝的柔和舒畅的生理状态。既非抑郁也不亢进，保持一种活泼的生机。肝的疏泄功能，主要关系着人体气机的条畅。所谓气机，泛指气的运行，是对人体脏腑功能活动基本形式的概括。疏泄功能的具体表现，主要有以下两个方面。

1）情志：情志活动是神的表现之一，神是精气的外在表现。肝之疏泄，对气机的条畅有重要作用。人的精神情志活动除由心所主之外，与肝的关系也很密切。只有在肝气疏泄功能正常、气机条畅的情况下，人才能气血平和，心情舒畅。如果肝失疏泄，气机不调就可能引起情志异常变化，表现为抑郁或者亢奋两个方面。肝气郁结，则见胸胁胀满、易怒、失眠多梦、头胀头痛、头晕目眩等症。肝疏泄失职，常表现为精神情志方面的异常。反之，外界精神刺激，特别是郁怒，常引起肝的疏泄功能失常而出现肝气郁结、气机不调等，所以有"肝喜条达而恶抑郁"及"暴怒伤肝"的理论。

2）消化：肝的疏泄功能不仅可以调畅气机，协调脾胃之气的升降，还与胆汁的分泌有关。胆汁受肝之余气而成。肝之疏泄是保持脾胃正常消化功能的重要条件。肝失疏泄可影响脾胃的消化和胆汁的分泌与排泄，从而出现消化不良。临床上常见到肝失疏泄的患者，除出现胸胁胀痛、急躁暴怒等肝气抑郁的症状外，还兼见胃气不降的嗳气呕恶和脾气不升的腹胀泄泻等症状。前者称为"肝气犯胃"，后者称为"肝脾不和"。

3）利水：肝主疏泄，调畅气机，还有通利三焦、疏通水道的作用。肝失疏泄则气机不畅，瘀血阻滞，经脉不利以至水液不行，可引起水肿、腹水等病证。

（2）主藏血：肝主藏血指肝脏具有贮藏血液和调节血量的功能。人体内各部分的血液，常随着不同的生理状况而改变其血流量。当人们在休息或睡眠时，机体的血液需要量减少，大量的血液则归藏于肝；当劳动或工作时，机体的血液需要量增加，肝脏就排出其储藏的血液，以供应机体活动需要。

由于肝脏对血液具有调节作用，所以人体脏腑组织各方面的活动，都与肝脏有密切的关系。如果肝脏有病，藏血的功能失常，就会影响人体正常活动，同时也容易出现血液方面的病变。如肝血不足，可见两目昏花，筋肉拘挛，屈伸不利，以及女性出现月经量少，甚至经闭等病证。若肝气横逆，气机紊乱，还可出现吐血、衄血及女性血崩等病变。

（3）肝主筋，其华在爪：筋是一种联络关节、肌肉的组织。筋膜有赖于肝血滋养，只有肝血充盈，才能使筋膜得到濡养而维持正常的活动。肝气不足、血不养筋，即可出现手足震颤、肢体麻木、屈伸不利等症。热劫津血、血不营筋，可见四肢抽搐，甚则牙关紧闭、角弓反张等症，称为"肝风内动"。肝血的盛衰能影响筋的运动，"爪为筋之余"，所以亦可影响到爪甲枯荣。肝血足、筋强力壮，则爪甲坚韧；肝血虚、筋弱无力，则爪甲多软而薄，枯而色夭，甚至变形或脆弱。

（4）开窍于目：五脏六腑的精气通过血脉运注于目，因此，目与五脏六腑都有内在联系，但主要是肝，因肝主藏血其经脉又上联于目系。视觉功能主要依赖于肝之阴血的濡养，因而肝的功能是否正常可以反映于目，如肝血不足则夜盲或视物不明，肝阴不足则两目干涩，肝经风热则可目赤痒痛，肝阳上亢则头晕目眩，肝风内动则可见目斜上吊等。

2. 心

心位于胸中，外裹心包，主血脉，藏神。

（1）主血脉，其华在面：脉为血之府，是血液通行的隧道。心主血脉是指心脏有推动血液在脉管内运行的作用。心脏推动血液运行依赖于心气的作用。心气旺盛，使血液在脉管中运行不息。血液在脉管中运行，面部的血脉又较为丰富，所以心气的盛衰可以从脉搏的变化和面部色泽的改变反映出来。心气旺盛、血脉充盈则脉搏和缓有力，面色显得红润而有光泽，即所谓"其华在面"；心气不足、心血亏少则脉虚或细弱，面色也会变得白而无华。心血暴脱则面部色泽的改变更明显。各种原因引起的心血瘀阻，常见面色青紫、脉涩结代等。因此，血的盛衰及其功能的协调与否，是影响心脏生理病理的关键。

（2）藏神：神是人体生命活动的总称。广义的神是指整个人体生命活动的外在表现；狭义的神指心主神志，即人的精神、思维活动。脏腑理论认为，人的思维活动主要是心的功能。血液是神志活动的主要物质基础，心的气血充盈，则神志清晰，思维敏捷，精力充沛。心血不足常致心神异常，出现失眠、多梦、健忘、神志不宁等症。血热扰心可以见到谵妄、昏迷、不省人事等症。

（3）开窍于舌：心位于胸中，心经的别络上行于舌，因而心的气血上通于舌，心有病变易于从舌体反映出来。心血不足则舌质淡白，心火上炎则舌尖红或舌体糜烂，心血瘀阻则舌质暗紫或出现瘀点、瘀斑，热入心包或痰迷心窍则见舌强语謇。心的生理功能、病理变化能影响到舌，故有"心开窍于舌"与"舌为心之苗"的说法。

心包又称心包络，是心脏的外围，保护心脏。心包是心的外围，故邪气犯心，常侵犯心包。实际上，心包受邪所出现的症状与心一致，如温邪内陷，出现神昏、谵语等症状，称为"热入心包"。

3. 脾

脾位于中焦，主运化、升清，统摄血液。

（1）主运化，升清：脾主运化指脾有主管消化饮食和运输水谷精微的功能。饮食入胃，经过胃与脾的共同消化作用，其中的水谷精微需通过脾的运输布散而输送到全身，以营养五脏六腑、四肢百骸、皮毛、筋肉等组织器官。脾主运化实际上就是对营养物质的消化、吸收、运输的功能。饮食水谷是人出生之后所需营养物质的主要来源，也是生成气、血的主要物质，而饮食水谷的运化主要是由脾所主管，所以有脾是"后天之本"和"气血生化之源"之说。

脾的运化功能强健称为脾气健运，即脾主运化的功能正常，饮食水谷精微的消化、吸收、运输的功能旺盛；反之，若脾不健运，消化、吸收、运输饮食水谷精微的功能失职，则会引起腹胀、便溏、食欲不振、倦怠消瘦以致气血生化不足等病证。脾主运化还关系到水液的代谢与输布，所以，脾不健运常引起水湿潴留的各种病变，或凝聚而为痰饮，或溢于肌肤而为水肿，或流注肠道而为泄泻。

脾主运化的功能主要依赖于脾气的作用。脾气的功能特点以上升为主，脾气主升即就此而言。脾气将水谷精微上输于肺，通过心肺作用而化生气血以营养全身。所谓"升清"，是指精微物质的上升与输布。如果脾气不升，甚或下陷，则引起头晕、久泻脱肛或内脏下垂等病证。

（2）主统血：统是统摄、控制的意思。血液运行于经脉之中，不至于溢出于经脉之外，这全有赖于脾气的统摄。气属阳，脾阳即指脾气。脾气充盛则能统摄血液，使之循行于经脉之内而不致外溢。脾气虚衰，则失去统摄的功能，血液将失其正轨而出现种种出血病证，如便血、崩漏、肌衄、紫斑等。

（3）主肌肉、四肢：脾具有运化的功能，将水谷精微输送到全身肌肉中提供营养，使其发达丰满，臻于健壮。所以，脾脏运化功能的健壮与否，往往关系到肌肉的壮实和衰萎。

（4）开窍于口，其华在唇：脾主运化饮食水谷，饮食水谷的受纳与运化，口与脾的功能是协调的。《图书编·脾脏说》说："食不消者，脾不转也；不欲食者，脾中有不化之食也；食不下者，脾寒也；好食甘味者，脾不足也。"说明"口为脾之官""脾开窍于口"。精气能反映于口唇部位，故脾能健运则气血充足，口唇红润光泽；脾不健运则血气虚少，口唇淡白不泽，甚至萎黄。

4. 肺

肺位于胸中，主气、司呼吸，主宣发肃降，通调水道。

（1）主气、司呼吸：肺主气包括两个方面，即主呼吸之气和一身之气。

1）肺主呼吸之气：肺司呼吸，是体内外气体交换的场所。人体通过肺，吸入自然界的清气，呼出体内的浊气，吐故纳新，使体内的气体不断得到交换。肺主气的功能正常，则气道通畅，呼吸均匀和调。肺气不足不仅引起肺呼吸功能的减弱，而且影响宗气的生成，因而出现呼吸无力或少气不足以息、语音低微、身倦无力等气虚不足的症状。

2）肺主一身之气，肺与宗气的生成密切相关。宗气是水谷之精气与肺吸入之气运化而成，积于胸中。上出喉以司呼吸，通过心脉布散全身，以温煦四肢百骸和维持其生理功能，故肺主一身之气。肺一旦失去呼吸功能，清气不能吸入，浊气不能呼出，宗气不能生成，肺也就失去主一身之气的作用，随着呼吸停止，生命就会结束。所以，肺主一身之气主要取决于肺的呼吸功能。

（2）主宣发，外合皮毛：肺主宣发主要是指通过肺的宣发使卫气和津液输布全身，以发挥温润肌腠、皮肤的作用。皮毛位于体表，是人体抵御外邪的屏障。皮毛由肺输布的卫气与津液所温养，生理上肺与皮毛紧密关联，病理上也互相影响。外邪侵袭皮毛而犯肺，从而出现恶寒、发热、鼻塞、咳嗽甚则气喘等肺气不宣的症状。肺气虚弱不能宣发卫气津液于皮毛，可使皮毛憔悴枯槁，卫外功能不足而易患感冒。卫气与肺气的宣发有关，卫气司汗孔的开合，所以肺卫气虚，肌表不固，则常汗自出；肺卫闭实，毛窍郁闭，又常见无汗的症状。

（3）主肃降，通调水道：肺居胸中，位于上焦，其气以清肃下降为顺。肺失清肃，则气不得降而出现胸闷、咳嗽、喘息等肺气上逆的病变。肺的肃降功能对水液代谢有一定影响，肺气的不断肃降使上焦的水液不断下输于膀胱，从而保持小便通利。所以，有肺主行水、肺为水上之源之说。如果肺失肃降，不能通调水道，水液不能下输膀胱，则发生痰饮、小便不利、尿少、水肿等。

宣发和肃降是肺脏生理功能相辅相成的两个方面，生理上是相互协调，病理上也相互影响。宣发肃降正常，则肺气出入通畅，呼吸调匀。反之，则发生肺气不宣或肺失肃降，出现咳嗽、喘息、胸闷、胁胀等症。

（4）开窍于鼻：鼻是呼吸之气出入的通道，故称鼻为肺窍。鼻的通气与嗅觉的功能与肺相关，肺气和，呼吸利，嗅觉才能灵敏。鼻为肺窍，鼻又成为邪气侵犯肺脏的通道。湿热邪气侵犯肺卫，多由口鼻而入。外邪袭肺，则肺气不宣，常见鼻塞流涕、嗅觉不灵等症状；肺热壅盛，则常见喘促而鼻翼煽动等症。

喉是呼吸之气出入的门户和发音的器官，又是肺的经脉通过之处，故喉与发音直接受肺气的影响。肺部病变可引起声音嘶哑及喉痹等喉部位的病变。

5. 肾

肾位于腰部，腰为肾之府，左右各一。藏精，主水，主骨生髓，主纳气，与人体的生长发育和生殖功能有关。足少阴肾经与足太阳膀胱经络属于肾和膀胱，且肾与膀胱在水液代谢方面亦直接相关，故肾与膀胱相表里。肾有"先天之精"，为脏腑阴阳之本，生命之源，故称为"先天之本"。

（1）肾藏精：肾藏精，主生长发育与生殖。肾藏精气在体内充分发挥其应有的生理效应，以免无故流失而影响机体的生长、发育和生殖。精气是构成人体的基本物质，也是人体生长发育及各种功能活动的物质基础。肾藏精，包括先天之精和后天之精。先天之精是指禀受于父母的生殖之精，是构成胚胎发育的原始物质，并具有生殖、繁衍后代的基本功能。后天之精是指维持人体生命活动的营养物质，即出生之后来源于摄入的食物，通过脾胃运化功能而生成的水谷之精气，主要分布于五脏六腑而成为脏腑之精气，以发挥其滋养濡润作用，脏腑之精气经过代谢平衡后所剩余部分，则亦被输注于肾成为肾精的组成部分。

先天之精与后天之精的来源虽然不同，但均存于肾，相互依存，相互为用。先天之精有赖后天之精的滋养才能充分发挥其生理效应；后天之精的化生必须依赖先天之精的活力以为资助。因此，两者相辅相成，密切结合而组成肾中精气。肾中精气的主要生理效应，是促进机体的生长发育和逐步具备生殖能力。

1）主生长发育：生、长、壮、老、死的生命过程与肾精气的盛衰密切相关。人从幼年开始，肾精气开始充盛，人体生长发育迅速，生机旺盛活泼，七八岁时，即出现脱掉乳牙，生出新牙，头发逐渐茂盛等生理变化；十四五岁时，青春期开始，随着"天癸"物质达到一定水平，生殖功能成熟，开始具备生殖能力；整个青壮年时期，肾中精气旺盛，故身体健壮、筋骨坚强、精神饱满、肌肉强壮、牙齿坚固、头发黑亮；老年肾中精气逐渐衰减，形体也逐渐衰老，不但生殖功能衰退，而且头发斑白、牙齿动摇、弯腰驼背、耳聋失聪、面憔无华。反之，如果肾藏精的功能失常，则人体的生长发育过程也必然受到影响。肾精不足则出现小儿发育迟缓或成年人早衰等。

2）主生殖：生殖功能包括两个方面，即性功能和生殖能力，是繁衍后代、种族延续的根本保证。人体的生殖功能主要与肾有关。一方面，肾能藏精，肾精是人体胚胎发育的基本物质，是生命起源的物质基础；另一方面，肾精能化生"天癸"，能够促进生殖器官的发育和生殖功能的成熟，并能维持生殖功能的旺盛不衰。所谓"天癸"，是一种源于肾精的促生殖功能成熟的物质，主要是由先天之精所化生，又不断得到后天之精的滋养而成熟。当"天癸"发展到一定水平时则人体即可发生某些重要的生理变化，即男子出现排精现象，女子则月经按时而下，男女性功能初步成熟，并具备一定的生殖能力。此后，随着年龄的变化，从中年到老年，肾精从充盛到衰减，"天癸"物质逐渐衰竭，生殖能力随之丧失。

（2）主水液：主要是指肾精气的气化功能对体内津液的输布和排泄，维持体内津液代谢的平衡，起着极为重要的调节作用。

在正常生理情况下，津液的代谢通过胃的受纳摄入、脾的运化和传输、肺的宣发和肃降、肾的蒸腾气化，以三焦为通道，将津液输布全身；经过代谢后的津液，则化为汗液、尿液和气排出体外，从而维持体内津液代谢的相对平衡。肾精气的蒸腾气化作用主宰着整个津液代谢，肺、脾等对津液的气化均依赖于肾精气的蒸腾气化；特别是尿液的生成与排泄与肾精气的蒸腾气化直接相关，在维持体内津液代谢的平衡中起着极其关键的作用，故有肾主水液之说。

体内的津液代谢有清浊的升降过程。清者上升，浊者下降，是水液在体内升腾、气化的基本规律。清者上升是指含有营养物质的津液，在肾的蒸腾作用下，经三焦水道而上升归于肺，再次被布散利用；浊者下降则指经过代谢后多余的水液，在肾的气化作用下，注于膀胱而为尿。肾的气化作用还表现在司膀胱的开合。膀胱为六腑之一，是贮尿和排尿的器官，其排尿功能也要靠肾的气化作用才能完成。

另外，肾为一身阳气的根本，是各脏腑生理活动的动力，在肾阳气的温煦推动下，脾运化水湿、肺通调水道、肝疏通水液、三焦水道之决渎等方能并行不悖，协调一致，共同维持着津液代谢平衡。如果肾精气的蒸腾气化功能失常，则引起关门不利，津液代谢障碍，从而发生小便清长或多尿失禁等病证。

（3）主纳气：肾主纳气，是指有摄纳肺吸入的清气，防止呼吸表浅的作用，从而能保证体内外气体的正常交换。人体的呼吸功能，虽为肺所主，但必须依赖于肾的纳气作用。肺主气，司呼吸，但吸入之气必须由肾摄纳，才能使人体的呼吸保持一定的深度。实际上肾的纳气功能即是肾的封藏作用在呼吸运动中的具体体现。因此，肾主纳气，对人体的呼吸具有重要意义。只有肾的精气充沛，摄纳正常，才能保证呼吸均匀和调。若肾的精气虚损，纳气功能减退，摄纳无权，呼吸则表浅，即可出现动辄气喘、呼多吸少等病理表现。

（4）主骨生髓，其华在发：骨骼是人体的支架，有保护机体的作用。骨髓藏于髓腔，肾能藏精，精能生髓，髓能养骨。肾主骨生髓的生理功能是肾精气促进机体生长发育的重要组成部分。肾精气充足，则骨髓的生化有源，骨得髓养则坚固有力。肾精气亏少，则骨髓化源不足，骨失髓养，在小儿则可见囟门迟闭、骨软无力，在老年则致骨质脆弱而易于骨折。若肾为邪所伤，以致肾精不足而骨髓空虚，会出现腰膝酸软，甚则足痿不能行动等症。

髓有骨髓、脊髓、脑髓之分。肾精气的盛衰，不仅直接影响骨的生长和发育，而且影响脊髓和脑髓的发育。脊髓上通于延髓，髓聚而成脑，故称脑为"髓海"。肾精气充盈，则髓海得养、脑发育健全，发挥其精明之府的生理功能。反之，肾精气不足，则髓海失养、髓海不足，在小儿可表现为大脑发育不全、智力低下；在成年表现为记忆力衰退、精神萎靡、懈怠安卧，严重者则可发展为健忘。

牙齿属骨骼的一部分，称为骨之余。齿骨同源，牙齿也由肾精所充养，牙齿的生长与脱落与肾精气的盛衰密切相关，肾精气充沛则牙齿坚固；肾精气不足则牙齿松动，甚则早期脱落。

肾其华在发是指肾的精气充盛显露于发，故发为肾之外候。发的生长与脱落、润泽与枯槁，依赖于肾精气充养和血液的濡养，所以有发为血之余之说，但发的生机根本则在于肾。因为肾能藏精，精能化血养发，所以头发的黑白和荣枯变化，常随肾精气的盛衰而变化。青壮年时期精血充盛，故发黑而光泽；老年时期精血衰少，故毛发变白而脱落。临床所见某些未老先衰、头发枯槁、早脱早白者，则与肾精气不足和血虚有关。

（5）开窍于耳和二阴：肾窍有上窍与下窍之分，在上则开窍于耳，在下则开窍于二阴。耳是听觉器官，听觉灵敏与否，与肾精气的盈亏有密切关系。肾精气充盈、髓海得养，则听觉灵敏，分辨能力较强。肾精气虚衰，则髓海失养，耳听力减退，可见耳鸣、耳聋，甚或听力丧失。老年人耳聋失聪系肾精气生理性衰退所致。

二阴即前阴、后阴。前阴是排尿和生殖器官，后阴是排泄粪便的通道。尿液的排泄虽在膀胱，但仍须依赖于肾的气化才能完成。因此，尿频、遗尿、尿失禁、尿少或尿闭等，均与肾的气化失常有关。粪便排泄是大肠的传化糟粕功能，亦与肾的气化有关。肾阴不足，可致肠液枯涸而便秘；若肾的阳气虚损，则气化无权，导致阳虚便秘或阳虚泄泻；肾虚封藏失司，则见遗精、滑泄或久泄、滑脱之症。

（二）六腑

1. 胆

胆居六腑之首，又属于奇恒之腑。胆与肝直接相连，附于肝之短叶间；胆与肝又有经脉相互络属，故互为表里。

胆贮存和排泄胆汁。胆汁味苦，色黄绿，由肝精气所化生，汇集于胆，泄于小肠，以助水谷之纳化，故胆的功能正常是脾胃运化功能得以正常进行的重要条件。

胆汁的化生和排泄，由肝的疏泄功能控制与调节。肝疏泄功能正常，则胆汁生化正常，排泄畅达，脾胃的运化功能也就健旺。反之，肝失疏泄则导致胆汁生成和排泄异常，影响脾胃的运化功能，出现消化不良症状，如胁下胀满疼痛、食欲减退、腹胀、便溏等。胆汁上逆，则见口苦、呕吐黄绿苦水等症。胆汁外溢、逆流入血脉，熏染肌肤，则发作黄疸，见一身面目发黄等病证。

胆汁有助于饮食物的化学消化，故胆为六腑之一。由于胆本身并无传化饮食物的生理功能，且贮藏精汁，与胃、肠等有别，故又属奇恒之腑。

2. 小肠

小肠是一个相当长的管道器官，位居腹中，其上口的幽门处与胃之下口相接，下口在阑门处与大肠上口相连。主要功能是受盛、化物和泌别清浊。小肠与心有经脉相互络属，故小肠与心相为表里。

（1）主受盛和化物：受盛即接受或以器盛物之意。化物具有变化、消化、化生的意思。小肠的受盛功能主要体现在两个方面：一是盛受经胃初步消化的饮食；二是经过胃初步消化的饮食物，在小肠内必须有相当时间的停留，以利于进一步消化和吸收。小肠有化物功能体现在进一步消化经过胃初步消化的饮食物，将饮食水谷转化为精微物质以利于彻底吸收。

（2）泌别清浊：泌即分泌，别即分别。小肠的泌别清浊功能主要体现于三个方面：一是经过小肠消化后的饮食物，分别为水谷精微和食物残渣两个部分；二是将水谷精微吸收，并将食物残渣向大肠输送；三是小肠在吸收水谷精微的同时吸收大量的水液，故又称小肠主液，无用的水液则渗入膀胱。小肠的泌别清浊功能还与大便、小便的质和量有关。小肠泌别清浊的功能正常，则二便正常；小肠泌别清浊的功能异常，则大便稀薄而小便短少。

小肠受盛、化物和泌别清浊的功能，在水谷化为精微的过程中十分重要，实际上是脾胃升清降浊功能的具体表现。因此，小肠的功能失调，既可引起浊气在上的腹胀、腹痛、呕吐、便秘等症，又可引起清气在下的便溏、泄泻等症。

3. 胃

胃又称胃脘，分上、中、下三部。胃的上部称上脘，包括贲门；中部称中脘，即胃体部位；下部称下脘，包括幽门。主要生理功能是受纳与腐熟水谷，胃以降为和，胃与脾又有经脉相互络属，故为表里。

（1）主受纳，腐熟水谷：受纳是接受和容纳，腐熟是指饮食物经过胃的初步消化形成食糜。饮食入口，经过食管入胃，故称胃为太仓、水谷之海。容纳于胃的饮食水谷，经过胃的腐熟后下传于小肠，其精微部分经脾运化而营养全身。所以，胃的受纳与腐熟水谷功能，必须与脾的运化功能相结合，方能使水谷化为精微，以化生气血津液，供养全身。脾胃对水谷运化功能和维持机体生命活动至关重要。胃功能的盛衰直接关系到生命的存亡。

脾胃对饮食水谷的消化功能，常概括称为胃气。脾胃消化饮食物，摄取水谷精微，以营养全身，为气血之源，故称脾胃为后天之本。中医临床诊治疾病十分重视胃气的盛衰。一般而言，胃气不衰，预后较好；胃气衰竭则预后不良。故有人以胃气为本，有胃气则生，无胃气则死，把保胃气作为重要治疗原则。

（2）主通降，以降为和：胃为水谷之海，饮食物入胃后，经过胃的腐熟，必须下行而入小肠，以便进一步消化吸收。所以说，胃主通降，以降为和。藏象学说主要用脾升胃降概括机体整个消化系统的生理功能，因此，胃的通降作用还包括小肠将食物残渣下输于大肠及大肠传化糟粕的功能。

胃的通降作用即降浊，降浊则是受纳得以正常进行的前提条件。胃失和降不仅影响食欲，而且浊气在上还可发生口臭、脘腹胀满疼痛，以及大便秘结不通等病证。胃气失于和降而形成胃气上逆，则出现嗳气酸腐、恶心、呕吐、呃逆等症。

4. 大肠

大肠居于下腹中，上口与小肠相接，下端紧接肛门。肠的主要功能是传化糟粕，并吸收部分水液。大肠与肺有经脉相互络属，故相为表里。

大肠接受经小肠泌别清浊后所剩下的食物残渣，再吸收其中多余水液，形成粪便，经肛门排出体外。可以看出，大肠的传导变化作用，亦是胃降浊功能的延伸，同时亦与肺的肃降有关。由于大肠具有吸收部分水液的作用，故有大肠主津之说。

肺和气管均由胚胎时期原肠的前肠发展而成，呼吸道上皮和腺体由原肠内胚层分化而成，这可能是肺与大肠相表里的结构基础。肠内气体经肠壁血液循环吸收，由肺部排泄的量较由肛门排泄的量高出 20 倍。肺部排泄气体功能因肺炎或支气管哮喘等发生障碍时，胃肠道气体的排泄也受到影响而引起腹胀。尸检观察和组织化学研究发现，肠炎患者常伴有肺淤血、水肿，肺泡壁断裂形成肺气肿；肺炎患者可同时有肠充血、水肿。肠道急性炎症时，支气管黏膜的杯状细胞和黏液腺内黏多糖由正常的中性或稍偏酸性变为偏酸性，与肺炎组比较无显著差异。反之，患支气管肺炎时，大肠腺内黏多糖均由正常的酸性变为非酸性，与肠炎组改变相似。

5. 膀胱

膀胱位于小腹中央，为贮尿的器官。膀胱是人体多余水液汇集之处。膀胱的主要生理功能是贮尿和排尿。膀胱在五行中属水，水性寒，膀胱又属足太阳经，所以又有太阳寒水之称。膀胱和肾直接相通，两者又有经脉相互络属，故膀胱和肾相为表里。

膀胱是参与津液代谢的脏腑之一，人体饮入的水液，在肺、脾、肾等脏腑的综合作用下化为津液，分布于全身。津液代谢后多余的水液，经过三焦通调之道而下达于肾和膀胱，并由膀胱暂时贮存。故尿为津液所化，是在肾的气化作用下生成尿液，下输于膀胱。尿液在膀胱内潴留至一定程度时，在膀胱气化作用下排出体外。

膀胱的排尿和贮尿功能，全赖肾的气化功能。所谓膀胱气化，实际上隶属于肾的蒸腾气化。膀胱的病变，主要表现为尿频、尿急、尿痛；或为小便不利，尿有余沥，甚至尿闭；或是遗尿，甚至小便失禁。膀胱的这些病变，归根结底与肾的气化功能有关。肾和膀胱的气化功能失常，膀胱开合失司，则小便不利，或为癃闭，或尿频、尿急、尿痛及尿失禁等。

6. 三焦

三焦亦为六腑之一，在人体十二脏腑中最大，故有孤府之称。《内经》指出，三焦"藏府之外，躯体之内，包罗诸藏，一腔之大府也"。三焦的生理功能可以从整体和局部两个角度来理解。整体概括为主诸气，总司人体的气机和气化，为通行元气、疏通水道、水液运行之通路。

（1）整体作用：三焦主持诸气，总司人体气机和气化。三焦是气的升降出入通道，又是气化的场所，故有主持诸气，总司全身气机和气化的功能。元气是人体中最根本的气。元气根于肾，通过三焦充沛布达于周身，以激发、推动各个脏腑的功能活动。

疏通水道，运行水液：三焦是人体水液升降出入的通路。全身津液代谢由肺、脾胃和大肠、肾、膀胱等脏腑协同作用完成，以三焦为通道升降出入。三焦的功能正常，则水道通调，津液代谢维持正常。三焦不利，气机阻塞，则津液代谢障碍，肺、脾、肾等脏输布调节水液的功能也难以实现，从而导致水湿泛滥，出现小便不利、水肿等病证。

（2）局部作用：三焦分为上焦、中焦、下焦等，各部位有各自的特点。

上焦：上焦是指横膈以上的胸部，包括了心、肺两脏。主要生理功能是主气、司呼吸、主血脉，将饮食所化生的水谷精气输布全身。故上焦的生理功能特点是以升发、宣化、如雾露之溉为主。上焦是主气的升发和宣散，如雾露一样滋养全身脏腑组织。故有治上焦如羽、非轻不举之说。

中焦：中焦是指横膈以下，脐以上的腹部，包括脾胃在内。主要生理功能是腐熟水谷，运化水谷精微，为气血生化之源。其生理功能特点是以泌糟粕、蒸津液为主，为升降之枢。故有治中焦如衡、非平不安之说。

下焦：下焦是指胃以下的部位和脏器，如小肠、大肠、肾和膀胱等均属于下焦。下焦的生理功能是排泄糟粕和尿液。其功能特点以向外排糟粕和水液为主。故有治下焦如权、非重不沉之说。

第二节　运动学基础

运动学是康复医学基础理论的主要内容之一。在康复医学中主要是关于人体功能解剖学、生物力学和部分运动生物力学的内容。

一、基本概念

运动学属于物理学的范畴。自然界任何物体的运动都离不开力的作用。因此，研究康复医学首先要熟悉关于力学的几个基本概念。

（一）力

力是一物体作用在另一物体上的推力或拉力，是运动的产生和控制的决定因素。使人体产生运动的力可分为内力和外力，内力包括肌肉的收缩力、韧带肌腱的弹力、组织在关节活动中产生的摩擦力，外力包括重力、各种器械或治疗师徒手施加的助力和阻力等。二者互相作用以适应、协调和平衡。内力（如肌力）不足以对抗重力而不能产生关节活动时，可用减重、助力等方法帮助关节活动。

（二）力的三要素

力的三大要素包括力的大小、方向和作用点。力是一种矢量，力的相加、相减为矢量的合成和分解。

（三）力矩

一点上的力的力矩等于力乘以从该点至力作用线的垂直距离，是力对物体转动作用的量度。人体的各种运动多是肌肉的拉力矩作用于相应环节，使之绕关节轴转动而实现的。肌力的测定和训练一般认为即指肌力矩而言。

（四）应力

应力表示人体结构内某一平面对外部负荷的反应，用单位面积上的力表示（N/cm^2）。

（五）应变

人体结构内某一点受载时所发生的变形称应变。用长度与原始长度的百分比表示。

（六）蠕变

一个物体突然受到应力作用，此后应力保持常数，而该物体将继续发生变形，这种现象称为蠕变。

（七）强度

强度即人体承受负荷时抵抗破坏的能力，用极限应力表示。

（八）刚度

人体在受载时抵抗变形的能力，称为刚度。

（九）杠杆原理

人体很多关节均符合杠杆原理。杠杆包括支点、重点和力点。支点与重点之间为重臂，支点和力点之间为力臂。杠杆分为3类。

（1）其支点位于力点和重点之间，这类杠杆既产生力又产生速度。

（2）重点在力点和支点之间，力臂始终长于重臂，这类主要产生力。

（3）力点在重点和支点之间，重臂始终长于力臂，有利于使较轻物体移动并产生速度。这类主要产生速度。人的肌杠杆多属于这一类（如四肢关节）。

（十）活动轴和自由度

关节面的形态及结构决定了关节可能活动的轴，肢体一般都环绕关节轴进行旋转活动。活动轴可反映肢体活动范围和运动方式。自由度与关节活动轴有关，关节轴有几个活动方向，就有几个自由度。如髋关节可做屈伸、内收外展、内旋外旋3个轴的运动，有3个自由度。凡具备两个以上自由度的关节均可产生环绕动作。

（十一）运动的面和轴

运动学中的坐标系是三维的。有3个面：水平面、冠状（前额）面和矢状面。每两个面相交出的线即称为轴：横轴、纵轴、矢状轴。

（十二）运动的始发姿势

在康复医学中，人体运动的始发姿势或称人体的基本姿势与解剖学中人体的基本姿势类似，只是双手的手掌面贴于体侧为前臂中立位。

二、运动系统

运动系统由骨、关节和骨骼肌3种器官组成。骨以不同形式连结在一起构成骨骼，形成人体的基本形态，并为肌提供附着，在神经支配下肌肉收缩，以骨连结为枢纽产生杠杆运动。运动系统主要的功能是支持和运动。

（一）骨的功能解剖

骨组织是一种特殊的结缔组织，含有无机成分和有机成分。无机成分（矿物质盐类）硬而脆，使骨具有一定的强度和硬度；有机成分中的胶原和基质软而易屈，使骨柔韧。

骨最主要的机械性能是其强度和刚度。密质骨硬，能承受较大的应力，但能承受的应变较小；泡沫状的松质骨能承受更大的应变和贮存更多的能量。一般认为骨的强度和刚度在通常最常用的负荷方向上是最大的。

骨的结构组成和机械性能可以保证骨骼支持体重、保护内脏及带动关节，以及维持肌及全身进行运动的功能。

（二）骨的生物力学

骨在力和力矩影响下的机械行为取决于施加负荷的模式、负荷速度和频率，及其几何特性和机械性能。施加在骨上的不同方向的力和力矩，在骨上产生不同的负荷，主要有拉张、挤压、弯曲、剪切、扭转和综合性负荷等。不同的负荷引起骨的变形不同，其骨折的易发部位也不同。骨折时，负荷速度影响骨折类型及局部软组织损伤的程度。低速度时，能量经较单一的折裂处释放，骨与软组织基本保持完整，骨折片很少移位；高速度时，较大的能量释放会造成骨的碎裂和软组织的广泛性破坏。骨的横截面积越大，受到拉张和挤压时，其强度和刚度越大；骨的长度越长，受到弯曲和扭旋时，它的强度和刚度越小。所以，骨的强度和刚度在通常最常用的负荷方向上是最大的，挤压时骨最强且最硬。手术中移除小块骨，插入及移除螺丝钉，开始均使骨的强度减弱，因为此时应力集中于缺损部，使骨强度可在负荷时下降 60%，随着骨折的愈合，这种应力升高可逐步消失。

骨的结构与其承受的机械应力之间存在一种生理平衡。正常时骨组织的成骨细胞和破骨细胞的活性是相同的。当运动增加、应力增大时，成骨细胞活跃，引起骨质增生，承载面增大，使应力下降；当制动或活动减少、应力下降时，破骨细胞再吸收加强，骨组织量下降，使应力增加。骨骼能通过改变它的大小、形状和结构来适应机体承受应力的需要。这种适应性是按照 Wolf 定律进行的，即骨组织量与其承受的应力成正比。当活动减少或停止时，由于骨承受不到一般的机械应力，骨膜和骨膜下骨将被吸收，患者的尿钙、尿磷和尿氮升高，骨的强度和刚度减少，发生骨质疏松。因此，在临床上常见到长期卧床患者更易出现骨折的现象。而经常进行剧烈活动时，由于骨承受了正常生理范围内较大的应力，骨可出现粗大、肥厚，骨密度也增加。所以，骨折患者在骨折固定术后，在保证骨折固定良好的前提下，应早期开始活动训练，伤肢近端和远端未被固定关节做所有方向运动的同时，进行固定局部的等长肌力收缩训练，配合低频电刺激治疗，一方面防止失用性肌萎缩；另一方面可使骨骼承受一定的应力刺激，以促进骨密度的增强，加速骨折愈合。骨折愈合后就应早期离床、早期活动，这对于防止局部继发性骨质疏松和功能的进一步恢复至关重要。

（三）肌的功能解剖

根据结构和功能的不同，肌可分为骨骼肌、心肌和平滑肌。骨骼肌主要存在于躯干和四肢，收缩迅速而有力，但易疲劳；心肌系构成心壁的主要成分，舒缩具有自动节律性；平滑肌主要分布于内脏的中空器官和血管壁，舒缩缓慢而持久。骨骼肌受躯体神经支配，直接接受人的意志控制，故称为随意肌；心肌和平滑肌受内脏神经调节，不直接受人的意志管理，属非随意肌。显微镜下观察，骨骼肌与心肌都有横纹，因此又称为横纹肌。根据运动作用可将肌分为原（主）动肌、拮抗肌、固定肌和协同肌。

肌组织的主要成分是肌细胞，细胞间有少量结缔组织、血管、淋巴管和神经等。肌细胞又称肌纤维，肌细胞膜称为肌膜，细胞质称为肌浆，滑面内质网称为肌浆网。

1. 骨骼肌的解剖

骨骼肌一般借肌腱附着于骨骼表面。致密结缔组织包裹在整块肌外面，形成肌外膜。肌外膜的结缔组织伸入肌内分隔包裹形成小的肌束，包裹肌束的结缔组织称肌束膜，分布在每条肌纤维外面的结缔组织称肌内膜。

骨骼肌为支持身体运动的肌，由收缩成分和弹性成分构成。收缩成分的基本单位是肌原纤维，由肌球（凝）蛋白（粗丝和肌动蛋白细丝）组成，兴奋时肌丝滑行，引起收缩。弹性成分指的是肌腱和肌膜。肌的两端是肌腱，由胶原纤维平行排列组成，具有一定的弹性，与肌肉呈串联关系，称为肌的串联弹性成分；肌膜包括肌内膜、肌束膜和肌外膜，由结缔组织组成，含有胶原纤维和弹性纤维，包裹着肌的收缩成分，与收缩成分大致呈并联关系，称肌的并联弹性成分。两种弹性成分保证肌总保持一定的肌张力，随时可以收缩；保证收缩成分在收缩结束时能恢复原状；当收缩成分松弛时，使其不致被过度牵伸，从而减少肌损伤的危险。骨骼肌的主要功能是支持身体，维持姿势，进行运动。这就要求它具有一定的肌力和耐力。肌的结构是保证其肌力和耐力的重要物质基础。

2. 骨骼肌纤维的光镜结构

骨骼肌纤维呈细长的圆柱形，直径为 10 ~ 100 μm，长 1 ~ 40 mm，肌膜外面有基膜贴附。骨骼肌纤维是多核细胞，一条肌纤维内含有几十甚至几百个细胞核，位于肌膜下方。细胞核呈扁椭圆形，染色较浅。在肌浆内有沿肌纤维长轴平行排列的肌原纤维，后者呈细丝样，直径为 1 ~ 2 μm。每条肌原纤维上都有明暗相间的带，即周期性横纹，各条肌原纤维的明暗带都准确地重叠排列在同一平面上，因而构成了骨骼肌纤维明暗相间的周期性横纹。在偏振光显微镜下，明带呈单折光，为各向同性，又称 I 带；暗带呈双折光，为各向异性，又称 A 带。暗带中央有一条浅色窄带，称 H 带，H 带中央有一条横行的 M 线。明带中央有一条深色的 Z 线。相邻两条 Z 线之间的一段肌原纤维称为肌节。每个肌节由 1/2 I 带 + A 带 + 1/2 I 带组成。正常舒张状态下，肌节长约 2.5 μm，依次排列构成肌原纤维。肌节是肌原纤维结构和功能的基本单位，是骨骼肌纤维舒缩运动的结构基础。肌原纤维之间含有大量线粒体、糖原及少量脂滴。肌浆内含有肌红蛋白。在骨骼肌纤维和基膜之间有肌卫星细胞，后者扁平多突起，核呈扁圆形，着色浅，核仁清晰。

3. 骨骼肌纤维的超微结构和分子构成

(1) 肌原纤维：肌原纤维由粗、细两种肌丝构成，肌丝沿肌原纤维的长轴排列。粗肌丝位于肌节中部，细肌丝位于肌节两侧。细肌丝的一端附着于 Z 线，另一端伸至粗肌丝之间，并与之平行，其末端游离，止于 H 带的外侧。I 带仅由细肌丝构成，H 带仅由粗肌丝构成，H 带两侧的 A 带既有粗肌丝，又有细肌丝。在横断面上，每一根粗肌丝的周围排列着 6 根细肌丝，每一根细肌丝的周围有 3 根粗肌丝。

细肌丝长约 1 μm，直径为 5 nm，由肌动蛋白、原肌球蛋白和肌钙蛋白组成。肌动蛋白由两列球形肌动蛋白单体组成，单体相互连接成串珠状，并形成双股螺旋链。每个肌动蛋白单体有一个可以与肌球蛋白头部相结合的位点。原肌球蛋白是由两条多肽链相互缠绕形成的双股螺旋状分子，首尾相连，嵌于肌动蛋白双股螺旋链的浅沟内。肌钙蛋白由 3 个球形亚单位构成，称为 TnT、TnI 和 TnC。肌钙蛋白借 TnT 附着于原肌球蛋白分子上，TnC 是与 Ca^{2+} 相结合的亚单位，TnI 则是抑制肌动蛋白与肌球蛋白相互作用的亚单位。

粗肌丝长约 5 μm，直径为 15 nm，由肌球蛋白分子组成，后者形如豆芽状，分头和杆两部分，在头与杆的连接点及杆上有两处类关节结构，可以屈动。多个肌球蛋白分子平行排列，集合成束，组成一条粗肌丝。肌球蛋白分子尾端朝向 M 线，头端朝向 Z 线。肌球蛋白分子的头部均突出于粗肌丝表面而形成横桥。粗肌丝在 M 线两侧的部分光滑无横桥结构。肌球蛋白分子的头是 ATP 酶，能与 ATP 结合。当肌球蛋白分子头部与肌动蛋白接触时，ATP 酶被激活，分解 ATP 并释放出能量，使横桥发生屈伸运动。

(2) 横小管：又称 T 小管，走行与肌纤维长轴垂直，系肌膜向肌浆内凹陷形成的管状结构。人和哺乳动物的 T 小管位于 A 带与 I 带交界处。同一平面上的 T 小管分支吻合并环绕每条肌原纤维。横小管可将兴奋由肌膜传导至每个肌节。

(3) 纵小管或 L 小管：肌浆网纵行并包绕每条肌原纤维，又称纵小管或 L 小管。位于横小管两侧的肌浆网扩大呈扁囊状，称为终池。每条横小管与其两侧的终池组成三联体，在横小管的肌膜和终池的肌浆网膜之间形成三联体链接，可将兴奋从肌膜传到肌浆网膜。肌浆网的膜上有钙泵蛋白，是一种 ATP 酶，有调节肌浆网中 Ca^{2+} 浓度的作用。

4. 骨骼肌纤维的分型

（1）红肌纤维：Ⅰ型，肌纤维较细，富含肌红蛋白和线粒体，故呈暗红色。能量来源主要靠有氧氧化。红肌纤维收缩缓慢而持久，又称慢缩纤维，即缓慢 - 氧化型肌纤维。

（2）白肌纤维：Ⅱ型，肌纤维较粗，含肌红蛋白和线粒体较少，呈淡红色。能量来源主要靠无氧酵解（乳酸生成）。白肌纤维收缩快，但持续时间短，故称快缩型肌纤维，即快速 - 糖原分解型肌纤维。

（3）中间型肌纤维：结构功能特点介于前两者之间。人的骨骼肌多由 3 型纤维混合组成。每块肌中 3 型纤维的构成比例不尽相同。

（四）肌的生物力学

1. 肌的力学特性

（1）伸展性和弹性：肌的伸展性是指肌肉放松，在外力作用下使其长度增加的能力；肌的弹性是指当外力去除后，肌恢复原来长度的能力。

（2）运动单位募集：指进行特定活动动作时，通过大脑皮质的运动程序，调集相应数量的运动神经元及其所支配的肌肉纤维的兴奋和收缩过程。运动单位募集越多，肌力就越大。运动单位募集受中枢神经系统功能状态的影响，当运动神经发出的冲动强度大、冲动的频率高时，激活的运动单位就多。

（3）杠杆效率：肌肉收缩产生的实际力矩输出受运动节段杠杆效率的影响。如髌骨切除后股四头肌力臂缩短，伸膝力矩将减小约30%。

2. 肌肉的收缩形式

骨骼肌在运动神经的支配下，产生肌肉的收缩或肌张力增加，在骨关节和韧带的配合下完成躯体的各种运动。

（1）等长收缩：肌肉收缩时其长度不变而只有张力增加，又称静力收缩。此时肌肉承受的负荷等于或大于肌肉收缩力。虽然无肌肉缩短可产生很大的内功，但其所作用的物体未发生位移。其作用主要是维持人体的位置和姿势。

（2）等张收缩：指肌肉收缩时只有长度的缩短而无张力的改变，有关节的运动。此时肌肉承受的负荷小于肌肉收缩力，肌肉的收缩力除克服施加给它的负荷外还使物体发生位移，所以它对物体做了功。人体四肢特别是上肢的运动主要是等张收缩。

3. 影响骨骼肌收缩的因素

影响骨骼肌收缩的因素主要有前负荷、后负荷和肌的收缩力。

（1）前负荷：肌收缩前已存在的负荷，与肌的初长度关系密切。

（2）后负荷：后负荷是指肌开始收缩时所承受的负荷。

（3）肌收缩力：肌收缩力在临床上简称"肌力"。

（五）关节运动学

1. 关节的形态

关节的运动是指关节面的活动，大多数关节面都有一些弯曲，即其中一面相对凸起，另一面相对凹陷的连接，可以增加关节接触面积、提高吻合度，起到稳定关节的作用。

2. 关节面的基本运动

曲面关节之间的基本运动包括滚动、滑动和转动。滚动是指一个旋转关节面上的多点与另一个关节面上的多点相接触；滑动是指一个关节面上的单个点与另一个关节面上的多个点相接触；转动是指一个关节面上的单个点在另一个关节面上的单个点的旋转运动。

3. 关节运动的原理

凸面对凹面的运动而言，凸面的滚动与滑动的方向相反；凹面对凸面的运动而言，凸面的滚动与滑动的方向相同。在盂肱关节的凸 – 凹面活动中，收缩的冈上肌驱动凸起的肱骨头在关节窝内滚动，使肱骨外展。滚动的凸面一般都会伴有反方向的滑动，肱骨头向下的滑动抵消了由于肱骨头滚动出现的向上移动。

（六）关节的生物力学

1. 髋关节的生物力学

髋关节是人体最大的负重关节，主要是由骨盆上的髋臼与股骨近端的股骨头，以及圆韧带、软骨等一些软组织构成。

股骨颈与股骨干之间的角度即颈干角，成人为 110°～141°。此角可以增加下肢的运动范围，并使躯干的力量传递至较宽的基底部。股骨干偏斜所致的髋外翻（≥141°）和髋内翻（≤110°）都将改变与髋关节有关的力。股骨颈长轴与股骨远端两髁横轴之间的夹角为股骨颈前倾角，通常为 12°～15°，前倾角大于 15°会使一部分股骨头失去髋臼的覆盖。股骨矩位于股骨颈干连接部的内后方，在小转子的深部，为多层致密骨构成的骨板，是股骨干后内侧骨皮质的延伸部分。

股骨矩是股骨上段偏心受力的着力点，为直立负重时最大压应力部位，同时受到弯矩和扭矩的作用，其存在增加了颈干连接部对应力的承受能力。正常状态下，髋关节各个方向的力保持平衡。双足对称站立时，体重平均分布到双下肢，每髋承担除下肢重量之外体重的 1/2。一侧下肢负重时，髋关节负担为除去一侧下肢重量的体重加上外展肌肌力。此时在负重髋关节股骨头上部形成类似平衡杠杆系统的支点。为了保持身体平衡，需要外展肌紧张，发挥平衡作用。若重心远离负重髋关节，承力增加；若重心移向负重之髋关节，则承力减少；重心全部移到负重的髋关节上，则外展肌承力为零，髋关节仅承受部分体重之压力。

2. 膝关节的生物力学

膝关节是人体最复杂的关节。

（1）膝关节的轴。

1）力学轴：从股骨头中心到内外踝中心的连线，在踝间结节穿过膝，是髋、膝、踝 3 个关节中心形成的轴，偏离垂直方向约 3°。

2）解剖轴：为贯穿股骨干的直线，由近端向远端偏离力学轴约6°，而髌骨解剖轴与下肢力学轴一致，二轴与膝关节垂直方向相交时形成170°～175°的钝角，称为膝部的生理外翻角，正常时地心引力经过膝关节中心，重量均分在膝关节内侧和外侧的结构上。在病理情况下，外翻角小于165°，称为膝外翻；外翻角大于180°，称为膝内翻。外翻角度的改变，使膝部在静止或运动时，受到异常的张力，关节软骨的持续超负荷会导致软骨的损坏。

（2）单足站立时膝关节上的静力学分析：单足站立时，在膝关节上重力线与负重肢的负重线（在膝以下与下肢力学轴重合）落在一个接触点上，膝关节外侧力与重力平衡，身体保持平衡。此时，作为臀大肌和阔筋膜张肌的肌腱增厚愈合而成的髂胫束起到重要的承重作用，它使髋关节外展，膝关节伸直，在额状面上为主要对抗重力的因素。正常的承重力线正好通过髁间隆起。

当发生膝内翻（O形腿）时，膝关节向外侧移位，此时承重力线内移，压迫内侧胫骨平台软骨，使软骨慢性损伤，并使腓侧副韧带上的应力渐进性增加，膝轴也由横向变为倾斜，常伴有小腿和足的内旋。当发生膝外翻时（X形腿），膝关节向内侧移位，承重力线外移，压迫外侧胫骨平台软骨，持续超负荷会导致软骨的损坏，同时胫侧副韧带上的应力逐渐增加，严重者造成髌骨向外侧移位，伸膝时牵拉股四头肌。膝关节、小腿和足也会发生相应的变化。

在矢状面上，单足站立，重力和膝后肌群、小腿三头肌的收缩力的合力是膝关节及小腿骨所受的力。单肢负重时小腿屈肌和伸肌交替用力。后摆时屈肌用力，前伸时伸肌用力，作用在膝关节上的力总是由重力与肌肉收缩力共同作用合成。双足站立时双下肢重心在膝上方，所以膝有一个生理性的反张角度，但当频繁地站立、行走时或股四头肌麻痹时可产生膝过伸或膝反张。

三、制动对机体的影响

制动指人体局部或者全身保持固定或者限制活动，是最常用的临床医学和康复医学的保护性治疗措施，以减少体力消耗或脏器功能损害，稳定病情，有助于疾病恢复。但有些人如老年人、体弱或久病之人，会因各种原因长期卧床制动而产生负面效应。制动本身同时具有负面效应，不仅影响疾病的康复过程，而且会增加并发症，影响临床治疗，对身体的多个系统均有影响。

制动有3种类型：卧床休息，局部固定如骨折或脱位后的石膏固定，肢体神经麻痹或瘫痪。

（一）心血管系统

1. 对基础心率的影响

严格卧床者基础心率增加。卧床后最大摄氧量（VO_2max）下降，VO_2max是衡量心血管功能的常用指标，它既反映心输出量（心排血量）又反映氧的分配和利用。VO_2max下降，肌肉功能容量减退，肌力和耐力下降。

2. 对血流和血容量的影响

早期中心血容量的增加导致基础心率增加。长期卧床的患者易发生直立性低血压，其发生机制：由于重力作用血容量从中心转到外周，即血液由肺和右心转向下肢；交感肾上腺系统反应不良，不能维持正常血压。直立性低血压的表现为面色苍白、出汗、头晕、收缩压下降、心率加快、脉压下降等，重者产生晕厥。

（二）呼吸系统

1. 对肺通气量和换气的影响

卧床数周后，患者全身肌力减退，呼吸肌肌力也下降，加之卧位时胸廓外部阻力加大，弹性阻力增加，不利于胸部扩张，肺的顺应性变小，肺活量明显下降。

2. 对气管功能的影响

侧卧位时下部支气管壁附着的分泌物较上部为多，而由于咳嗽无力和卧位不便咳嗽，分泌物沉积于下部支气管中，容易诱发呼吸道感染。肺栓塞多是下肢静脉血栓形成的并发症。

（三）消化系统

卧床常导致便秘，便秘的主要原因是消化功能降低，如肠蠕动减低，吞咽时食管和胃过程延长，小肠运动降低，液体摄入减少导致脱水，同时血容量降低。便秘可以导致直肠粪便嵌塞，从而导致排便困难。而直肠感觉减退也与便秘有关。床上使用便盆排便、卧床排便等也都是便秘的加重因素。

（四）神经系统

中枢神经系统主要是心理状态的改变，原因是孤独感、不能有效操纵周围环境等。老年人会出现听力和视力下降的现象。卧床休息有诱发抑郁症和神经症的倾向。患者可出现情感、感知和认知障碍。情感障碍包括焦虑、恐惧、压抑和剧烈的情绪波动。感知障碍包括时间定向障碍，出现幻觉，痛阈降低，听阈提高。认知障碍包括注意力下降、判断和解决问题的能力下降。心理并发症包括压抑、控制力丧失、主动性丧失、无助感、日常生活活动能力降低、业余爱好和社会活动能力丧失、失业。

（五）运动系统

1. 对代谢的影响

长期制动后，由于肌肉局部血流量的减少及其运氧能力的降低，造成肌肉相对缺血缺氧，直接影响糖代谢过程，使有氧活动减弱，无氧酵解活动加强。肌肉的蛋白质代谢的变化表现为蛋白质合成减少而分解增加，导致蛋白质总量的下降。在卧床的早期，骨骼肌 Ca^{2+} 的变化主要是肌浆网对 Ca^{2+} 的摄取和释放增加，这将直接影响骨骼肌的收缩功能。

2. 肌纤维变化

健康人石膏固定肘关节 4 周后，前臂周径减少 5%。制动后的 5~7 天肌的重量下降最明显。组织学观察显示，制动 7 天肌纤维间结缔组织增生，肌纤维排列紊乱。电镜下可见线粒体肿胀明显，有结晶体形成。

3. 对肌力的影响

制动对骨骼肌肌力和耐力均有明显影响，肌体积减小，肌纤维间的结缔组织增生，非收缩成分增加，导致肌单位面积的张力下降，肌力下降。

4. 肌形态的变化

肌固定出现的早期变化是萎缩，即整个肌重量下降。关节固定 2 周以上均可造成肌萎缩。

5. 对关节的影响

长期制动，骨骼将发生一些变化：开始骨吸收加快，特别是骨小梁的吸收增加，骨皮质吸收也很显著。稍后则吸收减慢，但持续时间很长。固定后，关节出现僵直，导致滑膜粘连，纤维连接组织增生。

6. 对关节韧带的影响

长期制动可导致严重的关节退变。关节周围韧带的刚度降低，强度下降，能量吸收减少，弹性模量下降，肌腱附着点处变得脆弱，韧带易于断裂。关节囊壁的血管、滑膜增生，纤维结缔组织和软骨面之间发生粘连，出现疼痛。继而关节囊收缩，关节挛缩，关节活动范围减小。

7. 对关节软骨的影响

强制制动关节的非接触面的变化有纤维化、蛋白多糖合成减少、蛋白多糖的形态改变。

8. 骨质疏松

长期卧床或制动可以导致骨质吸收和新骨形成的平衡发生紊乱，骨质吸收超过新骨形成，造成骨钙丢失或骨质疏松。

（六）代谢和内分泌

制动所引起的代谢和内分泌改变发生较迟缓，有时甚至在恢复过程中才表现出来。恢复活动之后这些改变的恢复也较慢。

1. 负氮平衡

不活动造成组织分解代谢增加，尿氮排出也明显增多，平均每天丧失 2 g，因此可导致低蛋白血症、水肿。由于制动期间抗利尿激素的抑制产生多尿，加上食欲减退造成的蛋白质摄入减少，导致负氮平衡。

2. 内分泌改变

抗利尿激素分泌减少，患者多尿，血容量减少。肾上腺皮质激素分泌增高（可达正常水平的3倍），以保证能量代谢之需要。尿中可的松的排出也增加，是机体应激反应的表现。雄激素降低，醛固酮降低。组织合成代谢降低。糖耐量异常，血清胰岛素和前胰岛素 β 肽同时增高，胰岛素的敏感性降低，出现胰岛素利用障碍，肌肉萎缩导致胰岛素受体抵抗为主要原因，形成血糖代谢障碍。长期制动可导致胰岛素峰值水平逐步降低，最终导致高血糖。血清甲状腺素和甲状旁腺素增高或不稳，是造成高钙血症的主要原因之一。去甲肾上腺素分泌增加，以调节血容量。

3. 水、电解质改变

血钠、血钾、血镁、血磷酸盐和硫酸盐、血钙、尿钙、血胆固醇增高，高密度脂蛋白胆固醇降低。制动后常见水、电解质代谢异常，如因骨折固定或牵引而长期卧床的儿童可发生高钙血症。早期症状包括食欲减退、腹痛、便秘、恶心和呕吐。进行性神经体征为无力、低张力、情绪不稳、反应迟钝，最后发生昏迷。

第三节　神经学基础

运动系统由骨、关节、韧带和骨骼肌组成。机体以肌收缩为动力、以关节为枢纽，在神经系统的调控下完成支持、保护和运动功能。因此，神经系统的结构和功能在康复医学领域有着极其重要的作用。

一、神经解剖

神经系统分为中枢神经系统和与其相连的周围神经系统。中枢神经系统包括脑和脊髓。脑分为端脑、间脑、脑干和小脑，脑干包括中脑、脑桥和延髓3部分。周围神经系统包括脑神经和脊神经，根据神经在各器官、系统的分布对象不同分为躯体神经和内脏神经。躯体神经主要分布于体表、骨关节和骨骼肌，内脏神经主要分布于内脏、心血管、平滑肌和腺体等。

神经系统主要由神经组织构成，神经组织主要由神经元和神经胶质细胞构成。神经细胞由胞体和突起构成。脑和脊髓分为灰质和白质，灰质主要由神经元的胞体及其树突构成，白质主要由神经元的轴突组成的纤维束构成。

神经元的轴突较长，主要构成神经纤维，神经胶质细胞主要形成髓鞘包绕神经元的轴突线构成髓神经纤维。神经元及其突起借助神经突触构成复杂的神经网络，使神经系统具有联络、反射、整合和调控的复杂功能，对全身各系统发挥调节作用。

（一）突触的传导

1. 突触的传导

突触是神经传导系统中最基本的单位。神经元受到刺激后产生动作电位，即神经元的兴奋过程。神经元可以将自身的兴奋冲动通过突触传至其他神经元或外周肌细胞。神经元兴奋后产生的动作电位向神经末梢传递，使神经末梢突触前膜释放神经化学递质，这些神经递质的释放影响邻近神经和肌细胞膜（突触后膜）的膜通透性和膜电位，当突触前神经元释放了足够的神经递质使突触后细胞去极化达到足以引发细胞动作电位的阈值时，一个电化学信号（动作电位）就由一个细胞传播到下一个细胞，导致了兴奋的传导和扩散。但一个神经元产生的动作电位在通过突触时，可能会引起突触后神经元兴奋性下降，这是神经传导系统的抑制作用，是通过抑制性突触传递过程实现的。

2. 运动终板的传递

运动神经末梢是运动神经元的长轴突分布于肌组织和腺体内的终末结构，支配肌纤维的收缩和腺体的分泌。神经末梢与其邻近组织共同组成效应器。运动终板或神经肌肉接头是指运动神经元的轴突末梢与肌肉接头部位形成的突触，它是将神经兴奋性传递到肌肉的重要部位。神经元兴奋通过运动终板的传递引起外周肌细胞兴奋，神经肌肉接头兴奋传递具有化学传递（乙酰胆碱）、单向性传递（兴奋只从神经末梢传向肌纤维）、时间延搁（兴奋传导速度在接头处比在同一细胞中慢，易受化学和其他环境因素的影响）的特点。

3. 骨骼的收缩机制

骨骼肌纤维的收缩机制是肌丝之间的滑动，称为肌丝滑行学说。收缩时，细肌丝沿粗肌丝向 A 带内滑入，I 带变窄，H 带缩窄或消失，A 带长度不变，肌节缩短。舒张时肌丝反向运动，肌节变长。肌纤维舒缩时所需能量来自 ATP 的分解。

将横纹肌细胞产生动作电位的电兴奋过程与肌丝滑行的机械收缩联系起来的中介机制或过程，称为兴奋－收缩耦联。兴奋－收缩耦联的耦联因子是 Ca^{2+}，其结构基础是三联管结构（心肌是二联管结构）。粗肌丝与细肌丝间的滑行通过横桥周期完成。横桥周期是肌球蛋白的横桥与肌动蛋白结合、扭动、复位的过程。

（1）在舒张状态下，横桥以其 ATP 酶活性将与之结合的 ATP 分解，同时与 ADP 和 H_3PO_4 结合，分解 ATP 所产生的能量部分用于复位上次收缩时发生扭动的横桥，使横桥与细肌丝保持垂直的方位，此时的横桥处于高势能状态，并对细肌丝中肌动蛋白的结合位点具有高度亲和力。

（2）当神经冲动传导至肌膜时，沿横小管传至肌纤维内；冲动通过三联体连接传至终池和肌浆网膜，肌浆网内的 Ca^{2+} 释放到肌浆内。

（3）Ca^{2+} 与 TnC 结合，引起肌钙蛋白和原肌球蛋白的构型变化，使肌动蛋白单体上的活性位点暴露；肌球蛋白分子头部与肌动蛋白活性位点接触并黏着，激活肌球蛋白分子头部的 ATP 酶，ATP 分解并释放能量，使肌球蛋白分子头部向 M 线方向摆动45°，产生棘齿作用，拖动细肌丝向 M 线方向滑行，肌节缩短，同时与横桥结合的 ADP 和 H_3PO_4 被解离。

（4）神经冲动过后，Ca^{2+} 被收回肌浆网内，TnC 与 Ca^{2+} 分离，又一个 ATP 分子与肌球蛋白分子头部相结合，细肌丝脱离粗肌丝并退回原处，肌节恢复原来舒张时的长度。下一次神经冲动，重复以上过程。一次横桥周期所需时间为 20～200 ms，其中横桥与肌动蛋白结合的时间占50%。

（二）中枢神经兴奋的传导

中枢神经的兴奋传递必须经过一次以上的突触接替，中枢兴奋传导的特征与突触传递的特点有关。中枢兴奋的传导有以下特点。

1. 单向传导

中枢内兴奋传导只能由感觉神经元经中间神经元传至运动神经元。

2. 中枢延搁

兴奋在神经纤维上传导速度较快，而经过突触传递时速度较慢，需要的时间较长，即中枢延搁。

3. 兴奋的总和

连续给予数次阈下刺激或同时在不同感受区域内分别给予阈下刺激就可以引起反射，称为中枢兴奋的总和。前者为时间总和，后者为空间总和。

4. 兴奋的后作用

在反射活动中，当刺激停止后，传出神经元还可以继续发放冲动，使反射活动延续一段时间，称为兴奋的后作用。

5. 兴奋的扩散

刺激某一种感受器，常引起某一种反射，如果刺激部位不变，刺激强度增加，可以引起广泛的反射活动，这种现象称为兴奋的扩散。

6. 兴奋的节律转化

单一刺激由传入纤维传到中枢后，中枢可以改变传入冲动节律，产生高频率冲动传至肌肉，引起肌肉强直性收缩。神经中枢具有把作用于传入冲动的节律变为另一种中枢节律的能力，即兴奋的节律转化。

（三）中枢神经兴奋传导抑制

中枢神经系统除产生兴奋过程外，还会产生抑制过程，产生抑制的基础是抑制性突触活动的结果，主要表现如下。

1. 突触后抑制

在中枢神经系统内存在相当数量的抑制性神经元，一般为中间神经元，抑制性神经元兴奋后，其轴突末梢释放抑制性递质，与突触后神经元构成抑制性突触，使突触后神经元细胞膜超极化，兴奋性降低，形成了突触后抑制。

2. 突触前抑制

当神经冲动传至某一兴奋性突触时，靠近突触连接处的突触前末梢所释放的递质减少，以致不易甚至不能引起其突触后的神经元兴奋而呈现抑制性效应，这种现象称突触前抑制。

二、感觉神经的结构与功能

（一）外周感觉

外周感觉主要包括浅感觉（痛、温、触觉）、深感觉（本体感觉）和特殊感觉（视、听、嗅觉）。

本体感受器是接受身体活动刺激的末梢感觉器，主要分布在骨骼肌、肌腱、关节、内耳迷路、上位颈椎及皮肤等处，挤压、触摸、牵拉、振动、拍打、摩擦及活动中肢体位置的改变等刺激均可引起本体感受器兴奋，通过反射弧在中枢神经的调控下出现反射性活动，调整肌张力，感觉肢体和身体在空间的位置，以实现维持姿势和调整运动的目的。

感觉神经末梢是感觉神经元周围突的终末部分，与其邻近组织共同组成感受器，接受内外环境的各种刺激，并将刺激转化为神经冲动传到中枢，产生感觉。按其结构不同分为游离、有被囊神经末梢两类。有被囊神经末梢包括触觉小体、环层小体和肌梭。

肌梭与肌组织关系密切，是分布于骨骼肌内的梭形小体，外有结缔组织被囊，内含若干条细小的骨骼肌纤维，称"梭内肌纤维"。细胞核成串排列或集中在肌纤维中段，此段的肌浆较多，肌原纤维较少。感觉神经纤维进入肌梭时失去髓鞘，其轴突细支呈环状包绕梭内肌纤维的中段，或呈花枝样附着在邻近中段处。肌梭内还有运动神经末梢，分布在梭内肌纤维的两端。肌梭是一种本体感受器，主要感受肌纤维的伸缩变化，在调节骨骼肌的舒缩中起重要作用。

（二）躯体感觉中枢传导通路

脊髓向上传至大脑皮层的感觉传导通路分以下2类。

1. 浅感觉传导路径

头部以下躯体浅感觉—脊神经后根—脊髓后角换神经元—神经交叉到脊髓对侧—脊髓丘脑侧束（痛、温觉）及脊髓丘脑前束（轻触觉）—丘脑。

2. 深部感觉传导路径

肌肉本体感觉、深部压觉、辨别觉—脊神经后根—脊髓同侧后索上行—延髓（薄束核、楔束核）换神经元—神经交叉到对侧—内侧丘系—丘脑。

（三）丘脑投射系统

1. 特异性传入系统及其作用

机体各种感受器传入的神经冲动，进入中枢神经系统后，需通过丘脑交换神经元，然后由丘脑发出特异性投射纤维，投射到大脑中央后回的感觉皮质区，引起机体特异感觉（皮肤感觉、本体感觉、特殊感觉），故称"特异性传入系统"。其作用除引起特异性感觉外，还能将这些感觉传至大脑皮质其他区域，激发大脑皮质发出冲动，使机体作出相应的反应。

2. 非特异性传入系统及其作用

特异性传入系统传至脑干时，侧支与脑干网状结构联系，网状结构神经元通过其短轴突多次更换神经元后到达丘脑内侧部弥散投射至大脑皮质广泛区域，不产生特异性感觉，称"非特异性传入系统"。其作用是传入冲动增加以维持大脑皮质的兴奋状态，保持机体的觉醒－清醒状态，为上行激动系统。传入冲动减少，大脑皮质由兴奋转入抑制状态，机体处于安静和睡眠状态。这一系统损伤，会导致昏睡不醒。

（四）大脑皮质的感觉分布区

所有感觉传入冲动最后汇集在大脑皮质，通过大脑皮质中枢的整合、分析做出各种感觉应答，大脑皮质是感觉分析的最高部位。大脑皮质不同区域的感觉功能支配区：体表感觉在中央后回，肌肉本体感觉在中央前回，视觉在大脑枕叶，前庭感觉在中央后回，嗅觉在大脑皮质边缘叶的前底部，味觉在中央后回。

三、神经反射

(一) 脊髓水平的反射

脊髓反射是脊髓固有的反射，其反射弧并不经过脑，但在正常情况下，其反射活动是在脑的控制下进行的。完成反射的结构是脊髓的固有装置，即脊髓灰质、固有束和神经根。脊髓反射分躯体反射和内脏反射。

1. 躯体反射

躯体反射是指骨骼肌的反射活动，包括牵张反射、屈肌反射和浅反射。

(1) 牵张反射：当骨骼肌被拉长时，可反射性地引起收缩，这种反射称为牵张反射。膝反射和跟腱反射都是牵张反射。肌张力也是牵张反射的一种，可使肌肉保持一定的紧张度，抵抗地心的引力，从而保持身体直立。

(2) 浅反射：刺激皮肤、黏膜引起相应肌肉反射性地收缩。常见的有腹壁反射、提睾反射、屈趾反射。

(3) 病理反射：一种原始的屈肌反射，正常时因受大脑皮质传导束的抑制而不表现出来。但是当上运动神经元受损时，下运动神经元脱离了高级中枢的控制，这些受抑制的反射就会释放出来，如巴宾斯基征属于病理反射，但 2 岁以下的婴幼儿由于锥体束尚未发育完善，也可出现这种反射。

(4) 节间反射：脊髓一个节段神经元发出的轴突与邻近神经元发生联系，通过上下节段之间神经元的协同活动所诱发的反射活动，如牵拉近端关节屈曲肌可引起同侧肢体的反射性屈曲，当快走、跑步时该反射较为明显。脑性瘫痪患儿、脑卒中偏瘫患者特有的联合反应、协同运动也与节间反射有关。

2. 内脏反射

内脏反射包括躯体 - 内脏反射、内脏 - 内脏反射和内脏 - 躯体反射，如立毛肌反射、皮肤血管反射、瞳孔对光反射、直肠排便反射和性反射。

(二) 脑干水平的反射

为了维持姿势，必须对来自四肢、躯干的本体感觉和前庭及视觉系统的信息进行中枢性整合，这种整合主要在脊髓和脑干，并且受到小脑与大脑皮质的控制。人一般在出生 8 个月后脑干水平的反射消失，脑性瘫痪患儿的这种反射往往持续时间较长。

1. 阳性支持反应

延髓动物的一只足底及跖趾关节接触地面时，刺激了本体感受器而引起下肢呈强直状态，为阳性支持反应。正常人出生以后第 3 ~ 8 个月可有此反应，中枢性神经病损者亦可出现，此时由于麻痹侧足趾关节最先着地而诱发下肢伸肌紧张性增高，膝关节强直或反张，使体重很难移到该侧下肢上来。

2. 颈紧张性反射

颈紧张性反射是指颈部扭曲时，脊椎关节和肌肉、韧带的本体感受器的传入冲动对四肢肌肉紧张性的反射性调节，其反射中枢位于颈部脊髓。当头向一侧转动时，下颌所指一侧的伸肌紧张性增强，表现为上下肢伸展，而枕骨所指一侧屈肌张力增强，表现为上肢屈曲，称为非对称性颈紧张反射。头后仰时，上肢伸展下肢屈曲；头前屈时，上肢屈曲下肢伸展，称为对称性颈紧张反射。这类反射可在幼儿期一过性出现，成人脑卒中偏瘫时也可出现。

3. 紧张性迷路反射

紧张性迷路反射是指内耳迷路的椭圆囊和球囊的传入冲动对躯体伸肌紧张性的反射调节，该反射的中枢主要在前庭核。去大脑动物仰卧位时伸肌张力最高，俯卧位时伸肌张力最低。Bobath、Brunnstrom 等主张利用姿势反射调整肌张力，改善动作或姿势。

4. 抓握反射

压迫刺激手掌或手指腹侧，引起手指屈曲内收活动，称为抓握反射。可见于出生 1~4 个月的婴儿，脑性瘫痪患儿、脑卒中偏瘫患者也会出现该反射。

5. 翻正反射

正常动物可以保持站立姿势，若将其推倒则可翻正过来的反射称为翻正反射。翻正反射可分为视觉、迷路、颈和躯干翻正反射 4 种。

（三）大脑水平的反射

人体在维持各种姿势和完成各种动作时，需要感知自身姿势，将运动的本体感觉、视觉及触觉的信息在中枢神经系统中整合处理，再对全身肌张力进行不断调整。无论是静态姿势，还是随意运动时的姿势，都需要抵抗重力进行相关肌群的自动性活动，以保持平衡。大脑水平的反射活动从出生后 6~18 个月出现，并且终生保持。大脑水平的平衡反应如下。

1. 降落伞反应

人在垂直位置急剧下落时，四肢外展、足趾展开，呈现与地面扩大接触的准备状态，该反应称为降落伞反应。

2. 防御反应

在水平方向上急速运动时产生的平衡反应称为防御反应，包括坐位反应、立位反应、膝立位反应。

3. 倾斜反应

人在支持面上取某种姿势，当改变支持面的倾斜角度时诱发出躯体的姿势反应称为倾斜反应。

四、神经损伤

神经损伤的因素有物理性创伤、化学物质中毒、感染、遗传性疾病及老化、营养代谢障碍等。无论是外周还是中枢神经系统损伤，其损伤后神经轴突均会出现以下反应：①受损轴突的近远端肿胀；②兴奋性氨基酸释放；③远端神经末梢退变及轴突传递消失；④胞体肿胀、胞核移位、尼氏体降解；⑤与神经元联系的神经元变性（跨神经元变性）；⑥血脑屏障或血神经屏障破坏，发生炎症免疫反应。

中枢神经系统损伤时，除损伤区域的神经组织直接受损外，由此继发的动力性损伤也很重要，如脑卒中引起的缺血、缺氧继发的神经元胞膜改变，导致膜上离子交换功能异常，大量 Ca^{2+} 内流引起细胞内级联反应，造成脑的继发性改变。脊髓损伤早期出现损伤部位的水肿和神经元变性、胶质细胞浸润等变化，由于轴突离断出现的逆行性溃变使得灰质神经元核周体变性，白质纤维出现 Waller 变性、轴索变性和髓鞘崩解或脱髓鞘，晚期发展为瘢痕增生、囊肿、硬膜粘连、溶血性硬膜炎、神经胶质化。周围神经损伤后，远端轴突脱离了神经元胞体的代谢中心，发生 Waller 变性，轴突肿胀，外形呈不规则串珠状，随后出现断裂和溶解。损伤后数小时，郎飞结两端的髓鞘收缩，髓鞘的板层裂开。轴突终末溃变，可见施万细胞吞噬轴突终末的现象。损伤近端的神经纤维也发生溃变。轴索损伤后，神经元胞体肿胀、核偏位、尼氏体消失，出现明显的变性和坏死。

五、脑的老化

脑老化是指脑生长、发育、成熟到衰亡过程中的后一阶段，包括一系列生理、心理、形态结构和功能的变化，其表现以脑功能降低、减弱和消失为特征。老年人的脑可见轻度的脑萎缩和脑沟变宽，与年轻人的脑相比，脑膜外表上呈不透明的乳白色，并可粘连到下面的皮质，在近大脑半球顶部可有部分钙沉积。虽然在脑老化过程中神经元的丧失不是主要的，但似乎大量的细胞要经历胞体、树突和轴突的变化。许多神经元跟外周轴突的分支有进行性限制和萎缩，还有不规则的树突棘丢失和沿着残余树突分支出现的串珠样肿胀。这些变化可能与进行性蛋白合成能力降低有关，也可能是脂褐素的沉积和神经原纤维缠结增加侵入细胞质空间的结果。然而，也有一些研究发现，脑老化时，神经元生长的能力并不丧失，伴随着某些树突系统的进行性破坏，其他神经元长出进一步的树突延伸部分，从而增加了有效突触面积来代偿。

脑的老化过程，一方面是随着生长—发育—退化的自然规律，向结构和功能减退的方向发展变化；另一方面，在一定时期包括在老年时期，还包含着脑功能的积累、丰富回忆和加工，即脑所具有的可塑性，有向脑功能增强、补偿、提高的趋势发展，这种变化在很大程度上补偿了脑老化过程中某些结构功能的退化。

六、神经可塑性

1992 年，Richard J. Davidson 首先提出神经可塑性的概念，认为重复性的经验可以改变大脑的结构。大脑由神经元细胞和神经胶质细胞构成，这些细胞互相连接，通过加强或削弱这些连接，大脑的结构可以发生改变。

（一）中枢系统可塑性

人类的大脑有严格的功能定位，不同的大脑皮层有许多固定的、专门的功能区域，如运动、感觉、语言等定位区。过去认为，脑细胞不能再生，一旦损伤后会引起不可逆的永久性损伤和功能障碍、功能丧失。但近年研究发现，通过训练和相应的恢复性功能指导，很多神经性功能障碍可得到改善和提高，甚至完全恢复。即通过恢复性训练可以改变大脑皮质的联系和恢复失去的功能。

大脑的可塑性是大脑组织在结构和功能上能够进行自身的修改以适应环境变化的能力。由于有了大脑的可塑性，大脑损伤后可恢复功能，可塑性越强，大脑损伤后越容易恢复。大脑可塑性有限，形式多种多样，机制复杂。大脑可塑性的机制主要有功能重组、突触发芽、突触的长期增强和抑制现象、行为代偿等机制。

1. 大脑的功能重组现象

Glees 和 Lashley 曾经做过一个很有名的实验：首先经过一段时间的训练，使一只猴子可主动用手索取食物，然后手术破坏和切除支配拇指的皮层运动区，猴子的拇指不能抓握。然后进行患手的训练，发现经过一段时间的训练后，猴子恢复了抓握能力，即恢复了运动的功能。这是大脑可塑性的一个典型例子。其机制是大脑功能重组现象。大脑皮层功能不同的部位称为功能定位。功能定位为支配相应功能区，行使该功能，并对该功能进行重组和整合。该功能区域一旦损伤后，其功能会发生转移，由其他区域来代替或代偿该损伤区域的功能。其形式多种多样，有对侧转移、同侧区域代偿、同侧半球内代偿、对侧半球间代偿等。

2. 潜伏通路的启用

人类中枢神经系统细胞之间是由突触相互连接的，这些神经通路有些是长期处于休眠状态和抑制状态的，称"潜伏通路"。当神经系统功能受损后，神经冲动传入被阻断，大脑皮层的抑制性神经递质 γ - 氨基丁酸（γ-aminobutyric acid，GABA）减少，大脑的这些潜伏通路可被激活，发挥神经通路的作用。

3. 失神经超敏现象

该现象的机制为神经系统损伤后，该神经支配的细胞会对神经递质的反应更加敏感。在超敏现象下，重新形成新的神经支配。

4. 突触传递效率增加

中枢神经系统损伤后，神经细胞之间联系的突触兴奋性增加，促进突触后细胞的兴奋性增加，突触传递效率增加。不需要强烈的兴奋即可引起突触后细胞的兴奋。

5. 轴突长芽

中枢神经系统受损后，轴突可通过长芽的方式重新支配细胞，这种现象称"轴突长芽"。轴突的残端会向靶细胞伸出侧芽，重新支配靶细胞。完好的神经细胞可在神经树突或轴突向受损的神经细胞生长新芽。

6. 长时程增强现象

长时程增强现象是指中枢神经系统经过某种刺激后而使突触保持长时间兴奋的现象。即经过某种刺激，突触的传递功能发生变化，兴奋性增加、兴奋时间延长。长时程增强现象的存在与脑的记忆、学习等功能相关。

7. 长时程抑制现象

长时程抑制现象是指某种刺激或细胞可抑制神经元的紧张性放电，使传出的兴奋性长期保持低水平状态，以免紧张性过高，并维持协调的随意运动。如小脑的浦肯野细胞是小脑皮质的唯一传出纤维，它与小脑的顶核、齿状核等核团相联系，而攀缘纤维和高尔基细胞可抑制该神经元的紧张性放电活动。

8. 行为代偿

行为代偿指中枢神经损伤后并非恢复原有的行为，而是通过学习达到同样目的的方法和技术，以弥补失去的行为或功能。

（二）影响神经可塑性的因素

1. 年龄

年龄因素为对中枢神经系统损伤后恢复的影响起着非常重要的作用。脑外伤后，年龄越小，神经的可塑性越好，功能恢复越好。

2. 脑损伤的范围和严重程度

一般情况下脑损伤范围越大、程度越重，神经可塑性越差，但有时脑损伤较大不一定引起严重的功能障碍。

3. 环境因素

环境因素包括家庭支持、康复环境、社会氛围等。系统的、完善的康复医疗机构拥有专业的康复医疗者、完善的康复设施、器材和环境，能够系统地进行康复训练，对恢复功能有益。良好的家庭支持包括经济支持、温暖的家庭生活，这有助于患者树立康复训练的信心、提高积极性。热情的社会支持能够使患者乐于面对现实，积极进行康复训练。

4. 心理因素

乐观、积极、自信也是康复的必要条件。

5. 康复训练

早期就进行康复训练可以较好、较快地促进脑的可塑性。在脑卒中早期，如发病后 4 ~ 5 日为疾病恢复的时期，进行康复功能训练，能够显著改善运动功能。观察到，与后期进行康复训练相比较，患者的功能恢复程度要高。但是，有试验证明，急性期（相当于发病的 24 小时后）进行大量的康复训练，大脑皮质损伤有扩大的现象。

6. 药物治疗

外源性的神经营养因子、改善神经代谢的药物、神经节苷脂等保护和修复神经、促进神经生长的物质，对改善脑功能有一定帮助。

七、干细胞修复

干细胞又称"万能细胞"，是一种具有自我更新能力和多向分化潜能的细胞，不但有低免疫源性和良好的组织相容性，而且有强大的免疫调节作用。干细胞在一定条件下，具有再生各种组织器官和人体的潜在功能。1988 年，法国用脐血干细胞成功治愈 1 例范科尼贫血患者。30 年来，随着干细胞生物学、免疫学、分子技术、组织工程技术等科研成果的快速发展，干细胞移植和细胞免疫治疗已成为一种安全而有效的治疗手段。*Stem Cells* 杂志主编，斯坦福大学干细胞移植研究中心主任 Nolta 在 2018 年首期评论中指出，在未来 5 ~ 10 年活细胞药物将替代传统药物治疗疾病，特别是难治性疾病，包括干细胞移植、免疫细胞治疗、基因干细胞治疗和干细胞组织工程。

（一）干细胞的分类

1. 根据细胞来源分类

（1）胚胎干细胞（embryonic stem cells，ESCs）：由胚胎内细胞团或原始生殖细胞经体外抑制培养而筛选出的细胞，属全能干细胞，可以发育成各类组织器官的细胞。但由于法律、宗教和伦理的限制，再加上有致瘤性风险，其广泛应用受到限制。

（2）成体干细胞（adult stem cells，ASCs）：存在于一种已经分化组织中的极少量未分化的细胞，能够自我更新并且能够特化形成组成该类型组织的细胞。成体干细胞存在于机体的各种组织器官中。目前发现的成体干细胞主要有造血干细胞、骨髓间充质干细胞、神经干细胞、肝干细胞、肌肉卫星细胞、皮肤表皮干细胞、肠上皮干细胞、视网膜干细胞、胰腺干细胞等。

（3）诱导多潜能干细胞（induced pluripotent stem cells，iPSCs）：通过特定的转录因子将成纤维细胞诱导重新编程获得与胚胎干细胞相似的干细胞。2012 年，日本学者 Shinya Yamanaka 因此而荣获诺贝尔生理学或医学奖。其特点是没有伦理问题，而其可以诱导分化为相应的细胞系，如多巴胺神经元、心肌细胞、自然杀伤细胞等。目前已经有部分作为干细胞药物上市，如血小板制剂。

2. 根据分化潜能分类

（1）全能干细胞（totipotent stem cells，TSCs）：具有自我更新和分化形成任何类型细胞的能力，有形成完整个体的分化潜能，如胚胎干细胞，具有与早期胚胎细胞相似的形态特征和很强的分化能力，可以无限增殖并分化成为全身 200 多种细胞类型，进一步形成机体的所有组织、器官。

（2）多能干细胞（multipotent stem cells，MSCs）：具有产生多种类型细胞的能力，但却失去了发育成完整个体的能力，发育潜能受到一定的限制。例如，造血干细胞（hemopoietic stem cells，HSCs）可分化出至少 12 种血细胞，骨髓间充质干细胞（bone marrow mesenchymal stem cells，BMMSCs）可以分化为多种中胚层组织的细胞（如骨、软骨、肌肉、脂肪等）及其他胚层的细胞（如神经元）。目前趋向于将分化潜能更广的干细胞称为多潜能干细胞，如 BMMSCs；而将向某一类型组织的不同细胞分化的干细胞称为多能干细胞，如 HSCs、神经干细胞（neural stem cells，NSCs）等。

（3）单能干细胞（monopotential stem cells，MPSCs）：亦称定向干细胞，专能、偏能干细胞，常被用来描述在成体组织、器官中的一类细胞，意思是此类细胞只能向单一方向分化，产生一种类型的细胞。在许多已分化组织中的成体干细胞是典型的单能干细胞，在正常的情况下只能产生一种类型的细胞。如上皮组织基底层的干细胞、肌肉中的成肌细胞（又叫卫星细胞）。这种组织处于一种稳定的自我更新的状态。然而，如果这种组织受到伤害并且需要多种类型的细胞来修复时，则需要激活多潜能干细胞来修复受伤的组织。

（二）干细胞的来源

干细胞主要来源是骨髓、外周血液、脂肪组织、肌肉组织、牙髓组织、血管组织、软骨组织、骨骼组织等，异体干细胞主要来源是脐带血液、脐带组织、胎盘组织、羊膜组织等。

（三）干细胞修复机制

在体外扩增足量有活性干细胞，通过替代损伤的组织器官的细胞，达到修复器官的功能；激活体内存在的少量干细胞，启动组织再生，自己修复组织器官；干细胞可以分泌大量各种旁分泌细胞因子，有组织和细胞保护及再生、血管再生、降低炎症、线粒体激活等作用；干细胞有巨大的免疫调节功能，许多疾病与免疫功能平衡障碍有关，干细胞通过免疫调节作用，以治疗疾病、恢复组织器官的正常功能。

1. 干细胞与人的衰老

人类衰老是一种自然过程，又与老年病有密切关系，如动脉粥样硬化、冠心病、中风、糖尿病、神经系统变性疾病、骨关节退行性变等。细胞衰竭是衰老的主要生物学标志，主要为基因组不稳定、端粒酶损耗、表观遗传改变、蛋白质平衡丧失、营养感知丧失、线粒体功能失调、细胞衰老、干细胞衰竭、细胞间通讯改变。随着年龄增长，体内干细胞储存量逐渐减少和功能障碍，不足以修复损伤的组织器官。外界环境的变化和不良个人生活方式也加速衰老过程。干细胞的耗竭给干细胞替代治疗提供了基础。

2. 干细胞治疗亚健康

应用来源于脐带、胎盘、脂肪、骨髓、外周血液的间充质干细胞静脉输注 5000 万到 1 亿可明显改善以下几种情况。①脑功能衰退：头昏头痛、睡眠紊乱、情绪低落、心烦意乱、焦躁不安、急躁易怒、恐惧胆怯、记忆力下降、注意力不能集中、精力不足、反应迟钝等。提高社会交往能力，如承担相应的社会角色、工作、学习；改善人际关系和家庭关系。②改善心肺功能：对心悸胸闷、呼吸困难有明显缓解作用，对老年性肺纤维化和慢性阻塞性肺疾病（chronic obstructive pulmonary disease，COPD）作用尤为明显。③促进消化功能改善：干细胞通过修复肝脏和胃肠道细胞，促进消化，缓解老年性便秘、腹泻。④提高性功能：随着年龄的增加，男性性功能和女性卵巢功能下降，干细胞治疗可以改善性功能。⑤促进皮肤的再生，唤醒皮肤的青春，干细胞可以消除皱纹和老年斑。

3. 干细胞与疾病康复

（1）帕金森病（parkinson disease，PD）：最常见的神经系统变性疾病之一，由于黑质纹状体系统的多巴胺神经元变性死亡，出现进行性肢体震颤、强直、运动减少。应用干细胞诱导分化的多巴胺神经元移植，可长期缓解，最长达 24 年。

（2）老年性痴呆：阿尔茨海默病（Alzheimer disease，AD），表现为进行性智能下降，最后失能。随着老龄化社会的出现，其发病率越来越高，将成为社会负担和经济负担。干细胞治疗可以阻止和延缓病程的进展。目前，已经有一款干细胞药物上市。

（3）难治性癫痫：由于脑血管病、脑外伤、感染、变性引起癫痫，常规药物治疗效果不佳，常常发展成为难治性癫痫。干细胞治疗后可以减少抗癫痫药物用量。

（4）脑血管疾病：最常见的老年致死、致残的疾病。早期应用神经干细胞治疗可以减轻脑水肿，有利于患者早日康复。

（5）心血管疾病：冠心病表现为心绞痛、急性心肌梗死、心力衰竭，多由高血压、糖尿病、高脂血症等引起，是老年患者发病率和死亡率最高的疾病。干细胞通过冠状动脉、静脉和局部心肌注射获得了可靠的临床疗效。

（6）外周动脉疾病：糖尿病、动脉粥样硬化可引起下肢动脉闭塞，如糖尿病足，是老年人截肢的主要原因。干细胞局部移植治疗明显降低了截肢率。

（7）糖尿病：老年人常见病，多伴有糖尿病并发症如心脏病、肾病、中风、视网膜病变和周围神经病。利用干细胞诱导分化胰岛 β 细胞并移植，临床疗效明显，可以降低糖尿病并发症的发病率。

（8）消化系统疾病：肝硬化由肝炎、饮酒、脂肪肝等引起。目前干细胞治疗是最有效的方法。溃疡性结肠炎是常见的老年自身免疫性疾病，表现为反复发作的腹泻、脓血便，严重时形成瘘道，患者十分痛苦。脂肪干细胞局部移植非常有效。

（9）骨关节退行性疾病：也称老年性关节炎。老年性膝关节软骨退化，是引起膝关节退行性关节炎的主要原因。干细胞治疗可以修复损伤的软骨，缓解膝关节的疼痛、肿胀。有效期可达 7 年。股骨头缺血、坏死引起骨折，是老年人致残的主要原因。早期局部干细胞移植是非常有效的治疗方法。

（10）其他：视网膜黄斑变性是老年人致盲的原因之一，利用 ESCs 或 iPSCs 分化的视网膜视细胞移植，可以使失明的眼睛复明。利用干细胞皮下移植，可以恢复皮肤荣光，去除皱纹，恢复青春美丽。阳痿是老年人常发生的健康问题，也是影响家庭幸福的原因之一，利用干细胞治疗可以恢复其勃起功能。

（宋　博　张清华　张慕慧）

第三章　康复医学评定

康复医学评定是对患者的功能状况和潜在能力的判断，也是对患者各方面情况的资料收集、量化、分析及与正常标准进行比较的全过程。康复评定的内容包括评定身体功能、语言功能、心理测验、日常生活活动能力、职业能力、参与社会生活能力等。

第一节　运动功能评定

运动功能评定是运动治疗的基础。可通过运动功能评定去客观、准确地评定功能障碍的性质、部位、范围、程度，找出问题，评估其发展、预后和转归，决定康复目标，制定康复方案。

一、肌张力评定

（一）肌张力

肌张力是指肌肉在松弛状态下的紧张度。必要的肌张力是维持肢体位置、支撑体重所必需的，也是保证肢体运动控制能力、空间位置及进行各种复杂运动所必需的条件，还是维持身体各种姿势和正常活动的基础。肌张力有赖于完整的中枢和外周神经系统调节机制及肌肉本身的特性。因此，神经肌肉反射弧上任何病变都可导致肌张力发生变化，表现为肌张力减低或增高，从而影响肢体运动功能。临床上所谓的肌张力，是指医务人员对被检查者的肢体进行被动运动时所感觉到的阻力。

1. 正常肌张力

根据身体所处的不同状态，正常肌张力可分为静止性肌张力、姿势性肌张力和运动性肌张力。

（1）静止性肌张力：肢体静息状态下，通过观察肌肉外观，触摸肌肉的硬度，感觉被动牵伸运动时肢体活动受限的程度及其阻力来判断，如正常情况下维持坐、站状态的肌张力。

（2）姿势性肌张力：在患者变换各种姿势过程中，通过观察肌肉的阻力和肌肉的调整状态来判断，如正常情况下完成翻身、从坐到站的动作。

（3）运动性肌张力：在患者完成某一动作的过程中，通过检查相应关节的被动运动阻力来判断。

2. 异常肌张力

在正常肌张力状态下，被动运动肢体时可感到轻微的抵抗，当肢体运动时，无过多的沉重感；肢体下落时，可因此而使肢体保持原有的姿势。根据患者肌张力与正常肌张力水平的比较，可将肌张力异常分为 3 种情况。

（1）肌张力减低或迟缓：肌张力低于正常静息水平。对关节进行被动运动时感觉阻力降低或消失。常见于下运动神经元疾病、小脑病变、脑卒中软瘫期、脊髓损伤的休克期等。

（2）肌张力增高：肌张力高于正常静息水平，包括痉挛和强直。

痉挛是指在上运动神经元损伤后，由于脑干和脊髓反射亢进而使局部身体对被动运动的阻力增大的一种状态。多见于锥体束病变，表现为速度依赖性的牵张反射亢进。检查者在做被动活动时，起始感觉有较大阻力，在运动过程中突然感到阻力减小，这种现象称为"折刀样"痉挛现象，是痉挛时最常见的现象。痉挛的评定，现在大多采用 Ashworth 量表或改良 Ashworth 量表（modified Ashworth scale，MAS）。

强直多见于锥体外系病变，表现为在肢体的被动活动过程中，由于主动肌与拮抗肌张力同时增加，各方向上的阻力是均匀一致的。当关节活动范围内存在持续的、始终如一的阻力感时称为"铅管样"强直；如肌张力表现出有阻力与无阻力反复交替出现时称为"齿轮样"强直，常见于帕金森病患者。

（3）肌张力障碍：是一种因持续的肌肉收缩导致扭曲和重复运动及异常姿势的神经性运动障碍，可为中枢神经系统缺陷和遗传因素所致，也可为外伤、感染、中毒和代谢异常等因素所致。特点为肌肉收缩快或慢，且表现为重复、模式化（扭曲），张力以不可预料的形式由低到高变动。临床常见类型有扭转痉挛、痉挛性斜颈和手足徐动症等。

（二）肌张力的临床评定

1. 肌张力的检查方法

临床上肌张力的检查方法包括询问病史、视诊、触诊、反射、被动活动、摆动检查等。

（1）病史：病史在一定程度上可反映痉挛对患者功能的影响，要详细询问痉挛发生的频度、受累的肌肉及数目、痉挛的利弊情况、引发痉挛的原因、引发痉挛程度改变的原因等。

（2）视诊：仔细观察患者有无肢体或躯体的异常姿态，有无刻板运动模式，自发性运动有无缺失等。

（3）触诊：以触摸肌肉的硬度来判断肌张力。

（4）反射：检查患者是否存在腱反射亢进等情况。

（5）被动运动：被动运动可以发现肌肉对牵张反射的反应，通过检查者的手来感觉肌肉的抵抗，是最常用的检查方法。通过被动检查可发现是否存在肌张力增高或减低，体会其活动度和抵抗时的肌张力变化是否有阵挛，并与强直进行比较。

（6）摆动检查：以一个关节为中心，主动肌和拮抗肌交互快速收缩、摆动，观察其摆动幅度的大小。肌张力增高时摆动幅度减小，肌张力减低时摆动幅度增大。

（7）其他检查方法。①伸展性检查：让肌肉缓慢被动伸展时观察其能达到的最大伸展度，主要提示肌张力有无下降；②姿势性肌张力的检查：让患者变换各种姿势和体位，记录其抵抗状态；③生物力学评定方法：通过等速测力技术来评价痉挛的严重程度；④电生理评定方法等。

2. 正常肌张力的评价标准

肌肉外观应具有特定的形态，肌肉应具有一定的弹性；跨同一关节的主动肌与拮抗肌进行有效的收缩使关节固定，将肢体被动地放在空间的某一位置上突然松手时肢体保持不变，可以维持主动肌与拮抗肌的平衡；具有随意使肢体由固定姿势向运动状态转变的能力，在需要的情况下能够完成某肌群的协同动作，具有某块肌肉独立运动的能力。

3. 异常肌张力的评定

痉挛的准确量化评定比较困难，临床上多采用量表进行评定，包括 Brunnstrom 评定法、Fugl-Meyer 评定量表、功能独立性评定量表（functional independence measure，FIM）等。Barthel 指数等日常生活活动能力的评定方法可能对评定与痉挛和肌张力过强相关的功能状态改变有价值。其中最常用的评定量表是改良 Ashworth 痉挛评定量表。检查评定时，患者处于舒适体位，一般采用仰卧体位，分别对双侧上下肢进行被动关节活动范围运动。

（1）改良 Ashworth 量表。

0 级：无肌张力的增加。

Ⅰ级：肌张力轻微增加，受累部分被动屈伸时，在关节活动度之末时出现突然卡住后呈现最小的阻力或释放。

Ⅰ⁺级：肌张力轻度增加，表现为被动屈伸时，在关节活动度后 50% 的范围内出现突然卡住，然后均呈现最小的阻力。

Ⅱ级：肌张力明显增加，通过关节活动度的大部分时，肌张力均较前明显增加，但受累部分仍能较容易地被移动。

Ⅲ级：肌张力严重增加，被动活动困难。

Ⅳ级：僵直，受累部分被动屈伸时呈现僵直状态，不能活动。

（2）迟缓性肌张力分级。

轻度：肌张力降低，肌力下降，把肢体放在可下垂的位置并放下时，肢体仅有短暂抗重力能力，随即落下，能完成功能性动作。

中度到重度：肌张力显著降低或消失，肌力 0 级或 Ⅰ 级（徒手肌力检查），把肢体放在抗重力肢位，肢体迅速落下，不能维持规定肢位，不能完成功能性动作。

（3）Brunnstrom 评定法：为脑卒中最常用的评定运动模式的一种方法。该方法将中枢运动功能障碍的恢复过程根据肌张力的变化情况分为 6 个阶段，即著名的 Brunnstrom 六阶段理论。

1 期：迟缓期。弛缓性瘫痪。

2 期：联合反应期。联合反应明显，出现协同运动，肌张力开始增高，出现肌腱反射（联合反应系因随意运动或反射刺激使身体某些部分活动时，引起身体另一部分或几部分姿势的固定或改变的无意识活动）。

3 期：共同运动初期。以协同运动为主，联合反应减弱，肌张力增高达高峰，肌腱反射增高。

4 期：共同运动期。随意协同运动减弱，出现部分分离运动，肌张力开始减低。

5 期：分离运动初期。随意、分离运动明显，可做一般技巧运动，随意协同运动成分部分消失，肌张力继续减低，接近正常。

6 期：协调运动期。可做正常随意运动，可做精细技巧运动，肌张力正常或近似正常。

4. 应用痉挛评定量表的注意事项

（1）影响肌张力的因素：肌张力在临床上的表现很不稳定，易受以下因素影响。①不良姿势和肢体的位置可使肌张力增高；②中枢神经系统的状态；③不良的心理状态；④并存的问题，如尿路结石、感染、膀胱充盈、便秘、压疮、静脉血栓、疼痛及局部肢体受压等均可使肌张力增高；⑤患者的整体健康水平，如发热、代谢或电解质紊乱也可影响肌张力；⑥药物、环境等因素。

（2）评定的注意事项：①比较痉挛评定结果时需确保被动运动的速度相同；②重复评定时应注意选择与上次尽可能相同的评定条件；③记录结果时，还需注明测试的体位、是否存在异常反射、是否存在影响评定的外在因素（如环境温度、评定时间、药物等）、痉挛分布的部位、对患者日常生活活动等功能活动的影响及所应用的药物、治疗技术是否有效等。

二、肌力评定

肌力是指肌肉收缩时所产生的最大力量。肌力评定是测定受试者在主动运动时肌肉或肌群的力量，以此评定肌肉的功能状态。肌力评定对肌肉骨骼系统病损、神经系统病损，尤其是对周围神经病损的功能评定十分重要。

肌力评定的主要目的是发现肌力下降的部位和程度，了解导致肌力下降的原因，协助某些神经肌肉疾病的定位诊断；预防肌力失衡引起的损伤和畸形；为制订治疗计划、选择治疗方案提供依据，并可评定康复治疗效果。

（一）评定标准与方法

肌力评定的方法有多种，如徒手肌力评定、等长肌力检查、等张肌力检查及等速肌力检查等。

1. 徒手肌力评定

徒手肌力评定是一种不借助任何器材，仅靠检查者徒手对受试者进行肌力评定的方法。此种方法简便、易行，临床应用最广；缺点是只能表明肌力的大小，不能评价肌肉收缩耐力，定量分级标准较粗略，难以排除测试者主观评价的误差。

（1）测试方法及判定标准：施行徒手肌力检查时，应让受试者采取标准受试体位，对受试肌肉做标准的测试动作，嘱受试者在除重力、抗重力或抗阻力的状态下做一定的动作，并使动作达到最大的活动范围。徒手肌力检查的结果分为 0、1、2、3、4、5 级共 6 级。每级的指标是依据受试肌肉收缩时所产生的肌肉活动、带动的关节活动范围、抵抗重力和阻力的情况而判定。评定标准见表 3-1。

实际使用时，若测试结果并不与表 3-1 分级标准相符，此时可使用更详细的分级标准，主要肌肉的手法检查见表 3-2、表 3-3。

表 3-1　MMT 肌力分级标准

级别	名称	标准	相当正常肌力的百分比
0	零（zero，O）	不可测知的肌肉收缩	0
1	微缩（trace，T）	有轻微收缩，但不能引起关节活动	10%
2	差（poor，P）	在除重力状态下能做关节全范围运动	25%
3	尚可（fair，F）	能抗重力做关节全范围运动，但不能抗阻力	50%
4	良好（good，G）	能抗重力、抗一定阻力运动	75%
5	正常（normal，N）	能抗重力、抗充分阻力运动	100%

表 3-2　上肢主要肌肉的手法检查

肌肉	检查方法与评定		
	1 级	2 级	3 级、4 级、5 级
斜方肌、菱形肌	坐位，臂外展放桌上，试图使肩胛骨内收时可触及肌收缩	同左，使肩胛骨主动内收时可见运动	俯卧，两臂稍抬起，使肩胛骨内收，阻力为将肩胛骨向外推
斜方肌下部	俯卧，一臂前伸内旋，试图使肩胛骨内收及下移时，可触及斜方肌下部收缩	同左，可见有肩胛骨内收及下移运动	同左，肩胛骨内收及下移，阻力为将肩胛骨上角向上外推
斜方肌上部、肩胛提肌	俯卧，试图耸肩时可触及斜方肌上部收缩	同左，能主动耸肩	坐位，两臂垂于体侧，耸肩，向下压的阻力加于肩锁关节上方，能抗阻力为 5 级、4 级，不抗阻力为 3 级
前锯肌	坐位，一臂向前放桌上，上臂前伸时在肩胛骨内缘可触及肌收缩	同左，上臂前伸时可见肩胛骨活动	坐位，上臂前平举屈肘，上臂向前移动，肘不伸，向后推的阻力加于肘部
三角肌前部、喙肱肌	仰卧，尝试屈曲肩关节时可触及三角肌前部收缩	侧卧，受检上肢放于滑板上，肩可主动屈曲	坐位，肩内旋，屈肘，掌心向下，肩屈曲，阻力加于上臂远端
三角肌后部、大圆肌、背阔肌	俯卧，尝试后伸肩关节时，可触及大圆肌、背阔肌收缩	向对侧侧卧，受检上肢放于滑板上，肩可主动伸展	俯卧，肩伸展 30°～40°，阻力加于上臂远端

续表

肌肉	检查方法与评定		
	1 级	2 级	3 级、4 级、5 级
三角肌中部、冈上肌	仰卧，尝试肩外展时可触及三角肌收缩	仰卧，上肢放于床面上，肩可主动外展	坐位，屈肘，肩外展至90°，阻力加于上臂远端
冈下肌、小圆肌	俯卧，上肢在床缘外下垂，试图肩外旋时在肩胛骨外缘可触及肌肉收缩	俯卧，肩可主动外旋	俯卧，肩外展，屈肘，前臂在床缘外下垂，肩外展，阻力加于前臂远端
肩胛下肌、大圆肌、胸大肌、背阔肌	俯卧，上肢在床缘外下垂，试图肩关节内旋时，在腋窝前、后壁可触及肌肉收缩	俯卧，肩可主动内旋	俯卧，肩外展、屈肘，前臂在床缘外下垂，肩内旋，阻力加于前臂远端
肱二头肌、肱肌、肱桡肌	坐位，肩外展，上臂放于滑板上，试图屈曲肘关节时可触及相应肌肉收缩	位置同左，肘关节可主动屈曲	坐位，上肢下垂，屈曲肘关节，阻力加于前臂远端。测肱二头肌旋后位、测肱肌旋前位、测肱桡肌前臂中立位
肱三头肌、肘肌	坐位，肩外展，屈肘，上臂放滑板上，试图伸肘时可触及肱三头肌活动	体位同左，肘关节可主动伸展	俯卧，肩外展、屈肘，前臂在床缘外下垂，伸肘关节，阻力加于前臂远端
旋后肌、肱二头肌	俯卧或坐位，肩外展，前臂在床缘外下垂，试图前臂旋后时可于前臂上端桡侧触及肌肉收缩	俯卧位，前臂可主动旋后	坐位，屈肘90°，前臂旋前位，做旋后动作，握住腕部施加反方向阻力
旋前圆肌、旋前方肌	俯卧或坐位，肩外展，前臂在床缘外下垂，试图前臂旋前时可在肘关节下、腕上触及肌肉收缩	俯卧位，前臂可主动旋前	坐位，屈肘90°，前臂旋后位，做旋前动作，握住腕部施加反方向阻力
尺侧屈腕肌	同侧侧卧或坐位，试图做腕掌侧屈及尺侧偏时可触及其肌腱活动	体位同左，腕可掌屈及尺侧偏	体位同左，屈肘，腕向掌侧屈及尺侧偏，阻力加于小鱼际

肌肉	检查方法与评定		
	1级	2级	3级、4级、5级
桡侧屈腕肌	坐位,上肢屈肘放于滑板上,试图腕关节屈曲及桡侧偏时可触及其肌腱活动	体位同左,腕可掌屈及桡侧偏	体位同左,腕向掌侧屈并向桡侧偏,阻力加于大鱼际
尺侧伸腕肌	坐位,屈肘,上肢放于滑板上,试图腕背伸及尺侧偏时可触及肌腱活动	体位同左,腕可背伸及尺侧偏	体位同左,去掉滑板,腕背伸并向尺侧偏阻力加于掌背尺侧
桡侧腕长、短伸肌	坐位,屈肘,上肢放于滑板上,试图腕背伸及桡侧偏时可触及其肌腱活动	体位同左,腕可背伸及桡侧偏	体位同左,去掉滑板,腕背伸并向桡侧偏
指总伸肌	试图伸掌指关节时可触及掌背的肌腱活动	坐位,前臂中立位,手掌垂直时掌指关节可主动伸展	伸掌指关节并维持指间关节屈曲,阻力加于手指近节背侧
指浅屈肌	屈近端指间关节时可在手指近节掌侧触及肌腱活动	坐位,有一定的近端指间关节活动	屈曲近端指间关节,阻力加于手指中节掌侧
指深屈肌	屈远端指间关节时可在手指中节掌侧触及肌腱活动	有一定的远端指间关节屈曲活动	固定近端指间关节,屈远端指间关节,阻力加于手指末节指腹
拇收肌	内收拇指时可于第1、第2掌骨间触及肌肉活动	有一定的拇内收动作	拇指伸直,从外侧位内收,阻力加于拇指尺侧
拇长、短展肌	外展拇指时可于桡骨茎突远端触及肌腱活动	有一定的拇外展动作	拇指伸直,从内收位外展,阻力加于第1掌骨桡侧
拇短屈肌	屈拇时于第1掌骨掌侧触及肌肉活动	有一定的拇屈曲动作	手心向上,拇指掌指关节屈曲,阻力加于拇指近节掌侧
拇长屈肌	屈拇时于拇指近节掌侧触及肌腱活动	有一定的拇屈曲动作	手心向上,固定拇指近节,阻力加于拇指远节指腹
拇短伸肌	伸拇时于第1掌骨背侧触及肌肉活动	有一定的拇伸直动作	手心向下,拇指掌指关节伸展,阻力加于拇指近节背侧

续表

肌肉	检查方法与评定		
	1级	2级	3级、4级、5级
拇长伸肌	伸拇时于拇指近节背侧触及肌腱活动	有一定的拇指指间关节伸展动作	手心向下,固定拇指近节,伸指间关节,阻力加于拇指远节背侧

表3-3 下肢主要肌肉的手法检查

肌肉	检查方法与评定		
	1级	2级	3级、4级、5级
髂腰肌	仰卧,试图屈髋时于腹股沟上缘可触及肌活动	向同侧侧卧,托住对侧下肢,可主动屈髋	仰卧也可坐位,小腿悬于床缘外,屈髋,阻力加于大腿远端前面
臀大肌、腘绳肌	俯卧,试图伸髋时于臀部及坐骨结节下方触及肌活动	向同侧侧卧,托住对侧下肢,可主动伸髋	俯卧,屈膝(测臀大肌)或伸膝(测腘绳肌),伸髋10°~15°,阻力加于大腿远端后面
大、长、短收肌 股薄肌 耻骨肌	仰卧,腿外展30°,试图髋内收时于股内侧部可触及肌活动	同左,下肢放滑板上可主动内收髋	向同侧侧卧,两腿伸,托住对侧下肢,髋内收,阻力加于大腿远端内侧
臀中、小肌 阔筋膜张肌	仰卧,试图髋外展时于大转子上方可触及肌活动	同左,下肢放滑板上可主动外展髋	向对侧侧卧,对侧下肢半屈,髋外展,阻力加于大腿远端外侧
股方肌 梨状肌 臀大肌 上、下孖肌 闭孔内、外肌	仰卧或坐位,腿伸直,试图髋外旋时于大转子上方可触及肌活动	同左,可主动外旋髋	仰卧或坐位,小腿在床缘外下垂,髋外旋,阻力加于小腿下端内侧
臀小肌 阔筋膜张肌	仰卧或坐位,腿伸直,试图髋内旋时大转子上方可触及肌活动	同左,可主动内旋髋	仰卧或坐位,小腿在床缘外下垂,髋内旋,阻力加于小腿下端外侧
腘绳肌	俯卧,试图屈膝时可于腘窝两侧触及肌腱活动	向同侧侧卧,托住对侧下肢,可主动屈膝	俯卧,膝从伸直位屈曲,阻力加于小腿下端后面
股四头肌	仰卧或坐位,试图伸膝时可触及髌韧带活动	向同侧侧卧,托住对侧下肢,可主动伸膝	仰卧或坐位,小腿在床缘外下垂,伸膝,阻力加于小腿下端前面

肌肉	检查方法与评定		
	1 级	2 级	3 级、4 级、5 级
腓肠肌 比目鱼肌	侧卧，试图踝跖屈时可触及跟腱活动	同左，踝可主动跖屈	仰卧位或俯卧，膝伸直（测腓肠肌）或膝屈曲（测比目鱼肌），踝跖屈，阻力加于足跟
胫前肌	仰卧，试图踝背屈及足内翻时可触及其肌腱活动	侧卧，可主动踝背屈、足内翻	坐位，小腿下垂，踝背屈并足内翻，阻力加于足背内缘
胫后肌	仰卧，试图足内翻及跖屈时于内踝后方可触及肌腱活动	同左，可主动跖屈踝、足内翻	向同侧侧卧，足在床缘外，足内翻并踝跖屈，阻力加于足内缘
腓骨长、短肌	仰卧，试图足外翻时于外踝后方可触及肌腱活动	同左，可主动踝跖屈、足外翻	向对侧侧卧，使跖屈的足外翻，阻力加于足外缘

（2）徒手肌力检查的基本原则：徒手肌力检查前应尽量排除主观性、片面性及一些干扰因素，并遵循以下的原则。①徒手肌力检查前，先检查患者的被动关节活动范围；②采取正确的测试姿势，对 3 级以下不能抗重力者，测试时应将被测肢体置于除重体位，如在被测肢体下垫滑板等，以减少肢体活动时的阻力；③测试时应做左右两侧对比，尤其在 4 级和 5 级肌力难以鉴别时，更应做两侧对比观察；④测试动作应标准化，方向正确，近端肢体应固定于适当体位，防止替代动作的发生；⑤若受检肌肉伴有痉挛或挛缩时，应做标记，痉挛以 S 表示，挛缩以 C 表示，严重者可标记 SS 或 CC；⑥对于具有 4 级以上肌力的受检肌肉，在检查时所施加的阻力应为持续性，且施加力的方向要与肌肉用力方向相反；⑦需用手触摸被检肌肉，确定肌肉有无收缩；⑧多次重复检查，保证检查的可靠性和准确性。

2. 等长肌力测试

在标准姿势位下用特制测力器测定一块或一组肌肉的等长收缩所能产生的最大力量。肌肉收缩产生张力但不产生关节明显的屈伸运动，称为肌肉的等长收缩。此检查在肌力较强（超过 3 级）时，为了进一步较准确地测量可用专用的器械进行测试。常用的方法有握力测试、捏力测试、背拉力测试、四肢肌群肌力测试等。

（1）握力测试：手的握力可用握力计测定，测试时上肢在体侧自然下垂，握力计表面向外，将把手握至适当宽度，测 2 ~ 3 次，取最大的数值，正常值一般为体重的 50%。

（2）捏力测试：用捏力计测定拇指与其他手指间的捏力大小。检测时调整好捏力计，用拇指和另外一手指的指腹捏压捏力计的两臂 2 ~ 3 次，取最大值，正常值约为握力的 30%。

（3）背拉力测试：可用拉力计测定背肌力的大小。测定时调整好拉力计，将把手调节到膝关节高度，受试者双足固定拉力计，双膝伸直弯腰，双手握住拉力计把手，然后用力伸腰，上提把手，此时在拉力计上即可读数。正常值男性为体重的 1.5~2 倍，女性为体重的 1~1.5 倍。进行背肌力测定时，腰椎应力大幅度增加，易引发腰痛，故不适用于腰痛患者及老年人。

（4）四肢肌群肌力测试：在标准姿势下通过测力计可测试四肢各组肌群（如腕、肩、踝的屈伸肌群及肩外展肌群）的肌力。

3. 等张肌力检查

等张肌力检查是测定肌肉克服阻力收缩做功的能力的测试。它只适用于 3 级以上的肌力。只能完成 1 次全关节活动度运动过程中所抵抗的最大阻力值称为该被测者该关节运动的最大负荷量（1 repetition maximum，1 RM），能完成 10 次连续运动的阻力称为 10 RM。

4. 等速肌力检查

等速运动是在整个运动过程中运动速度（角速度）保持不变的一种肌肉收缩的运动方式。等速肌力检查是用等速运动的方法对肌肉的运动功能进行动态的评定。这种肌力评定方法是通过等速肌力测试仪来进行的。其通过仪器内部特制的机构使运动的角速度保持恒定。运动时受试者用力越大，仪器提供的阻力也越大；用力越小，仪器提供的阻力也越小，这样运动时的角速度保持不变。等速肌力检查时肌肉对抗的阻力是可变的，关节呈圆弧运动，所以它不同于等张和等长肌力检查。

等速肌力检查的测试参数包括肌力力矩、峰力矩、峰力矩体重比（peak torque to body weight ratio，PT/BW）、耐力比、拮抗肌力矩比、爆发力、关节活动度、总做功量、平均功率等。等速肌力检查的优点是测试参数全面、精确、客观，且有较好的可重复性等，可同时完成一组拮抗肌的测试，还可分别测定向心收缩、离心收缩及等长收缩时的数据；缺点是仪器价格昂贵，操作较复杂，不同型号的仪器测试的结果有显著差异，无可比性。目前，等长肌力测试和等张或等速肌力测试，均未能对 3 级以下的肌力做精确的定量测定。

（二）肌力评定的注意事项

（1）若为单侧肢体病变，先检查健侧肢体同名肌的肌力，以便与患侧比较。

（2）当主动肌肌力减弱时，协同肌可能取代被检的主动肌而引起代偿运动，避免这种代偿运动的方法是被检肌肉或肌群应摆放在正确的位置，检查者的固定方法要得当。

（3）重复检查同一块肌肉的最大收缩力时，前后检查以间隔 2 分钟为宜。

（4）在进行 3 级以上肌力检查时，给予阻力的大小要根据被检查者的个体情况来决定。

（5）检查不同肌肉时需采取相应的检查体位，但为了方便患者，检查者应在完成一种体位时的所有肌力检查内容后再令患者变换体位，即应根据体位来安排检查的顺序。

（6）选择适宜的时机，肌力测试不宜在受试者运动后、疲劳时、饱餐后或易被干扰的环境中进行。

（7）肌力检查的禁忌证：患有明显高血压和心脏病的患者忌用等长肌力评定，因为持续的等长收缩可使血压升高、持续的用力可加重心脏负担。严重疼痛、关节活动极度受限、严重的关节积液或滑膜炎、软组织损伤后刚刚愈合、骨关节不稳定、关节急性扭伤或拉伤等为肌力评定的禁忌证。

三、关节活动度测定

关节活动度又称关节活动范围，是指关节运动时所达到的最大弧度。许多病理因素可使关节活动度发生改变，因此关节活动度检查是肢体运动功能检查中最常用、最基本的项目之一。

关节活动度检查可分为被动检查和主动检查两种。主动关节活动度检查是指依靠关节的肌肉主动收缩使关节运动达到最大的弧度；被动关节活动度检查则是指通过外力的作用使关节运动达到最大的弧度。

关节活动度评定的目的：①确定有无关节活动受限及其原因；②确定关节活动受限的程度；③确定治疗目标；④为选择治疗方案提供依据；⑤进行疗效评估。

引起关节活动度异常的常见原因如下。①关节本身的因素：关节内骨折或软骨损伤、关节内游离体、关节积血或积液、类风湿关节炎（rheumatoid arthritis，RA）、骨关节炎、关节先天性畸形均可引起疼痛、肌肉痉挛或软组织粘连，导致关节活动度减少。②关节外因素：关节周围软组织（肌腱、韧带等）损伤和粘连、瘢痕挛缩、骨折、肌肉痉挛、严重的肢体循环障碍均可引起关节活动度下降。周围神经损伤可引起关节活动度下降，中枢神经损伤早期也可引起关节活动度增加，痉挛期则可导致关节活动度明显减少。

（一）方法及标准

1. 评定方法

测量工具有多种，如量角器、电子角度计、皮尺、拍 X 线片进行分析等，其中最常用的是量角器。量角器分为通用量角器和方盘量角器两种，临床上最常采用的是通用量角器。

通用量角器检查法：通用量角器又称关节角度尺，可由金属或塑料制成，其规格为7.5~40 cm，检查者根据所测关节的大小选择合适的量角器。量角器有两臂，一条为移动臂，上有指针；另一条为固定臂，附有刻度盘。两臂以活动轴固定，轴为量角器中心。评定时首先将待测关节置于检查要求的适宜姿势位，使待测关节按待测方向运动到最大幅度，使量角器轴心对准该待测关节的骨性标志或关节中心，固定臂和移动臂分别与关节两端肢体纵轴平行。一般来说，固定臂多与近端肢体纵轴平行，有时固定臂也与垂直线或水平线相吻合，移动臂与远端（活动）肢体纵轴平行，然后读出关节所处角度。该方法操作简便、可直接读数。缺点是量角器中心及两臂放置位置不易精确定位，不易固定，因而易产生误差。有时因被测者太胖或骨性标志不很清楚，测量误差会增大。

2. 评定标准

采用目前国际通用的中立位作为0°的测量方法。以关节中立位为0°测量各方向的活动度。通常解剖位即是中立位，也是关节活动的起点。主要关节活动度的具体测量方法见表3-4~表3-6。

表3-4 脊柱关节活动度测量法

关节	运动	受检体位	测角计放置方法			正常值
			轴心	固定臂	移动臂	
颈部	前屈	坐或立位，在侧方测量	肩峰	在矢状面上，与通过肩峰的垂直线一致	与头顶与外耳道连线一致	0°~60°
	后伸	同上	同上	同上	同上	0°~50°
	左旋右旋	坐或仰卧，在头顶测量	头顶	头顶中心矢状面	鼻梁与枕骨结节连线	各0°~70°
	左右侧屈	坐或立位，防止胸腰椎侧屈	第7颈椎棘突	第7颈椎与第5腰椎棘突连线	头顶中心与第7颈椎棘突连线	各0°~50°
胸腰部	前屈	立位	第5腰椎棘突	通过第5腰椎棘突的垂线	第7颈椎与第5腰椎棘突连线	0°~80°
	后伸	同上	同上	同上	同上	0°~30°
	左旋右旋	坐位，胸、腰椎无侧屈和后伸	头部上面中点	与椅背的平行线一致	与两侧肩峰连线一致	各0°~45°
	左右侧屈	坐或立位	第5腰椎棘突	与通过第5腰椎棘突的垂直线一致	第7颈椎与第5腰椎棘突连线	各0°~35°

表3-5 上肢关节活动度测量法

关节	运动	受检体位	测角计放置方法			正常值
			轴心	固定臂	移动臂	
肩	屈伸	坐/立位	肩峰	与腋中线平行	与肱骨纵轴一致	屈0°~180° 伸0°~50°
	外展	同上	同上	与身体正中线平行	同上	0°~180°
	内外旋	仰卧位，肩外展90°，肘屈90°	尺骨鹰嘴	与地面垂直	与尺骨平行	0°~90°
肘	屈伸	坐/立/仰卧位，臂取解剖位	肱骨外上髁	与肱骨长轴一致	与桡骨长轴一致	0°~150°
	旋前、旋后	坐位，上臂置于体侧，肘屈90°	中指尖	与地面垂直	与包括伸展拇指的手掌面平行	0°~90°
腕	屈伸	坐/站位，屈肘90°，前臂置中立位	尺骨茎突	与前臂纵轴平行	与第2掌骨纵轴一致	掌屈0°~90° 背屈0°~70°

关节	运动	受检体位	测角计放置方法			正常值
			轴心	固定臂	移动臂	
腕	桡尺偏	坐/立位，屈肘90°，前臂旋前，腕中立位	腕背侧中点	前臂背侧中线	第3掌骨纵轴	桡偏0°~25°尺偏0°~55°

表3-6 下肢关节活动度测量法

关节	运动	受检体位	测角计放置方法			正常值
			轴心	固定臂	移动臂	
髋	屈	仰/侧卧，对侧下肢伸直	股骨大转子	与身体纵轴平行	与股骨纵轴平行	0°~125°
	伸	侧/俯卧，被侧下肢在上	同上	同上	同上	0°~30°
	内收外展	仰卧	髂前上棘	左右髂前上棘连线的垂线	髂前上棘至髌骨中心的连线	各0°~45°
	内旋外旋	仰/俯卧，两小腿于床缘外下垂	髌骨下端	与地面垂直	与胫骨纵轴平行	各0°~45°
膝	屈、伸	俯卧、侧卧或坐在椅子边缘	膝关节或腓骨小头	与股骨纵轴平行	与胫骨纵轴平行	屈0°~150°；伸0°
踝	背屈跖屈	仰卧，踝处中立位	腓骨纵轴线与足外缘交界处	与腓骨纵轴平行	与第5跖骨纵轴平行	背屈0°~20°跖屈0°~45°
	内翻外翻	俯卧，足位于床外缘	踝后方两踝中点	小腿后纵轴	轴心与足跟中点连线	内翻0°~35°外翻0°~25°

（二）关节活动度检查的注意事项

（1）测量前对患者讲明目的及方法，使患者充分理解和合作；检查时患者应充分暴露受检部位，保持舒适体位，防止出现错误的姿势和代偿运动从而影响检查结果。

（2）关节活动范围存在一定的个体差异，可有3°~5°的误差，各正常值只是平均的近似值，与健侧相应关节比较存在差异时应考虑为异常。

（3）避免在运动或按摩及其他康复治疗后立即进行检查。

（4）临床上应分别测量关节主动活动度和被动活动度，并将主动及被动关节活动度分别记录，但通常以测量和记录关节被动活动度为准。

（5）测量后应与健侧相应关节的活动度进行比较。若双侧同时存在病变，则以正常关节活动度作为参照。亦应测量患部上下关节的活动范围。不同器械、不同方法测得的关节活动度值有差异，不宜互相比较。

四、步态分析

步行是通过双脚的交互作用移动机体的人类特征性活动。步态是人类步行的行为特征，是四肢关节、肌肉及躯干共同参与的有节律的活动。步态涉及人的行为习惯，受到职业、教育、年龄、性别的影响，也受各种疾病的影响。

步态分析是研究步行规律的检查方法，可以提供患者步行时的客观资料，如步长、关节角度、肌肉力量等，揭示有无步态异常及步态异常的性质和程度，帮助做出治疗或矫正异常步态的方案，从而指导康复评估和治疗。步态分析是康复评定的组成部分，广泛应用于临床与康复实践，成为评估患者步行能力、步行状态及步行预后的重要手段。

（一）步态测量

1. 步长

步长又称步幅，指行走时左右足跟或足尖先后着地两点之间的距离。正常人为 60 ~ 80 cm。

2. 跨步长

跨步长又称跨距，是同侧足跟（或足尖）前后两次着地点间的距离。正常人跨步长是步长的两倍，一般为 100 ~ 160 cm。

3. 步宽

步宽是一足的纵线至另一足的纵线之间的距离，正常人为（8 ± 3.5）cm。

4. 足角

足角是足的长轴和纵线形成的夹角，正常为 6.75°左右。

5. 步频

步频系单位时间内行走的步数。正常人平均自然步频为 95 ~ 125 步。

6. 步行速度

步行速度系单位时间内行走的距离，与跨步长和步频有关，测量方法为令患者步行 10 m，计算所需时间。正常人平均自然步行速度为 65 ~ 95 m/min。

以上步态要素与年龄、性别、身高均有相关性，可呈不同程度变异，形成各人的步态特点。因病理因素可使步态变异，超出一定范围时则构成异常步态。

（二）步行周期

行走时，一侧下肢完成从足落地到再次落地的时间过程称为一个步行周期。步行周期是行走步态的基本功能单元，承担着支撑相的承重和摆动相下肢向前挪动的功能。一个步行周期分为两个时期，即支撑相和摆动相。每个时期又根据经历过程细分为若干个阶段。有传统的划分法和美国加利福尼亚州 Rancho Los Amigos 康复医院的步态分析实验室提出的 RLA 划分法，以后者为常用。正常的步行周期及各时相发生过程一般描述如下。

1. 支撑相

支撑相又称为站立相，是指在步行中足与地面始终有接触的阶段，正常人的支撑相约占整个步行周期的 60%。支撑相与摆动相时间比例与步行速度有关，随着步行速度的加快，摆动相时间相应延长，而支撑相时间缩短。支撑相包括单支撑相和双支撑相。

（1）单支撑相：通常指一侧下肢足跟着地到同侧足尖离地的过程，一般占一个步行周期的 40%。

（2）双支撑相：双足支撑是步行的最大特点。在一个步行周期中，当一侧下肢完成足跟抬起到足尖向下蹬踏离开地面的时期内，另一侧下肢同时进行足跟着地和全足底着地动作，所以产生了双足同时着地的阶段。双支撑相一般占一个步行周期的 20%。此阶段的长短与步行速度有关，速度越快，双支撑相就越短，当由走变跑时，双支撑相变为零。双支撑相的消失，是走和跑的转折点，故成为竞走比赛时判断是否犯规的唯一标准。

2. 摆动相

摆动相又称为迈步相，是在步行中始终与地面无接触的阶段，通常指从一侧下肢的足尖离地，到同侧足跟着地的阶段，一般占一个步行周期的 40%。

（1）摆动初期：从支撑腿离地至该侧膝关节达到最大屈曲时。

（2）摆动中期：从膝关节最大屈曲摆动到小腿与地面垂直时。

（3）摆动末期：指与地面垂直的小腿向前摆动至该侧足跟再次着地之前。

（三）步行的基本机制

1. 人体重心

人体重心位于第 2 骶骨前缘、两髋关节中央，直线运动时该中心是身体摆动最小的部位。当行走时，身体重心随着骨盆的向前移动而上下移动大约 5 cm、侧方移动约 5 cm。步行时减少躯干摆动是降低能耗的关键，也是康复训练需要关注的要点：①骨盆前后倾斜；②骨盆左右倾斜；③骨盆侧移；④纵向摆动；⑤膝关节支撑相早期屈曲；⑥体重转移；⑦膝关节支撑相晚期屈曲。

2. 廓清机制

廓清是指摆动相下肢适当离开地面以保证肢体向前行进，包括摆动相初期 - 中期踝关节屈曲、摆动相初期膝关节屈曲、摆动相中 - 末期踝关节背屈。

（四）正常步态中关节和肌肉活动特征

正常步态的维持应有躯干、骨盆，髋、膝、踝关节，下肢肌肉及上肢肌肉的共同参与，是复杂的协调运动。

1. 身体主要部位及关节的活动

人在步行时为了减少能量的消耗，身体各部位要尽量维持正常活动范围的运动，减少身体的重心移动。

（1）骨盆：骨盆移动可以被认为是重心的移动。正常成人步行时身体重心的位置在骨盆的正中线上，从下方起男性约为身高的 55%，女性约为身高的 50%。

（2）髋关节：正常步行时髋关节屈伸运动中最大屈曲约 30°（摆动相中期），最大伸展约 20°（足跟离地），共约 50° 范围，其运动为正弦曲线。

（3）膝关节：正常步行时膝关节屈伸运动中最大屈曲约为 65°（摆动中期），最大伸展为 0°（足跟着地），共约 65° 范围。

（4）踝关节：正常步行时踝关节的跖屈、背伸运动中最大背伸发生在足跟离地时，约 15°，足跟离地时为最大跖屈，约 20°，共 35°。

2. 参与的主要肌肉活动

步行的动力主要来源于下肢及躯干的肌肉作用，在一个步行周期中，肌肉活动具有保持平衡、吸收震荡、加速、减速和推动肢体运动的功能。

（1）竖脊肌：为背部深层肌，纵列于脊柱两侧，下起骶骨、髂骨，上止椎骨、肋骨、枕骨，其作用为使脊柱后伸、头后仰和维持人体直立姿势。在步行周期站立相初期和末期，竖脊肌活动达到高峰，以确保行走时躯干正直。

（2）臀大肌：为髋关节伸肌，收缩活动始于摆动相末期，并于支撑相，即足底全面与地面接触时达到高峰。在摆动相后期臀大肌收缩，其目的在于使向前摆动的大腿减速，约在步行周期的 85% 时大腿的运动方向改变为向后，为下一个步行周期做准备。在支撑相，臀大肌起稳定骨盆、控制躯干前倾、维持髋关节于伸展位的作用。

（3）髂腰肌：为髋关节屈肌，髋关节于足跟离地至足趾离地期间伸展角度达到峰值（10°～15°）。为对抗髋关节伸展，从支撑相中期开始至足趾离地前，髂腰肌呈离心性收缩，最终使髋关节从支撑相末期由伸展转为屈曲。髂腰肌第 2 次收缩活动始于摆动相初期，使髋关节屈曲，以保证下肢向前摆动。

（4）股四头肌：为全身最大的肌，其中股直肌起于髂前下棘，股内侧肌、外侧肌分别起自股骨粗线内、外侧唇，股中间肌起自股骨体的前面；4 个头向下形成一腱，包绕髌骨的前面和两侧，往下续为髌韧带，止于胫骨粗隆，为膝关节强有力的伸肌。股直肌还可屈髋关节。股四头肌收缩活动始于摆动相末期，至支撑相负重期达最大值，此时作为膝关节伸肌，产生离心性收缩以控制膝关节屈曲度，从而使支撑相中期免于出现因膝关节过度屈曲而跪倒的情况。

（5）缝匠肌：是全身最长的肌，起于髂前上棘，经大腿的前面，斜向下内，止于胫骨上端的内侧面。其作用为屈髋和屈膝，并使已屈的膝关节旋内。在支撑相末期和摆动相初期，作用为屈膝、屈髋；在摆动相末期和支撑相初期，使膝关节旋内。

（6）腘绳肌：包括股二头肌、半腱肌、半膜肌，均起于坐骨结节，跨越髋、膝两个关节，分别止于腓骨头和胫骨粗隆内下方、胫骨内侧髁，作用为伸髋屈膝。主要收缩活动始于摆动相末期，足跟着地时达到活动高峰并持续到支撑相。在摆动相末期，作为屈膝肌，腘绳肌离心性收缩使小腿向前的摆动减速，以配合臀大肌收缩活动（使大腿向前摆动减速），为足跟着地做准备。足跟着地时及着地后，腘绳肌又作为伸髋肌，协助臀大肌伸髋，同时通过稳定骨盆，防止躯干前倾。

（7）胫前肌：起自胫骨外侧面，止于内侧楔骨内侧面和第 1 跖骨底，作用为伸踝关节

（背屈）、使足内翻。足跟着地时，胫前肌离心性收缩以控制踝关节跖屈度，防止在足放平时出现足前部拍击地面的情况。足趾离地时，胫前肌收缩，再次控制或减少此时踝关节的跖屈度，保证足趾在摆动相能够离开地面，使足离地动作顺利完成。

（8）小腿三头肌：包括腓肠肌和比目鱼肌，起于股骨的内、外侧髁，以跟腱止于跟结节，作用为屈踝和屈膝。腓肠肌在行走、跑、跳中提供推动力；而比目鱼肌富含慢性、抗疲劳的红肌纤维，主要与站立时小腿与足之间的稳定有关。在站立相，小腿三头肌能固定踝关节和膝关节，以防身体向前倾斜。

（五）临床步态分析

临床常用的步态分析方法主要有定性分析（目测分析）和定量分析（相关参数的测量），定性分析仍然是目前临床最常用的评定手段。

1. 分析内容

（1）病史回顾：了解与步态相关的症状，如行走时有无伴随疼痛及持续的时间；通过询问既往史，了解既往有无影响步态的疾病，如骨折、肌肉或神经疾病、肿瘤等。

（2）体格检查：体格检查特别是神经系统和骨关节系统的检查有助于诊断和鉴别诊断，分析步态异常的原因。体格检查的重点有生理反射和病理反射、肌力和肌张力、关节活动度、感觉、压痛、肿胀、皮肤状况等。

（3）步态观察：由康复医师或治疗师目测观察患者的行走过程，然后根据所得的印象或逐项评定结果，做出步态分析的结果。需要注意全身姿势和步态，包括步行规律、稳定性、流畅性、对称性、重心偏移、手臂摆动、各关节姿态与角度、患者神态与表情、辅助装置的作用等。在自然步态观察的基础上，可以要求患者加快步速，减少足接触面（踮足或足跟步行）或步宽（两足沿中线步行），以凸显异常；也可通过增大接触面或给予支撑（足矫形垫或矫形器），以改善异常，从而协助评估（表3-7）。

表3-7 临床步态观察要点

观察内容	观察要点		
步行周期	时相是否合理	左右是否对称	行进是否稳定和流畅
步行节律	节奏是否匀称	速率是否合理	时相是否流畅
疼痛	是否干扰步行	部位、性质与程度与步行障碍的关系	发作时间与步行障碍的关系
肩、臂	塌陷或抬高	前后退缩	肩活动过度或不足
躯干	前屈或侧屈	扭转	摆动过度或不足
骨盆	前、后倾斜	左、右抬高	旋转或扭转
膝关节	摆动相是否可屈曲	支撑相是否可伸直	关节是否稳定
踝关节	是否可背屈和跖屈	是否下垂/内翻/外翻	关节是否稳定
足	是否为足跟着地	是否为足趾离地	是否稳定
足接触面	足是否全部着地	两足间距是否合理	是否稳定

2. 诊断性阻滞

诊断性阻滞是为了鉴别步态异常而对靶肌肉诊断性局部注射麻醉剂，以鉴别动态畸形和静态畸形。动态畸形指肌肉痉挛或张力过高导致肌肉控制失衡，使关节活动受限，诊断性治疗可明显改善功能。静态畸形指骨骼或关节畸形及肌肉挛缩导致的关节活动受限，诊断性治疗无作用，只是用来帮助明确步态异常的肌肉因素，从而确定治疗方针、指导康复训练。

3. 步态障碍的影响因素

（1）骨关节因素：运动损伤、骨关节疾病、先天畸形、截肢、手术等造成的躯干、骨盆、髋、膝、踝、足静态畸形和双下肢长度不一，以及疼痛和关节松弛等。

（2）神经肌肉因素：中枢神经损伤，包括脑卒中、脑外伤、脊髓损伤和脑瘫、帕金森病等，可造成痉挛步态、偏瘫步态、剪刀步态、共济失调步态、蹒跚步态等。

（3）原发因素：肌力和肌张力失衡，以及肌肉痉挛；继发因素：关节和肌腱挛缩畸形，肌肉萎缩，代偿性步态改变。

（六）实验室步态分析

1. 运动学分析

运动学分析是研究步行时肢体运动时间和空间变化规律的科学方法，主要包括人体重心分析、廓清机制、步行时间–空间测定和肢体阶段性运动测定。

2. 动力学分析

动力学分析是对步行时作用力、反作用力的强度、方向和时间的研究方法，包括地面反作用力、剪力、力矩、测力平台、足测力板等。

3. 电生理检查

动态肌电图（dynamic electromyography，dEMG）或表面肌电图（surface electromyography，sEMG）用于检测步行时肌肉活动与步态的关系。表浅肌肉一般采用表面电极，深部肌肉可以采用植入式线电极。

（七）定量分析法

此类方法借助器械或专用设备来观察步态，可得到较好的定量分析资料。所用设备可以非常简单，如卷尺、秒表、量角器等测量工具，以及能留下足印的物品；也可以为较复杂的如录像或高速摄影等设备；还可用专门设备如电子量角器、测力板或测力台，甚至用步态分析仪来进行此项工作。

定量分析法所用分析参数大致可归纳为以下几类：时间距离参数、运动学参数、力学参数、步行周期参数、肌电活动参数和能量代谢参数。时间距离参数分析跨步长、步长、步宽、足角、步速和步频等项目，在一般机构都能进行，因而应用广泛。

（八）常见异常步态

造成异常步态的原因有很多，可以是肌肉骨骼疾病，也可以是中枢或周围神经系统疾病，包括关节活动受限、活动或承重时疼痛、肌力下降、感觉障碍、平衡和协调障碍、截肢后等。

1. 病理步态

病理步态包括足内翻、足外翻、足下垂、足趾卷曲、拇指背伸、膝塌陷、膝僵直、膝过伸、膝屈曲、髋过屈、髋内收过分、髋屈曲不足等。

2. 外周神经损伤导致的异常步态

（1）臀大肌步态：表现为伸髋肌无力、躯干用力后仰、仰胸凸肚，见于腘绳肌与臀大肌的神经支配同时受损，表现为支撑相躯干前后摆动显著增加，类似鹅行，又称"鹅步"。

（2）臀中肌步态：由髋外展肌无力引起，表现为上肢左右摇摆、支撑相躯干左右摆动显著增加，若双侧臀中肌受损，行走时左右摇摆，类似鸭行，称臀中肌步态或"鸭步"。臀中肌步态见于先天性髋关节脱位、佝偻病、大骨节病、进行性肌营养不良等病症。

（3）减痛步态：患肢站立相时间缩短以减少患肢负重，步幅变短。此外，患者常一手按住疼痛部位，另一上肢伸展。疼痛部位不同，表现可有差别。髋关节疼痛者，患肢负重时同侧肩下降，躯干稍倾斜，患侧下肢外旋、屈曲位，尽量避免足跟击地。膝关节疼痛患者膝稍屈，以足趾着地行走。

（4）股四头肌步态：患者站立相不能主动维持伸膝的稳定，故足跟着地后，臀大肌为代偿股四头肌的功能而使髋关节伸展，膝关节被动伸直，造成膝反张，若同时有伸髋肌无力，患者常须俯身用手按压大腿使膝伸直。肌四头肌步态见于小儿麻痹后遗症、股神经损伤等病症。

3. 中枢神经损伤导致的异常步态

（1）偏瘫步态：指一侧肢体正常，另一侧肢体因各种疾病造成瘫痪所形成的步态。其典型特征为患侧小腿三头肌痉挛、踝关节跖屈，足尖先着地后全足底着地形成足下垂、内翻，为了将瘫痪侧下肢向前迈进，摆动期患侧代偿性骨盆上提、髋关节外展、外旋，使患侧下肢经外侧划一个半圆弧，而将患侧下肢回旋向前迈出，故又称划圈步态。

（2）共济失调步态：小脑功能障碍时，患者行走时不能走直线，呈曲线或S形前进，两上肢外展以保持平衡。因步行摇晃不稳，状如醉汉，故又称酩酊步态或醉汉步态。

（3）慌张步态：见于帕金森病或其他基底核病变时，是一种极为刻板的步态，表现为步行启动困难，行走时步态短而快，有阵发性加速，不能随意立停或转向，手臂摆动缩小或停止。

（4）截瘫步态：脊髓损伤的患者，因损伤节段不同、治疗是否及时、方法是否得当，其步行能力有很大差别，步行时常用腋拐，通过摆至步、摆过步或四点步行走。

（5）剪刀步态：由于髋关节内收肌痉挛，行走时摆动相下肢向前内侧迈出，双膝内侧常互相碰撞，下肢呈交叉状态步行，交叉严重时步行困难。这是痉挛性脑性瘫痪的典型步态。

五、平衡与协调功能评定

平衡是指人体处在一种姿势或稳定状态下，以及不论处于何种位置时或当运动或受到外力作用时，能自动地调整并维持姿势的能力。姿势是指躯体的一种非强制性、无意识状态下的自然状态。

（一）平衡功能评定

1. 平衡的分类

人体平衡可以分为以下 3 类。

静态平衡：人体或人体某一部位处于某种特定姿势，如坐或站等姿势时保持稳定状态的能力。它需要肌肉的等长收缩。

动态平衡：人体在进行各种自主运动过程中调整和控制身体稳定性的能力，如维持由坐到站或由站到坐等各种姿势间的转换运动时能重新获得稳定状态的能力。

反应性平衡：身体受到外界干扰如推、拉等时，人体做出保护性调整反应以维持或建立稳定状态的能力，包括保护性伸展反应、跨步及跳跃反应。

2. 人体平衡的维持机制

人体平衡的维持取决于感觉与运动系统和固有姿势反射的整合，具体地说，取决于下列因素。①正常的肌张力；②感觉输入：适当的感觉输入，包括视觉、本体感觉及前庭的信息输入；③中枢整合：大脑的整合作用；④交互神经支配或抑制，使人体能保持身体某些部位的稳定，同时有选择地运动身体的其他部位；⑤运动控制：骨骼肌系统能产生适宜的运动，完成大脑所制定的运动方案。

当平衡发生变化时人体通过 3 种调节机制来应变，即踝调节机制、髋调节机制、跨步调节机制。其中任何一种因素发生障碍都会造成姿势的稳定性和运动的协调功能障碍。

3. 平衡评定的目的

平衡功能评定的主要目的有以下几个方面：确定患者是否存在平衡功能障碍；确定平衡功能障碍的程度及产生的原因；确定康复治疗计划；评定康复治疗的疗效；预测患者发生跌倒的危险性。

4. 平衡功能评定的方法和内容

临床上常用的评定方法主要有观察法、量表评定法和平衡测试仪评定法。

（1）观察法：临床普遍使用的观察法包括单腿直立检查法和强化 Romberg 检查法。观察法由于较粗略和主观，且缺乏量化，因而对平衡功能的反应性差，但操作简便，可以对具有平衡功能障碍的患者进行粗略的筛选，因此目前在临床上仍广泛使用。

（2）量表评定法：量表评定法（功能性评定）虽然属于主观评定，但不需要专门的设备，应用方便，且可以进行评分，因而临床应用日益普遍。目前国外临床上常用的平衡量表主要有 Berg 平衡量表、Tinnetti 量表、"站起－走"计时测试及功能性前伸、跌倒危险指数等。Berg 平衡量表、Tinnetti 量表和"站起－走"计时测试 3 个量表评定平衡功能具有较高的信度和较好的效度，应用非常普遍。

Berg 平衡量表包括站起、坐下、独立站立、闭目站立、上肢前伸、转身一周、双足交替踏台阶、单足站立等 14 个项目，每个项目最低得分为 0 分，最高得分为 4 分，总分 56 分，测试一般可在 20 分钟内完成。其代表的平衡能力则分别相应于坐轮椅、辅助步行和独立行走 3 种活动状态。总分 <40 分，预示有跌倒的危险性（表 3-8）。

（3）平衡测试仪评定：平衡测试仪（定量姿势图）主要由压力传感器、计算机及应用软件 3 个部分组成。其主要评定项目包括以下两类。①静态平衡测试：静态平衡测试测定人体在睁眼、闭眼及外界视动光线刺激时的重心平衡状态。其主要参数包括重心的位置，重心移动路径的总长度、面积，左右向和前后向的重心位移平均速度，重心摆动的功率谱，睁、闭眼时的重心参数比值等。②动态平衡测试：动态平衡测试要求被测试者以躯体运动反应跟踪出现在显示器上的视觉目标，在被测试者无意识的状态下，支撑面移动（如前后、水平方向，前上、后上倾斜），或显示器及其支架突然摇动，测试上述情况下被测试者的平衡功能，了解机体感觉和运动器官对外界环境变化的反应能力及大脑感知觉的综合能力等。

表 3-8　Berg 平衡量表

项目	具体评分	
1. 从坐位站起	4 分	不用手扶能够独立地站起并保持稳定
	3 分	用手扶着能够独立地站起
	2 分	几次尝试后自己用手扶着站起
	1 分	需要他人小量的帮助才能站起或保持稳定
	0 分	需要他人中等的帮助或最大量的帮助才能站起或保持稳定
2. 无支持站立	4 分	能够安全站立 2 分钟
	3 分	在监视下能够站立 2 分钟
	2 分	在无支持的条件下能够站立 30 秒
	1 分	需要若干次尝试才能无支持站立 30 秒
	0 分	无帮助时不能站立 30 秒
3. 无靠背坐位，但双脚着地或放在一个凳子上	4 分	能够安全地保持坐位 2 分钟
	3 分	在监视下能够保持坐位 2 分钟
	2 分	能坐 30 秒
	1 分	能坐 10 秒
	0 分	没有靠背支持，不能坐 10 秒
4. 从站立位坐下	4 分	最小量用手帮助安全地坐下
	3 分	借助双手能够控制身体的下降
	2 分	用小腿的后部顶住椅子来控制身体的下降
	1 分	独立地坐，但不能控制身体的下降
	0 分	需要他人帮助才能坐下
5. 转移	4 分	稍用手扶着就能够安全地转移
	3 分	绝对需要用手扶着才能够安全地转移
	2 分	需要口头提示或监视能够转移
	1 分	需要一个人的帮助
	0 分	为了安全，需要两个人的帮助或监视

续表

项目		具体评分
6. 无支持闭目站立	4分	能够安全地站 10 秒
	3分	监视下能够安全地站 10 秒
	2分	能站 3 秒
	1分	闭眼不能达 3 秒，但站立稳定
	0分	为了不摔倒而需要两个人的帮助
7. 双脚并拢无支持站立	4分	能够独立地将双脚并拢并安全站立 1 分钟
	3分	能够独立地将双脚并拢并在监视下站立 1 分钟
	2分	能够独立地将双脚并拢，但不能保持 30 秒
	1分	需要别人帮助将双脚并拢，但能够双脚并拢站立 15 秒
	0分	需要别人帮助将双脚并拢，双脚并拢站立不能保持 15 秒
8. 站立位时上肢向前伸展并向前移动	4分	能够向前伸出 >25 cm
	3分	12 cm < 能够安全地向前伸出 <25 cm
	2分	<12 cm 能够安全地向前伸出 >5 cm
	1分	上肢可以向前伸出，但需要监视
	0分	在向前伸展时失去平衡或需要外部支持
9. 站立位时从地面捡起东西	4分	能够轻易且安全地将鞋捡起
	3分	能够将鞋捡起，但需要监视
	2分	伸手向下距鞋 2 ~ 5 cm 且独立地保持平衡，但不能将鞋捡起
	1分	试着做伸手向下捡鞋的动作时需要监视，但不能将鞋捡起
	0分	不能试着做伸手向下捡鞋的动作，或需要帮助以防失去平衡或摔倒
10. 站立位转身向后看	4分	能够从两侧向后看且重心转移良好
	3分	只能从一侧向后看，另一侧重心转移较差
	2分	只能向侧方转身但能够保持平衡
	1分	当转身时需要监护
	0分	需要帮助以免失去平衡或摔倒
11. 转身一周	4分	能在两个方向用 4 秒或更短的时间安全的转一圈
	3分	只能在一个方向用 4 秒或更短的时间安全的转一圈
	2分	能够安全地转一圈但用时超过 4 秒
	1分	转身时需要密切监护或言语提示
	0分	转身时需要帮助
12. 双足交替踏台阶	4分	能够独立而安全地站立且在 20 秒内完成 8 个动作
	3分	能够独立站立，但完成 8 个动作的时间超过 20 秒

项目	具体评分	
12. 双足交替踏台阶	2分	在监护下不需要帮助能够完成4个动作
	1分	需要较少帮助能够完成2个或2个以上的动作
	0分	需要帮助以免跌倒或不能尝试此项活动
13. 双足前后站立	4分	能够独立地将一只脚放在另一只脚的正前方且保持30秒
	3分	能够独立地将一只脚放在另一只脚的前方且保持30秒
	2分	能够独立地将一只脚向前迈一小步且能够保持30秒
	1分	需要帮助才能向前迈步但能保持15秒
	0分	当迈步或站立时失去平衡
14. 单足站立	4分	能够独立抬起一条腿且保持10秒以上
	3分	能够独立抬起一条腿且保持5～10秒
	2分	能够独立抬起一条腿且保持3～5秒
	1分	经过努力能够抬起一条腿，保持时间不足3秒但能够保持站立平衡
	0分	不能抬腿或需要帮助以防摔倒

（二）协调功能评定

1. 定义

协调是完成平稳、准确和良好控制运动的能力，也被有的学者称为共济，它要求患者能按照一定的节奏和方向，在一定的时间内用适当的力量和速度完成稳定的动作，达到准确的目标。中枢神经系统参与协调控制的结构有3个，即小脑、基底核、脊髓后索。协调功能障碍又称为共济失调，分为小脑性共济失调、基底节共济失调和脊髓后索共济失调。

2. 常采用的协调评定

（1）指鼻试验：让受试者用自己的示指指尖指自己的鼻尖，再去接触检查者的手指。检查者可通过改变自己示指的位置来评定受试者完成该试验的能力。

（2）指－指试验：患者与检查者面对面，检查者将示指举在患者面前，让患者用自己的示指指尖触碰检查者的示指指尖。检查者可以变换其示指的位置，以评估距离、方向改变时患者的应变能力。

（3）轮替试验：患者屈肘90°，双手张开，一只手向上，另一只手向下，交替变换，并逐渐加快。

（4）示指对指试验：让患者先双肩外展90°，伸肘，再向中线靠拢，双手示指相对。

（5）拇指对指试验：让患者将拇指依次与其他各指尖相对，并逐渐加快速度。

（6）握拳试验：交替地用力握拳和充分伸张各指，并逐渐加快。

（7）旋转试验：上臂紧靠躯干，屈肘90°，掌心交替向上和向下，并逐渐加快。

（8）跟－膝－胫试验：患者仰卧，让其用一侧的足跟在另一侧下肢的膝及胫骨前方上下滑动。

（9）画圆试验：患者用上肢或下肢在空气中画出想象中的圆。

（10）拍地试验：患者坐位，足触地，用脚尖拍地。膝不能抬起，足跟不离地。

（三）评分标准

5 分——正常。

4 分——轻度障碍，能完成，但速度和熟练程度比正常稍差。

3 分——中度障碍，能完成，但协调缺陷明显，动作慢，不稳定。

2 分——重度障碍，只能开始动作而不能完成。

1 分——不能开始动作。

各试验分别评分并记录。有异常则提示协调功能障碍。

六、感觉功能评定

感觉是人脑对直接作用于感觉器官的客观事物个别属性（大小、形状、颜色、味道、硬度、湿度、声音、气味等）的反映，感觉功能评定可分为浅感觉检查、深感觉检查、复合感觉检查。

（一）评定方法

不论是检查浅感觉、深感觉，还是皮质感觉或复合感觉，都应弄清以下几个方面情况：①受影响的感觉类型；②所涉及的肢体部位；③感觉受损的范围；④所受影响的程度。

1. 浅感觉检查

（1）触觉：被检查者闭目。用棉签轻触被检查者的皮肤或黏膜，询问有无感觉，检查顺序为面部、颈部、上肢、躯干、下肢。

（2）痛觉：被检查者闭目。用大头针的针尖轻刺患者的皮肤，让患者回答有无疼痛。两侧对比，近端与远端对比，并记录感觉障碍的范围与类型。对痛觉麻木的患者的检查要从障碍部位向正常部位逐渐移行，而对痛觉过敏的患者要从正常部位向障碍部位逐渐移行。痛觉障碍有痛觉缺失、痛觉减退和痛觉过敏等。

（3）温度觉：包括温觉和冷觉。被检查者闭目。用两支分别盛有冷水或热水的试管，交替、随意地接触皮肤，试管与皮肤的接触时间为 2~3 秒，嘱患者说出冷或热的感觉。测定冷觉的试管温度在 5~10 ℃，测定温觉的试管温度在 40~45 ℃。

2. 深感觉检查

（1）运动觉：被检查者闭目。检查者轻轻握住患者手指或足趾的两侧，上下移动5°左右，让患者辨别移动的方向，如感觉不明确可加大运动幅度或测试较大关节，以了解其减退的程度。

（2）位置觉：被检查者闭目。将其肢体放在一定的位置，然后让患者说出所放的位置；或嘱患者将其正常肢体放在与病侧肢体相同的位置上，正常人能正确说出或做出正确位置。测定共济运动的指鼻试验、跟－膝－胫试验、站立、行走步态等，如在闭眼后进行，亦为测定位置觉的方法。

（3）振动觉：嘱患者闭目。检查者将音叉放置于患者身体的骨骼突出部位，如手指、尺骨茎突、鹰嘴、桡骨小头、内外踝、髂嵴、棘突、锁骨等，询问患者有无振动感和持续时间。比较两侧有无差别。

3. 复合感觉检查

（1）皮肤定位觉：检查时被检查者闭目。一般常用棉签、手指等轻触患者皮肤后，由患者用手指指出刺激的部位。

（2）两点辨别觉：区别一点还是两点刺激的感觉称为两点辨别觉。嘱患者闭目。检查时用两脚规、叩诊锤的两尖端或针尖同时轻触皮肤，距离由大到小，测定能区别两点的最小距离。两点须同时刺激，用力相等。正常人以舌尖的距离最小，为 1 mm，指尖为 3~5 mm，指背为 4~6 mm，手掌为 8~15 mm，手背为 20~30 mm，前胸为 40 mm，背部为 40~50 mm，上臂及大腿部的距离最大约为 75 mm。

（3）实体觉：用手抚摸物体后确定该物体名称的能力称为实体觉。检查时被检查者闭目，将一熟悉的物件（如笔、钥匙、火柴盒、硬币等）放于患者手中，嘱其抚摸以后，说出该物的属性与名称。先试患侧，再试健侧。

（4）图形觉：图形觉是指辨认写于皮肤上的字或图形的能力。检查时患者闭目，用手指或其他物品（笔、竹签等）在患者皮肤上划一几何图形（方形、三角形或圆形等）或数字（1~9），由患者分辨。

感觉检查的评定结果可记录为正常（0）、减弱（-1）、消失（-2），轻度敏感（+1）和显著敏感（+2）。

（二）躯体感觉检查和评定的注意事项

（1）检查前要向患者说明目的和检查方法以取得患者合作。

（2）检查感觉功能时，患者必须意识清醒。

（3）检查时注意两侧对称部位进行比较，远端与近端进行比较。

（4）皮肤增厚、瘢痕、起茧部位的感觉会有所下降，应注意区别。

（5）检查时被检查者一般宜闭目，以免主观或暗示作用。

（6）先检查整个部位，一旦找到感觉障碍的部位，就要仔细找出那个部位的范围。

（7）如有感觉障碍，应注意感觉障碍的类型。

七、心肺运动试验

心肺功能是人体新陈代谢的基础，心血管和呼吸系统虽然分属于两个生理系统，但其功能障碍的临床表现接近，康复治疗互相关联，因此在康复评定时可以归纳为心肺运动试验。通过评定可以了解心肺功能的动态变化，有助于探讨循环与呼吸系统的生理与病理，评估心肺功能障碍的程度，判断临床康复疗效及预后。

（一）应用范畴

1. 协助临床诊断

（1）冠心病诊断：试验的灵敏性为 60%～80%，特异性为 71%～97%。试验中发生心肌缺血的运动负荷越低、心肌耗氧水平越低、ST 段下移程度越大，患冠心病的危险性就越高、诊断冠心病的可靠程度越大。

（2）鉴定心律失常：运动中诱发或加剧的心律失常提示器质性心脏病，应该注意休息、避免运动；康复治疗时应暂时停止运动或调整运动量。而心律失常在运动中减轻甚至消失多属于良性，平时不一定要限制或停止运动。

（3）鉴定呼吸困难或胸闷的性质：如果在运动试验中诱发呼吸困难和胸闷，多属于器质性疾病。

2. 确定功能状态

（1）判定冠状动脉病变严重程度及预后：运动中发生心肌缺血的运动负荷越低、心肌耗氧水平越低、ST 段下移的程度越大，冠状动脉病变就越严重，预后也越差。运动试验阳性的无症状患者发生冠心病的危险性增大。

（2）评定心功能、体力活动能力和残疾程度：运动能力过低可作为残疾评判依据。

（3）评定康复治疗效果：运动试验时的心率、血压、运动时间、运动量、吸氧量及患者的主观感受均可以作为康复治疗效果定量评判的依据。

3. 指导康复治疗

（1）确定患者运动的安全性：运动试验中诱发的各种异常均提示患者运动危险性增大，如低水平运动（低运动负荷或低心肌耗氧量）时出现心肌缺血、运动诱发严重心律失常、运动诱发循环不良症状或心衰症状、运动能力过低等。

（2）为制定运动处方提供定量依据：运动试验可以确定患者心肌缺血阈或最大运动能力、运动安全系数或靶运动强度，有助于提高运动训练效果和安全性。

（3）协助患者选择必要的临床治疗：手术。

（4）使患者感受实际活动能力：消除顾虑，增强参加日常活动的信心。

（二）适应证和禁忌证

1. 适应证

凡有上述应用需求，且病情稳定，无明显步态和骨关节异常，无感染及活动性疾病，患者精神正常及主观上愿意接受检查，并能主动配合者均为适应证。

2. 禁忌证

病情不稳定者均属于禁忌证。临床上稳定与不稳定是相对的，取决于医师和技师的经验和水平，以及实验室的设备和设施条件。

（1）绝对禁忌证：未控制的心力衰竭或急性心力衰竭、严重的左心功能障碍、血流动力学不稳的严重心律失常（室性或室上性心动过速、多源性室性期前收缩、快速型房颤、三度房室传导阻滞等）、不稳定型心绞痛、恶化型心绞痛、近期心肌梗死后非稳定期、急性心包炎、心肌炎、心内膜炎、严重的未控制的高血压、急性肺动脉栓塞或梗死、全身急性炎症、传染病和下肢功能障碍、确诊或怀疑主动脉瘤、严重主动脉瓣狭窄、血栓性脉管炎或心脏血栓、精神疾病发作期间或严重神经症。

（2）相对禁忌证：严重高血压（高于 200/120 mmHg，1 mmHg = 0.1333 kPa）和肺动脉高压、中度瓣膜病变和心肌病、明显心动过速或过缓、中至重度主动脉瓣狭窄或严重阻塞型心肌病、心脏明显扩大、高度房室传导阻滞及高度窦房传导阻滞、严重冠状动脉左主干狭窄或类似病变、严重肝肾疾病、严重贫血及未能控制的糖尿病/甲亢/骨关节病等、血电解质紊乱、慢性感染性疾病、运动会导致恶化的神经肌肉疾病、骨骼肌肉疾病或风湿性疾病、晚期妊娠或妊娠有并发症者、病情稳定的心力衰竭患者、重症贫血、明显骨关节功能障碍、运动受限或可能由于运动而使病变恶化。

3. 安全性

心肺运动试验的死亡率平均为 11‰，诱发心肌梗死发生率为 40‰，导致住院治疗者（包括心肌梗死）为 50‰，引发一般心血管异常者为 1‰。心血管意外与病例选择不当有关，与运动试验方法和运动量无关。

（三）检查方法

1. 运动方式

（1）活动平板：指装有电动传送带的运动装置，患者可在其上进行步行或跑步，速度和坡度可调节。优点为接近日常活动生理，可以逐步增加负荷量。各种坡度、速度时的心血管反应可以直接用于指导患者的步行锻炼。

（2）踏车运动：采用固定式功率自行车，可定量增加踏车阻力，调整运动负荷。运动时无噪声，运动中心电图记录较好，血压测量比较容易，受检者心理负担较轻，可以在卧位进行。但对于体力较好者如运动员，往往不能达到最大心脏负荷。此外运动时受试者易因意志而中止运动，一些老年人或不会骑车者比较难以完成此项运动。

（3）手摇车运动：原理与踏车运动试验相似，只是将下肢踏车改为上肢摇车。

（4）等长收缩运动：常用方法有握力运动和自由重量运动。其诊断敏感性和特异性不够理想，但可用于运动生理或功能评估研究。

2. 试验分类

（1）症状限制性运动试验：以运动诱发呼吸或循环不良的症状和体征、心电图异常及心血管运动反应异常作为运动终点的试验方法。用于诊断冠心病、评估心功能和体力活动能力、制定运动处方等。

（2）低水平运动试验：以特定的心率、血压和症状为终止指标的试验方法。适用于急性心肌梗死后或病情较重者。

3. 常用试验方案

（1）活动平板试验。Bruce 方案（表 3-9）：应用最广泛，通过同时增加速度和坡度来增加运动强度。Naughton 方案：运动起始负荷低，每级负荷增量均为安静代谢量的 1 倍。Balke 方案：依靠增加坡度来增加运动负荷，速度固定。STEEP 方案：通过增加速度或坡度来实现，不同时增加速度和坡度。

表 3-9　活动平板改良 Bruce 方案

分级	速度（km/h）	坡度（%）	时间（min）	代谢当量（METs）
0	2.7	0	3	2.0
1/2	2.7	5	3	3.5
1	2.7	10	3	5.0
2	4.0	12	3	7.0
3	5.5	14	3	10.0
4	6.8	16	3	13.0
5	8.0	18	3	16.0
6	8.9	20	3	19.0
7	9.7	22	3	22.0

注：坡度 $1° = 1.75\%$ 。

（2）踏车试验。运动负荷：男 300 kgm/min 起始，每 3 分钟增加 300 kgm/min。女 200 kgm/min 起始，每 3 分钟增加 200 kgm/min。

（3）手摇车试验。用于下肢功能障碍者。运动起始负荷在 150～200 kgm/min，每级负荷增量 100～150 kgm/min，时间 3～6 分钟。

（4）等长收缩试验。一般采用握力试验。常用最大收缩力的 30%～50% 作为运动强度，持续收缩 2～3 分钟。还可采用定滑车重量法，即通过一个滑轮将重力（重锤）引向受试者的手或腿，受试者进行抗阻屈肘或伸膝，并始终保持关节角度不变。受试的重力可以从 2.5 kg 开始，每级持续 2～3 分钟、负荷增加 2.5 kg，至受试者不能继续保持关节角度为止。

（5）简易运动试验。定时运动法：用于体力能力无法进行活动平板或踏车的患者，患者尽力行走 6 分钟，计算所走的距离。行走的距离越长，说明体力活动能力越好。12 分钟走和 12 分钟跑具有类似的目的。这类试验的目的只是判断体力活动能力，对诊断没有帮助。固定距离法：固定距离，如 20 m，计算完成该距离的时间。

4. 检查程序

（1）电极安放：常规十二导联心电图，导联电极全部移至躯干，相应位置是：两上肢电极分别移至锁骨下胸大肌与三角肌交界处或锁骨上，两下肢电极移至两季肋部或两髂前上棘内侧。胸导联的位置不变。

监护导联：CM_5 正极位于 V_5，负极为胸骨柄；CC_5 正极位于 V_5，负极为 V_5R，即右胸相当于 V_5 的位置。

（2）皮肤处理：贴电极前用酒精擦皮肤至微红，以尽可能降低电阻，减少干扰。

（3）测定安静状态下血压。

（4）过度通气试验：大口喘气 1 分钟后立即描记监护导联心电图，如果出现 ST 段下移为阳性。阳性结果没有病理意义，但提示运动中诱发的 ST 段改变不一定是心肌缺血的结果。

（5）按运动方案运动：运动中连续以心电图监护，每级运动末30秒记录心电图，同时测量血压。多数试验方案均为连续运动，各级之间不休息。

（6）运动后记录：达到运动终点或出现中止试验的指征而中止运动后，于坐位或立位描记即刻和2分钟、4分钟、6分钟的心电图，同时测量血压。如有特殊情况可将观察的时间延长到10分钟，到受试者的症状或异常表现消失为止。

5. 操作注意事项

（1）用最通俗扼要的方式向患者介绍心肺运动试验的方法，取得患者的合作。

（2）试验前2小时禁止吸烟、饮酒。适当休息（0.5小时）。不可饱餐或空腹。

（3）试验前1天内不参加重体力活动。停用影响试验结果的药物，包括洋地黄制剂、硝酸甘油、双嘧达莫、咖啡因、麻黄素、普鲁卡因胺、奎尼丁、钙通道阻滞剂、血管紧张素转化酶抑制剂、普萘洛尔、吩噻嗪类等。

（4）感冒或其他病毒、细菌性感染1周内不宜参加试验。

6. 主观用力程度分级

主观用力程度分级（rating of perceived exertion，RPE）是根据运动者自我感觉用力程度衡量相对运动水平的半定量指标（表3-10）。一般症状限制性运动试验要求达到17分。分值乘以10约相当于运动时的正常心率。

表3-10 主观用力程度分级

受试者感觉	轻微用力	稍用力	轻度用力	中度用力	明显用力	非常用力	极度用力
分值	7	9	11	13	15	17	19

7. 运动试验终点

症状限制性运动试验的运动终点是出现心肌缺血或循环不良的症状、心电图异常、血压异常、运动诱发严重心律失常。此外，仪器故障应该作为试验的终止指标。试验室内应备有急救药品和设备，并对出现的严重并发症进行及时的处理。

（四）结果解释

1. 心率

正常人运动负荷每增加1代谢当量（metabolic equivalent，MET），心率应该增加 $8 \sim 12$ 次/分。心率的异常运动反应有过快和过慢两类。心率过慢见于窦房结功能减退、严重左心室功能不全和严重多支血管病变的冠心病患者。心率过快分为窦性心动过速和异位心动过速。运动中窦性心率增加过快，提示体力活动能力较差。异位心动过速主要为室上性或房性心动过速，少数为室性心动过速。出现异位心动过速时应该立即停止运动，提示患者应该限制体力活动。

2. 血压

正常运动时的收缩压应该随运动负荷的增加而逐步升高，舒张压一般没有显著变化，甚至可以明显下降，说明血管舒张功能良好。运动负荷每增加1 MET，收缩压应增高 $5 \sim$

12 mmHg。收缩压一般可以达到 180 ~ 220 mmHg。运动时收缩压达到 250 mmHg，舒张压以 120 mmHg 为上限。

异常反应：运动中收缩期血压不升或升高不超过 130 mmHg，或血压下降，甚至低于安静水平，提示心脏收缩功能储备力很小。运动中收缩压越高，发生心源性猝死的概率反而越低。运动中最高收缩压小于 140 mmHg 者，年死亡率为 97.0‰；140 ~ 199 mmHg 者，年死亡率为 25.3‰；大于 200 mmHg 者，年死亡率为 6.6‰。运动中舒张期血压明显升高，比安静水平高 15 mmHg 以上，甚至可超过 120 mmHg，说明总外周阻力明显升高，提示冠状血管储备力接近或达到极限，机体只有通过提高舒张压来增加心脏舒张期的冠状动脉灌注压，从而部分补偿冠状动脉供血，常见于严重冠心病者。

3. 每搏量和心输出量

运动时每搏量（stroke volume，SV）逐步增加，心排血量（cardiac output，CO）也逐渐增大，最高可达安静时的 2 倍。但到 40% ~ 50% 最大吸氧量时，SV 不再增加，此后 CO 增加主要依靠心率加快。CO 最大值可达安静时的 4 ~ 5 倍。但运动肌的血流需求量高于 CO 的增加，因此需要进行血流再分配，以确保运动组织和重要脏器的血液供应。

4. 两项乘积

两项乘积（rate pressure product，RPP）指心率和收缩压的乘积，代表心肌耗氧相对水平。发生心肌缺血时的 RPP 可作为心肌缺血阈。运动中 RPP 越高，说明冠状血管储备越好，而较低 RPP 提示病情严重。康复训练后 RPP 提高，提示冠状血管侧支循环生成增加，冠状血管的储备力提高。训练后额定 RPP 条件下运动时间或强度增高，说明心血管及运动系统的工作效率提高，相对减轻心血管负担，患者可以耐受更大的运动负荷。

5. ST 段

正常人心电图的 ST 段应该始终保持在基线。运动中 ST 段出现明显偏移为异常反应，包括 ST 段下移和上移。ST 段下移包括上斜型、水平型、下垂型和盆型，提示心肌缺血。其中，以水平型与下垂型诊断价值较大。如果 ST 段在运动中和运动后 2 分钟均无偏移，在 2 分钟后才出现下移，称为孤立性 ST 段改变，病理意义不大。ST 段上抬：有 Q 波的 ST 段上抬提示室壁瘤/室壁运动障碍，见于 50% 的前壁心肌梗死和 15% 的下壁心肌梗死患者；无 Q 波的 ST 段上抬提示严重近端冠脉的病变或痉挛和严重的穿壁性心肌缺血。病理性 ST 段上抬要和过早复极综合征相鉴别。ST 段正常化是指安静时有 ST 段下移，在运动中反而下移程度减轻，甚至消失。这种情况见于严重冠心病患者或正常人。

6. 心脏传导系统

窦性停搏：偶见于运动后即刻，多见于严重缺血性心脏病患者。预激综合征：如果运动中消失，预后较好（约占 50%）。束支传导阻滞：运动可诱发频率依赖性左、右束支传导阻滞及双支传导阻滞，如在心率低于 125 次/分时发生可与冠心病有关，而在心率高于 125 次/分发生的病理意义不大。安静时右束支传导阻滞可掩盖 ST 段下移。而左束支传导阻滞本身可以造成运动时 ST 段下移，往往难以与缺血性改变鉴别。心室内传导阻滞可见于运动前，运动中可加重亦可能消失。

7. 心律失常

运动性心律失常与交感神经兴奋性增高和心肌需氧量增加有关。利尿剂和洋地黄制剂可促使运动中发生心律失常，近期饮酒和服咖啡因可加重运动诱发的心律失常，冠心病患者心肌缺血也可诱发心律失常。室性期前收缩是运动中最常见的心律失常，其次是室上性心律失常和并行心律。有猝死家族史的室性期前收缩应该加以重视，也应重视持续性室性心动过速的患者。运动中和运动后一过性窦性心律失常和良性游走心律也较常见。正常的心脏或有病变的心脏都可发生房性期前收缩和房性联律。运动诱发短阵心房颤动和心房扑动低于1%，可见于健康人或者风湿性心脏病、甲状腺功能亢进症、预激综合征、心肌病患者。阵发性房室交界性心动过速极少发生。单独出现的运动诱发性室上性心律失常与冠心病无关，而往往与肺部疾病、近期内饮酒或服用咖啡因过量有关。

8. 症状

正常人在亚极量运动试验中应无症状。极量运动试验时可有疲劳、下肢无力、气急并可伴有轻度眩晕、恶心和皮肤湿冷。这些症状如发生在亚极量运动时应视为异常。胸痛、发绀、极度呼吸困难发生在任何时期均属于异常。运动中发生的胸痛如果符合典型心绞痛，可以作为诊断冠心病的重要指征。发生心绞痛的同时不一定伴有 ST 段下移。ST 段的改变可以在心绞痛前、后或同时发生。对于运动诱发不典型心绞痛的患者，可以选择另一方案重复运动试验，观察患者是否在同等 RPP 的情况下诱发症状。由于冠心病患者的心肌缺血阈一般比较恒定，所以如果症状确实是心肌缺血所致，就应该在同等 RPP 时出现症状。

9. 药物影响

许多药物对心电运动试验的结果有影响，因此在解释试验结果时应该充分加以考虑。

10. 心电运动试验阳性评定标准

符合下列条件之一可以评为阳性。

（1）运动中出现典型心绞痛。

（2）运动中及运动后 2 分钟内以 R 波为主的导联出现下垂型、水平型、缓慢上斜型（J 点后 0.08 秒）ST 段下移 ≥0.1 mV，并持续 2 分钟以上。如果运动前有 ST 段下移，则在此基础上再增加上述数值。

（3）运动中收缩期血压下降（低于安静水平）。

以上标准不能简单地套用，可以作为临床诊断的参考，而不等于临床诊断。

八、呼吸和气体代谢测定

呼吸功能包括通气和换气两个基本部分。本节主要介绍换气功能（气体代谢）测定的方法和应用。

（一）应用范畴

气体代谢测定的应用与指标有关，包括以下几个方面。

1. 最大吸氧量（VO_2max）

VO_2max 指机体在运动时所能摄取的最大氧量，是综合反映心肺功能状态和体力活动能力的最好生理指标。VO_2max 数值大小主要取决于心排血量、动静脉氧差、氧弥散能力和肺通气量。在康复医学中用于评估患者的运动耐力、制定运动处方和评估疗效。最大吸氧量、最大耗氧量、最大摄氧量在临床角度是同义词。20 岁以上的成年人，VO_2max 随年龄的增长以每年 0.7%~1.0% 的速率降低，与肌肉组织代谢及心肺功能的衰退有关。适当的康复锻炼可以减轻衰退的程度。测定 VO_2max 可以通过极量运动试验直接测定，也可用亚极量负荷时获得的心率、负荷量等参数间接推测。后者可有 20%~30% 的误差。

2. 峰值吸氧量（VO_2peak）

严重心肺疾病的患者如果不能进行极量运动，则可以测定其运动终点时的吸氧量，称为峰值吸氧量（VO_2peak），可以作为疗效评定和运动处方制定的指标。

3. 无氧阈

无氧阈（anaerobic threshold，AT）指体内无氧代谢率突然增高（拐点）的临界状态，或血乳酸和乳酸/丙酮酸比值在运动达到拐点时的峰值吸氧量。达到 AT 时机体产生一系列相应的生理反应，包括血乳酸含量、通气量、二氧化碳排出量和通气当量急剧升高。在测定无氧阈时可依据指标分为通气无氧阈和乳酸无氧阈。一般认为，心血管患者的运动训练可以控制在 AT 水平或 AT 水平以下，以免发生心血管意外。而 AT 的高低对判断受试者的耐力运动能力有重要价值。AT 较高者具有较强的耐力运动能力。

4. 无氧能力

无氧能力指在无氧状态下机体运动的持续能力，其水平与无氧阈之间并无决定性关系。在运动员选材时需要以此作为确定受试者无氧耐力的依据。在康复医学中单独应用无氧耐力较少，必要时可以作为综合评估无氧运动能力的参考指标。

5. 代谢当量

代谢当量音译为梅脱，是以安静、坐位时的能量消耗为基础，表达各种活动时相对能量代谢水平的常用指标，是评估心肺功能的重要指标。1 MET 相当于耗氧量 $3.5\ mL/(kg \cdot min)$。

6. 代谢当量的应用

（1）判断体力活动能力和预后。关键的最高 METs 值如下所示。

<5 METs：65 岁以下的患者预后不良。

5 METs：日常生活受限，相当于急性心肌梗死恢复期的功能储备。

10 METs：正常健康水平，药物治疗预后与其他手术或介入治疗效果相当。

13 METs：即使运动试验异常，预后仍然良好。

18 METs：有氧运动员水平。

22 METs：高水平运动员。

（2）判断心功能及相应的活动水平（表3-11）。

（3）制定运动处方：运动强度过去较多采用靶心率的方法，但由于运动时测定有一定困难，另外心血管活性药物广泛使用，心率反应已经难以直接反映运动的情况，因此常用 METs 表示运动强度。此外，METs 与能量消耗直接相关，所以在需要控制能量摄取与消耗比例的情况下（如糖尿病和肥胖症的康复），采用 METs 是最佳选择。热卡是指能量消耗的绝对值，METs 是能量消耗水平的相对值，两者之间有明确的线性关系，计算公式为热卡 =

表 3-11　代谢当量与体力活动能力分级的关系

METs	1	2	3	4	5	6	7	8	9	10	11	12	13	14	15	16
疾病发作期	████████████████															
疾病恢复期		████████████████														
文职健康者			████████████████													
劳工				████████████████												
心功能分级	Ⅳ级		Ⅲ级			Ⅱ级				Ⅰ级或正常						

METs × 3.5 × 体重（kg）÷ 200。

在计算上可以先确定每周的能耗总量或运动总量及运动训练次数或天数，将每周总量分解为每天总量，然后确定运动强度，查表选择适当的活动方式，并将全天的 METs 总量分解到各项活动中去，形成运动处方。

（4）区分残疾程度：一般将最大 METs < 5 作为残疾标准。

（5）指导日常生活活动与职业活动：心血管疾病患者不可能进行所有的日常生活活动或职业活动，因此，需要在确定患者的安全运动强度之后，根据 METs 表选择合适的活动（表 3-12）。要注意职业活动（每天 8 小时）的平均能量消耗水平不应该超过患者峰值 METs 的 40%，峰值强度不可超过峰值 METs 的 70% ~ 80%（表 3-13）。

表 3-12　常用日常生活、娱乐及工作活动的 METs

活动	METs	活动	METs
生活活动		**生活活动**	
修面	1.0	步行 1.6 km/h	1.5 ~ 2.0
自己进食	1.4	步行 2.4 km/h	2.0 ~ 2.5
床上用便盆	4.0	散步 4.0 km/h	3.0
坐厕	3.6	步行 5.0 km/h	3.4
穿衣	2.0	步行 6.5 km/h	5.6
站立	1.0	步行 8.0 km/h	6.7
洗手	2.0	下楼	5.2
淋浴	3.5	上楼	9.0
坐床	1.2	骑车（慢速）	3.5
坐床边	2.0	骑车（中速）	5.7
坐椅	1.2	慢跑 9.7 km/h	10.2
自我料理		**自我料理**	
坐位自己吃饭	1.5	备饭	3.0
上下床	1.65	铺床	3.9

续表

活动	METs	活动	METs
穿脱衣	2.5~3.5	扫地	4.5
站立热水淋浴	3.5	擦地（跪姿）	5.3
挂衣	2.4	擦窗	3.4
园艺工作	5.6	拖地	7.7
劈木	6.7		
职业活动		**职业活动**	
秘书（坐）	1.6	焊接工	3.4
机器组装	3.4	轻的木工活	4.5
砖瓦工	3.4	油漆	4.5
挖坑	7.8	开车	2.8
织毛线	1.5~2.0	缝纫（坐）	1.6
写作（坐）	2.0		
娱乐活动		**娱乐活动**	
打牌	1.5~2.0	桌球	2.3
手风琴	2.3	弹钢琴	2.5
小提琴	2.6	长笛	2.0
交谊舞（慢）	2.9	击鼓	3.8
交谊舞（快）	5.5	排球（非竞赛性）	2.9
有氧舞蹈	6.0	羽毛球	5.5
跳绳	12.0	游泳（慢）	4.5
网球	6.0	游泳（快）	7.0
乒乓球	4.5		

表 3-13 代谢当量与工作能力

最高运动能力	工作强度	平均 METs	峰值 METs
≥7 METs	重体力劳动	2.8~3.2	5.6~6.4
≥5 METs	中度体力劳动	<2.0	<4.0
3~4 METs	轻体力劳动	1.2~1.6	2.4~3.2
2~3 METs	坐位工作，不能跑、跪、爬，站立或走动时间不能超过 10% 的工作时间	—	—

（二）适应证和禁忌证

与心电运动试验相似。参见前文。

（三）检查方法

人体气体的测定方法主要有两类。

1. 血气分析

血气分析的基本方法是抽取动脉血液，测定血液中的气体分压和含量，并以此推算全身的气体代谢和酸碱平衡状况。其不足之处为只反映采血时瞬间的情况；系有创伤性检查，多次重复检查不易被接受；不能做运动试验及长时间观察。因此，在康复功能评定中受到限制。

2. 呼吸气分析

呼吸气分析的方法是测定通气量及呼出气中氧和二氧化碳的含量，并以此推算吸氧量、二氧化碳排出量等各项气体代谢的参数。这一方法无创伤、无痛苦，可以在各种活动进行反复或长时间动态观察，在康复功能评定中具有较大的实用价值。呼吸气分析方法可分为化学分析法和物理分析法两种。化学分析法较古老、费时，但设备较简单。物理分析法较新颖，操作方便，但价格昂贵，如导热式气体分析器、红外线二氧化碳分析器等。

3. 运动方案

运动方案多采用平板运动，也有采用功率车、手臂摇轮运动、台阶试验等方法。要注意由于活动肌数量和机械效率的差异，不同的运动方式所测得的最大吸氧量有所不同。参与运动的肌群越多，所测得的 VO_2max 越高。通常以平板运动测定的结果为基准（表3-14）。

表3-14　不同运动方式所获 VO_2max 的差异

运动方式	VO_2max	运动方式	VO_2max
活动平板（坡度≥3%）	100%	手臂摇轮运动	65%~70%
活动平板（坡度<3%）	95%~98%	手臂与腿联合运动	100%
直立踏车	93%~96%	游泳	85%
卧位踏车	82%~85%	台阶试验	97%
单腿直立运动	65%~70%		

九、肺功能与运动气体代谢测定

肺功能检查包括肺容积、通气功能、最大呼气流量 - 容积曲线、呼气高峰流量、气道阻力、肺弥散功能测定、心肺功能运动试验和呼吸肌功能测定等。主要反映呼吸生理功能变化，不能单独据此确定病因。某些检测指标个体差异大；某些指标受主观因素影响较大，重复性差。临床应用时应结合其他指标进行综合分析。

（一）肺容积

据肺和胸部扩张与回缩的程度，肺内容纳气量产生的相应改变，可分为 4 种基础肺容积和 4 种基础肺容量。受检者取立位或坐位，上鼻夹、咬口器与肺量计相连，平静呼吸 5 次后测定。测得值须以受试者体温、大气压、饱和水蒸气压进行校正。

（二）肺通气功能测定

肺通气功能是指在单位时间内随呼吸运动出入肺的气量和流速，又称动态肺容积。凡能影响呼吸频率、呼吸幅度和流速的生理、病理因素，均可影响通气量。

1. 静息通气量

静息通气量是指在平静呼吸时每分钟的通气量。潮气量乘以每分钟呼吸次数即为每分钟静息通气量。

测定方法：受试者于测定前需安静休息。一般应用肺量计测定，从平静呼吸曲线测量每分钟通气量。由于通气功能有极大的储备，除非有严重通气障碍，一般静息通气量不会出现异常。

2. 肺泡通气量

肺泡通气量（alveolar ventilation，V_A）是指安静状态下每分钟进入呼吸性细支气管及肺泡参与气体交换的有效通气量。计算方法：$V_A = (V_T - V_D) \times RR$。

V_D 为生理无效腔。正常值：一般为 $3 \sim 5.5$ L/min。

3. 最大通气量

最大通气量为单位时间内最大的呼吸量，它反映呼吸动态功能，是测定通气功能中较有意义的一种。

测定方法：一般应用肺量计测定。嘱受试者在一定时间内做深而快的呼吸，进而求得每分钟最大通气量。最大通气量减少见于以下情况：肺活动度受限，如肺间质纤维化和大量胸腔积液；气道阻力增加，如各种慢性阻塞性肺疾病或支气管肿瘤；呼吸肌力量的减弱或丧失，如脊髓灰质炎和重症肌无力；脊椎活动障碍，如类风湿性脊柱炎和脊柱畸形。

4. 用力肺活量

用力肺活量（forced vital capacity，FVC）旧称时间肺活量，是深吸气至肺总量（total lung capacity，TLC）位后以最大用力、最快速度所能呼出的全部气量。第一秒用力呼气量（forced expiratory volume in one second，FEV_1）是指最大吸气到 TLC 位后，开始呼气第一秒内的呼出气量，常以 $FEV_1/FVC\%$ 或简称 "一秒率" 表示。

5. 最大呼气中期流量

最大呼气中期流量（maximal mid-expiratory flow curve，MMEF or MMF）是由 FVC 曲线计算得到的用力呼气肺活量 25%~75% 阶段的平均流量。

（三）最大呼气流量 – 容积曲线

最大呼气流量 – 容积曲线（maximal expiratory flow-volume curve，MEFV）简称 "流量 –

容积曲线"（V-V 曲线），是指受试者在深吸气后做最大用力呼气过程中，将其呼出的气体容积与相应的呼气流量描记的曲线（图 3-1）。

1. 反映小气道功能指标

V_{50}（50% 肺活量最大呼气流量）、V_{25}（25% 肺活量最大呼气流量）。

2. 反映大气道功能的指标

呼气流量峰值（peak expiratory flow，PEF）、V_{75}（75% 肺活量最大呼气流量）。

3. FVC

正常参考值及正常预计值公式参考当地正常值。

当 PEF、V_{75}、V_{50}、V_{25} 实测值/预计值 <70% 为异常，55%~69% 为轻度降低，40%~54% 为中度降低，<40% 为重度降低。当 FVC 实测值/预计值 <80% 为异常，60%~79% 为轻度降低，40%~59% 为中度降低，<40% 为重度降低。

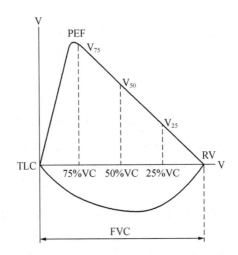

图 3-1　正常人 MEFV 曲线即主要测量指标

第二节　日常生活能力评定

一、日常生活活动能力评定

（一）日常生活活动能力

日常生活活动能力是人在独立生活中反复进行的、必需的基本活动能力，包括进行衣、食、住、行和个人卫生等的基本动作和技巧。日常生活活动能力（activity of daily living，ADL）评定就是用科学的方法，了解和概括功能残疾者日常生活中各项基本功能状况。ADL 是综合功能评定的重要组成部分，是确立康复目标、制订康复治疗计划、评估康复疗效的重要依据。日常生活活动分为以下两类。

1. 基础性日常生活活动

基础性日常生活活动（basic ADL，BADL）是指人们在日常生活中生存和保持健康所必需的基本活动，包括进食、穿衣、如厕、行动、交流和解决问题等。

2. 工具性日常生活活动

工具性日常生活活动（instrumental ADL，IADL）是指人们维持独立生活所进行的在各种环境中利用各种可以利用的工具才能完成的活动，包括使用电话、购物、做饭、洗衣、使用交通工具、在社区内休闲活动等。

（二）ADL 的评定方法

ADL 基本评价方法有提问法、观察法、量表检查法等，其中量表检查法是临床及科研中最常用的 ADL 评价方法。目前临床上常用的 ADL 评定量表有 Barthel 指数、Katz 指数、修订的 Kenny 自理评定、PULSES 等。常用的 IADL 评定量表有功能活动问卷、快速残疾评定量表等。其中评定日常生活活动的 Barthel 指数最常用。

（1）Barthel 指数（表3-15）：主要用于瘫痪患者 ADL 评定，共检测 10 项活动内容，根据患者完成某项活动的依赖程度分为 0 分、5 分、10 分、15 分 4 个功能等级，满分 100 分。得分越高，独立性越好，依赖性越小。该量表评定简单、可信度高，广泛用于临床。

表 3-15 Barthel 指数评分标准

项目	分数	内容	评分
一、进食	10	自己在合理的时间内（约 10 秒吃一口）可用筷子取食眼前的食物。若需辅具时，应会自行穿脱	
	5	需部分帮助（切面包、抹黄油、夹菜、盛饭等）	
	0	依赖	
二、转移	15	自理	
	10	需要少量帮助（1 人）或语言指导	
	5	需两人或 1 个强壮、动作娴熟的人帮助	
	0	完全依赖别人	
三、修饰	5	可独立完成洗脸、洗手、刷牙及梳头	
	0	需要别人帮忙	
四、上厕所	10	可自行进出厕所，不会弄脏衣物，并能穿好衣服。使用便盆者，可自行清理便盆	
	5	需帮忙保持姿势的平衡，整理衣物或使用卫生纸。使用便盆者，可自行取放便盆，但需依赖他人清理	
	0	需他人帮忙	
五、洗澡	5	可独立完成（不论是盆浴或淋浴）	
	0	需别人帮忙	

项目	分数	内容	评分
六、行走（平地 45 m）	15	使用或不使用辅具皆可独立行走 50 m 以上	
	10	需要稍微扶持或口头指导方可行走 50 m 以上	
	5	虽无法行走，但可独立操纵轮椅（包括转弯、进门及接近桌子、床沿）并可推行轮椅 50 m 以上	
	0	需别人帮忙	
七、上下楼梯	10	可自行上下楼梯（允许抓扶手、用拐杖）	
	5	需要稍微帮忙或口头指导	
	0	无法上下楼梯	
八、穿脱衣服	10	可自行穿脱衣服、鞋子及辅具	
	5	在别人帮忙下、可自行完成一半以上的动作	
	0	需别人帮忙	
九、大便控制	10	能控制	
	5	偶尔失禁（每周＜1 次）	
	0	失禁或昏迷	
十、小便控制	10	能控制	
	5	偶尔失禁（每周＜1 次）或尿急（无法等待便盆或无法即时赶到厕所）或需别人帮忙处理	
	0	失禁、昏迷或需要他人导尿	
总分			

注：评定标准。100 分为独立；75～95 分为轻度依赖；50～70 分为中度依赖；25～45 分为重度依赖；0～20 分为完全依赖。

（2）功能活动问卷：功能活动问卷（functional activites questionnaire，FAQ）原用于研究社区老年人独立性和轻症阿尔茨海默病，后经修订，内容见表 3-16。

表 3-16　功能活动问卷

项目	正常或从未做过，但能做（0 分）	困难，但可单独完成或从未做过（1 分）	需要帮助（2 分）	完全依赖他人（3 分）
1. 每个月平衡收支的能力，算账的能力？				
2. 患者的工作能力？				
3. 能否到商店买衣服、杂货和家庭用品？				

续表

项目	正常或从未做过，但能做（0分）	困难，但可单独完成或从未做过（1分）	需要帮助（2分）	完全依赖他人（3分）
4. 有无爱好？会不会下棋和打扑克？				
5. 会不会做简单的事情，如点炉子、泡茶等？				
6. 会不会准备饭菜？				
7. 能否了解最近发生的事件（时事）？				
8. 能否参加讨论和了解电视、书和杂志的内容？				
9. 能否记住约会时间、家庭节日和吃药？				
10. 能否拜访邻居、自己乘公共汽车？				
总分				

注：FAQ 分值越高表明障碍越重，正常标准为 <5 分。FAQ 较全面，能较好地反映患者在家庭和社会中的独立程度，提倡在 IADL 中使用。

二、独立生活能力评定

独立生活能力是指个体在家庭中能否自我照顾和在社区中能否生存的能力。

（一）评定方法

目前国际上常用的是功能独立性量表（functional independence measure，FIM），用以评定和记载患者的残疾程度和医疗康复处理的结局。集中反映了伤病对 ADL 的影响，因而可作为创伤者评估的内容。FIM 量表也反映了被测者所需护理的等级，较好地用于评测残疾的严重程度、治疗效果、估计医疗需求等方面。

（二）评定内容

FIM 的评定内容共有 18 个项目，分别评定患者 6 个方面的能力，其具体的评定内容如下（FIM 量表见表 3-17）。

1. 自我护理

（1）进餐：吃、喝，如打开盛放食物的容器，倒水或倒饮料，切肉或食物，咀嚼，吞咽。

（2）梳洗：口腔护理，梳头，洗脸，剃须，化妆（女性患者）。

表 3-17　功能独立性量表

项目				评估日期		
				年　月　日	年　月　日	备注
运动功能	自理能力	1	进食			
		2	梳洗修饰			
		3	洗澡			
		4	穿裤子			
		5	穿上衣			
		6	上厕所			
	括约肌控制	7	膀胱管理（排尿）			
		8	直肠管理（排便）			
	转移	9	床、椅、轮椅			
		10	如厕			
		11	盆浴或淋浴			
	行走	12	步行/轮椅			
		13	上下楼梯			
	运动功能评分					
认知功能	交流	14	理解			
		15	表达			
	社会认知	16	社会交往			
		17	解决问题			
		18	记忆			
	认知功能评分					
FIM 总分						
评估人						

（3）洗澡：在浴池或澡盆中洗颈部以下部位。

（4）穿上衣：有义肢或支具应能自己戴上或取下。

（5）穿裤子：有义肢或支具应能自己戴上或取下。

（6）如厕：如厕前后的脱、穿裤子及便后的清洁。

2. 大小便控制

（1）小便：能控制并能排空。

（2）大便：能控制并能排空。

3. 转移

（1）床、椅、轮椅的相互转移并站起。

（2）进出厕所。

（3）进出浴池或浴室（淋浴）。

4. 行走

（1）下地行走，如坐轮椅可操纵轮椅在室内活动。

（2）上、下一层楼。

5. 交流

（1）理解。正确理解语言。

（2）表达。能清楚地用语言或非语言的方式表达意思。

6. 社会认知

（1）社会完整性。能与他人相处或参加集体活动。

（2）解决问题。能用以前所学知识解决日常生活中遇到的问题。

（3）记忆力。在住院或在社区环境中，知道每天完成的日常活动。

（三）评定标准

根据患者是否需要他人帮助等情况，将患者的功能分为独立和依赖两大类，各包括 2 个功能级别和 5 个功能级别，共计 7 个等级。其评分标准如下。

1. 独立

无须他人帮助即可完成活动。包括 2 个功能等级。

（1）7 分：完全独立。

（2）6 分：有条件的独立。具有下列一项或几项：活动中需要辅助设备；活动需要比正常长的时间；或有安全方面的考虑。

2. 依赖

需他人实施监护或给予帮助，才能进行该项活动。

（1）3～5 分：部分依赖。已经尽了最大努力（＞50%）仍不能独立完成，并需要下列帮助：①监督。需要指导或说服，但不需要体力帮助或身体接触（5 分）。②较少帮助。需要体力帮助或手的接触（4 分）。③较多帮助。除了体力帮助或手的接触，还需要其他帮助（3 分）。

（2）1～2 分：完全依赖。没有尽最大努力（＜50%），需要最大帮助或完全帮助；或不能完成活动。需要帮助的程度：①只尽 25%～50% 的努力，仍需要最大帮助（2 分）。②所尽努力＜25%，完全需要帮助（1 分）。

FIM 最高分 126 分（运动功能评分 91 分，认知功能评分 35 分），最低分 18 分。

126 分：完全独立；108～125 分：基本独立；90～107 分：有条件的独立或极轻度依赖；72～89 分：轻度依赖；54～71 分：中度依赖；36～53 分：重度依赖；19～35 分：极重度依赖；18 分：完全依赖。

三、生活质量评定

(一) 生活质量的概念

1. 定义

生活质量是指不同文化和价值体系中的个体对他们的目标、期望、标准及所关心的事情有关的生存状况的体验。

世界卫生组织十分关注残疾人的生活质量，认为对残疾人不利的社会环境严重影响残疾人的生活质量，这些因素包括健康与卫生状况不良、受教育及就业机会比健全人差、社会歧视甚至社会隔离等。对残疾人生活质量的评定有其特点，应充分考虑个体功能障碍及社会因素造成的后果。

2. 评定内容

生活质量的评定应包括六大方面：①身体功能；②心理状况；③独立能力；④社会关系；⑤宗教信仰；⑥精神寄托。

生活质量是评估康复治疗结局的重要指标之一。世界卫生组织认为，与健康相关的生活质量是指生活于不同文化和价值体系中的个人对其目标、期望、标准及关注问题有关联的生存状况的体验。这是一个内涵丰富的概念，它包括个体的生理健康、心理状况、独立能力、社会关系、个人信仰及与周围环境的关系。

(二) 生活质量评定的方法

1. 访谈法

通过当面访谈或电话访谈，根据患者主观评价在量表上进行评定。

2. 自我报告

患者根据自己的健康状况和对生存质量的理解自行在量表上评分。

3. 观察法

由评估者按量表项目通过观察患者表现而予以评分，此法多用于不能作答或不能提供可靠回答的患者，如精神病患者、阿尔茨海默病患者或植物人。

4. 量表评定法

量表评定法是目前广为采用的方法，具有较好的信度、效度和敏感度。

(三) 生活质量评定的常用量表

1. 世界卫生组织生活质量测量表

它是 WHO 在近 15 个不同文化背景下经多年协作研制而成，内容涉及六大方面的 24 个小方面。为便于操作还研制了只有 26 个条目的世界卫生组织生存质量测定量表简表（WHOQOL-BREF），其中文版已成为我国医药卫生行业标准。

2. SF-36 简明健康状况量表

SF-36 简明健康状况量表是美国医学结果研究组开发的一个普适性量表，由 36 个条目组成，内容包括躯体功能、躯体角色、躯体疼痛、总的健康状况、活力、社会功能、情绪角色和心理卫生 8 个领域。

3. 健康生存质量表

健康生存质量表包括日常生活活动、走动或行动、躯体性功能活动、社会功能活动等方面。

4. 疾病影响程度量表

疾病影响程度量表包含 12 个方面 136 个问题，覆盖活动能力、独立能力、情绪能力、警觉行为、饮食、睡眠、休息、家务、文娱活动等方面，用以判断伤病对躯体、心理、社会健康造成的影响。

5. 生活满意度量表

对生活满意度分为从完全不同意到完全同意 7 个等级，有 5 个项目的回答，从 7 个判断中选取 1 个。简便易行，且敏感度较高。

（四）生活质量评定在医学中的应用

生活质量的评定目前已广泛应用于社会的各个领域。在医学领域主要应用于人群健康状况的评估、资源利用的效益评价、临床疗法及干预措施的比较、治疗方法的选择与抉择等。在康复医学领域，该评定广泛用于脊髓损伤、脑卒中、糖尿病、高血压、肿瘤、截肢等疾病的康复评定中。

第三节　语言和吞咽功能评定

语言是人类特有的认知功能和交际工具，其表现形式包括口语、书面语和姿势语（如手势、表情及手语等）。言语是指语言体系中应用声音进行交流的口语，言语需要口唇和舌等发音器官的协调运动。

人类大脑每天加工处理大量信息，其中最重要和最大量的是语言符号（听觉和视觉符号）信息，这些语言符号信息，从最初的感知辨认、理解感受，到言语表达，都需要在脑内进行处理。因此，脑是语言的重要基础。大脑损伤可影响语言行为，导致涉及构成语言的听、说、读、写 4 个主要方面功能受损，发生包括言语及书面语、手势语等交流能力的功能障碍。对于言语障碍，目前尚无统一的分类标准，临床常见的言语障碍有失语症和构音障碍等。

言语功能评定通过与患者交流并进行相应的功能检查，用以观察和判断患者有无言语功能障碍，了解障碍的性质、类型和程度，以制定适宜的治疗方案，取得良好的治疗效果。

一、失语症评定

失语症是言语获得后的障碍，由于大脑功能受损而引起语言能力丧失或受损，常表现为听、说、读、写、计算等方面的障碍。常见的病因有脑血管病、脑外伤、脑肿瘤、感染等，其中最常见的病因是脑卒中。失语症的表现形式取决于脑损害的部位，一般主要分运动性和感觉性两大类，表现为语言表达和理解能力的障碍。失语症常合并阅读、书写及计算等方面的障碍。

（一）症状

脑损害所产生的失语症状，由听、说、读、写4个方面表现出来，因此，失语的症状可以从听觉理解障碍、口语表达障碍、阅读障碍和书写障碍4个方面进行描述。

1. 听觉理解障碍

（1）语义理解障碍：患者能正确辨认语音，但部分或全部不能理解词义。

（2）语音辨识障碍：患者能像常人一样听到声音，但对听到的声音不能辨认，典型者称为纯词聋。

2. 口语表达障碍

根据患者谈话的特点将失语的口语分为流畅型和非流畅型。

（1）发音障碍：言语含糊不清。但应注意与周围神经肌肉损害时所发生的构音障碍相区别。

（2）说话费力：说话不流畅，常以表情、手势或深呼吸辅助说话。

（3）错语：表现为语音错语、词义错语和新语。新语是指用无意义的词或新创造的词代替说不出的词，如将"鼻子"说成"祖子"，将"火柴"说成"欺志"等。

（4）语法错误：包括失语法和语言错乱。失语法又称电报式语言，说话断断续续、不连贯，不符合语法，如问及"你是怎么到这里来的?"答"车……来"。语言错乱指句子中实意词和虚词错用、关系紊乱。

（5）找词困难：谈话中难以准确说出欲表达的词。

（6）复述困难：不能准确复述他人的话。

（7）刻板语言：完全不能复述，只能说几个固定的词组，或者只能发出刻板语言，如"八""八""妈妈"。

3. 阅读障碍

因脑损伤致阅读能力受损称失读症。阅读包括朗读和对文字的理解两种不同的功能，失读症可伴或不伴有朗读障碍，表现为不能正确朗读和理解文字，或能够朗读但不能理解朗读的内容。

4. 书写障碍

由于脑损伤致书写能力受损或丧失称失写症。书写不仅涉及语言本身，还涉及视觉、运动觉、视空间功能和运动功能等，因此，书写比其他语言功能更复杂。上述任何方面发生障碍，均可影响书写。分析书写障碍时，要仔细辨别障碍出自何处，判断书写障碍是否确系失语性质。常见以下表现：书写不能、构字障碍、镜像书写、书写过多、惰性书写、语法错误。

（二）分类

至今尚无一致认可的失语症分类方法。根据我国最常用的改良波士顿失语症诊断分类，将失语症主要分为以下几种。

1. 外侧裂周失语

病灶在外侧裂周围，患者均表现为复述困难。包括 Broca 失语、Wernicke 失语、传导性失语。

2. 分水岭区失语

分水岭区失语包括经皮质运动性失语、经皮质感觉性失语和经皮质混合性失语。经皮质运动性失语能理解和复述，但口语困难；经皮质感觉性失语理解能力差但言语流畅；经皮质混合型理解和口语能力均差，但能复述。

3. 完全性失语

完全性失语表现为表达和接受能力均丧失，是失语症中最严重的一种。

4. 命名性失语

以命名障碍为唯一或主要障碍的失语症，是失语症中最轻的一种，患者理解、复述功能好，口语流利，多为虚词、错语，出现特征性的空话、赘语，不能表达信息。病灶多位于大脑优势半球角回或颞中回后部。

5. 皮质下失语综合征

皮质下失语综合征包括丘脑性失语和基底核性失语。

6. 纯词聋

患者相对言语流畅，有很好的理解能力，但不能复述，并有一定音素上的混乱，其病变在感觉性失语和运动性失语病变之间。

7. 纯哑症

单纯的发音障碍。说话慢、费力、声调较低，语调和发音不正常，但说话时语句的文法结构仍然完整，用词正确，听理解正常，不能复述命名、朗读。阅读、书写可正常。可能为中央前回下部或其下的传出纤维受损所致。

8. 失读症

不能认识和理解书写或印刷的字词、符号、字母或色彩，与大脑优势半球内侧枕额脑回损伤有关。

9. 失写症

书写功能受损或丧失，与大脑优势半球额叶中部后侧脑回部的运动性书写中枢损害有关。

各种失语症的鉴别详见表3-18。

表3-18　各种失语症一览表

类型	病灶部位	自发语言	听理解	口语复述	命名	阅读	书写
Broca 失语	优势侧额下回后部或皮质下	非流畅，费力，电报式	正常或轻度障碍	重度障碍	重度障碍	正常或轻度障碍	重度障碍
Wernicke 失语	优势侧颞上回后1/3区域及其周围部分	流畅,错语	重度障碍	重度障碍	重度障碍	重度障碍	重度障碍

类型	病灶部位	自发语言	听理解	口语复述	命名	阅读	书写
传导性失语	优势侧颞叶峡部、岛叶皮质下的弓状束和联络纤维	流畅，有踌躇及语音错语	正常或轻度障碍	中、重度障碍	中度障碍	正常或轻度障碍	中度障碍
命名性失语	优势侧颞、顶、枕结合区	流畅、内容空洞	正常或轻度障碍	中、重度障碍	中度障碍	正常或轻度障碍	中度障碍
经皮质运动性失语	优势侧额叶内侧面运动辅助区或额叶弥散性损害	非流畅	正常或轻度障碍	轻度障碍	轻度障碍	正常或轻度障碍	重度障碍
经皮质感觉性失语	优势侧颞、顶、分水岭区，主要累及角回和颞叶后下部	流畅、错语、模仿语	中度障碍	中度障碍	中度障碍	轻、中度障碍	中、重度障碍
经皮质混合性失语	优势侧分水岭区大灶	极少	重度障碍	重度障碍	重度障碍	重度障碍	重度障碍
完全性失语	颈动脉或大脑中动脉分布区	极少	重度障碍	重度障碍	重度障碍	重度障碍	重度障碍

（三）评定方法

目前尚无统一的失语症评定方法。国外较为常用的评定方法是波士顿诊断性失语症检查（the boston diagnostic aphasia examination，BDAE）和西方失语检查套表（the western aphasia battery，WAB），国内常用的是汉语失语检查法（aphasia battery of Chinese，ABC）。

1. BDAE

BDAE 包括语言功能本身的检查和非语言功能的检查。主要特点：突出了对患者对话与自由叙述时言语交流信息量及流利程度的检查，可确定患者言语表达和理解的水平与特征；制定了失语症严重程度、发音和言语特征的分级标准，便于比较、评价患者口头言语的交流能力；除对失语症进行上述半定量分析外，还对每个患者语言障碍进行质的分析，即言语特征的分析，包括节奏、短语长度、构音能力、语法形式、错语、复述和找词能力；与临床联系密切，可与临床常见的失语综合征相对应，有利于判断病变部位，对失语症做出诊断和分类，确定治疗方案。缺点是项目繁多，检查所需时间过长。

2. WAB

WAB 主要优点：内容较为精练，可在 1 小时内完成检查，实用性好；可以从失语检查结果计算出失语商、操作商和皮质商。上述指标常用于失语症的诊断和研究；检查法言语功能部分（口语检查）的亚项记分（如自发谈话、听理解、复述和命名等项），可以对失语症的分类做出判断。

3. ABC

ABC 亦称中国康复研究中心失语症检查法，是一套适用于国内说汉语者的言语测查方法。检查内容由 30 个分测验组成，包括九个大项目：听觉理解、复述、说、出声读、阅读理解、抄写、描写、听写和计算。此检查只适合成人失语症患者，一般由参加过培训或熟悉检查内容的检查者来进行。

该检查法已通过标准化研究，并在我国多个省市的一些医院中推广应用，常见失语症的类型和特征见表 3-19。在日常的临床工作中，通过与患者接触，可初步判断患者有无失语症及失语症的类型和特征。

表 3-19　常见失语症的类型和特征

失语症类型	特征
运动性失语（Broca 失语）	非流利性失语，语量稀少，明显语调障碍，多有朗读困难及书写不正常。大多伴有右侧偏瘫
感觉性失语（Wernicke 失语）	流利性失语，尽管语量多，发音及语调正常，却空话多，不能表达意思，朗读及书写障碍。多不伴有偏瘫
传导性失语	突出表现为复述障碍，与口语流利性和理解障碍不成比例
命名性失语	突出表现为失名词性失语，名词和代名词最常受累
经皮质运动性失语	复述好，其他表现与 Broca 失语相似
经皮质感觉性失语	复述好至极好，其他表现与 Wernicke 失语相似
完全性失语	所有语言功能均严重障碍或完全丧失，常伴有严重神经系统体征

4. 失语症严重程度评定

目前，国际和国内都采用 BDAE 中失语症严重程度分级。BDAE 失语症严重程度分级如下。

0 级：无有意义的言语或听觉理解能力。

1 级：言语交流中有不连续的言语表达，但大部分需要听者去推测、询问。可交流的信息范围有限，听者在言语交流中感到困难。

2 级：在听者的帮助下，可能进行熟悉话题的交谈，但对陌生话题常常不能表达出自己的思想，使患者与检查者都感到进行言语交流有困难。

3 级：在仅需要少量帮助或无帮助的情况下，患者可以讨论几乎所有的日常问题。但由于言语或理解能力的减弱，某些谈话出现困难或不大可能。

4 级：言语流利，但可观察到有理解障碍，思想和言语表达尚无明显限制。

5 级：有极少的可分辨得出的言语障碍，患者主观上感到有点困难，但听者不一定能明显觉察。

二、构音障碍评定

构音障碍是指因神经和肌肉系统器质性损害所致言语肌肉无力、张力异常和运动不协调等引起的发音、音调、共鸣及韵律等言语运动控制紊乱。大多数构音障碍患者，发音动作是其主要的言语障碍。构音障碍有多种，其病因各异，治疗方法也不相同，因此，对构音障碍的评定和分类是很重要的。

（一）症状及分类

1. 运动性构音障碍

运动性构音障碍分为以下6种类型。

（1）痉挛性构音障碍：又称中枢性构音障碍。因上运动神经元损伤所致构音肌群张力增高及肌力减弱而引起。主要表现为声母不清、说话缓慢费力、声音嘶哑、音量和音调缺乏控制、鼻音较重等。多见于双侧多发性脑卒中、运动神经元病、多发性硬化及痉挛性脑瘫等，常伴有吞咽困难和强哭强笑等症状。

（2）弛缓性构音障碍：又称周围性构音障碍。因参与口语动作的肌肉、呼吸肌或支配这些肌的下运动神经元病损致受累肌弛缓无力、肌萎缩而不能正常说话。主要表现为鼻腔漏气致语句短促，咽肌、软腭瘫痪致辅音发音不准，口腔呼气压力不足使声母发音无力等。可伴有舌肌颤动与萎缩，吞咽困难，进食易呛，食物常从鼻孔流出。多见于脑神经麻痹、延髓性麻痹、肌肉本身障碍等。

（3）运动过强性构音障碍：多见于锥体外系病变如舞蹈症、手足徐动症等，由于构音器官的不随意运动，突出表现为口语韵律改变，发音高低、长短、快慢不一，字词间隔变化极大等。患者难以重复音节或发出长元音。

（4）运动减退性构音障碍：多见于锥体外系病变如帕金森病，主要表现为发音低平、单调，第一字音重复似口吃，语速加快和声音嘶哑。

（5）小脑性构音障碍：又称共济失调性构音障碍。见于遗传性共济失调、多发性硬化、脑血管病、肿瘤或炎症等累及小脑或其传入、传出通路，造成构音肌群运动范围、方向的控制失调。表现为发音不清、震颤、语音语调不规则、间隔停顿不当、语速减慢等。多伴肢体共济失调、眼球震颤等小脑体征。

（6）混合型构音障碍：有些神经疾患损及与说话动作有关的一个以上的神经、肌肉机制，出现多种运动障碍，其构音障碍更为复杂，表现为各种类型的混合。可见于肌萎缩侧索硬化、多发性硬化和威尔逊病等。

2. 器质性构音障碍

由于构音器官的形态异常导致功能异常而出现的构音障碍。原因有先天性唇腭裂、巨舌症、先天性面裂、外伤致构音器官形态及功能损伤、神经疾病致构音器官麻痹等。最常见的是腭裂。

3. 功能性构音障碍

错误构音呈固定状态，但找不到构音障碍的原因，即构音器官无形态异常和运动功能异常。

（二）评定方法

构音障碍的评定包括构音器官功能评定和构音评定两部分，以下仅介绍第一部分。

1. 构音器官功能评定

通过对构音器官形态及粗大运动的观察，如呼吸情况、喉、面部、口部肌肉、硬腭、腭咽机制、舌、下颌及反射等，确定构音器官是否存在器质异常和运动障碍。该评定常需要结合实验室检查、言语或语言评定才能做出诊断。

方法：①听患者说话时的声音特征；②观察患者的面部运动及呼吸状态；③让患者做各种言语肌肉的随意运动。

2. 仪器检查

依靠现代化的仪器设备，对说话时口腔、咽喉和鼻腔的情况进行直接观察，对各种声学参数进行实时分析，并进行疗效评价。

检查仪器：①鼻流量计检查；②喉空气动力学检查；③纤维喉镜、电子喉镜检查；④电子门图检查；⑤肌电图检查；⑥电子喉镜分析系统等。

三、吞咽障碍评定

吞咽障碍是指由于下颌、唇、舌、软腭、咽喉、食管括约肌或食管功能受损，不能安全有效地把食物由口送到胃内以取得足够营养和水分的一种进食困难。多见于脑损伤患者，如脑卒中、脑外伤、帕金森病等，表现为饮水呛咳、液体或固体食物滞留口腔、哽噎等。

（一）评定目的

了解患者是否存在吞咽障碍及吞咽障碍的类型、程度及其预后。查找病因，预防并发症，为制定治疗方案、评定康复治疗效果、指导安全喂食和安全宣教提供理论依据。

（二）评定内容及方法

1. 临床检查

包括患者的既往史、高级脑功能和意识状态、认知功能，主观上吞咽异常的详细描述，观察是否存在气管插管、鼻饲管或胃造瘘；了解患者目前的进食方式、食物类型和营养状态。

（1）与吞咽有关的口颜面功能评估：直接观察后行量表评定。

（2）吞咽功能评定。

1）触摸吞咽动作。

2）反复唾液吞咽试验：它是观察引发随意性吞咽反射的一种简单方法，具体操作步骤如下。①患者取坐位，卧床患者应采取放松体位。②检查者将示指横置于患者甲状软骨上缘，嘱患者做吞咽动作。当确认喉头随吞咽动作上举、越过示指后复位，即判定完成1次吞咽反射。当患者诉口干难以吞咽时，可在其舌上滴注少许水，以利吞咽。③嘱患者尽快吞咽，并记录完成吞咽次数。老年患者在 30 秒内能达到 3 次吞咽即可。一般有吞咽困难的患者，即使第 1 次吞咽动作能顺利完成，接下来的吞咽动作也会变得困难，或者喉头尚未充分上举就已下降。

3）洼田饮水试验：洼田饮水试验是由日本学者洼田俊夫提出的，分级明确，操作简单，利于选择有治疗适应证的患者。但是该检查根据患者主观感觉，与临床和实验室检查结果不一致的很多，并要求患者意识清楚并能够按照指令完成试验。

具体操作方法：患者端坐，喝下 30 mL 温开水，观察所需时间和呛咳情况。

1 级（优）能顺利地 1 次将水咽下。

2 级（良）分 2 次以上，能不呛咳地咽下。

3 级（中）能 1 次咽下，但有呛咳。

4 级（可）分 2 次以上咽下，但有呛咳。

5 级（差）频繁呛咳，不能全部咽下。

评价。正常：1 级，5 秒内；可疑：1 级、5 秒以上或 2 级；异常：3~5 级。

疗效判定标准如下。

治愈：吞咽障碍消失，饮水试验评定为 1 级。

有效：吞咽障碍明显改善，饮水试验评定为 2 级。

无效：吞咽障碍改善不显著，饮水试验评定为 3 级以上。

（3）摄食 - 吞咽过程评定：通过意识程度、进食情况、唇、舌、咀嚼运动、食团运送情况，吞咽后有无食物吸入、残留等相关内容来观察和评定摄食 - 吞咽过程中各个阶段出现的问题。

2. 影像学检查

（1）吞咽造影录像：目前公认的最全面、最可靠、最有价值的吞咽功能检查方法，就是在 X 线透视下对口腔、咽喉、食管的吞咽运动进行的特殊造影检查。

（2）纤维内镜吞咽功能检查：①纤维内镜由鼻孔进入；②食用染成蓝色的牛奶、乳蛋粉、固体食团；③观察咽壁、喉和会厌的运动，咽时相吞咽活动速度，误咽等情况。此项检查对确定咽时相吞咽障碍、吸入性肺炎、误吸危险性、最初摄食途径、恢复经口摄食时机和选择何种食团稠度均有帮助。

3. 其他检查

（1）测压检查：目前唯一能定量分析咽部和食管力量的检查手段。

（2）超声检查：通过放置在颏下的超声波探头对口腔期、咽部期吞咽时口咽软组织的结构和动力，以及舌、舌骨、喉的运动，食糜的转运、咽腔的食物残留情况进行定性分析。它是一种无创无放射性的检查，能在床边检查，并能为患者提供生物反馈。

（3）肌电图检查：一般使用表面肌电图，即将电极贴于吞咽活动肌群的表面，检查吞咽活动时肌群活动的生物电信号。

第四节　认知功能评定和心理测验

人们对于客观世界的认识，包括了感知和认知两个过程。感知是客观事物的个别属性和整体属性在人脑中的反映，包括感觉和知觉两个方面。感知功能的障碍在临床上常表现为失认症和失用症。认知是人们从周围世界获得知识及使用知识的过程，主要涉及注意、记忆、学习、信息加工与整理、抽象思维和判断、目标行为的制定与执行等方面。认知主要反映大脑额叶和颞叶的功能。当大脑出现器质性病变时会出现认知功能的障碍。常见的可引起认知障碍的疾病主要有脑血管意外、颅脑损伤、痴呆、脑性瘫痪、药物中毒等。原发性精神障碍患者亦可出现认知方面的问题。

一、认知功能评定

在进行认知功能评定时首先应从询问病史，以及从临床观察开始，然后再选择评定量表。认知功能评定的内容一般包括定向力、注意力、记忆力、综合思维能力、解决问题能力等方面。其中每一项障碍都有具体的评定方法，主要在作业治疗中应用。

1. 记忆功能评定

记忆是人们对过去所经历事物的反映，以往感知过和经历的事物在大脑留下的痕迹；分瞬时记忆、短时记忆和长时记忆 3 种，包括识记、保存和回忆 3 个基本过程。韦氏记忆量表是目前应用较广的成套记忆测试。

2. 注意力评定

注意力是对事物的一种选择性反应。虽然注意力是一种很重要的认知功能，几乎对认知功能的所有方面均有影响，但其特点很难定义。注意力障碍可导致耐力下降、注意分散、易受干扰及反应迟钝，还不可避免地影响定向力，主要是时间定向，有时亦累及地点定向。根据受累的部位不同，注意力障碍亦有不同的临床表现。对注意力的检查不是成套测试，可以根据临床需要来选用。

3. 痴呆量表评定

主要是简易精神状态检查量表（mini-mental status examination，MMSE），它由 Folstein 等于 1975 年编制而成，是当前国际上最具影响力的标准化智力状态检测工具之一。适用于对老年人认知障碍的简便筛选，也是临床上建立认知损害诊断的依据。具有简便易行、实用有效、有助于标准化等特点，在痴呆诊断中的敏感性为 92.5%，特异性为 79.1%。

4. 智力评定

智力是获得知识、保持知识、理解和推理、应对新环境和解决问题的能力，是观察力、判断力、创造力和思维能力的总和。智力测验既是以测验方式衡量个体智力水平的一种科学方法，也是康复评定常用的检测手段，可用于脑损伤患者的智力评估，并可根据检测结果指导患者进行康复训练。

二、失认症评定

失认症是指视、听、触等躯体感觉正常，但缺乏对这些感觉信息进行正确分析和识别的能力，从而造成对所感知事物的认识障碍。病变部位主要位于非优势半球的顶叶。失认症除表现为视觉失认、听觉失认和触觉失认外，还有单侧空间失认、疾病失认、手指失认、空间关系及位置障碍等。

1. 视觉失认

视觉失认指患者在视觉正常情况下，不能辨别所看到的物体、颜色、图画等的名称和作用，但是通过触觉或听觉等其他感觉，则可辨认。

2. 单侧空间失认

单侧空间失认又称单侧忽略，是指患者对于大脑病变对侧的一半空间内的物体和自身身体不能辨别，也不会自觉地转动头部观察那一侧的事物，但患者的视野可以是正常的。

3. 疾病失认

疾病失认指患者意识不到自身所患疾病，因而否认患病，对自身不关心、淡漠、反应迟钝的一种状态。评定方法：临床观察及交谈。

4. 手指失认

手指失认指患者对自己和他人的个别手指不能辨别和命名，不能按指令出示所要求的手指。评定方法：要求出示某一手指，或是做某一手势，如不能则为阳性。

5. 空间关系及位置障碍

空间关系及位置障碍指患者不能辨别两件物品之间或物品与自己之间的空间关系，不能分辨左右，不能在地图上指出他所居住的城市，或是不能说出从自己家到工作地点所经过的路线。

三、失用症评定

失用症是指在没有运动、感觉、反射或理解、注意等方面障碍的情况下，患者由于脑部的损伤而不能进行原本能完成的、有目的的动作。其病变部位多位于顶叶。其主要表现有以下几种。

1. 结构性失用

结构性失用是以空间关系及位置障碍为基础的一种失用症，主要表现为不能描绘简单的图形，不能正确组合不同的图形或模型。

2. 意念运动性失用

意念运动性失用指患者知道该做什么，但不能正确地完成想要完成的动作。这是由于意念中枢与运动中枢之间的联系受损导致的。

3. 意念性失用

意念性失用指患者既不能自主地也不能按照指令去完成一套有目的的动作。患者有时能完成这套动作中的一些分解动作，但不能把它们逻辑地连贯起来，主要表现为无法正确地使用和放置日常惯用的物品，如穿衣时左右穿反、从空杯中喝水、把牙膏挤到剃须刀上等。这是由意念中枢受损所致。

四、心理测验分类

心理测验是测验心理和行为现象的技术和工具，是用较客观的数量化方法，对个体心理差异进行相对比较和分析的过程。目前，标准化心理测验在我国临床医学中已经广泛应用，如在精神科常用于精神障碍病因的测查、辅助诊断、治疗、康复的疗效评价；在心理门诊是心理诊断的重要手段；在神经科及康复科常用于脑损害患者的神经心理功能的评定和康复效果的观察指标。此外，在其他各科也在大量应用。认知功能和心理功能属同一生理功能范畴，故心理测验与脑认知功能评定有密切联系。

（付德利　张清华　李艳霞）

第四章　康复治疗技术

第一节　物理治疗

物理疗法是现代医学的一种非药物治疗方式，根据人体对物理刺激所产生的生理反应及效果以达到治疗及康复的目的。物理治疗是建立在科学理论基础上的学科，并广泛应用于临床与健康领域，是恢复、促进、保持患者最佳身体功能的医疗方法。物理疗法的基本治疗方式是利用物理原理或透过媒介以达到治疗的效果。一般的物理治疗是利用电、光、磁、水、冷冻、加热、力和运动等物理因子刺激人体的生理功能，达到改善血液循环，促进新陈代谢，加强心肺功能，强化肌肉力量及耐力，使关节柔韧，上下肢协调敏捷，使患者疼痛缓解，克服功能障碍，恢复体能，提高生存质量的目的。

一、运动疗法

运动疗法是根据疾病的特点和患者的功能情况，由治疗师徒手或借助器械及患者自身的力量，通过主动或被动活动改善患者局部或整体功能，达到预防、治疗疾病和改善功能障碍的方法。运动疗法是康复医学中主要的和基本的治疗措施之一，包括肌力训练、关节活动度训练、耐力训练、平衡训练、协调性步态训练、促进中枢神经系统损伤后运动功能恢复的技术、手法治疗、牵引技术等，这些治疗措施在促进患者康复方面发挥着重要作用。

（一）肌力增强训练

肌力是指骨骼肌肉收缩时产生的最大的力。根据收缩强度不同，徒手肌力测试将其划分为6级，即0级、1级、2级、3级、4级和5级。5级为正常肌力。其他几级都属肌力减弱，需进行增强肌力训练，以改善运动功能。当肌肉重复一定次数或维持一定时间收缩时，肌肉疲劳，通过超量恢复原理使肌肉纤维增强，肌力增大。肌力有瞬时肌力和较长时间保持的肌力之分，前者称为肌力，后者称为肌肉耐力，但二者密切相关。肌力是肌肉耐力的基础，肌力增强肌耐力也提高。

1. 方法

当肌力为3级或3及以下时，可采用肌肉电刺激、辅助运动、负荷运动、主动运动增强肌力；当肌力为3级以上时，可采用抗阻运动增强肌力。根据骨骼肌肌丝滑行理论及生理学上肌纤维长度＜张力关系，在肌纤维稍长于静息状态的长度时，肌肉收缩产生的张力最大，肌张力增加最易发展肌肉力量。因此，在肌肉收缩时给予阻力负荷以提高该肌肉的肌张力，是增强肌力的基本训练方式，即抗阻训练法。阻力负荷大小要依训练肌群的现有肌力及具体情况而定，抗阻训练方式如下。

（1）等长抗阻训练：指利用肌肉等长收缩进行的抗阻训练。肌肉等长收缩是指肌肉收缩时，肌肉长度不变，肌张力明显升高，肌力显著提高，但不产生关节活动的运动，等长抗阻训练又称静力练习。

1）适应证：主要适用于关节损伤、疼痛、骨折、手术后制动等情况，可预防失用性肌萎缩的发生，保持和促进肌力恢复，改善运动功能。

2）特点：①阻力负荷可以是物品，如墙壁、杠铃、沙袋或力量训练器等。也可以是有力量的其他肌群，如右侧肱二头肌可利用左侧手臂施加阻力，进行等长抗阻练习，或是他人施加阻力。②肌力的增加取决于运动处方的设计，如肌肉收缩次数、持续的时间、每周训练频度及运动强度等。③训练效果以静态肌力增加为主，对改善肌肉之间的协调性效果不如其他训练方式好。④肌力增加的表现为角度特异性，即仅在训练位置20°范围内肌力增加明显，而超过该角度时肌力增加不明显，因此若要提高全关节范围内肌力，可进行多角度等长抗阻训练，若要提高某一功能角度肌力，需仔细设计训练位置。

3）运动处方：常用 Tens 法则，每次收缩持续10秒，休息10秒，重复10次为1组训练，每次训练做10组。

4）注意事项：等长抗阻训练时要自由呼吸，不要憋气，以免引起瓦氏效应，影响心脏功能和血压，尤其是老年人、体弱或有心脏病者更要注意。

（2）等张抗阻训练：该种训练方法指当肌肉运动时，作用于肌肉上的阻力负荷就不再改变，张力也很少变化，关节产生运动，包括向心性运动和离心性运动，因此，也称为动态性外阻力训练法。

1）适应证：任何肌力在1级以上的，无运动禁忌证的肌力减弱者。

2）特点：①肌力增加的同时可使肌肉所跨越的关节运动，有利于关节功能活动的实现。②训练效果以等张测试时最明显，可以改善肌肉的协调性和关节的稳定性。③向心性抗阻训练或离心性抗阻训练取决于患者功能的需要，因为这两种收缩都是人们日常生活中的基本运动方式。④阻力负荷一般为沙袋、拉力器、力量训练器等器械，也可利用自身体重。

3）运动处方：等张抗阻训练以渐进性抗阻训练为代表。根据肌力水平和训练目标设定阻力大小，确定运动强度，在抗阻训练中最多仅能充分完成10次运动的最大阻力称为10次最大重复量，是运动强度指标。用10 RM 的1/2运动强度运动，重复10次，间歇30秒；再以10 RM 的2/3运动强度重复练习10次，间歇30秒；再进行10 RM 运动，重复10次。每天重复3~5次，每周3次，持续8周以上，疗效巩固。

4）注意事项：①施加阻力大小要依患者情况而定，不一定完全按照推荐方法进行。如体衰、年老或其他冠心病高危人群训练负荷要小，少量重复，维持肌力即可。而对体力好、冠心病低危人群以恢复肌力为主者则提倡大负荷、少重复的原则训练。以恢复肌肉耐力和关节活动度为主者则使用较小负荷，较多重复的训练方法。②10 RM 数值是可变的，当肌力增加后，10 RM 就大于肌力较弱时的10 RM。若要进一步增加肌力，可在新的10 RM 基础上，再设定新的运动强度。随肌力训练，10 RM 不断增长，直至一稳定水平。此外，运动强度选择要根据功能需要设定，若以肌肉爆发力量为主，运动强度要较大，重复较少次数；若以肌肉耐力为主，则运动强度稍小，重复次数要增加。

（3）等速抗阻训练：也称等动抗阻训练。首先将受训练肢体固定在等速肌力测定训练仪上，设定机器的角速度。肢体运动全过程中运动的角速度不变，但遇到的阻力则随时变化，以使运动肢体肌肉的肌张力保持最佳状态，从而达到最好的锻炼效果。因而也称变阻练习。

1）适应证：①关节不稳或关节韧带损伤愈合早期不宜使关节韧带承受张力时，可用短弧无应力等速练习及早开始肌力训练，如膝关节屈曲 20°~60° 时，对各种韧带均不产生应力；②各种关节活动度受限的肢体肌力增强训练；③肢体全关节活动范围内的肌力增强训练。

2）特点：①为动力性训练，可在一定关节活动范围内进行，也可在全关节活动范围内进行训练。②运动过程中关节活动的角速度恒定。③运动过程中运动肌肉所承受的阻力是可变的，且机器提供的阻力与肌肉运动的力矩相匹配，不断发生顺应性变化。在肢体运动的全过程中肌肉都可以承受最适宜的阻力，使训练效果最佳。④可做往复运动，使一对拮抗肌都得到锻炼，利于肌力平衡发展，锻炼协调功能。⑤安全性好，不会使肌肉受损。⑥价格较高，技术要求高。⑦速度特异性，指仅在稍低于或稍高于训练速度运动时，肌力增强效果才明显。

3）运动处方：①运动速度。它是等速训练器的特殊指标，一般仪器范围为 0°/s~300°/s。速度越低，肌肉产生的张力、肌腱韧带的应力越小。一般认为运动速度分 3 类：低速运动 <60°/s，中速运动为 60°/s~180°/s，高速运动 >180°/s。由于等速训练有速度特异性特点，所以速度谱康复方案（velocity spectrum rehabilitation program，VSRP）广为接受。主要内容是先以每隔 30°/s 的速度递增，由 60°/s 直至 180°/s，然后再以同样速度递减，由 180°/s 再降至 60°/s 的顺序各做一组训练，每组训练 10 次，每组间隔 30 秒，每完成 1 个 VSRP 需肢体运动 100 次。每周训练 3 次。训练效果以第 10 组峰力矩小于第 1 组峰力矩的 50% 表示。在训练后期，或对较轻的患者也可做非顺序性低速、高速运动交替训练，以适应患者功能需要，但要谨慎设计，密切观察。②运动强度。以肌肉收缩强度占最大收缩时肌力的百分比计算，大于 80% 最大肌力强度为最大收缩训练，小于 80% 最大肌力强度为次极量收缩训练。仪器可显示这个指标，患者可根据自身能力随意控制运动强度，增强肌力或肌肉耐力。③运动幅度。等速训练可根据需要调节运动幅度。一般肌力训练尽量在大幅度或全关节活动范围进行；肌肉、肌腱、韧带愈合早期或关节病变时则宜选择短弧低速练习。

4）注意事项：①注意运动速度设置要合理，不要太高或太低，以免影响肌力发展；②根据患者情况调节运动幅度，并随病情好转不断调整。

2. 适应证

（1）各种原因引起的肌萎缩，肌力减弱：①周围神经损伤后肌萎缩无力；②骨、关节疾病及手术后，颈、项、躯干及四肢肌萎缩无力；③肌病时肌肉萎缩无力；④功能性肌肉无力，如腹肌、盆底肌无力；⑤中枢神经系统疾病引起的软瘫及肌力不平衡。

（2）健身性肌力训练。

3. 训练增强原则

（1）无痛范围内进行训练：康复医学的重要原则就是任何训练应在无痛范围内进行，肌力训练也不例外，疼痛不仅增加患者不适，而且也不能达到预期训练效果。

（2）掌握适宜运动量、运动频度，并在训练过程中根据情况及时调整运动处方，不能一劳永逸。

（3）掌握训练方法的适应证、禁忌证，尤其对冠心病中高危人群如高龄、体弱者更要有专门人员指导训练，密切观察，严防意外。

（4）灵活运用各种不同的训练方法，可分别应用，也可综合练习。常用的综合训练过程：多角度、次大强度等长练习；多角度、最大强度等长练习；短弧度、次大强度等速练习；短弧度、等张练习；短弧度、最大强度等速练习；全幅度、次大强度等速练习；全幅度、最大强度等速练习等。

（二）关节活动度训练

关节活动度有主动活动度与被动活动度之分，通常所说关节活动度是指被动活动度，即在身体放松状态下某关节可被移动的最大范围。受试者自己主动活动某关节可达到的最大范围为主动活动度。一般来讲，被动活动度大于或等于主动活动度，但有时也表现为后者大于前者，可能为受试者主观努力，忍受关节疼痛所致。

关节活动度受许多因素影响，如关节及其相关组织结构、活动或制动情况，性别，年龄，关节局部组织温度等。关节周围肌肉、肌腱、韧带、结缔组织、关节囊、关节软骨等结构正常或平时活动多者，关节活动度较大；关节局部组织温度高，结缔组织松弛，关节活动度大；健康女性关节活动度大于健康男性，青年人大于老年人。上述诸因素的任何变化都可出现关节活动度的改变。当因器质性或功能性原因损害关节功能，使关节活动范围受限时，都可影响患者日常生活能力，甚至造成一系列继发损害，形成功能障碍。因此，在疾病时应注意保持关节活动度，若已发生活动度受限，应积极进行关节活动训练，以便恢复关节活动功能。

1. 方法

（1）被动关节活动训练（passive range of motion，PROM）：它是一种根据关节运动学原理，利用机械、治疗师或患者的另一肢体作用所产生的外力，完成关节各个方向的活动，维持关节活动范围，预防关节挛缩的方法。

（2）肌肉牵拉法：治疗师缓慢地使患者的某一关节被动活动到其活动范围的极限，然后固定关节的近端部分，牵拉关节的远端部分，使短缩的软组织拉长以增加关节活动范围，也可由患者自己依靠姿势主动进行牵拉。牵拉力应柔和、缓慢且持久，使软组织产生足够的张力又不引起疼痛。牵拉应持续30秒以上，重复3次。目前认为，缓慢持续牵拉的机制在于长时间牵拉肌肉可使肌梭的兴奋性减低，牵张反射最小，从而降低静态肌张力，使肌腱松弛，关节活动度增加。功能位牵引法实际上是典型的静态持续牵拉训练方法。

（3）本体感觉神经肌肉易化技术：通过刺激机体本体感觉器官达到改善关节功能的目的。

关节活动训练常用的技术为收缩－放松技术和主缩肌收缩－放松技术。

收缩－放松技术操作要点：先被动牵拉关节肌肉，然后抗阻等长收缩6～8秒，再放松，然后进一步被动牵拉该肌肉，使关节稍疼痛为宜，重复进行上述操作。该过程反复进行3～6次，每周进行3～5次，关节活动度可逐渐扩大。通过兴奋肌腱上高尔基腱器官，抑制肌肉的牵张反射而实现增大关节活动度功能。

主缩肌收缩－放松技术操作要点：牵拉限制关节活动的肌肉，同时与之拮抗的肌肉主动收缩保持20秒，然后受牵拉肌肉收缩6～8秒，再放松，然后再进一步牵拉关节肌肉，再至下一收缩－放松循环。工作机制是拮抗肌收缩交互抑制受牵拉的肌肉，使之放松，促进关节活动度增大。

（4）持续被动关节活动练习（continuous passive motion，CPM）：应用持续被动关节活动训练器被动活动四肢关节的一种练习方法，可根据情况先设定关节活动范围、运动速度、持续时间等指标，使关节活动在无痛范围内进行。

此法适用于各种关节骨折术后、关节炎症、关节挛缩松解术后、关节组织韧带术后，尤其是术后早期和炎症活动期，宜缓慢、小范围持续长时间被动活动关节。关节活动恢复以后或炎症缓解后，可逐渐增加运动速度，缩短运动时间，扩大运动范围。训练每日1次，持续1～2周。CPM可在术后立即应用，国内多在术后第2～3天开始。

CPM扩大关节活动度的机制为缓慢、持续、反复运动防止关节周围组织粘连、挛缩；通过关节面相对运动和关节腔内的加压与减压交替变化，保持关节软骨营养，防止退变；增加关节韧带修复能力；抑制疼痛。

（5）主动关节活动度训练（active range of motion，AROM）：多借助器械进行，如滑轮、肩轮、肩梯、踝关节训练器、肋木、体操棒等，也可主动进行伸展练习。主动关节活动度训练与实际生活活动密切相关，因而有更大的功能意义。

（6）辅助关节活动度训练：较高温度可以增加关节活动度，因此辅助关节活动练习常与一些有温热解痉效应的理疗结合使用，如超短波使深部组织的紧张度降低。使用消炎镇痛剂，如口服或局部外用以达到止痛消炎和肌肉放松的作用。这些方法可与牵拉等方法配合应用。

2. 适应证

适应证：①关节、软组织、骨骼损伤后疼痛；②骨科术后长期制动；③各种疾病所致肌力、肌张力异常；④关节周围软组织瘢痕、粘连、水肿。

3. 训练原则

训练原则：①根据患者情况选择训练方法；②患者体位要舒适，且不妨碍ROM训练；③在无痛范围内训练；④肢体ROM训练，稳定关节近端后再做训练；⑤数个关节活动度都需训练时，可从远端向近端顺序进行，每个关节活动5～10次。

（三）耐力训练

耐力指人体持续进行工作的能力，包括力量耐力、速度耐力、专门耐力和有氧耐力4种，通常耐力训练指有氧运动或有氧耐力训练。有氧耐力训练旨在提高机体心肺功能，调节代谢，改善运动时有氧供能能力，是以身体大肌群参与、较低强度、持续较长时间、有规律运动为主的训练方法。

1. 方法（运动处方）

（1）运动形式：大肌群参与的活动如步行、慢跑、游泳、骑自行车、越野滑雪、滑冰、园艺、家务劳动等活动，均属有氧耐力训练可选择的运动形式。但对年老体衰者，或有残疾妨碍从事上述活动者，力所能及的日常生活活动同样可产生有益的作用，如整理床铺、收拾房间、打扫卫生等。

（2）运动强度：有氧耐力训练的运动强度要根据患者的病情、年龄、心肺功能状况、过去运动习惯及要达到的康复目标，制定出适合患者情况的个体化运动强度方案。表示有氧训练运动强度的常用指标如下。

1）最大吸氧量的百分比（% VO$_2$max）：国际通用方法。最大吸氧量是指单位时间里最大耗氧量，用 L/min 或 mL/（kg·min）表示。该指标可由最大心排血量与最大动静脉氧差相乘计算出来，但通过症状限制性运动试验时收集代谢气体直接测得的结果更为准确，受年龄、性别、有氧运动水平、遗传和疾病的影响。为提高有氧耐力，目前推荐 50%~85% VO$_2$max 强度为有氧耐力训练强度，但低于 50% VO$_2$max 强度的运动更适合于心脏病患者和老年人。

2）最高心率（maximum heartrate，HRmax）的百分比（% HRmax）：最高心率指机体运动至力竭时每分钟的心跳次数，该指标可在极量运动试验中直接测得，也可根据公式计算。年龄相关的最大心率等于 220 - 年龄。目前推荐 60%~90% 的 HRmax 强度为有氧训练强度。此外，也可利用公式计算运动中允许达到的靶心率为 180 - 年龄或（年龄预计最大心率 F: 安静心率）60%~80% + 安静心率。两种计算结果类似，对心脏病患者及老年人靶心率应适当降低。

3）代谢当量数：代谢当量指单位时间内单位体重的耗氧量，以 mL/（kg·min）表示，1 MET = 3.5 mL/（kg·min），与最大摄氧量有同等含义，是常用的运动强度指标。一般认为 2~7 METs 的运动强度适宜有氧耐力训练。

（3）运动持续时间：应结合运动强度、患者健康状况及体力适应情况而定。运动强度与运动持续时间的积为运动量，如果运动强度较高，运动可持续较短时间，反之运动强度低，可进行稍长时间的运动，才能产生运动效果。患者健康状况好，体力适应佳，可采用较长时间的活动；而体力衰弱、高龄、有病者可采用短时间，一日多次，累积运动时间的方式活动。美国疾病控制与预防中心及美国运动医学院向每个美国成年人推荐中等运动强度的运动，少量、多次、每天累计 30 分钟。所谓中等强度的活动是指每天消耗 837 kJ（200 kcal）能量的活动。

运动前应做 5~10 分钟准备活动，运动结束后做 5~10 分钟整理活动。在开始运动训练的 4~8 周运动持续时间可适当短些，之后，逐渐增量至目标时间。

（4）运动频率：取决于运动量大小。运动量若大，机体产生的变化大，持续时间长，可达运动后 24~48 小时，每周训练 3 次即达到理想效果。若运动量小，应增加每周运动次数，最好每天都活动，才能产生最佳训练效应。目前一般推荐运动频度每周 3~7 次。少于每周 2 次不能提高机体有氧耐力。训练效果一般在 8 周后出现，坚持训练 8 个月才能达到最佳效果。如果中断锻炼，有氧耐力会在 1 ~ 2 周逐渐退化。因此，要保持机体良好的有氧做功能力，需坚持不懈地锻炼。

2. 适应证

适应证包括：①不同程度的心肺疾病；②各种代谢性疾病；③其他影响心肺功能的情况，如手术后恢复期，重病后恢复体力等；④维持健康体魄，增强体能，延缓衰老。

3. 训练原则

（1）用规范的方法确定运动强度：如通常用标准踏车运动试验或平板运动试验测定 VO_2max，如用卧位踏车测定时须注明，因为二者结果不同。

（2）有氧耐力训练前进行体检：如未发现明显心肺、骨骼系统疾病者尤其是青壮年，可自由选择自己习惯或喜爱的有氧运动锻炼。有各种慢性疾病，或男性 >40 岁、女性 >50 岁，有较高心肺、骨科疾病危险因素者，应在康复科医师监督指导下进行锻炼，根据情况随时调整运动方案，逐渐适应后，可进展到定期检查指导训练。

（3）注意循序渐进：参加有氧耐力训练，需达到一定的运动量，长期坚持才能见效。训练进程有开始阶段、改善阶段和维持阶段，训练者要遵循这个规律，从小量开始逐渐适应后，再按运动处方量进行锻炼。

（4）持之以恒：有氧耐力训练需长期坚持，才能对机体产生良性作用。如时断时续就不能达到锻炼的目的。若半途中断，训练效果会很快消退。

（5）注意季节变换对训练的影响：气候炎热时，人们锻炼可选择清晨或傍晚凉爽时，有条件者可选择在有空调设施的室内进行，以免大量出汗，机体丢失水盐，影响身体健康。如果出汗较多，要及时补充并注意增加能量。冬季进行耐力训练宜选择温暖之时或室内，以免造成肺损害。

（6）注意防止发生运动损伤：耐力运动很少发生严重运动损伤，但可引起慢性劳损性肌腱炎。预防措施是在运动前做好准备活动，使肌腱有充分的舒展性以适应运动。

（7）针对不同疾病、不同人群、不同训练目的制定相应的运动方案：健康人以提高心肺功能为主，宜选较大强度运动；若训练目的为防治代谢病，则中低强度运动可取得最佳效果；老年人、孕妇或高危疾病患者宜从事低强度短时多次累积的活动。

（四）平衡训练

平衡功能是机体运动功能的重要组成部分，与人体肌肉力量、肌张力、内外感受器及姿势反射活动有关。影响平衡的因素有很多，如支撑面的软、硬、大、小，人体重心的高、低，静态平衡或动态平衡。一般来讲，支撑面较硬、较大，有利于人体平衡；人体重心降低，有利于机体保持平衡；静态平衡容易实现，稳定性较大；而动态平衡则使机体重心处在随时变化之中，机体需要不断调整，找平衡点，恢复起来相对较难，但一旦恢复，功能性活动能力就明显提高，有很大的实际意义。

1. 平衡训练方法

增强无力肌肉的肌力训练；降低痉挛肌肉的肌张力；增强感觉功能，如本体感觉训练。

（1）静态平衡训练：通过持续躯体姿势的肌肉收缩，维持静态情形下的平衡。达到静态平衡可以是自己仔细调整的结果，也可以由他人协助摆放于平衡的位置。静态平衡训练由易到难依次为坐位平衡、跪位平衡、站位平衡和单腿平衡的训练。身体的支撑面由大到小，重心由低到高，机体维持平衡所动员的感觉系统、反射活动由简单到复杂。静态平衡训练是基本的平衡功能训练。

（2）动态平衡训练：患者在有功能需要或受到外力作用的情况下，有意识、无意识地通过姿势肌肉的调整，保持机体平衡状态的能力训练。这种训练也可按静态平衡的训练顺序进行。训练方法有软地面行走、平衡板练习、步行、打游戏、打球、打太极拳等，步行可进行前行、左右侧移、后退等不同方向行走，也可在日常生活活动中练习。

常用方法：治疗师施力于患者，诱发其平衡反应。然后，患者在矫正镜帮助下，自己调整平衡。利用平衡仪进行生物反馈训练也是很好的办法。患者可根据平衡仪显示的数据，不断调整自己的姿势，通过这种方法，患者不仅可了解自己的问题，更重要的是能看到自己的进步，有利于增强信心，促进平衡恢复。静态平衡的评价通常是以静态平衡的保持时间表示，能维持 6~10 秒为正常。动态平衡以平衡完成情况来判定。根据平衡仪来评价身体的摆动度是一种比较客观的评价方法。

2. 适应证

适应证：①肌无力、肌痉挛；②本体感觉缺失；③视、听觉损伤；④各种神经系统疾病与外伤引起的平衡功能障碍。

3. 训练原则

（1）先易后难，先低后高，先静后动，动静结合：动静态平衡训练在同一体位下交叉进行，动态训练有利于静态平衡的稳固，静态平衡训练在患者体验平衡感觉促进动态平衡的恢复中发挥作用，从而使患者平衡能力提高。

（2）训练中注意防护，避免失衡摔伤。

（3）对严重平衡障碍，恢复较困难者，可使用辅助用具，如手杖、助行器、坐位支架等。

（五）协调性训练

协调性是正常运动活动的重要组成部分，也是体现运动控制的有力指标。协调性是指随意运动时相关肌肉以合适的时间、力量和速度顺序性地活动。协调性障碍见于各种原因所致的深部感觉障碍、中枢神经系统损伤后的运动和协调障碍及帕金森病等不随意运动所致的协调运动障碍。

1. 训练方法

主要是集中患者的注意力，在不同体位下分别进行肢体、躯干、手、足协调性的活动训练，反复进行强化练习。

（1）肢体交替活动：右臂、左臂交替上举，右臂上举，左臂前屈交替进行，上、下肢交替运动等。

（2）肢体、躯干协调性活动：躯干前倾，上肢前伸，躯干旋转与四肢配合。

（3）手、足协调性活动练习：双手交替拍打双腿，对指练习，双脚交替拍打地面。

（4）全身协调性练习：功率自行车练习、划船、打球、障碍步行、打太极拳等活动，都可训练患者运动协调性功能。

（5）水中运动。

（6）本体感觉易化技术。

2. 适应证

①各种原因所致深部感觉障碍者；②中枢神经系统损伤后的运动及协调障碍；③帕金森病等不随意运动所致的协调运动障碍。

3. 训练原则

（1）训练中注意监护，防止跌倒及关节损伤。

（2）活动要注意趣味性。

（3）对那些协调障碍明显，严重妨碍其他活动，进而影响日常生活活动者可提供辅助设施，以减少残疾。

（六）步态训练

步行是人类双腿规则地交替移动，带动身体从一点到达另一点而耗能很少的活动。

1. 步行周期

正常步行是由步行周期构成，步行周期始于站立相，一足迈出，足跟触地为站立相开始，然后该足底踏平，重心转移，足跟抬起，足趾蹬地。抬起足，向前迈出，进入摆动相。在步行周期中，有一短暂时间为双足着地，称为双支撑相。通常在一个步行周期中，站立相约占60%，而摆动相约占40%。正常成年人步行速度为 75～80 m/min，此时消耗能量最少，低于或高于此速度，都可增加机体能耗，以正常步行速度行走时，随着身体各节段排列变化，重心转移，两腿交替迈出，两臂随之相应自然摆动。

根据人体解剖学及生物力学分析，步行主要由6个因素构成，即骨盆旋转、骨盆倾斜、膝关节屈曲、踝关节旋转、踝关节轴向运动和重心向前移，步行时如按重心转移作图，则可看出重心移动轨迹类似正弦曲线。正常站立时身体重心位于第2骶骨之前，行走时身体偏离静态重心位置之前 5 cm、侧方 4.5 cm 时，刚好保持单腿平衡。各种原因影响上述6个关键因素都会妨碍行走，需进行步态矫治训练。

2. 训练方法

首先找出影响步行的各种病因，如因疼痛所致应积极消炎止痛；肌无力者增强肌力；关节挛缩者，扩大关节活动度；肌痉挛时，抑制肌张力；运动控制障碍时应用易化技术；步态失用时，转移注意力练习步态；对帕金森病行节律性启动和协调性训练。其次进行平衡训练，如坐位平衡、站位平衡、静态平衡、动态平衡训练等。

对步行中各因素进行训练的方法：站立位训练行走分解动作，如双腿前后分开站立时，躯干旋转，肩胛带活动，骨盆带活动，手臂摆动，髋关节屈伸，膝关节伸、屈，踝关节旋转、屈伸，足跟－趾转移，双腿负重练习，重心侧移、前移等。

患者初步认识了步行中这些关键活动后，进一步做单腿动作，下肢摆动练习，行走练习。根据步行中具体问题，有针对性地选择向前走、向后走、侧方行走。开始行走时在治疗师帮助下，或使用平行杆、拐杖、助行器等，功能进步后可逐渐撤去。

对因种种原因使双侧下肢或单侧下肢损害难以恢复，但患者迫切希望步行者，或高龄虽能正常行走，但有摔倒危险的患者，应给予拐杖或助行器辅助行走，并在看护或协助下行走。这些患者应加强躯干肌和双上肢、手的肌力训练，以便安全使用辅助用具。

（七）中枢神经损伤运动功能恢复训练方法

中枢神经系统损伤后运动功能障碍主要表现为肌肉瘫痪无力、肌张力增高、痉挛、平衡能力差、运动不协调等运动控制障碍。运动器官本身的功能损害都是继发于病后疼痛、失用、误用等原因，因此，治疗上主要是改善运动控制，诱发正常运动活动，从而预防失用性功能障碍或误用性运动功能障碍。

正常运动活动是机体在大脑皮质及各级中枢的协调下，依靠机体各种感觉刺激及反馈调节，形成正常姿势反射活动和平衡反应来进行的。中枢神经系统损伤后的运动治疗即利用各种措施促进这些正常姿势反射和平衡反应出现，并自觉地应用到各种日常生活活动中去，形成较为正常的活动模式，因此也称为易化技术。目前主要有 Rood 方法、Bobath 方法、Brunnstrom 方法、本体感神经肌肉易化法和运动再学习法、引导式教育等。这些方法的共同特点：①利用各种感觉刺激，如触觉、压觉、振动觉、关节位置觉、运动觉、视觉及语言刺激等作为治疗的主要手段，以感觉促通神经联系，反馈调节机体活动，逐渐建立正常的运动活动方式；②根据人类神经发育学规律，治疗顺序由中心向外周、由肢体近端向远端进行，并充分利用各种原始的姿势反射活动，诱发随意运动出现；③强调患者主观参与的作用，认为建立正常活动模式的过程是运动再学习过程，必须调动患者的积极性，不断反馈调整，才能逐渐学会运动控制；④强调功能性运动行为的出现为训练目标，易化技术中所做的任何努力，如拮抗肌协调训练、肢体逆转运动、异常运动的抑制等都是围绕今后患者功能上有价值的运动模式进行，而不是单独强化某一肌肉功能或某一关节功能，因而有别于外周神经肌肉损伤的训练方法。

1. Rood 方法

Rood 方法也称多感觉刺激疗法，由美国 Margaret Rood 提出，核心内容是利用多种感觉刺激方法作用于皮肤、关节等感受器，通过感觉反馈环路调节脊髓传出纤维的兴奋性，从而改变特异性靶肌肉的肌张力，诱发或协调肌肉活动。感觉刺激的方法包括温度刺激，如冰块、温水、温毛巾刺激皮肤等；机械性刺激，如用毛刷刷、小锤叩打、用手轻拍，以及振动刺激等；关节感觉刺激，如牵拉关节、挤压关节、摇动躯干或肢体等。

一般来讲，如要兴奋某部位肌肉需用反复快速刺激法。相反，缓慢持续刺激则引起目标肌肉抑制。可用冷刺激说明这个问题，用小冰块快速轻擦某肌肉表面皮肤几次，可诱发该肌肉收缩；若用冰水较长时间浸泡痉挛的肌肉，可使该肌肉肌张力降低，痉挛减轻。温热疗法也可起抑制作用。同理，快速拍打、振动、逆毛发轻刷皮肤及挤压关节都可使肌肉活动增多。缓慢持续触摸，牵拉关节都可减少肌肉的活动。

应用易化技术一定要根据训练目的，采用相应的刺激形式，灵活运用。如在脑卒中软瘫期可利用兴奋性感觉刺激法，作用于被训练肌肉表面皮肤及相应关节，而在痉挛期则应用抑制性方法诱导痉挛肌肉放松，或应用兴奋性刺激于痉挛肌的拮抗肌，通过交互抑制缓解痉挛，诱使肌肉向功能性使用发展。此外，应用该方法还需注意诱发的肌肉活动与功能性活动适当结合，利用这些感觉刺激，一旦获得某些肌肉活动，应尽可能及时应用于肢体功能性活动中去，以免刺激的效应减退。

Rood 方法是临床常用而有效的方法之一，适用于中枢神经系统损伤后各个时期的运动功能障碍的治疗，尤其是恢复早期，通常多与其他易化技术联合应用。

2. Bobath 方法

Bobath 方法又称神经发育学治疗法，由英国 Beda Bobath 夫妇创立，最早是从治疗脑瘫患儿运动功能障碍发展起来的，后来应用于偏瘫患者。该方法的中心思想是抑制中枢神经系统损伤后异常运动模式的形成和发展，根据神经发育规律，充分利用正常的姿势反射活动和各种平衡反应调节肌张力，逐渐促进正常运动模式形成，进而使患者胜任各种功能活动。

主要技术要点：软瘫期开始，治疗师就针对将会出现的异常痉挛运动模式，利用患者各种姿势反射活动，如紧张性颈反射和紧张性迷路反射进行抗痉挛体位和肢位的摆放；利用残存的躯干肌功能和姿势反射活动，治疗师辅助或患者健肢自助活动患肢，前伸肩胛带和骨盆带，促进卧位下翻身活动和起坐活动恢复；诱发保护性伸展等平衡反应，促进坐位平衡恢复；治疗师利用手法在抗痉挛模式下，从不同方位挤压关节以刺激肢体运动功能恢复。

在痉挛期应用反射性抑制模式（reflex-inhibiting，RIP），对抗紧张痉挛的肌肉活动，以期改变拮抗肌间的肌张力平衡，促进协调的正常稳定活动出现。由于上肢典型的痉挛模式常为屈肌模式，而下肢更易出现伸肌模式，因此，上肢 RIP 为一种肩胛带前伸，肩关节上举（>90°，<120°）外展、外旋，肘关节伸展，前臂旋后，腕关节背屈，掌指关节伸展，手指伸展，拇指外展的伸展模式。下肢 RIP 为一种髋关节伸展，膝关节屈曲，踝关节背屈，足外翻，即所谓桥式运动的模式。训练中结合感觉刺激，肢体负重等手段尽可能地保持这个模式，才能逐渐降低肌张力，使正常分离活动出现。

分离活动出现时强调进一步进行有功能意义的正常随意活动练习，如肩关节 0°、肘关节 90°时，前臂旋前旋后练习；肩关节后伸，肘关节屈曲，前臂旋后练习；手指的屈伸，对指练习；患侧下肢负重练习，交替膝、踝屈伸练习及步行训练等。这些练习都与患者日常生活活动能力密切相关。

应用 Bobath 易化技术需注意两点：①治疗师应充分了解人类正常运动模式及各种日常活动的组成要素，只有这样才能组织有效的分离运动训练；②治疗师应避免反复大量的被动活动练习，引导患者尽可能主动活动，挖掘患者自身潜力，只有这样，才能实现有意义的随意运动控制。

Bobath 方法是临床常用的易化技术，适用于脑瘫和偏瘫患者。

3. Brunnstrom 方法

由瑞典 Signe Brunnstrom 创立，其显著特点是：在中枢神经系统损伤后软瘫期，利用联合反应、共同运动和反射活动，启动运动功能的恢复，然后再不断调整刺激方式，修正错误运动模式，使之成为功能性活动。

（1）联合反应：它是指一侧肢体抗阻用力时，可诱发其他肢体相应的反射性肌肉张力增高。机制可能是强烈兴奋在中枢间的扩散效应。联合反应可对称性地发生，如左上肢用力，右上肢出现反应。也可出现在同侧上肢用力，下肢出现反应，上下肢交叉联合反应在临床上也可见到。偏瘫康复中常用的联合反应为胸大肌联合反应，股内收肌群联合反应。

（2）共同运动：指肢体随意运动总是以固定的错误模式进行，不能出现自由选择性运动，是失去高级中枢运动控制后出现的典型皮质下运动模式。这种活动方式在软瘫期诱发运动出现方面是很有价值的。Brunnstrom 方法利用偏瘫后将会发展为共同运动的特性，在软瘫期激发共同运动出现，一旦出现肢体肌肉活动，立即停止诱发共同运动，并采取各种手段，如多感觉刺激等抑制共同运动增强，引导随意的、有控制的肌肉活动出现。

（3）反射活动：紧张性颈反射、紧张性迷路反射和紧张性腰反射，都是人类在进化过程中形成的维持姿势与平衡的重要反射活动，人们在日常生活中都在自觉、不自觉地应用着这些反射。中枢神经系统损伤后，这些基本反射依然保留。可以通过患者头部位置、颈部位置、躯干各节段排列等影响肢体的肌肉张力，从而调节运动活动，Brunnstrom 方法利用这些反射，采取发展抗痉挛模式的姿势，促进随意运动控制形成。

应用 Brunnstrom 方法要注意掌握使用各种原始反射的时机，不可过度强化这些原始反射，仅作为启动、诱发运动出现的工具。此外，要综合应用其他易化技术训练患者功能性随意运动控制。该方法主要应用于偏瘫治疗。

4. 本体感神经肌肉易化法（proprioceptive neuromuscular facili-tation，PNF）

PNF 主要是应用本体感觉刺激促进肌肉收缩，增强肌力，扩大关节活动范围，增加功能活动的方法。基本原理是根据神经肌肉的生理特点，在活动中予以刺激，激发尽可能多的感受器兴奋，从而增强肌肉活动，促使功能性运动实现。特点是运用螺旋对角线模式运动，通过主缩肌和拮抗肌间的交互收缩、放松，促进肌力的平衡与协调。关键技术为徒手施加阻力、刺激本体感受器、牵拉肌肉、外感受器辅助和要求患者配合等。PNF 十分复杂，但应用广泛，其适应证包括外周神经肌肉损伤后运动功能障碍和中枢性运动障碍。

（1）常用方法。

1）节律性启动：在预定的关节范围内，治疗师一边用言语节奏引导患者被动运动，一边要求患者集中注意力于所做运动，然后进一步在节律性运动中要求患者主动用力，逐渐进展到治疗师在患者主动用力时，在训练的肌肉上施加阻力。适用于精神紧张、运动启动困难、运动不协调者。

2）复合等张运动：指训练某一肌群相继进行抗阻向心性收缩、离心性收缩、等长收缩，中间无肌肉放松。这种方法对增强肌力、拮抗肌之间运动转换及扩大关节活动范围都有帮助，适用于运动控制能力差、协调不良及关节活动范围下降者。

3）缓慢逆转技术：指主缩肌与拮抗肌间缓慢、交替、节律性向心性收缩或等长收缩，前者称动态逆转，后者称稳定性逆转。根据需要在相应的肌肉上加阻力。其优点是通过主缩肌、拮抗肌间的相继诱导作用，加强关节周围的肌肉力量，稳定关节。适用于肌无力、肌肉易疲劳、关节稳定性差及变换运动方向不良者。

4）重复收缩技术：指在患者进行某肌群单方向等张收缩的过程中，再给予肌肉快速牵拉刺激，强化肌肉收缩力量的方法。适用于肌无力、疲劳及运动意识低者。

5）收缩放松技术：要求患者在关节活动范围内尽力抗阻等张收缩，然后放松，保持5秒以上。这样不仅可增强肌力，还可改善关节活动范围，因此适用于关节活动范围减小者。

6）保持－放松技术：指患者先放松，治疗师被动运动患肢关节至可动最大范围后，肢体抗阻等长收缩，然后放松，该方法可显著改善关节活动范围。适用于痉挛、疼痛等原因致关节活动度下降者。

7）保持－放松－主动运动：指患者在较小关节活动范围内进行等长收缩后放松，然后再运动至可动最大范围内，肌肉进行反复收缩的技术，该方法可以显著增强肌力，促进肌肉活动协调，适用于肌无力和肌肉协调性障碍者。

（2）训练原则。

1）PNF 是一整套技术，治疗师需专门学习，熟练掌握后方可应用。

2）在应用 PNF 时，初始肢位的放置非常重要，关系到训练效果。因此，PNF 强调训练体位和起始肢位。一般采用卧位，有时也采用坐位训练。

3）PNF 强调肢体功能活动模式中最大限度地刺激本体感觉的同时，积极运动视、听、触多种感觉使其同时作用于患者，最大限度地促通肌肉随意活动与控制，恢复肌力及关节活动度。

4）整个操作过程始终要求患者密切配合，不断反馈活动信息，调整肌肉活动。

5）PNF 在增强肌力的同时，完善肌肉活动的协调性和加强关节稳定性，这是其突出优势。

6）PNF 的效果在于不断提高患者自主的随意活动能力。

5. 运动再学习法

运动再学习法（motor relearning programme，MRP）由 Carr 和 Shepherd 于 20 世纪 80 年代建立。中心思想是中枢神经系统损伤后患者运动功能的恢复是一个再学习过程，在这个过程中治疗师要设计符合患者相应水平的作业或功能性活动，以及活动的环境，激发患者的训练动机、兴趣，集中患者注意力，教育患者克服不需要的肌肉活动，反复练习正确的运动，从而达到恢复随意控制功能性作业活动的目的。

技术要素有以下几点：①利用各种知觉的、环境的、操作的手段消除患者不必要的肌肉活动，激发正确的运动形成；②通过各种感觉信息使患者了解运动活动的情况，应用反馈不断修正、调整运动活动，使之变成期望的正确运动；③反复练习正确运动，并不断变换训练环境，由简单环境到复杂环境，由特定环境到生活环境，使之在中枢神经系统中形成稳固的运动程序，可自由、随意地运动于功能活动中；④强调重心调整、姿势控制对运动再学习的重要性，认为一切姿势控制和平衡都是功能性运动的前提或协同部分。因此，姿势控制和平衡的训练要在完成作业活动的同时进行，这样才能增强运动再学习能力。运动再学习方法适用于脑卒中及其他中枢性运动功能障碍者。

6. 引导式教育

引导式教育（conductive education，CE）是由 Peto 于 20 世纪 40 年代发展形成的治疗脑瘫患儿的方法，后逐渐应用于成人中枢神经系统损伤后运动功能障碍的训练。主要基于神经生理学、神经心理学及教育学原理，以在精心设计、严密组织的系列作业活动中锻炼各种功能，发展人格，增进人际交流为核心内容。训练方式以患者和治疗师组成的小组进行，鼓励患者尽量自己完成作业活动。治疗师在治疗中起引导、协调、教育的作用。

主要特点：①改变了其他易化技术中治疗师应用手法处理为主的治疗方式，而是将功能水平相似的一组患者组织在一起。治疗师讲解、示范，有节奏地引导患者自己完成预先设计的一系列活动。②可使患者在练习中相互学习，增强信心，发展人格，提高注意力、记忆力，调动患者训练的主动性、积极性。③患者在做每项活动前，治疗师都要求其先把活动叙述出来，在脑内形成概念，然后在节律性数数的帮助下做出该活动，可谓手脑并用，多途径刺激完成作业活动。④治疗中需用一些辅助设备。引导式教育方法目前主要应用于脑瘫和偏瘫患者中。

（八）现代手法治疗

1. 关节松动术

关节松动术是治疗师在关节的生理运动和附属运动范围内完成的一种被动关节运动。可以促进关节液的流动，增加关节营养；缓解疼痛，防止因活动减少引起的关节退变；直接牵拉关节周围的软组织，保持或增加其伸展性，改善关节的活动范围；关节舒整手法提供关节的位置和运动速度、方向及其变化，增加本体反馈功能。

（1）手法特点。

1）摆动：屈曲、伸展、内收、外展、旋转，即通常所说的生理运动。摆动时要固定关节近端，关节远端做往返运动。摆动必须在关节活动度达到正常活动度的60%时才可应用。

2）滚动：当一块骨在另一块骨表面活动时，两块骨的表面形状不一致，接触点同时变化，发生成角运动，即滚动。不论关节表面凹凸程度如何，滚动的方向总是朝向成角运动的方向。

3）滑动：当一块骨在另一块骨表面活动时，两骨表面形状一致，或两骨表面的凹凸程度相等，形成滑动。滑动方向取决于运动骨关节面的凹凸形状。滑动可以缓解疼痛，合并牵拉可以松解关节囊，使关节放松，改善关节活动范围，临床应用较多。

4）旋转：移动骨在静止骨表面绕旋转轴转动。旋转时，移动骨表面的同一点做圆周运动。旋转常与滑动和滚动同时发生，很少单独作用。

5）牵引：当外力作用使构成关节的两骨表面呈直角相互分开时，称分离牵引；当外力作用于骨长轴使关节远端移位时，称长轴牵引。

（2）分级：将以上5种手法分为4级。

Ⅰ级：治疗师在患者关节活动的起始端，小范围、节律性地来回活动关节。

Ⅱ级：治疗师在患者关节活动允许范围内，大范围、节律性地来回活动关节，但未接触关节活动的起始端和终末端。

Ⅲ级：治疗师在患者关节活动允许范围内，大范围、节律性地来回活动关节，每次均接触到关节活动的终末端，并能感觉到关节周围软组织的紧张。

Ⅳ级：治疗师在患者关节活动的终末端，小范围、节律性地来回活动关节，每次均接触到关节活动的终末端，并能感觉到关节周围软组织的紧张。

Ⅰ级、Ⅱ级手法用于治疗因疼痛引起的关节活动受限，Ⅲ级手法用于治疗关节疼痛伴有僵硬，Ⅳ级手法用于治疗关节周围组织粘连、挛缩而引起的关节活动受限。

（3）适应证：①关节疼痛、肌肉紧张及痉挛；②可逆性关节活动降低；③进行性关节活动受限；④功能性关节制动。

2. 麦肯基疗法

20世纪50年代，McKenzie 发现，治疗伴有下肢放射痛症状的患者时，施用力学治疗方法的反应与患者最远端疼痛部位之间有一定的关系。无论近心端症状的最初治疗效果如何，只要外周疼痛早期消失，即为治疗的最佳反应。治疗有效的患者往往在其远端症状解除的同时躯干中线及邻近部位的疼痛加重。McKenzie 将这一现象称为向心化现象，并认为仅在间盘移位综合征时发生。当患者做某一反复运动或调整某一体位时，其症状可减轻并趋向于脊柱中线的近端，则该方向的运动或体位即可用于治疗放射性和牵涉性症状。

（1）McKenzie 下腰痛的力学诊断：由于下腰痛疾病很难明确其特定的病理原因和特定的诊断，McKenzie 基于疼痛产生的机制创立了一套诊断系统，将机械性腰痛分为三大综合征：姿势综合征、功能不良综合征、间盘移位综合征，并以此诊断分类为基础进行针对性治疗。

1）姿势综合征：患者的疼痛仅为正常组织过久地在运动范围终点受牵拉造成脊柱软组织力学变形所致。一旦解除静态力学负荷则疼痛迅速消失。疼痛部位局限，一般位于腰椎中线附近，无牵涉性疼痛，无持续性疼痛，无病理改变，腰椎运动功能正常，无运动缺失现象，甚至有时还会表现为活动幅度过大。

2）功能不良综合征：患者的疼痛是脊柱受累节段及其邻近软组织结构挛缩，进而产生局部力学变形所致，通常在试图达到活动范围终点时出现疼痛。多见于老年人，可有外伤、损伤的诱因及制动过程。疼痛为渐进性的，局限于脊柱中线附近，在运动达到活动范围的终点时发生，无下肢牵涉痛症状。

3）间盘移位综合征：患者的疼痛是因椎间隙内在解剖学紊乱和（或）移位刺激外部伤害感受器所造成。疼痛的发作常为突发性、持续性，疼痛部位可局限于脊柱中线附近，也可放射或牵涉至下肢远端，可同时伴有感觉异常或麻木症状。某些方向的运动或保持某些姿势体位，症状可以产生或消失、加重或减轻。严重病例可能出现明显的运动功能缺失，并可见脊柱后凸变形和侧弯变形。

（2）治疗方法。

1）治疗原则：McKenzie 认为，通过手法和关节舒整获得的运动范围增加可以通过某一种形式的练习获得。当练习以某一种频率进行时，则形成一种节律性被动牵伸。这时练习则可视为一种关节舒整。教会患者自我进行脊柱舒整的手法，减少治疗师的操作，最大限度地发挥患者自身的"技术"，患者会由此意识到其疼痛减少和恢复很大程度上是自我努力的结果。因此，McKenzie 选择两种治疗力量（治疗师产生的力量和患者产生的力量）进行力学治疗。治疗师产生的力量包括按摩、手法和徒手、持续或间歇牵引。患者产生的力量可以是静态的姿势，也可以是动态的练习。

2）基本方法。

程序1：俯卧位。患者俯卧于治疗床，双上肢放于躯干两侧，头转向一侧。在这一体位腰椎自动地处于一定的前凸角度。

程序2：俯卧伸展位。患者在俯卧位基础上，双肘于双肩下屈曲，双前臂支撑于床面，撑起上半身，而骨盆和双下肢仍贴于床面。在这一体位腰椎前凸自动地增加。

程序3：卧位伸展。患者在俯卧位的基础上，双上肢于双肩下进行推起动作，使上半身在双上肢伸直时获得最大撑起，而骨盆以下的下半身仍贴于床面。这一动作可反复进行。

程序4：皮带固定躯干的卧位伸展。用皮带固定于将要伸展的节段处或节段下，再进行如程序3的动作。皮带作为首先使用的简单的外在辅助，用于最大限度的伸展。

程序5：持续伸展。患者俯卧于可调节的治疗床上，将治疗床的头端逐渐调节伸起，使患者在可耐受的前提下完成被动的持续伸展。一般每抬高5 cm持续5～10分钟，达到最大伸展程度，保持这一持续伸展体位2～10分钟。推起患者时嘱其吹气。然后以2～3分钟为1个周期逐渐降低治疗床的头端。

程序6：站立位伸展。患者分足站立，双手置于腰际后部；将双手作为支撑，腰椎尽可能向后伸展至最大位置。这一动作可反复进行。

程序7：伸展关节舒整患者如程序1，治疗师站于患者一侧。治疗师双手交叉将手掌置于相应腰椎节段的横突。对称地轻柔施加压力并随即快速地放松，但治疗师的手掌仍贴于患者皮肤。这一动作可反复进行，并根据患者的耐受程度和疼痛的改变情况，每一次施加的压力较前一次略大。一般可行10～15次。

程序8：伸展手法。患者如程序1，治疗师站于患者一侧。治疗师选择受累节段，将双手如程序7放置于患者腰椎两侧，这是手法治疗前的试验程序。若可继续进行，治疗师借助身体下倾力量向患者腰椎缓慢施压直至患者感到脊柱绷紧。然后用一高速的推压产生一短促的震颤，并随即快速地放松。

程序9：伸展位旋转关节舒整。患者和治疗师的位置如程序7。改良伸展关节舒整，将压力首先施加于相应节段一侧的横突，然后再施加于对侧横突，以获得一摆动的效果。每次椎体向施压的对侧旋转。

程序10：伸展位旋转手法。患者如程序1，治疗师站于患者一侧，选择需要矫正的节段。治疗师双手如程序9放置于患者腰椎两侧，以进行手法前的试验程序，确定需要手法治疗为何侧、施压向何方向。然后患者将一只手置于确定节段的横突，另一只手其上加强作用，借助身体下倾力量缓缓施压，用一突然的高速的推压产生一短促的震颤，并随即快速地放松。

程序11：屈曲位旋转关节舒整。患者取侧卧位，治疗师站于患者下肢端，面朝床头。治疗师近患者手推压患者侧卧位时上方侧的肩部，并使该肩部固定于床面，治疗师另一只手将患者双下肢髋、膝关节屈曲，并用大腿支持患者双踝，使患者双下肢达到最大程度的屈曲。此时患者腰椎处于屈曲和旋转位。

程序12：屈曲位旋转手法。在程序11的基础上，用一突然的高速推压产生一短促的震颤，使患者腰椎达到更大程度的屈曲和旋转。

程序 13：卧位屈曲。患者取仰卧位，双足平踏于床面，双膝、双髋屈曲约 45°。双手扶握双下肢，过度加压使双膝、双髋获得更大程度的屈曲。这一动作可反复进行。

程序 14：坐位屈曲。患者取坐位，双下肢分开，腰椎向前屈曲，双手向下及地，或双手向下扶握双踝。这一动作可反复进行。

程序 15：站立位屈曲。患者分足站立，双足间距 30 cm，腰椎向前屈曲，双手向下扶握双侧小腿胫前部，达最大程度。这一动作可反复进行。

程序 16：跨步站立位屈曲。患者单腿站立；将另一腿的髋、膝关节屈曲近 90°，足踏于一凳子上。在站立的下肢保持垂直的情况下，腰椎向前屈曲，双肩尽可能靠近踏于凳子的下肢膝部，双手扶握该下肢的踝部。这一动作可反复进行。

（3）禁忌证：①患者有严重的病理改变、严重疼痛，或体重明显减轻；②鞍区麻木和膀胱无力者；③存在导致力学连接处无力和失稳的骨性结构异常时；④骨折、脱位和腰椎滑脱；⑤患者在运动时剧烈疼痛和完全不能活动。

（九）牵引疗法

牵引疗法是应用外界（治疗师、器械或电动装置）给予的牵引力，使挛缩及粘连的纤维组织产生塑性延长，扩大关节活动范围，使椎间隙增大，达到改善血液循环、减轻神经根受压、解除肌肉痉挛、缓解疼痛的目的。临床上常用的牵引疗法为脊柱牵引。

1. 脊柱牵引的分类

（1）根据牵引部位分类：颈椎牵引、腰椎牵引、胸椎牵引等。

（2）根据牵引的体位分类。

1）颈椎牵引体位。①坐位牵引：患者坐在凳子上，枕颌带兜住患者头颅后，牵引绳绕过头顶上方的滑轮，再经另一滑轮下垂，用一定的重量进行牵引。适用于轻症或中度颈椎病患者，使用较为简便，医院采用得较多，家庭也可以开展。其优点是牵引时无摩擦力，缺点是患者位置不易固定、牵引角度变化小。②卧位牵引：患者仰卧于牵引床，枕颌带兜住患者后枕和下颌后，牵引绳经头顶滑轮下垂牵引一定重量，卧位牵引一般适合于需持续牵引的重症患者。其优点是患者放松，头颈部位置易于固定，通过枕头或滑轮可使患者牵引角度发生较大变化，在休息、睡眠时也可牵引；缺点是需考虑摩擦力、患者下颌骨所受力量较大。③斜位牵引：也称半卧位牵引。该体位介于前两种体位之间，随着背部的抬起，可进行更大屈曲角度的牵拉，并更容易将颈部控制在屈曲位或中立位牵引。这一方法尤为适合伴有心功能不全的患者。

2）腰椎牵引体位：仰卧位或俯卧位牵引，不同体位的目的主要是改变腰椎前凸生理曲度。缓解疼痛的较好体位是中立位。

（3）根据牵引力来源分类。

1）自体牵引：应用特殊的牵引装置进行治疗的方法，特点在于患者可自我提供和操作牵引力量，主要应用于腰椎牵引。

2）倒立牵引：使用特殊的皮带系于患者骨盆，或在双踝部穿上一固定的"靴"，然后将患者悬吊于颠倒的体位，在这一位置，上身、双上肢和头部的重量（约占体重的50%）作为重力因素成为牵引力量。也是腰椎牵引的方法之一。

3）重力牵引：用一特制的背心固定胸廓，再通过牵拉双下肢而实施的一种牵引方法。患者平卧位逐渐倾斜立起，直至垂直或近垂直位。在这一位置，患者双腿和双髋的重量（约占体重的40%）作为重力因素下垂成为牵引力量。这一牵引方法主要应用于腰椎牵引。

4）悬吊牵引：悬吊牵引也是一种腰椎牵引方法，操作大致与重力牵引相似。其中最简单的是徒手悬吊牵引，实施方法如同"攀单杠"运动，两手拉住横杆，双足离地悬空，利用自身下坠的重量产生牵引作用。其主要适用于青壮年男性患者，或仅有轻度椎间盘退化、关节突关节骨赘形成的患者。

5）滑轮－重量牵引：滑轮－重量牵引方法是利用滑轮转换力量的方向，应用沙袋、重锤等附加重量充当牵引力的一种牵引方法。该方法操作简便、相对安全，在医院、家庭均可开展，一般均作为小重量长时间的持续牵引方法。

6）动力牵引：动力牵引是利用电动装置等施加外在牵引力的牵引方式，是目前国内外应用最为普遍的牵引方法。

7）水中牵引：水中牵引是利用类似救生圈的浮环围在胸廓，使患者垂直浮于水中而牵引重量系于双腕或双踝的牵引方法。即利用水的浮力向上和重物的重力向下共同作用达到牵拉脊柱的目的。治疗时间通常为6～30分钟。温暖的水温还可帮助患者放松肌肉。

（4）根据牵引力量大小分类：颈椎牵引根据牵引力量大小一般分为轻重量、体重量和大重量牵引。轻重量牵引的力量通常为1.5～2 kg，多用于较长时间的牵引。体重量牵引是一种用接近体重的重量进行短暂牵引的方法。大重量牵引则介于两者之间，重量一般在体重的1/13～1/10，牵引时间为15～30分钟，腰椎牵引一般自体重的1/3开始。逐渐增加至自身体重。

（5）根据牵引时间长短分类：按照牵引时间长短可分为短时间和长时间牵引。短时间牵引一般每次15～30分钟，长时间牵引适合于住院患者，可达数小时以上。牵引时间的长短与牵引的力量有关，牵引力量大则牵引时间宜短，牵引力量小则牵引时间相对延长。如体重量颈椎牵引时，一般每次持续15～30秒，连续3次，每次间隔1～2分钟。

（6）根据牵引力量的连续性分类。

1）静态牵引：应用稳定或静态牵引力量保持一段时间、不间断的牵引。通过牵引，可达到肌肉放松、软组织伸展和骨性关节面分离的目的。牵引保持数小时或数天（一般大于24小时）的牵引方法称连续牵引，这种牵引力量小，时间长，多用于住院患者，行卧位牵引治疗或休息。牵引保持数分钟或数小时（一般为0.5小时左右）的牵引方法称持续牵引，这种方法力量较大，时间较短，多用于门诊治疗颈、腰痛患者。

2）间歇牵引：牵引力量根据设定的时间节律性施加或放松的牵引。在牵引过程中，先是用一定的牵引力量牵拉一定的时间，然后撤除该牵引力量，放松一定的时间，如此周期反复，直至牵引结束。牵引总的时间与持续牵引基本相似，但患者可忍受较持续牵引更大的牵引力量。在施加牵引力量时，受牵引的脊柱节段可发生相应的椎间隙增宽等生理效应，在牵引力量放松时，受牵引的脊柱节段的肌肉活动程度相应降低。

（7）其他一些特殊的牵引形式。

1）徒手牵引：治疗师抓握住患者身体的某一部位后，通过体位和搬动途径徒手对某一脊柱节段施加一牵引力量。其治疗时间为数秒（通常为15～60秒），或仅一突然而快速的拉伸过程，治疗师可以"感到"患者的反应，但是牵引力量的大小并不能被客观地测量。徒手牵引还可用于确定机械牵引是否可行及寻找牵引最合适的体位。

2）位置牵引：应用枕头、滑轮或沙袋等辅助物品，将患者置于各种需要的位置，通过这种摆位方法，使一持续的牵引力量作用于脊柱的特殊节段。这种牵拉力量可以是对称的或不对称的。当其处于对称牵拉状态时，可有效地纵向牵拉脊柱结构；当其处于不对称状态时，通常合并侧屈且仅影响脊柱节段的一侧。位置牵引的目的主要为缓解卡压神经的压力和放松痉挛的肌肉。

3）单侧牵引：牵引的力量仅作用于脊柱的一侧，牵拉方向存在一侧向的角度。

（8）牵引方法的选择：牵引方法的选择是根据牵引的目的来决定的。

1）椎体分离：采用持续牵引、间歇牵引、徒手牵引和位置性自体牵引。

2）软组织伸展：采用连续牵引、持续牵引、徒手牵引、位置牵引和间歇性自体牵引等。

3）骨骼肌放松：采用连续牵引、持续牵引、间歇牵引、徒手牵引、位置牵引和自体牵引等。

4）关节的活动：采用间歇牵引和徒手牵引。

5）制动和休息：连续牵引可达到这一目的。椎间盘突出、水肿、炎症或肌肉痉挛导致椎间孔狭窄，采用持续牵引、间歇牵引、徒手牵引、位置牵引和自体牵引。

2. 适应证

（1）颈椎牵引：适应证有颈部肌肉痉挛，颈椎退行性椎间盘疾病，颈椎间盘突出或脱出，颈脊神经根刺激或压迫，颈椎退行性骨关节炎，颈椎间关节囊炎，颈椎前、后纵韧带病变。

（2）腰椎牵引：适应证有腰椎间盘突出症，特别是造成脊神经根损害的腰椎间盘突出症、腰椎退行性椎间盘疾病、腰椎关节功能障碍或退行性骨关节炎、腰椎肌痉挛或紧张等。

3. 禁忌证

（1）颈椎牵引：禁忌证有发生于颈椎及其邻近组织的肿瘤、结核等疾病，颈椎邻近的血管损害性疾病，严重的颈椎失稳或椎体骨折，颈脊髓压迫症，颈椎突出的椎间盘破碎，颈部肌肉急性拉伤、扭伤、急性炎症在牵引治疗后症状（特别是疼痛症状）加重者，严重的颈椎骨质疏松，伴有颞颌关节紊乱。

（2）腰椎牵引：禁忌证有上腰段脊髓受压，腰段脊柱感染，腰椎恶性肿瘤（原发的或继发的），风湿性关节炎，由急性拉伤、扭伤等导致的急性腰痛，腹疝、裂孔疝，主动脉瘤，严重的痔疮，严重的骨质疏松，急性消化性溃疡，心血管疾病，尤其是未控制的高血压，严重的呼吸系统疾病，心肺功能障碍，孕妇。

二、电疗法

应用各种电流或电磁场预防和治疗疾病的方法称电疗。

据所采用电流的频率不同，电疗法常分为以下三大类。

低频电疗法：采用 0～1 kHz 低频电流，包括直流电疗法、直流电药物离子导入疗法、感应电疗法、电兴奋疗法、间动电疗法、超刺激电疗法、经皮电刺激神经疗法、痉挛肌电刺激疗法、神经肌肉电刺激疗法、功能性电刺激疗法等。

中频电疗法：采用 1～100 kHz 中频电流，包括等幅正弦中频电疗法、调制中频电疗法、干扰电疗法、音乐电疗法和波动电疗法等。

高频电疗法：采用 100 kHz 以上的高频电流，包括共鸣火花疗法、中波疗法、短波疗法、超短波疗法、分米波疗法、厘米波疗法和毫米波疗法等。

（一）直流电疗法

直流电疗法是应用电压 50～100 V 方向恒定不变的电流作用于人体以治疗疾病的方法。利用直流电将药物离子通过完整的皮肤、黏膜或伤口导入体内以治疗疾病的方法称为直流电药物离子导入疗法。借助直流电极下的化学反应治疗肿瘤的方法称为电化学疗法。直流电疗法的生物学作用基础在于直流电的极性作用。

1. 治疗作用

（1）细胞膜通透性改变：蛋白质向阳极迁移（电泳），阳极下蛋白质密度增高，细胞膜通透性下降，消肿作用较明显；水向阴极迁移（电渗），阴极下水分增多，细胞膜通透性增高，有消炎、软化瘢痕、松解粘连作用。

（2）细胞膜电位改变：阳极下膜电位上升（超极化），组织兴奋性下降，有镇静作用；阴极下膜电位下降（易除极化）组织兴奋性增高。直流电作用于神经节或反射节段，可反射地调节节段区的兴奋抑制过程。

（3）电极下 pH 改变：阳极下产生酸性电解产物，pH 下降，阴极下产生碱性电解产物，pH 上升。电化学疗法即利用这种电化学作用改变肿瘤组织的微环境、促使肿瘤变性坏死。

（4）促进局部血液循环：蛋白质变性、分解，释放扩张血管物质，并由于组织内离子浓度改变，刺激神经末梢，而致局部小血管扩张，促进局部血液循环。

（5）静脉血栓退缩：较大电流强度直流电可促使静脉血栓机化、退缩，离开阳极，退向阴极使血管重新开放。

（6）促进骨折愈合：直流电阴极插入骨折处，通以微弱电流，有促进骨生长、加速骨折愈合作用。

（7）直流电药物离子导入疗法兼具直流电与药物的作用：根据电学同性相斥的原理，药物阳离子在阳极下导入人体，阴离子在阴极下导入人体。导入的药量虽不多，但局部药物浓度较高，局部产生治疗作用。导入的药物也可随血液、淋巴液进入远隔部位产生作用，或通过刺激神经末梢或穴位经络产生治疗作用。

2. 治疗技术

（1）衬垫法：采用直流电疗机，导电橡胶电极或铅板电极，与电极形状相似稍大、1 cm 厚的吸水衬垫。治疗时先用一个或两个电极和衬垫，以温水浸湿衬垫，需进行药物离子导入时，将药物洒在滤纸上，将滤纸、衬垫和电极依次放在患部皮肤上为作用极。另一衬垫和电极为辅极，对置或并置于相应部位。按照治疗需要和药物极性，通过导线将电极分别与直流电疗机的阴阳极相接，将电极、导线与衬垫妥善固定，避免电极与导线夹直接接触皮肤而致烧伤。治疗的电流强度为 0.03 ~ 0.1 mA/cm²，通电时电极下有轻度针刺感。每次治疗 15 ~ 25 分钟，每日或隔日 1 次，10 ~ 20 次为 1 个疗程。

（2）电水浴法：采用直流电疗机、塑料或陶瓷盆、铅片电极或炭棒电极置于盆壁。治疗时盆内盛温水，需药物离子导入时，水中加入药液，患者将需要治疗的肢体放入水中，另一铅片电极与衬垫置于肢体近端或相应节段。单肢体治疗时电流强度 10 ~ 15 mA，两个肢体治疗时 10 ~ 20 mA。余同衬垫法。

（3）离子导入用药的选择原则：①易溶于水，易于电离；②导入的有效成分及其极性应明确；③成分纯，不得同时应用几种药物或多味中草药煎剂，或阴阳极交替导入；④局部应用有效。由阳极导入的常用药物离子有钙、镁、锌、维生素 B_1、透明质酸酶、小檗碱、普鲁卡因、草乌等，由阴极导入的离子有碘、溴、氯、维生素 C、水杨酸等。

（4）电化学疗法：采用直流电疗机，电极为数条粗细不等的铂金丝。治疗时先行局部麻醉，将套有塑料绝缘套管的铂金丝的裸露部分插入瘤体内，接阳极。另几根铂金丝插在瘤体的周围，接阴极。一般采用 4 ~ 10 V 电压、40 ~ 80 mA 电流，因瘤体的大小与深度而异。每次持续作用 120 ~ 180 分钟，直至肿瘤变黑、坏死、缩小甚至消失。一般需治疗数次。治疗时注意保护正常组织。肝、肺等深部脏器治疗时，需在 B 超或 X 线引导下穿刺插入电极，防止损伤大血管、心脏和纵隔等。

3. 临床应用

（1）适应证：直流电与直流电药物离子导入疗法适用于关节炎、神经痛、自主神经功能紊乱、周围神经伤病、慢性溃疡、慢性炎症浸润、血栓性静脉炎、瘢痕、粘连、高血压、慢性盆腔炎、颞颌关节功能紊乱、颈椎病、角膜斑翳等。电化学疗法适用于肝癌、肺癌、皮肤癌等。

（2）禁忌证：恶性肿瘤（局部电化学疗法除外）、昏迷、有出血倾向、高热、急性湿疹、急性化脓性炎症、局部金属异物、局部皮肤破损、有心脏起搏器金属电极、心力衰竭、对直流电和导入药物过敏者等。

（二）神经肌肉电刺激疗法

应用低频脉冲电流刺激运动神经或肌肉，引起肌肉收缩，以恢复神经肌肉功能治疗疾病之法称神经肌肉电刺激疗法（neuromuscular electrical stimulation，NMES），亦称电体操疗法。

（1）治疗作用：①治疗失用性肌萎缩；②促进失神经支配肌肉的恢复；③增加和维持关节活动度；④肌肉运动再学习和易化作用；⑤强壮健康肌肉；⑥由于"肌肉泵"的作用，能减轻肢体肿胀；⑦替代矫形器或代偿肢体已丧失的功能。

（2）治疗技术：采用三角波和方波的低频脉冲诊疗仪。首先进行强度 - 时间曲线检查，确定肌肉失神经支配的程度和应选用的脉冲电流参数，包括持续时间（t 宽，轻度失神经用 10 ~ 50 ms，中度失神经用 150 ~ 300 ms，极重失神经用 400 ~ 600 ms）、上升时间（t 升 = t 宽）、下降时间（t 降 = t 升的 2/3 或 1/3）、间歇时间（t 止 = t 宽的 3 ~ 5 倍）、脉冲频率

$[1000/(t升+t降+t止)\ Hz]$。

治疗时将阴极的点状电极置于患肌的运动点上，另一较大电极接阳极置于肢体近端或躯干，电极下均应放厚衬垫。其电流强度以引起肌肉明显收缩而无疼痛为度，肌肉收缩的次数以不引起过度疲劳为度。刺激数分钟后休息数分钟，重度失神经支配的肌肉，应减少每分钟收缩次数，每次治疗共收缩 40 ~ 60 次；收缩次数随病情改善逐渐增加，缩短休息时间，每次治疗可达 80 ~ 120 次。疗程根据神经损伤程度而定，轻者 3 个月，重者 1 年。

（3）临床应用。

适应证：下运动神经元伤病引起的弛缓性瘫痪、失用性肌萎缩等。

禁忌证：上运动神经元伤病引起的痉挛性瘫痪、植入心脏起搏器者等。

（三）功能性电刺激

应用低频电流刺激丧失功能或功能不全的器官或肢体，以其所产生的即时效应来替代或纠正器官或肢体功能的康复治疗方法称功能性电刺激。

1. 治疗作用

（1）代替或矫正肢体和器官已丧失的功能，如偏瘫患者的足下垂和脊柱侧弯。

（2）功能重建：在刺激神经肌肉的同时，也刺激传入神经，加上不断重复的运动模式信息，传入中枢神经系统，在皮层形成兴奋痕迹，逐渐恢复原有的运动功能。

2. 治疗技术

采用 1 ~ 8 个通道能输出低频电流的电刺激器，电流的基本波形为方波或其他波形，脉宽 0.1 ~ 1 ms，成组脉冲宽度可达 1.8 秒，频率为 20 ~ 100 Hz。各通道或同时或按一定延时先后刺激一组以上肌群，各通道的脉冲组宽度和刺激强度可分别进行调节。微型植入式电刺激器，将电极和电池植入人体内，由微机控制。开始时每次刺激 10 分钟，每日数次；随着功能的逐渐恢复，延长刺激时间，并调节各种参数，最后过渡到自主活动。

3. 临床应用

（1）适应证：脑卒中、脊髓损伤、脑瘫后的上下肢运动功能障碍、呼吸功能障碍、特发性脊柱侧弯等。

（2）禁忌证：植入心脏起搏器者禁用其他部位功能性电刺激，如意识障碍、周围神经损伤、肢体骨关节挛缩畸形等。

（四）经皮电刺激神经疗法

经皮电刺激神经疗法（transcutaneous electrical nerve stimulation，TENS）是通过皮肤将特定的低频脉冲电流输入人体刺激神经，以减少或消除疼痛的方法，亦称周围神经粗纤维电刺激疗法。这种疗法所采用的电流为频率 2 ~ 160 Hz，波宽 2 ~ 500 μs 的单相或双相不对称方波脉冲电流。

1. 治疗作用

较低频率、较宽波宽的脉冲电流作用于皮肤后，能引起脑内吗啡样多肽释放，镇痛作用时间较长；较高频率、较窄波宽的脉冲电流作用于皮肤后，通过"闸门控制"机制产生镇痛作用，镇痛时间较短。

2. 治疗技术

目前采用的治疗仪有以下 3 种类型。

（1）电针型：频率较低（1~10 Hz）、波宽较宽（0.15~0.5 ms）。

（2）常规型：频率较高（75~100 Hz）、波宽较窄（0.01~0.15 ms）。

（3）短暂强烈型：频率较高（150 Hz）、波宽较宽（>0.3 ms）。

治疗时将两个电极对置或并置于疼痛部位或穴位上，电极下涂导电糊，据病情及个人耐受性选择治疗仪种类及强度，每次治疗 20~60 分钟，每日 1~3 次。治疗急性疼痛时，一个疗程为数天；治疗慢性疼痛时，疗程较长。

3. 临床应用

（1）适应证：各种原因引起的急慢性疼痛。

（2）禁忌证：植入心脏起搏器者、对电流特别敏感者，以及孕妇下腹部、颈动脉窦区等。

（五）调制中频电疗法

中频电流被低频电流调幅调制后，其幅度和频率随着低频电流的幅度和频率的变化而变化的电流称为调制中频电流。应用这种电流治疗疾病的方法称为调制中频电疗法。其调制中频电流含有 2~8 kHz 的中频电流及 1~150 Hz 的低频电流，其中低频电流有不同的波形（正弦波、方波、三角波、梯形波、微分波等）与频率（1~150 Hz），有不同的调制方式（连调、间调、断调、变调）和不同的调幅度（0~100%），因此调制中频电流兼有中频电与低频电两种电流各自的特点和治疗作用，作用较深，且不产生电解刺激作用，人体易于接受，且不易产生适应性。

1. 治疗作用

治疗作用：①镇痛作用；②改善局部血液循环和淋巴回流；③兴奋神经肌肉组织，引起肌肉收缩，锻炼肌肉，防止肌肉萎缩；④增加平滑肌张力；⑤调节自主神经功能；⑥消炎作用，主要用于非化脓性炎症，有促进消散和吸收作用。

2. 治疗技术

电脑中频电疗仪通常用硅橡胶电极治疗，操作简便安全。根据患者病情选用相应的治疗处方，将两个电极对置或并置于治疗部位。电流强度以患者耐受为度，一般为 0.1~0.3 mA/cm^2，每次治疗 2 分钟，每日 1 次，20 次为 1 个疗程。

3. 临床应用

（1）适应证：软组织损伤、肩关节周围炎、颈椎病、腰椎间盘突出症、骨关节炎、神经痛、周围性或中枢性瘫痪、腰背筋膜炎、胃肠张力低下、尿潴留、术后肠麻痹、术后粘连等。

（2）禁忌证：恶性肿瘤、有出血倾向、治疗部位有金属物、对电流不能耐受、植入心脏起搏器者，以及心前区、孕妇下腹部等。

（六）干扰电疗法

以两组不同频率的中频正弦交流电交叉地输入人体，在体内电力线交叉处形成干扰场，产生差频为 0～100 Hz 的低频调制的中频电流，即干扰电流（交叉电流），以这种干扰电流治疗疾病的方法称为干扰电疗法。近年在传统静态干扰电疗法的基础上又推出了动态干扰电疗法和立体动态干扰电疗法。

1. 治疗作用

治疗作用。①镇痛作用：100 Hz 的固定差频和 0～100 Hz 的变动差频，能明显提高痛阈。②促进局部血液循环：50 Hz 的固定差频和 25～50 Hz 的变动差频，能扩张血管，改善血液循环，尤以前者较明显。③提高平滑肌和横纹肌的张力：尤以 1～10 Hz 的变动差频为显著。④对自主神经的调整作用：100 Hz 的固定差频可降低交感神经的兴奋性；20～40 Hz 的变动差频能兴奋迷走神经。实验证明，此法可使高血压患者收缩压及舒张压下降，而对正常人血压无明显影响。⑤促进骨折愈合。

2. 治疗技术

（1）静态干扰电疗仪：输出频率 4000 Hz 与（4000 Hz±100 Hz）两路正弦交流电。两组电极交叉对置，使病灶处于电流交叉处。

（2）动态干扰电疗仪：输出频率 4000 Hz 与（4000 Hz±100 Hz）两路正弦交流电的波幅被波宽 6 秒的三角波调制，两路电流发生周期为 6 秒的节律变化。

（3）立体动态干扰电疗仪：采用一对星状电极对置或并置于病灶区，将三路在三维空间流动的 5000 Hz 正弦交流电交叉输入人体，产生立体动态多部位刺激效应。

根据病情选择不同的差频，电流强度以患者的耐受为度，每次治疗 20～30 分钟，每日 1 次，10～20 次为 1 个疗程。

3. 临床应用

（1）适应证：软组织损伤、坐骨神经痛、关节炎、肩关节周围炎、颈椎病、腰椎间盘突出症、胃下垂、习惯性便秘、尿潴留、尿失禁、肠粘连、术后肠麻痹、雷诺病等。

（2）禁忌证：同调制中频电疗法。

（七）等幅中频电疗法

应用频率为 1～5 kHz 的等幅正弦电流治疗疾病的方法称为等幅中频电疗法。因其频率在音频范围内，国内习惯称为音频电疗法。常用频率为 2 kHz。

1. 治疗作用

治疗作用：①软化瘢痕和松解粘连；②镇痛作用；③促进局部血液循环；④消散炎症及其残留浸润硬结。

2. 治疗技术

采用音频电疗仪进行治疗。电极多为铅片、薄铜片或硅橡胶片。电极衬垫厚 3～4 mm。治疗时一般采取对置法或并置法。其电流强度以患者耐受为度，每次治疗 20～30 分钟，每日 1 次，10～30 次为 1 个疗程。

3. 临床应用

（1）适应证：瘢痕挛缩、术后粘连、注射后硬结、尿道狭窄、硬皮病、眼睑硬结和瘢痕、阴茎海绵体硬结、肩关节周围炎、血栓性静脉炎、慢性盆腔炎、附件炎、腰肌劳损、带状疱疹后遗神经痛、声带肥厚、狭窄性腱鞘炎等。

（2）禁忌证：与调制中频电疗法相同。

三、磁疗法

磁疗法是应用磁场作用治疗疾病的方法。磁疗法是在应用磁石基础上发展起来的，随着人造磁体（磁石）与电磁体的发明，以及磁与经络、腧穴结合用于临床，逐步形成了磁疗法。此外，稀土永磁、电磁体与动磁场相继被发明，并被用于临床实践。20世纪60年代，陈公先研制出低频、交变综合磁疗机，有震动、磁场、热能的综合效应，对多种病有较好疗效；20世纪70年代林真发明了电动稀土永磁旋磁机，机体小，效果好；20世纪80年代后，交变磁场、恒定磁场、脉动磁场、脉冲磁场及动磁场逐步应用于各种磁疗机。

（一）基本原理

一是磁场刺激人体的经络腧穴，疏经活血、调节脏腑。二是磁场自身的物理能量作用于人体，引起体内神经、体液系统发生生理化反应，达到治病目的。具体体现在镇痛、消炎消肿、降压、镇静安眠、止咳平喘、抑制肿瘤等多种作用。

磁场主要有永磁与电磁两大类。目前普遍应用的是小型永磁体，将不同场强、体积的磁片，外敷于体表腧穴，称为磁穴疗法。此外，还有能产生交变磁场、脉动磁场、脉冲磁场、直流恒定磁场的电磁体和利用机械能使永磁体产生旋转、振动的动磁体及动磁场。电磁场和动磁场的磁通量较大，受益面积为整个区域，称作磁场疗法。

磁穴疗法与磁场疗法均利用磁场治疗疾病，但有差别。磁穴疗法主要应用永磁体，按循经取穴法贴敷磁片，可贴敷0.5小时，或连续贴敷1~24小时，甚至1周以上，因而可产生持久作用。磁场疗法作用难以持久，但见效快、作用面积大。另外，还有脉冲电加磁与毫针加磁，各有特点。临床实践中，多种磁疗方法有机结合，协同治疗，称作综合磁疗。

（二）磁疗器具

磁疗器具按其用途可分为永磁磁疗器和磁疗机两大类。

（1）永磁磁疗器：体积较小、不需要电源，可随身携带。如贴敷磁片是一种缝装在衣物、首饰或其他生活用品内的永磁磁疗器。根据形状不同分为磁片、磁块、磁柱、磁珠。磁片用于贴敷，磁柱安装在磁疗机上，磁珠用于耳穴。磁疗临床上多用磁片，分大、中、小3种规格。磁体材料有永磁铁氧体、稀土钴永磁合金、铝镍钴磁钢和近年来研制成功的钕铁硼永磁合金。

（2）磁疗机：旋转磁疗机，简称"旋磁机"，是目前使用较多的一种；电磁疗机，由电磁铁通以电流产生磁场，产生的磁场可以是恒定磁场或交变磁场；震动磁疗器，又称按摩磁疗器，由常用的电动按摩器改装而成。

（三）磁疗剂量和临床应用

磁疗法的疗效与磁疗剂量是否适当密切相关。磁疗剂量是治疗不同体质和不同疾病所用的最佳磁场参数。磁场剂量是磁场强度、磁场梯度、场型、磁通量及治疗时间等指标的综合效应。磁疗剂量的测定实际上就是磁场的测定，测量磁场的方法和仪器种类很多，目前临床检测磁疗器具的磁场或进行有关实验时，最常用的是高斯计（或称特斯拉计），单位一般用高斯（Gs）或特斯拉（T）表示，1 T = 10 000 Gs。

磁疗法常用的穴位以人体十二经脉和任督二脉的经穴为主，辅以经外奇穴、阿是穴和人体相应反射区。根据中医理论、针灸选穴的原则进行穴位贴敷或磁疗仪治疗。根据临床实践，可分静磁穴位贴敷法、动磁治疗法、电磁治疗法、磁场电脉冲治疗法、磁针法等几大类。其中，静磁穴位贴敷法和动磁治疗法临床应用较广。

（四）适应证和禁忌证

磁疗法主要治疗各种急慢性疼痛，如关节炎、腱鞘炎、滑膜炎、网球肘、扭挫伤及急慢性肠炎、支气管哮喘、高血压、月经不调、皮肤瘙痒、毛细血管瘤等。

磁疗法尚无绝对禁忌证，以下情况一般不用或慎用：有出血或出血倾向者，带有心脏起搏器者，体质极度衰弱者，严重心肺功能、肾脏功能不全者，孕妇下腹区，白细胞减少症，皮肤溃疡，对磁场过敏而不能耐受者。

（五）超短波疗法与短波疗法

应用波长 1 ~ 10 m，频率 30 ~ 300 MHz 的交变电磁场治疗疾病的方法称为超短波疗法。因常用电场法治疗，故亦称超高频电场疗法。短波疗法是应用波长 10 ~ 100 m，频率为 3 ~ 30 MHz 的高频电磁波治疗疾病的方法，因主要是产生热效应，故又称短波透热疗法。超短波疗法和短波疗法都属于高频电疗法。这两种疗法的生物学作用基础主要是热效应和非热效应。

1. 治疗作用

超短波与短波的治疗作用相似，但前者的作用深度大于后者，可达骨组织，在脂肪中产热较多。①增强血液循环，供血增加，改善组织营养，加速炎症产物和水肿的消散。②可使单核-巨噬细胞系统的功能增强，有利于病原菌的控制和炎症的吸收和消散。③可使感觉神经的兴奋性下降，起镇痛作用；血液循环的改善则有利于减轻缺血性疼痛，也有利于致痛物质的排出。④可缓解胃肠平滑肌痉挛，解痉止痛。⑤促进组织生长修复。⑥大剂量时所产生的高热有抑制和杀灭肿瘤细胞的作用，并有与放疗、化疗协同治疗肿瘤的作用。⑦小剂量时非热效应明显，如增强免疫系统的功能、影响神经的兴奋性等。

2. 治疗技术

超短波：波长为 6 m、7.37 m，相应频率为 50 MHz、40.68 MHz，小型机功率为 25 ~ 50 W、大型机功率为 250 ~ 300 W，肿瘤治疗仪可达 12 kW 以上。治疗仪配有大小不等的圆形或矩形电容电极。治疗时患部处于超短波电极所产生的高频交变电磁中。短波常用波长为 22.12 m、11.06 m，相应频率为 13.56 MHz、27.12 MHz。最大输出功率为 250～300 W，肿瘤治疗仪可达 1～2 kW。治疗仪配有电缆电极、电容电极和涡流电极等。治疗时患部处于短波电流产生的高频交变电磁场中。

（1）治疗方式。

1）电容场法：将电容电极对置或并置于患部进行治疗。本法以高频电场作用于人体，对置时作用较深，在脂肪层中产热较多。

2）感应场法：又称电缆法，将电缆绕成不同形状置于治疗部位，也可采用涡流电极对准患部。电缆或电极与皮肤的间隙为 1～2 cm。本法以高频交变磁场作用于人体，作用较表浅，在浅层肌肉中产热较多。

（2）治疗剂量。

1）无热量：患者无温热感，适用于急性炎症早期、显著水肿或血液循环障碍部位。

2）微热量：患者微有温热感，适用于亚急性和慢性炎症。

3）温热量：患者有舒适的温热感，适用于慢性炎症和慢性疾病。

4）热量：患者有明显的热感，但能耐受，适用于恶性肿瘤的高热疗法。

调节剂量时应首先使治疗仪输出处于谐振状态，其电流表指针上升到最高，之后通过改变间隙来调节治疗剂量。恶性肿瘤高热治疗时务必使瘤内温度达到 43～44 ℃。

急性炎症每次治疗 7～10 分钟，每日 1 次；慢性疾病每次治疗 10～15 分钟，每日 1 次，15～20 次为 1 个疗程；恶性肿瘤高热疗法每次治疗 1 小时，每周 2～3 次，10 次左右为 1 个疗程，疗程后休息 7～10 天可做第 2 个疗程，应与放疗、化疗的疗程基本同步。

3. 临床应用

（1）适应证：适用于各种炎症和伤病的急性期与亚急性期，也适用于慢性期，如气管炎、支气管炎、肺炎、面神经炎、周围神经损伤、软组织损伤、膀胱炎、盆腔炎、关节炎、腰椎间盘突出症、胃炎、肠炎、胃肠功能紊乱、颈椎病、肩关节周围炎、急性肾衰竭、肾炎、各种感染等。

高热疗法配伍放疗、化疗适用于乳腺癌、肺癌、皮肤癌、膀胱癌、直肠癌、结肠癌、食管癌等。

（2）禁忌证：恶性肿瘤（小剂量）、活动性肺结核、局部金属异物、有出血倾向、昏迷、高热、心肺功能衰竭、妊娠、植入心脏起搏器者等。

（六）微波疗法

应用波长 1 mm～1 m，频率 0.3～300 GHz 的电磁波治疗疾病的方法称微波疗法。按波长，微波又分为分米波（波长 30 cm～1 m）、厘米波（波长 1～30 cm）和毫米波（波长 1 mm～10 cm）3 个波段。目前用得最多的是波长为 12.24 cm、频率为 2450 MHz 的厘米波；波长为 33 cm、69 cm，频率为 915 MHz、434 MHz 的分米波；波长为 8 cm、频率为 37.50 MHz 的毫米波。微波疗法的生物学作用基础主要是热效应和非热效应。

1. 治疗作用

微波具有高频电疗法共有的治疗作用。由于微波的频率特别高，因此非热效应明显，尤其是毫米波。分米波的作用深度深于厘米波和毫米波，可达深层肌肉。主要治疗作用：①改善血液循环，消散炎症；②镇痛作用；③促进组织再生修复；④增强免疫能力；⑤大剂量时所产生的高热有抑制或杀灭肿瘤细胞的作用，与放疗、化疗并用有协同作用。

2. 治疗技术

分米波、厘米波治疗机最大输出功率为 200~250 W，治癌机为 500~700 W，毫米波治疗机为 30~100 mW。以上各种治疗机均配有用于体表的各种形状的辐射器，还有用于阴道、直肠、外耳道的体腔辐射器。

采用一般体表辐射器时，辐射器与体表皮肤保持 10~30 cm 的距离。辐射器内有冷却装置时可直接接触皮肤进行治疗。体腔内治疗时先在体腔辐射器外套一清洁的乳胶套，套外涂以液状石蜡（用于阴道、直肠时）或滑石粉（用于外耳道时），然后插入体腔内行之。分米波、厘米波的治疗剂量、疗程与超短波、短波疗法相同。毫米波治疗时使辐射器尽量靠近治疗部位的皮肤，其强度为 $1~10$ mW/cm^2，每次治疗 20~30 分钟，每日 1 次，5~15 次为 1 个疗程。治疗时应避免毫米波直接辐射眼部，以免引起角膜、晶体等损伤。行分米波、厘米波治疗时也应注意保护眼、睾丸、小儿骨骺部位，避免直接接受辐射而发生损伤。

微波组织凝固疗法，采用微波（厘米波）治疗仪，波长 12.24 cm、功率 150~200 W，附针状、叉状、铲状等裸露小天线，治疗时将小天线直接插入体表赘生物或经内镜插入体腔内赘生物，利用组织内生高热行凝固治疗。一般采用 70~100 W，每次点凝数秒，使之瞬间变白、萎缩、脱落，每周 1 次，2~6 次为 1 个疗程。

3. 临床应用

（1）适应证：炎性浸润、伤口溃疡、软组织损伤、肌炎、肩关节周围炎、腰肌劳损、关节炎、坐骨神经痛、中耳炎、鼻窦炎等；高热治疗适用于体表及体腔内的恶性肿瘤，如皮肤癌、乳腺癌、恶性淋巴瘤、宫颈癌、直肠癌等；凝固治疗适用于体表赘生物及通过内镜治疗胃息肉、胃出血、鼻息肉、宫颈炎等。

（2）禁忌证：同超短波、短波疗法。分米波、厘米波禁用于眼部、阴囊部及小儿骨骺部。毫米波还禁用于眼部。

（七）经颅磁刺激技术

经颅磁刺激技术（transcranial magnetic stimulation，TMS）的磁信号可以无衰减地透过颅骨刺激到大脑，通过不同的频率来达到治疗目的。1985 年，Barker 成功研制出第一台经颅磁刺激仪，1988 年华中科技大学同济医学院附属医院成功研制出中国第一台经颅磁刺激仪。1992 年，美国公司推出了第一台重复经颅磁刺激（repetitive TMS，rTMS）仪，2005 年国内研制出中国第一台 rTMS 仪。随着技术的发展，rTMS 已在临床精神病、神经疾病及康复领域推广应用。

1. 技术分类

根据 TMS 刺激脉冲不同分为 3 种刺激模式：单脉冲 TMS、双脉冲 TMS 和重复 TMS。单脉冲 TMS 由手动控制无节律脉冲输出，也可以激发多个刺激，但刺激间隔较长（10 秒），多用于常规电生理检查。双脉冲 TMS 以极短的间隔在同一部位连续给予两个不同强度的刺激，或在两个不同的部位应用两个刺激仪，又称 double-coil TMS，多用于研究神经的易化和抑制作用。重复 TMS 分为高频和低频两种，需要设备在同一个刺激部位给出慢节律低频或快节律高频重复 TMS，高频（>1 Hz）主要是兴奋的作用，低频（≤1 Hz）则是抑制的作用。

2. 治疗原理

TMS 主要是通过改变它的刺激频率以达到兴奋或抑制局部大脑皮质功能的目的。高频率、高强度 TMS 可产生兴奋性突触后电位总和，导致刺激部位神经异常兴奋，低频刺激的作用则相反，通过双向调节大脑兴奋与抑制功能之间的平衡来治疗疾病。TMS 刺激的局部神经通过神经网络之间的联系和互相作用对多部位功能产生影响；对于不同患者的大脑功能状况，需用不同的强度、频率、刺激部位、线圈方向来调整，才能取得良好的治疗效果。

3. 临床应用

TMS 可以治疗精神分裂症、抑郁症、强迫症、躁狂症、创伤后应激障碍等精神疾病，其中对抑郁症的治疗在美国已经通过 FDA 认证，治愈率为 20%，有效率达 100%。国内部分医疗单位也开展了相关治疗，并且在临床上取得了较好的疗效。

癫痫、帕金森病、睡眠障碍、脑卒中（运动功能障碍、失语、吞咽障碍）康复、脊髓损伤康复、昏迷促醒、其他外周神经损伤康复等；精神心理疾病的治疗：抑郁症、焦虑症、精神分裂症、强迫症、创伤后应激障碍、睡眠障碍；疼痛治疗：偏头痛、各种神经病理性疼痛（如带状疱疹后遗神经痛、三叉神经痛、脑卒中后疼痛、脊髓或神经根损伤后疼痛）；儿童康复治疗：脑性瘫痪（肢体瘫痪）、脑性瘫痪（改善认知、语言、命名功能障碍）、多发性抽动症、孤独症、癫痫等。

4. 不良反应

TMS 属无创性技术，相对较为安全。刺激局部后少数患者会产生头痛、头晕或发胀发木的不适感觉，一般不需要处理，降低强度磁刺激或停止治疗可自然恢复。有下列情况禁用或慎用。

（1）绝对禁忌：头颅内（治疗刺激部位组织内部或表面）有金属（电子设备）异物者、脑卒中急性期病情不稳定者禁止使用。

（2）相对禁忌：颅内压增高者、有心脏起搏器或耳蜗植入物者慎用（刺激治疗部位距离植入性电子物品有一定距离者可以治疗）；孕妇患者治疗过程中注意要与腹部始终保持距离；不能表达自己感觉者慎用（任何观察指标或方法都不能判断患者是否耐受或有不适者不建议使用经颅磁刺激治疗）。

四、光疗法

应用人工光源或日常辐射治疗疾病的方法称光疗法。按照光波波长排列，依次分为红外线、可见光和紫外线。现代用于医疗的人工光源主要有红外线、蓝紫光、紫外线、激光等。

（一）红外线疗法

应用光谱中波长位于红光之外的热辐射线治疗疾病的方法称为红外线疗法。红外线是一种非可见光线，光谱范围 760 nm ~ 1000 μm。随波长增加，穿透皮肤能力减弱。医学上将 760 nm ~ 1.5 μm 段称为近红外线（短波红外线），穿透皮肤能力较强，可达皮下组织；将 1.5 ~ 1000 μm 段称为远红外线（长波红外线），穿透皮肤能力较弱，只达到表皮。红外线的生物学作用主要是热效应。

1. 治疗作用

治疗作用：①改变局部血液循环；②缓解痉挛；③镇痛；④促进炎症消散吸收；⑤促进组织再生、修复、愈合。

2. 治疗技术

其治疗设备主要有两类：一类是不发光的红外线灯，由电阻丝或有涂料的辐射板（棒）构成，辐射远红外线与部分近红外线；另一类是发光红外线灯即白炽灯和钨丝红外线灯，主要辐射近红外线和少量可见光。治疗时裸露患部，照射距离以使患者感到温热为准，每次 20 ~ 30 分钟，每日 1 ~ 2 次，10 ~ 20 次为 1 个疗程。

3. 临床应用

（1）适应证：炎症浸润吸收期、延迟愈合的伤口、神经炎、神经痛、肌纤维组织炎、关节炎慢性期、腱鞘炎、静脉炎、浅表性溃疡、软组织损伤 24 小时后、腰肌劳损、肌痉挛、冻疮和压疮等。

（2）禁忌证：恶性肿瘤、急性炎症、有出血倾向、活动性结核、高热和直接辐射眼部等。

（二）红光疗法

作用于视网膜能引起光感的辐射线称为可见光，波长范围 400 ~ 760 nm，包括红、橙、黄、绿、青、蓝、紫七色光，其能量从红光到紫光逐渐增高。利用可见光治疗疾病的方法统称为可见光疗法。红光疗法是应用波长在 600 ~ 760 nm 的红色光线对人体疾病进行治疗的方法。其穿透组织的能力较强，红光的生物学作用基础主要是热作用。

1. 治疗作用

治疗作用：①镇痛作用；②止痒作用；③消炎、消肿；④缓解肌肉痉挛；⑤促进组织再生、修复、愈合；⑥软化瘢痕、松解粘连。

2. 治疗技术

采用红光灯或太阳灯前加红色滤光板。功率 100 ~ 200 W，灯距 10 ~ 20 cm，每次治疗 20 ~ 30 分钟，10 ~ 20 次为 1 个疗程。

3. 临床应用

（1）适应证：神经痛、面神经炎、扭伤、注射后硬结、炎症浸润吸收期、术后伤口浸润、伤口愈合迟缓、粘连、瘢痕、慢性溃疡、皮下淤血和抑郁症等。

（2）禁忌证：同红外线疗法。

（三）蓝紫光疗法

在可见光光谱中蓝紫光是其波长最短的部分，其中紫光波长为 400 ~ 450 nm，蓝光波长为 450 ~ 490 nm。应用蓝紫光治疗疾病的方法称为蓝紫光疗法。蓝紫光的生物学作用基础主要是光化学效应。

1. 治疗作用

（1）降低血清中胆红素的含量：蓝紫光照射于皮肤黏膜后被血液吸收，血液中的胆红素吸收蓝紫光后，在蓝紫光和氧的作用下经过一系列的光化学变化，变成水溶性的低分子量的易于排泄的无毒胆绿素，随胆汁，再由尿、便中排出体外，从而降低血清中胆红素的含量。

（2）镇静作用：可使神经反应减慢，降低神经兴奋性，具有镇静作用。

2. 治疗技术

一般蓝紫光治疗时，采用蓝紫光灯，灯距 5 ~ 10 cm，其余操作技术同红外线疗法。新生儿高胆红素血症蓝紫光治疗时，采用专用的蓝紫光浴器，患儿全身裸露，戴防护眼镜，灯距 70 cm，上、下面同时或交替照射，在 1 ~ 3 天连续或间断照射，总照射时间为 24 ~ 48 小时。治疗过程中应注意患儿的体温、全身情况、皮肤和粪便颜色的变化，并检查血清胆红素。若不退黄或血清胆红素不下降，应改用他法。

3. 临床应用

（1）适应证：急性湿疹、急性皮炎、带状疱疹、灼性神经痛、面肌痉挛、新生儿高胆红素血症等。

（2）禁忌证：有阻塞性黄疸或肝脏疾病引起的高胆红素血症禁用。

（四）紫外线疗法

紫外线系非可见光线，因位于可见光谱紫色光线的外侧而得名。利用紫外线照射防治疾病的方法称紫外线疗法。用于医疗的紫外线其波长范围 180 ~ 400 nm，常分为三段：波长 320 ~ 400 nm 为长波紫外线（简称"UVA"）；波长 280 ~ 320 nm 为中波紫外线（简称"UVB"）；波长 180 ~ 280 nm 为短波紫外线（简称"UVC"）。紫外线具有较高的量子能量，可引起显著的光化学效应。

1. 治疗作用

紫外线照射人体皮肤，人体吸收紫外线后，组织内形成血管活性物质，皮下微血管扩张，皮肤照射野中出现红斑。红斑持续数日后出现色素沉着，并有脱皮。其治疗作用如下。

（1）杀菌作用：UVC 有明显的杀菌作用。

（2）抗炎作用：其机制是其一系列的作用，如杀菌、改善病灶血行、刺激并增强机体免疫功能等的综合表现。

（3）促进维生素 D_3 的形成：人体皮肤中 7 - 脱氢胆固醇经 275 ~ 297 nm（以中波为主）紫外线照射后成为胆钙化醇，再经肝肾羟化而成为维生素 D_3，维生素 D_3 可促进肠道对钙、磷的吸收及肾小管对钙、磷的再吸收，维持血中钙、磷离子浓度，促进骨盐沉着，达到防治佝偻病、软骨病的目的。

（4）脱敏作用：小量多次紫外线照射可使组织产生少量组胺，但形成的组胺又刺激机体产生大量组胺酶，致血中过量的组胺被降解而脱敏。此外，紫外线照射后维生素 D_3 增多，致使机体对钙的吸收增多，钙离子可降低神经系统兴奋性和血管通透性，亦有利于减轻过敏反应。

（5）免疫、保健作用：紫外线照射后，人体细胞免疫和体液免疫功能均增强，表现为吞噬细胞增多，吞噬能力增强；体液中补体、凝集素、调理素等增加，从而提高人体的抵抗力，达到增强体质、防治疾病之目的。

（6）镇痛作用：紫外线红斑量照射后，可降低感觉神经的兴奋性，局部痛阈上升，感觉时值延长。镇痛机制为局部血液循环加快，致痛介质排除加速；紫外线红斑在大脑皮质形成一个强兴奋灶，干扰和抑制了疼痛在皮质形成的兴奋灶。

（7）促进组织再生修复：小剂量紫外线照射可刺激细胞分裂增殖，促进肉芽和上皮生长，加速伤口愈合；大剂量照射则抑制 DNA 的合成和细胞分裂，使细胞死亡。所以，临床上对于感染性经久不愈的伤口、皮肤溃疡，采用大剂量紫外线照射，一则有控制感染的作用，二则可促使坏死组织分离脱落，创面清洁后再改用小剂量照射促进愈合。对于创面增生之苍白、水肿样营养不良性肉芽，用紫外线红斑量照射则可抑制其增生，并可改善其血运及营养状况而有利于愈合。

（8）光致敏作用：在内服或外用呋喃香豆精类药（如补骨脂素等）或煤焦油类药物后再照射紫外线，光敏剂吸收了特定波长的紫外线（UVA）后，在机体内产生光加成反应或光动力作用，从而加强了紫外线对 DNA 合成和细胞丝状分裂的抑制，抑制了上皮细胞的增殖，用以治疗银屑病。呋喃香豆精与紫外线合用，能加强黑色素细胞的功能，用以治疗白癜风。

（9）紫外线照射血液充氧回输治疗（UBIO）有改善血液流变学，提高携氧能力、免疫功能等作用。

2. 治疗技术

（1）治疗设备：常用的紫外线光源有高压水银石英灯、低压水银石英灯（冷光水银石英灯）、黑光灯（低压水银荧光灯）等，前两者主要用于体表照射，黑光灯主要用于光敏治疗。高压水银石英灯的水冷式体腔灯头和低压水银石英灯，通过石英导子也可进行体腔、伤口和窦道照射治疗。

（2）治疗剂量：测量紫外线的剂量方法颇多，临床常采用生物剂量测定法，生物剂量又称最弱红斑量（minimal erythema dose，MED）。1 MED 是指紫外线在一定距离下垂直照射皮肤引起最弱红斑所需的时间，单位是秒。不同个体、疾病的不同阶段等对紫外线的敏感度不同，故治疗前必须先测定生物剂量。

紫外线照射的剂量按照照射野皮肤反应的强弱分为 6 级。

1）亚红斑量 <1 MED，皮肤无红斑反应。可用于全身照射治疗。

2）阈红斑量在 1 MED，皮肤出现刚可看见的红斑。可用于脱敏治疗。

3）弱红斑量在 1~2 MED，皮肤轻度发红。可用于增强局部血运，促进上皮增生。

4）中红斑量在 3~5 MED，皮肤红斑明显，伴轻度疼痛。可用于抗炎、镇痛等。

5）强红斑量在 6~8 MED，皮肤红斑显著，伴水肿或水疱形成，红斑边缘隆起于皮面，患者明显灼痛。可用于抗炎、镇痛、促使创面坏死组织分离脱落。

6）超强红斑量 >8 MED，皮肤红斑显著，伴出血点，水肿明显并伴大水疱形成，红斑局部剧烈灼痛。可用于顽固性创面或对紫外线不敏感的疾病。

（3）照射方法：有全身照射、局部照射、体腔照射和光敏治疗等数种。全身照射多隔日1次，20次为1个疗程。局部照射的剂量因部位、病情和治疗目的而异，每日或隔日1次，3～10次为1个疗程。为维持治疗所需要的红斑，下次照射剂量应在前次照射剂量的基础上适当增加。

光敏疗法又称光动力学疗法或光化学疗法，紫外线照射与光敏剂呋喃香豆精类药，如8－甲氧基补骨脂素等或与煤焦油制剂合用，隔日1次，20～30次为1个疗程。

UBIO时，自患者肘静脉抽200 mL血注入石英瓶内，照射紫外线，同时充氧、震荡后将血液立即回输给患者，隔日1次，5～10次为1个疗程。

（4）防护：紫外线照射时注意保护患者和操作者的眼睛，以防发生电光性眼炎，非照射部位应严密遮盖，避免超面积、超剂量照射。光敏治疗的患者在疗程中应避免日晒，保护皮肤和眼睛。

3. 临床应用

（1）适应证：①全身照射适用于佝偻病、骨质疏松症、骨软化症、免疫功能低下、过敏症、银屑病、玫瑰糠疹等；②局部照射适用于疖、痈、急性蜂窝织炎、丹毒、急性淋巴管炎、甲沟炎、类风湿关节炎、肋软骨炎、静脉炎、扁桃体炎、耳郭软骨膜炎、过敏性鼻炎、带状疱疹、支气管哮喘、急性神经痛、急性支气管炎、肺炎、伤口感染和愈合不良等；③体腔照射适用于鼻、咽、外耳道、口腔、窦道、阴道和直肠等腔道感染；④光敏治疗适用于白癜风、银屑病等；⑤UBIO适用于高黏血症、脑梗死、冠心病、肺心病和突发性耳聋等。

（2）禁忌证：系统性红斑狼疮、急性泛发性湿疹、血卟啉病、着色性干皮病、皮肤癌变、日光性荨麻疹、光敏性疾病、活动性肺结核、急性肾炎或伴有肾功能不全的其他肾病、恶性肿瘤、应用光敏药物（光敏治疗时除外）。紫外线照射血液充氧回输治疗还禁用于脑出血。

（五）激光疗法

激光是由处于谐振腔中的某些物质在外界能源的激励作用下，发生粒子反转并被激发，在大量粒子从高能级跃迁回低能级时，经过谐振腔振荡放大发射出来的光线。激光是受辐射放大的人工光，所以它优于普通光，具有单色性好、亮度大、方向性强、相干性好等特点。应用激光治疗疾病的方法称为激光疗法。激光的生物学作用基础主要是光效应、热效应、压强效应和电磁场效应。

1. 治疗作用

（1）低功率激光体外照射。

1）消炎作用：局部血管扩张，改善血运；改变血管通透性，减轻充血和水肿；提高机体免疫功能，增强抗感染能力，从而有消炎作用。

2）促进组织生长：提高酶的活性，促进代谢，刺激蛋白质合成和胶原纤维、成纤维细胞的形成，加速伤口、溃疡的愈合，促进毛发和断离神经再生。

3）镇痛作用：能提高痛阈，降低末梢神经兴奋性；减轻局部水肿、充血；加快致痛介质的移除，抑制致痛介质的合成。

4）刺激激活与调节作用：刺激穴位，向穴位输入能量，有"光针"作用；刺激神经反射区神经末梢，反射作用于相应节段和全身，调节神经和免疫功能。

（2）低功率激光血管内照射：改善血液流变学性质。激活某些活性物质，如过氧化氢酶、酮蓝蛋白、超氧化物歧化酶等，调节机体的生化过程和免疫功能。

（3）高功率激光：经聚焦后产生高温、高压效应，使组织变性、凝固、坏死，乃至气化，用于表浅皮肤病变治疗、切割；散焦激光用于穴位和体外照射。

（4）光敏诊治癌瘤：利用血卟啉（HpD）等光敏剂在激光照射下发出荧光的特性，可对肿瘤做出定位诊断。瘤细胞内的 HpD 受激光辐照后在能量转移过程中，在细胞内产生单体氧，单体氧以其活跃的氧化能力改变氧化酶的作用，抑制细胞呼吸及氧化磷酸化功能和细胞膜钙离子的功能，最终造成瘤细胞死亡，用于治疗癌瘤。

2. 治疗技术

（1）低功率激光体外照射或血管内照射：He-Ne 激光器或半导体激光器（AsGa 或 Ga-AL-As），前者输出红光，后者输出红光、红外激光。其功率均为毫瓦级，可直接或通过光导纤维行之，每次 10~20 分钟穴位或伤口照射时，每部位 3~5 分钟，每日 1 次，10~15 次为 1 个疗程；血管内照射时，在肘静脉插入激光光纤针，输出功率 2~3 mW，每次照射 60~90 分钟，每日或隔日 1 次，7 次为 1 个疗程。间隔 5~10 天后可行第 2 个疗程治疗。

（2）高功率激光照射：采用二氧化碳（CO_2）激光器、掺钕钇铝石榴石（Nd-YAG）激光器，输出红外激光。还有氩离子（Ar^+）激光器，输出蓝绿色激光。其功率均为瓦级。激光外科治疗时，将聚焦光束对准患部，瞬间产生组织凝固、炭化、气化，较小病灶可 1 次消除，较大病灶可分次处理，也可通过内镜进行体腔内治疗；穴位照射或体外照射时，则采用散焦照射。将散焦光束对准治疗部位，距离一般为 50~100 cm，以局部有舒适的温热感为度，每次照射 15~20 分钟，每日 1 次，5~10 次为 1 个疗程。治疗中注意防止烫伤。

（3）光敏诊治癌瘤：对 HpD 皮肤划痕过敏试验阴性的患者，先由静脉滴入 HpD，48~72 小时后照射激光。一般用氩离子激光或其他红光激光，体表直接照射或通过内镜光导纤维行腔内照射。一般仅治疗 1 次，必要时 1 周后再治疗 1 次。

激光照射时，应注意保护好眼睛，用布巾遮盖眼部或戴防护眼镜（眼镜的性能应与激光的种类相应）。光敏治疗者于注射药物 1 个月内居住暗室，严禁日光直晒。

3. 临床应用

（1）适应证：①低功率激光体表照射适用于口腔溃疡、过敏性鼻炎、支气管哮喘、咽炎、炎症、伤口愈合不良、脱发、面肌痉挛、慢性溃疡、神经痛、关节炎；②低功率血管内照射适用于高脂血症、高黏血症、脑梗死、脑损伤、冠心病等；③高功率激光外科治疗适用于皮肤赘生物，宫颈糜烂，支气管、胃肠、膀胱内肿物，手术切割及止血等；④光敏治疗适用于皮肤及鼻咽、口腔、食道、胃、直肠、膀胱等体腔内肿瘤。

（2）禁忌证：有出血倾向、皮肤结核、心肺肾功能衰竭、恶性肿瘤者（光敏治疗时除外）。低功率激光血管内照射禁用于脑出血。

五、超声疗法

物理学中，将声波依其频率高低和人耳对声波的感受能力，按如下方式区分与命名。频率为 $10^{-4} \sim 16$ Hz 的声波称次声或亚声；频率为 $16 \sim 2 \times 10^4$ Hz 的声波称为可听声；频率为 $2 \times 10^4 \sim 2 \times 10^9$ Hz 的声波称为超声；频率为 $10^9 \sim 10^{13}$ Hz 的声波称为特超声。

应用超声能以各种方式作用于人体以治疗疾病的方法统称为超声疗法。超声疗法所采用的超声频率一般多为 $0.8 \sim 1$ MHz（传统超声）、$1.5 \sim 3$ MHz（高频超声）及 $30 \sim 50$ kHz（低频超声）。超声是一种机械振动波，属弹性纵波。超声在人体内传播过程中，其振动能量会不断地被人体组织吸收，其吸收机制有三：①黏滞吸收；②热传导吸收；③分子弛豫吸收。为了表征不同媒质对超声的衰减程度，医学超声常使用超声衰减半价层的概念。超声在传播时，其声强下降到初始值一半时所经过的距离（cm）称为半价层。不同的媒质，其半价层亦各异。实验亦证明，超声衰减与超声频率之间基本上成正比关系。超声生物效应的物理机制主要是机械（力学）机制、热学机制及理化机制等。

（一）治疗作用

治疗作用：①降低神经兴奋性，提高神经痛阈，对周围神经疾病，如神经炎、神经痛等可产生明显镇痛效果；②可减轻炎症反应，促进炎症渗出物的吸收，有消炎作用；③改善局部营养，促进真皮再生与创口愈合，中小剂量能促进骨痂生长，有修复作用；④有软化瘢痕、松解粘连的作用，并能缓解肌腱挛缩；⑤作用于神经节时可调节其分布区神经血管和内脏器官的营养和功能；⑥动物实验显示超声有溶栓作用；⑦利用高功率聚焦超声可用于碎石和破坏肿瘤等。

（二）治疗技术

1. 直接治疗法

采用传统的超声治疗仪。

（1）固定法：以往多用于神经根或较小的病灶及痛点治疗。目前已少用。

（2）移动法：于治疗部位涂布超声耦合剂后，轻压声头，均匀移动于受辐照部位。声强为 $0.5 \sim 1.5$ W/cm²，每次治疗 $5 \sim 10$ 分钟，$10 \sim 15$ 次为 1 个疗程。适用范围较广的病灶治疗。若治疗范围较广，且用脉冲输出时，治疗时间可延长至 $15 \sim 20$ 分钟。

2. 间接治疗法

采用传统的超声治疗仪。

（1）水下辐射法：在温开水中（水中不得有气泡）进行超声治疗，声头应有防水装置。适用于体表不平或有局部剧痛而不宜直接接触等部位，如四肢远端、开放性创伤、溃疡等。声头距离治疗部位 $2 \sim 4$ cm，缓慢移动。

（2）辅助器治疗法：借助水枕、反射器、漏斗、接管等辅助器进行治疗，或用腔内超声辐射器进行体腔内治疗。采用水枕法，将温开水注入薄乳胶囊（囊中不得有气泡）。囊外和治疗部位皮肤上均涂以少量耦合剂，使水囊紧贴皮肤，声头紧贴水囊进行治疗。适用于：①不规则或不平的体表；②特殊的治疗部位，如眼、牙齿、阴道、前列腺等。借助辅助器治疗的优点是可使超声能量高度集中于受治的病灶。

3. 超声穴位疗法

将超声经特制的微型声头作用于人体穴位以进行治疗。特点：超声作用于穴位，起到调节经络的特异作用。

4. 超声药物透入疗法

超声药物透入疗法简称"声透疗法"。将拟透入的药物加入耦合剂中，利用超声的作用使药物经皮肤或黏膜透入人体内的一种治疗方法。耦合剂的配制，有人推荐用吸水性较好的甲基纤维素，与药物溶液混合成浆状，再加入 35% 硫酸镁、30% 二甲基亚砜，可增加药物透入皮肤的通透性。

5. 超声雾化吸入疗法

气雾吸入疗法中的一种。是利用超声的空化作用，使药液在气相中分散，将药液变成直径 <5 μm 的微细雾滴（气溶胶），通过吸入直接作用于细支气管和肺泡内的一种治疗方法。

6. 超声 – 间动电混合疗法

将超声与间动电流混合输出作用于人体以治疗疾病的一种治疗方法。采用专用的超声 – 间动电治疗机。每次治疗 5 ~ 10 分钟，电流强度不宜太大。此法兼有超声和间动电的作用。

7. 超声 – 中频电同步治疗法

将正弦调制的超声波（脉动的声能）与正弦调制的中频电流（脉动的电能）联合（同极输出）并同步（调制频率相同并同位相）重叠输出，使两种物理因子、两种能量同时作用于人体以治疗疾病的方法。超声 – 中频电同步治疗机兼有调制超声与调制中频电的作用，二者可产生交互、协同作用。

第 6、第 7 两种疗法，治疗时一般先调节超声输出，再调节电流输出。以上各种疗法，眼、卵巢、睾丸部位应避免应用中、大剂量超声，以免造成损伤。切忌声头在空载时输出超声，以免损坏声头内的晶片。在骨表面治疗时，因超声引起骨膜振动，易致疼痛或热损伤，故超声强度不宜过大。

8. 高功率聚焦超声治疗癌症

利用高功率聚焦超声的靶向升温作用，以杀灭肿瘤细胞。采用专用的高强度聚焦超声肿瘤治疗系统即高强度聚焦超声刀行之。

9. 超声波碎石

超声波碎石即体外冲击波碎石术，在体外产生冲击波，通过人体组织传入体内，并会聚于结石处提高能量密度，足以将结石击碎。

（三）临床应用

1. 适应证

各种软组织损伤、神经炎、神经根炎、关节炎、肩周炎、腱鞘炎、瘢痕、粘连、注射后硬结、慢性盆腔炎、输尿管结石、输卵管闭塞、阴茎硬结、冠心病、玻璃体混浊、中心性视网膜炎、脑血管病偏瘫、血肿机化和关节纤维性强直等。

2. 禁忌证

出血倾向、孕妇下腹部、睾丸、小儿骨骺部、活动结核、恶性肿瘤（高功率聚焦超声治疗者除外）、急性炎症等。

六、水疗法

利用水的温度、静压、浮力及所含成分，以不同方式作用于人体来防治疾病和促进康复的方法统称为水疗法。水疗法的生物学作用基础主要是温度刺激、机械刺激和化学刺激等。

1. 治疗作用

基于下述的三大作用可产生一系列的治疗作用。

（1）温度作用：冷水擦浴或凉水浴可降低体温，提高神经的兴奋性；不感温水浴（当物体温度与皮肤温度相同时，无温感，此乃不感温度，一般在 34 ~ 36 ℃）有镇静作用；温水浴或热水浴可促进血液循环，降低韧带紧张度，缓解痉挛，减轻疼痛。热水浴还有发汗作用。

（2）机械作用。

1）静压作用：可压迫体表静脉和淋巴管，促进静脉和淋巴回流；压迫胸廓、腹部可增强呼吸运动和气体代谢。

2）浮力作用：人体在水中失去的重量约为体重的90%，所以在空气中运动较困难的肢体在水中可借助浮力更便于运动和功能训练。

3）冲击按摩作用：水流对皮肤有温和的按摩作用。水射流（直喷浴、针状浴等）对人体有较强的冲击作用，引起血管扩张，使神经的兴奋性增高。

（3）化学作用：取决于溶解在水中的各种药物、化学成分、气体和放射性物质的作用。

2. 治疗技术

一般采用下面几种方法。

（1）浸浴。

1）全身淡水浴：将浴盆内注入2/3容量的淡水，患者半卧于浴盆中，头颈胸部在水面以上。①冷水浴（20 ℃以下）及凉水浴（20 ~ 30 ℃）：每次3 ~ 5分钟，隔日1次，10次为1个疗程。有提高神经兴奋性的作用，适用于抑制过程占优势的神经症。②不感温水浴（34 ~ 36 ℃）及温水浴（37 ~ 38 ℃）：每次10 ~ 20分钟，每日1次，10 ~ 15次为1个疗程。有明显的镇静作用，适用于兴奋占优势的神经症、痉挛性瘫痪等。③热水浴（39 ℃以上）：每次10 ~ 15分钟，每日或隔日1次，10次为1个疗程，有排汗、镇痛作用，适用于慢性多发性关节炎、肌炎、痛风等，治疗时需用冷毛巾冷敷额部，以防过热。

2）全身药物浴：在浸浴的淡水中加入适量药物，药物通过皮肤或药物蒸气通过呼吸道吸入产生治疗作用。①松脂浴：在普通浴盆中加入松脂浸膏或松脂粉50 ~ 75 g，水温36 ~ 38 ℃，有镇静作用，适用于兴奋过程占优势的神经症、高血压初期、绝经期综合征等；②盐水浴：在普通浴盆中加入1 ~ 2 g食盐，水温38 ~ 40 ℃，有提高代谢和强壮作用，多用于风湿性疾病等；③苏打浴：在普通浴盆中加入碳酸氢钠75 ~ 100 g，水温36 ~ 38 ℃，有软化皮肤角层、脱脂等作用，用于皮肤病，对银屑病、剥脱性皮炎等有一定疗效；④中药浴：

淡水浴中加入适用于不同疾病的中药煎剂滤液，用以治疗皮肤病、关节炎等。

3）全身气泡浴：用空气压缩机向浴盆四壁或底面压入气泡，使淡水浴中含有直径为 0.2 mm 以上大小不等的气泡，水温 37～38 ℃，每次 10～20 分钟，每日或隔日 1 次，15～20 次为 1 个疗程。本法还有气泡对人体的作用，如气泡破裂所产生的机械力对体表起微细按摩作用，气泡附着于体表时因其导热性小于水而形成温差，有改善血运的作用。适用于周围血液循环障碍、肢体瘫痪等。

上述各种浸浴亦可仅在下半身行之（半身浴），在肢体行之（肢体浴），在会阴部行之（坐浴）。

（2）哈伯特槽浴：又称蝶形槽浴。浴槽内注入 2/3 容量的淡水，水温 38～39 ℃，根据需要加入抗感染药物或氯化钠。活动障碍之患者躺于担架上，由升降装置送入槽中。患者半卧于水中，露出头颈胸部，治疗时据病情加用气泡、涡流、水流喷射。治疗师于浴槽外为患者行水中按摩，协助患者做水中运动，每次 10～20 分钟，治疗结束用升降装置将患者送出浴槽。每日或隔日治疗，15～20 次为 1 个疗程。适用于肢体瘫痪、关节功能障碍、大面积烧伤、压疮、周围血运障碍等。

（3）漩涡浴：又称涡流浴。本法又分全身浴、上肢浴、下肢浴等。治疗时用喷水嘴对准治疗的重点部位，水温 37～40 ℃，10～20 分钟，每日或隔日 1 次，15～20 次为 1 个疗程。水流对人体可产生较强的机械冲击作用，同时又具有气泡作用、温度作用等。可适用于雷诺病、神经痛、肢体瘫痪、肌炎和关节炎等。

（4）水中运动：水温 37～42 ℃，患者于水中坐（躺）在治疗椅（床）上，或抓住栏杆在水面上做水平面支托运动，或沿浮力方向运动，或借助栏杆、双杠做步行训练、平衡训练、协调训练，或借助漂浮物做反浮力方向的抗阻运动，也可由治疗师进行被动运动。因水有阻力，故各种运动宜缓慢进行，可由治疗师保护和指导。每次 5～30 分钟，每日或隔日 1 次，15～20 次为 1 个疗程。水中运动兼有温热、浮力、运动等作用。适用于脑血管病偏瘫、颅脑损伤、周围神经损伤、脊髓损伤、强直性脊柱炎、类风湿关节炎、关节活动功能障碍等。

3. 临床应用

（1）适应证见治疗技术部分。

（2）禁忌证：皮肤破溃、炎症感染、恶性肿瘤、出血倾向、妊娠、严重动脉硬化、传染病、心力衰竭等。

第二节　作业治疗

作业疗法是根据患者的功能障碍情况，选择有针对性、有目的的作业活动对患者进行训练，以维持、改善和补助患者功能，最大限度地提高患者自理、工作、娱乐休闲能力，促使其回归家庭与社会的一种康复治疗方法。从事作业疗法专业的技术人员称为 OT 师。

一、概述

作业治疗着眼于帮助患者恢复正常的、健康的、有意义的生活方式和生活能力,可能的话还要恢复或取得一定的工作能力。当患者生病或残疾时,其个体技能、家庭角色、社会角色功能丧失,所以,作业治疗通过帮助改造个体,或通过改造家庭环境,或通过改造社会环境,使患者掌握日常生活技能,适应居家(住房、居住环境)条件下的生活,以及适应在新的环境和条件下工作。

(一)对象

作业疗法的治疗对象包括所有因疾病或创伤而导致的在自理、工作或休闲娱乐活动等方面存在能力障碍的伤残者。主要包括以下几个方面。①中枢神经系统损伤:中风、脑瘫、脑外伤、脊髓损伤。②骨骼损伤或术后:骨折、脱位、各种关节炎、关节置换术后。③外周神经损伤。④任何由于手术而导致的或需要手术的功能障碍。⑤烧伤。⑥心肺疾病。⑦发育迟缓。⑧学习障碍。⑨阿尔茨海默病。⑩任何影响精神功能的障碍:抑郁、精神分裂症。

作业疗法不仅在专科康复医院开展,也常在综合医院、老年病机构、患者家里或居住地、敬老院、特殊教育学校及门诊、社区康复机构、精神病医院,乃至工厂、普通学校和有残疾者的工作单位开展。

(二)分类

作业疗法包含的范围非常广泛,主要有以下几种分类。

1. 按作业名称分类

木工作业,编织作业,黏土作业,金工作业,皮工作业,制陶作业,手工艺作业,电气装配与维修,日常生活活动,治疗性游戏,认知作业,书法、绘画、园艺,文书类作业,计算机操作等。

2. 按治疗目的和作用分类

用于减轻疼痛的作业,用于增强肌力的作业,用于改善关节活动范围的作业,用于增强协调能力的作业,用于增加耐力的作业,用于改善整体功能的作业,用于调节精神和转移注意力的作业。

3. 按作业治疗的内容分类

(1)日常生活活动训练:功能性作业疗法是为了改善和预防身体的功能障碍而进行的治疗活动,根据障碍的不同,包括关节活动度训练、精细动作训练、肌力增强训练、耐力训练等。这些训练与物理疗法训练的目的相同,但所采取的方法却截然不同。针对患者的障碍、残存功能、生理状态和兴趣爱好,设计和选择相应的作业活动,如工艺、木工、雕刻、游戏等,患者通过完成OT师精心设计的某项感兴趣的活动,达到治疗的目的。因此,OT师要根据国情并结合患者常见的身体功能障碍,设计出丰富多彩、患者喜闻乐见而又行之有效的作业活动,这是提高疗效的关键。

(2)功能性作业疗法:日常生活活动是人在社会生活中必不可少的活动。康复医疗中的患者大部分日常生活活动动作都需要别人帮助。因此，要对患者这方面的能力进行全面的评价，确定患者不能独立完成哪些动作，需要多少帮助，这种量化性的评价是确定训练目标和训练计划的重要环节。日常生活能力的评价与训练不仅在 OT 专业进行，PT 师、护士等也非常关注。但是进食、更衣、梳洗和修饰、如厕、家务劳动等项目难度较大，不仅要对患者进行专门训练，而且在功能难以改善时还要进行环境控制、改造，自助具的设计与制作等，这些都是 OT 师的工作内容。

（3）心理性作业疗法：患者在出现身体功能障碍时，常伴随着继发的心理障碍，OT 师可以根据其心理异常的不同阶段，设计相应的作业活动，帮助患者摆脱否认、愤怒、抑郁、失望等不安的状态，向生理适应期过渡。住院后与社会隔离，相当一部分患者会因环境的变化而感到不习惯，OT 师可以根据患者的兴趣设计有针对性的作业活动，对患者的心理进行支持性训练。对具有易怒、不满情绪的患者，可以设计陶艺、金工、木工等活动，通过敲敲打打进行宣泄。近年来，生理性作业疗法有向神经心理学、高级脑功能障碍（如失用、失认）的评价与训练发展的倾向。

（4）辅助工具训练：自助具、矫形器及假肢的制作与使用训练。根据患者障碍的程度和日常生活能力训练的结果，为减少患者的疼痛等症状、代偿丧失的功能，提高日常生活能力水平，OT 师应能设计并亲手制作适合患者使用的矫形器，如用热可塑材料制作手夹板、对指矫形器；为颈损或偏瘫患者设计制作万能袖带、指甲刀、系扣器等自助具。目前有些用品已商品化出售，但如何根据特殊患者的具体情况，灵活地设计制作矫形器或自助具并训练患者如何熟练使用它们仍是 OT 师的重要工作内容。

（5）职业前助作业疗法：当患者结束医学康复训练后，应回归社会或到职业康复中心学习，掌握适合身体条件的工作技能。在此阶段前，OT 师应对患者的身体功能、精神状态、障碍的种类及程度、日常生活能力水平、学习能力及可能从事的专业进行全面的评价和训练，将评价结果认真记录，最后将材料介绍给职业康复中心或职业介绍所。

（三）作业疗法的工作流程

作业疗法的工作流程与运动疗法的工作流程总体上相同，但在某些环节上体现出作业疗法专业的特点。在评价时，首先应当对患者的作业活动能力进行评价；在此基础上展开对影响作业活动的各种因素，包括躯体因素、精神因素及各种环境因素的评价，通过全面评价，发现哪些日常生活活动受到影响并找出原因，提出针对性的治疗计划。作业疗法的流程可分为 6 个步骤：①收集资料；②作业活动评定；③设定治疗目标；④选择具体的作业方法；⑤对患者进行作业治疗；⑥再评定。

（四）作业治疗意义

1. 提高生活自理能力

通过日常生活活动训练和使用自助具，提高伤、病、残者穿衣、进食、翻身、起坐、行走、如厕等生活自理能力和家务处理能力。

2. 改善肢体功能

通过功能性作业训练，改善肢体（尤其是上肢）的活动能力，如增大关节活动范围、增强肌力和协调性等，更好地完成日常生活动作。

3. 改善认知和感知功能

通过认知、感知训练，提高伤、病、残者的注意力、记忆力和思维能力及感觉、知觉能力。

4. 克服心理障碍

通过各种作业活动，调节伤、病、残者的情绪，调动其积极性，增强其克服困难的信心。

二、作业活动训练

（一）作业疗法中的功能训练

1. 肌力训练

作业疗法中的肌力增强训练不仅包括患侧肌群，还包括健侧肌群。针对患侧往往进行残存肌力的强化训练，使之达到肌力的改善、提高。对健侧则是通过训练使之超过原有的正常肌力，以提高代偿能力。肌力训练应遵循以下原则：肌力为 0～1 级时，只进行被动运动；肌力为 2 级时进行辅助主动运动或利用文具辅助运动；肌力达 3 级或 3 级以上时应完全进行主动运动；肌力达到 4～5 级除主动运动外，还可根据情况进行抗阻运动。

2. 关节活动度训练

在作业疗法中必须强调患者早期康复的重要性，以及注意体位的变换和良好肢位的保持，经常进行关节运动以达到防止关节挛缩的目的。针对存在的问题设计一些患者感兴趣的作业活动使关节不仅在可动关节活动范围内得到训练，而且还要不断去扩大关节活动范围，以达到维持和扩大关节活动度的要求。例如，肩关节屈曲受限的患者可通过磨砂板训练以扩大肩的关节活动度，训练中要不断向上调节活动斜面。

3. 协调性和精确性训练

协调性是由本体感觉反馈所控制的自动反应，对上肢、下肢或躯干的肌力、感知觉、平衡能力和手的协调能力需进行全面评价，综合治疗。

（1）上肢协调运动障碍：作业疗法常用方法有利用锯木或打磨木板等作业活动来强化患者上肢粗大运动协调功能；利用编织、嵌镶、串珠子等上肢精细运动训练患者的精细运动。

（2）下肢协调运动障碍：经常使用的作业活动有套圈、抛沙包等，可以根据患者情况由静态平衡向动态平衡过渡，循序渐进。不断强化患者对身体重心转移的控制，体位的变化等。

4. 平衡训练

平衡训练的原则是重心从低到高，由静态到动态，训练方法因人而异，除利用套圈、抛沙包等作业活动外，还可以利用平衡板进行平衡训练。患者站立于平衡板上，双脚可呈前后位、左右位（分开）或双脚并拢，甚至在平衡板上进行慢速步行等。通过不同的训练方法强化患者不同的功能。

5. 耐力训练

根据患者的个人体质、兴趣，安排由简单到复杂的作业活动，不断增加肌肉的耐力，并逐渐加大负荷，以达到提高全身耐久力的目的。原则为少负荷、多重复。

6. 感觉训练

通过作业疗法评价感觉障碍的类型，区分深浅感觉障碍，有针对性地进行健侧和患侧的同步治疗，强化正确感觉的输入，包括触觉、痛觉、本体觉、温度觉等，训练要反复进行，以达到最好效果。如用搓米法训练触觉，用站立训练改善本体感觉减退。

7. 滚筒训练

通过滚筒训练可抑制患侧上肢屈肌痉挛，诱导患侧上肢出现分离运动。①患者在治疗台前取坐位，台面上放置滚筒，患者双手交叉，患侧拇指在健侧拇指上方，双侧腕关节置于滚筒上。②治疗者站在患侧，嘱患者利用健侧上肢带动患肢完成以下动作：肩关节屈曲—肘关节伸展—前臂旋后—腕关节背伸。将滚筒推向前方。

8. 木钉板训练

木钉板训练的目的是利用健侧上肢的辅助诱发患肢分离运动，并可维持或改善关节活动度，提高肌力。方法：①患者坐在治疗台前，双足平放于地面，上肢肘关节伸展、腕关节背伸、手指伸展、外展，支撑在凳子上。②在患侧放一块木钉插板，嘱患者躯干旋转利用健侧手取木钉放在健侧身旁的木钉板上，然后再将木钉放回原处。

9. 磨砂板训练

磨砂板训练同样可诱发分离运动，提高肌力和改善关节活动度。患者坐在磨板前方，根据患者上肢功能水平调节好磨板的角度。对上肢功能较差的患者可选用双把手磨具，利用健侧上肢带动患肢完成肩关节屈曲、肘关节伸展、腕关节背伸的运动，治疗者协助患手固定磨具手把，另一只手促进肘关节的伸展。随着患肢功能水平的提高，可改为双侧上肢旋后位抓握磨具，完成上肢的屈伸动作练习。

（二）常用的作业训练方法

1. 日常生活活动训练

日常生活活动是指人类为了维持生存及适应生存环境而每天必须反复进行的最基本的、最具有共性的活动。日常生活活动训练是作业治疗的基本方式之一，训练的目的在于提高患者的自理生活能力，如穿衣、进食、个人卫生、如厕等，训练患者用新的生活方式完成日常生活活动。

（1）转移训练：转移活动包括床椅转移、如厕、入浴等。

（2）穿脱衣训练。①偏瘫患者：穿脱衣服时，患肢先穿后脱，也可将衣服改制为便于穿脱的式样，如用拉锁代纽扣、用尼龙搭扣代鞋带等。②截瘫患者：一只手伸入衣袖伸出手腕，另一只手同样完成后，躯干前屈双手上举，使衣服越过头落到背后，整理衣服，衣扣可用系扣辅助具完成或用粘贴扣。

（3）进食用餐训练：主要是训练使用各种餐具，如持匙、用勺、用筷、端碗、送食物进口等。应多用健手进食，若利手瘫痪带来困难可行利手交换训练，少数需辅助具。

（4）个人卫生训练：先训练梳洗、剃须、整容，再训练如厕、洗澡等，有时需要根据患者残疾情况，进行一些便器、浴池的改装，或在便池和浴池周围增设扶手等。

（5）家务劳动训练：洗菜切菜、烹调配餐、洗刷餐具、使用电器、铺床、洗熨衣物、打扫卫生、选购食品、管理家庭经济、养育儿女等。必要时改造家庭环境。

2. 感觉障碍的训练

感觉障碍的训练包括触觉、实体觉、本体感觉、感觉运动觉的训练。

（1）偏盲的训练：让患者了解自己的缺陷，进行左右两侧活动的训练。①转头训练：将物品放两侧，让患者通过转头，将有效部分的视野做水平扫描，以补其不足。②拼图训练：用拼版拼排左右两侧的图案。③文字删除训练：用文字删去法训练患者，使患者认识自己因视野缺损而漏删的部分文字。

（2）深感觉的训练：①早期进行良姿位系列训练：患肢关节负重、手法挤压关节及PNF训练等，使中枢神经系统和外周肌腱、关节感受器得到最大的促通输入信号。②平衡及生理反射训练：训练坐位平衡、直立反应、保护性反应。③视觉反馈训练：在镜前，通过视觉来补偿和调节关节位置。④肢体关节位置觉训练：将上肢或下肢保持在一定的空间位置，反复练习，加强深感觉。

（3）实体觉的训练：利用触觉刺激和转移法、视觉帮助来训练实体觉。如要让患者用患手辨认钢笔可先让患者看它，再用健手触摸它，闭眼体会触到的感觉，再用患手触摸它，闭眼体会触到的感觉，再把它放入一暗箱内，让患者用手伸入暗箱找出钢笔。在连续多次成功后，再加入新的物体，让患者辨别。可以给不同质地、不同温度、不同形状的物品，让患者用患手触摸鉴别，一般先用健手感知再用患手学习辨认。

3. 知觉功能训练

知觉障碍是指在感觉传导系统完整的情况下，大脑皮质特定区域对感觉刺激的认知和整合障碍，临床上以失认症和失用症最为常见。知觉功能训练是促进知觉功能障碍者改善触觉整合功能和单侧空间忽略，建立代偿，帮助其回归家庭和社会的训练技术。

（1）失认症的训练。①颜色失认训练：用各种颜色的图片和拼板，先让患者进行辨认、学习，然后进行颜色匹配和拼出不同颜色的图案。反复训练。②面容失认训练：先用亲人的照片，让患者反复看，然后把亲人的照片混放在几张无关的照片中，让患者辨认出亲人的照片。③人体部位失认训练：训练时可通过轮廓图或小型人体模型让患者学习人体的各个部分及名称，再用人体拼版让患者自己拼配；同时，刺激患者身体某一部分，让其呼出这一部分的名称，或呼出患者身体某一部分的名称，让其刺激自己身体的这一部分。④让患者自己画钟面、房屋，或在市区路线图上画出回家路线等。⑤垂直线感异常：监控患者头的位置，偏斜时用声音给患者听觉暗示。进行镜子前训练，在中间放垂直线，让患者认知垂直线，反复训练。

（2）失用症的训练。①结构性失用训练：如训练患者对家庭常用物品的排列、堆放等，开始练习时一步一步给予较多的暗示、提醒，有进步后再逐步减少暗示和提醒，并逐渐增加难度。②运动失用训练：训练患者刷牙，可把刷牙动作分解，示范给患者看，然后提示患者一步一步地完成。也可以将牙刷放在患者手中，手把手地教患者，通过触觉提示完成一系列刷牙动作。③穿衣失用训练：训练穿衣时，训练者可用暗示、提醒指导患者穿衣，甚至可一步一步地用言语指示并手把手地教患者穿衣。④意念性失用训练：当患者不能按指令要求完成系列动作，如泡茶后喝茶、洗菜后切菜、摆放餐具后吃饭等动作时，可通过视觉暗示帮助患者。或者把一个个动作分解开来，演示给患者看，然后分步进行训练。⑤意念运动性失用训练：患者不能按指令进行有意识的运动，但过去曾学习过的无意识运动常能自发地发生，治疗时要设法触动其无意识的自发运动以达到功能目的。

（3）单侧忽略训练法：①不断提醒患者集中注意其忽略的一侧。②站在忽略侧与患者谈话和训练。③对忽略侧提供触摸、拍打、挤压、擦刷、冰刺激等感觉刺激。④将患者所需物品放置在忽略侧，要求其用健手越过中线去拿取。⑤鼓励患侧上下肢主动参与翻身，必要时可用健手帮助患手向健侧翻身。⑥在忽略侧放置色彩鲜艳的物品或灯光提醒其对忽略侧的注意。⑦阅读文章时，在忽略侧一端放上色彩鲜艳的直尺，或使其用手摸着书的边缘，从边缘处开始阅读，避免漏读。

4. 手功能训练

手功能训练是作业治疗的核心内容，通过功能性活动练习提高手的握力，通过双手协调、手眼协调和手内协调训练获得手部的正确控制和稳定运动，改善手的灵活性。手功能训练可用的设备很多，日常生活用品皆可作为训练工具。基本用品包括橡皮泥、弹力带、握力器、各种娱乐休闲工具等。

5. 上肢功能训练

上肢功能训练可增强肌力，改善关节活动度，减轻疼痛，增强耐力和协调性。

（1）插板作业训练：插件活动用于改善脊柱、肩、肘、腕、手指等功能。因治疗目的不同，采用不同的体位和方法。改善脊柱运动可用墙式插件；改善肩、肘、腕运动可用桌式插件；改善肩内旋和外旋可用墙式插件；改善拇指运动可用栓状插件；改善掌指关节和指间关节伸展，可用尼龙搭扣制成训练板等。

（2）木工作业训练：锯木、刨削和钉钉等，是日常生活中常用的、简单易行的作业活动。

（3）黏土作业训练：包括调和黏土作业活动和黏土造型作业活动，对提高上肢肩、肘、腕运动功能和陶冶情操有显著作用。

（4）硅胶土作业训练：对增强手指肌力和关节活动范围，提高手的精巧性较为理想。

（5）纺织作业训练：纺织作业是以纺织机为器械进行操作的作业活动。纺织机的工作原理是把在平面上平行排列的经线，和与此成直角的纬线编织起来制成织物的一种操作活动。对增强肩肘腕上肢运动功能较为理想。

6. 日常生活自助具指导使用

当患者完成日常生活动作有困难时，如梳洗、穿鞋袜、进食等，指导他们借助自助具完成日常生活动作。

（1）穿衣用具：穿衣棍、穿袜穿鞋用具、魔术扣、系扣弯钩、硬钩、弹性鞋带等。

（2）个人卫生用具：长柄发梳、长柄海绵或牙刷、指甲刷、轮椅式便池等。

（3）洗澡用具：双环毛巾、长臂洗澡刷、肥皂手套、防滑地胶、洗澡椅等。

（4）转移助具：扶手、绳梯、帆布扶手装置、转移滑板、转移转板、轮椅等。

（5）餐具：防漏碟、免握餐具、加大手柄餐具、双耳杯、吸管固定器、轮椅夹杯。

（6）书写辅助用具：加粗笔、免握笔、自动手提式楔形箱、自制挂床书写板、指取式屏幕、带特制键盘的计算机等。

（7）其他：家居用品，如轮椅台面、高压水瓶、稳定板、单手托盘、水喉开关器、长臂拾物器等。尿失禁用品，如加高坐厕板、袋鼠裤、内外裤、开裆裤、前部开合裤等。

7. 园艺、娱乐活动

娱乐活动可增强患者内在的价值感和自尊感，增进与亲人、朋友的关系，也是作业疗法的重要训练内容之一。主要适用于大关节、大肌群或内脏功能障碍，常由文娱治疗师来指导完成，可进行各种球类活动在内的文体活动和园艺活动，常以集体的形式进行治疗。训练中要充分掌握轮椅、假肢和各种支具装置的应用，只有在非常熟练操纵后，才有可能参加园艺或文娱治疗。

8. 就业前技能训练

这是为最大限度使患者重返工作岗位而专门设计的有目标的个性化治疗程序。其原则：①与原工作相近的技能训练。②有明显手指、腕精细协调功能障碍者，不必选择与原工作（指对手指、腕有高度要求的工种）相近的作业种类，应选择以恢复手的精细协调功能为主的较简单的各种技能。③根据个人爱好选择相应的作业技能训练。④就业前的肌力、耐力技能训练。

三、临床应用

作业疗法在临床应用十分广泛，骨科、神经科、精神科、内科、儿科、老年病科等，均有应用。

1. 功能性作业疗法

骨科疾病和神经科疾病时，常伴有躯体功能障碍或残疾，通过功能性作业疗法，改善肢体的活动能力，并根据障碍的性质、范围、程度，有针对性地采用适当的作业活动，以扩大关节运动范围，增强肌力，改善运动的协调性和灵活性，改善手的灵巧性，提高肌肉运动的耐力，改善对运动的调控能力，最后使者能完成日常生活活动和工作学习活动。

2. 心理性作业疗法

临床上患者由于疾病或损伤常继发心理障碍，如沮丧、抑郁、焦虑、失望等，通过临床心理支持性作业疗法，如谈家常、消遣性活动，可改善患者的精神状态和情绪，使患者主动配合临床治疗和康复治疗。

3. 儿童作业疗法

在治疗师和家长配合下，通过神经发育疗法和治疗性游戏活动，促进有发育障碍或其他残疾的患儿感觉运动技巧的发展，提高生活技能和社会生活能力，使其心理和生理发育跟上同龄儿童水平。

4. 老年病作业疗法

老年患者各方面功能逐渐衰退，通过日常生活活动教育和训练，教会老年病患者使用辅助器械和适应性技巧，以代偿或弥补运动、听力和视力等功能的缺陷，对记忆力、理解力衰退的患者进行认知训练，并使用消遣性活动促进其心理健康，改善其社会生活能力和生存质量。

5. 精神疾病作业疗法

对精神分裂症等精神疾病患者，在生活技能、心理和行为、社交和职业上进行训练，使患者能适应出院后在家庭和社会的生活、学习和劳动。

第三节　言语及吞咽障碍治疗

一、失语症治疗

（一）治疗原则

所有失语症患者都是语言训练的适应证，但有明显意识障碍、情感、行为和精神异常及全身状况差不能配合训练者除外。原发疾病不再进展，生命体征稳定，应尽早开始训练。开始训练的时间越早，训练效果越好。

当患者出现以下状况时，可考虑停止语言训练：全身状态不佳、意识障碍、重度痴呆、拒绝和无训练要求；或经过一段时间训练后已达到相对静止状态（也称为平台期）时，亦可考虑停止语言训练。

（二）临床疗效

失语症患者的语言功能存在一定程度的自然恢复，其病理基础是未损伤的部分大脑在局部大脑损伤后获得功能。目前，对于自然恢复期的长短尚无完全一致的意见。如脑血管病所致失语症的恢复在发病后1~3周，主要原因为脑血液供应的再疏通和病灶周围水肿的消退。临床对照研究证实了语言治疗的积极作用。目前，大多数学者肯定语言治疗是有效的，并认为其效果不是自发恢复的结果，而是证明由专业人员的语言治疗才能有效。语言训练应每周至少3~4次，根据患者的情况每天可安排1~2次训练，每次训练30~60分钟。

（三）失语症的预后

失语症的预后与以下因素有关。

（1）原发病、病灶部位和大小：颅脑外伤比脑卒中的预后好；病灶小者预后较好；单一病灶者预后优于复发、多病灶者。

（2）病情轻重程度：病情轻者预后好。

（3）并发症的有无：无并发症者预后好。

（4）训练开始时间：训练开始时间越早预后越好。

（5）发病年龄：发病年龄越年轻预后越好。

（6）失语类型：表达障碍型者比理解障碍型者预后好。

（7）利手关系：左利或双利者比右利者预后好。

（8）智力：智商高者比低者预后好。

（9）性格：外向性格者预后好。

（10）训练的积极性和对恢复的期望：积极训练者、迫切要求恢复者预后好。

（四）许尔失语症刺激疗法

许尔失语症刺激疗法是多种失语症治疗方法的基础，是自20世纪以来应用最广泛的方法之一。刺激法的定义是以对损害的语言符号系统应用强的、控制下的听觉刺激为基础，最大限度地促进失语症患者的语言再建和恢复。

1. 许尔失语症刺激疗法的原则

许尔失语症刺激疗法的机制和原则有很多，但重要的原则可以归纳为以下6条。

（1）利用强的听觉刺激：刺激疗法的基础，因为听觉模式在语言过程中居于首位，而且听觉模式的障碍在失语症中也很突出。

（2）适当的语言刺激：采用的刺激必须能输入大脑，因此，要根据失语症的类型和程度，选用适当控制下的刺激难度上要使患者感到有一定难度但尚能完成。

（3）多途径的语言刺激多途径输入：给予听刺激的同时给予视、触、嗅等刺激（如实物）可以相互促进效果。

（4）反复利用感觉刺激：1次刺激得不到正确反应时，反复刺激可能可以提高其反应性刺激，一项刺激应引出一个反应，这是评价刺激是否恰当的唯一方法，它能提供重要的反馈而使治疗师能调整下一步的刺激。

（5）正确反应要强化和矫正刺激：当患者对刺激反应正确时，要鼓励和肯定（正强化）。

（6）得不到正确反应的原因多是刺激方式不当或不充分，要修正刺激的方式。

2. 治疗程序设定及注意事项

依照刺激法原则设定治疗程序并注意以下方面。

（1）刺激条件：刺激的复杂性体现在听觉刺激训练时选用词的长度；让患者选择词时摆放的数量；采用几分之几的选择方法；选用词是常用词还是非常用词等。但无论采用什么标准，都应由易到难，循序渐进。

刺激方式包括听觉、视觉和触觉刺激等，但以听觉刺激为主的刺激模式，在重症患者常采取听觉、视觉和触觉相结合，然后逐步过渡到听觉刺激的模式。强度是指刺激的强弱选择，如刺激的次数和有无辅助刺激。

材料选择既要注意语言的功能如单词、词组、句子，也要考虑到患者的日常生活交流的需要，以及个人的背景和兴趣爱好来选择训练材料。

（2）刺激提示：在给患者一个刺激后，患者应有反应，当无反应或部分回答正确时常常需要进行提示。在提示时要注意以下几点。

1）提示的前提：要依据治疗课题的方式而定，如听理解训练时，当书写中有构字障碍时或阅读理解中有错答时，规定在多少秒后患者无反应才给予提示，这方面也常需要依据患者的障碍程度和运动功能来控制。如右利手患者患右偏瘫而用左手书写时，刺激后等待出现反应的时间可以延长。

2）提示的数量和项目：在提示的项目上常有所不同，重症患者提示的项目较多，如呼名时要用的提示包括描述、手势、词头音和文字等，而轻度患者常常只需要单一的方式如词头音或描述即可引出正确的回答。

（3）评价：在具体治疗课题进行时，治疗人员对患者反应进行评价。要遵循设定的刺激标准和条件做客观的记录，因失语症的类型和严重程度不同，患者可能会做出各种反应，正确反应除按设定时间做出的正确回答外，还包括延迟反应和自我更正，均以（＋）表示；不符合设定标准的反应为误答，以（－）表示。无反应时要按规定的方法提示，连续无反应或误答要考虑预先设定的课题难度是否适合患者的水平，应下降一个等级进行治疗。经过治疗，患者的正答率逐渐增加，对患者的提示减少，当连续3次正答率大于80%时，即可进行下一课题的治疗。

（4）反馈：反馈可巩固患者的正确反应，减少错误反应。正确地应用反馈对加速失语症的康复很重要。当患者正答时采取肯定患者的反应，重复正答，将答案与其他物品或动作比较，以扩展正确反应，以上这些方法称为正强化。当患者错误回答时要对此反应进行否定，因部分失语症患者的情绪常不稳定，连续生硬的语言可能会使患者失去信心而不能配合治疗。以上介绍的否定错误回答并指出正确回答的方法称为负强化。其他改善错误反应的方法还包括让患者保持注意，对答案进行说明性描述和改变控制刺激条件等。

（五）实用交流能力训练

促进实用交流能力训练的目的是使语言障碍患者最大限度地利用其残存的能力（语言的或非语言的），以确定最有效的交流方法，使其能有效地与周围人发生有意义的联系，尤其是促进日常生活中所必需的交流能力。

1. 促进实用交流能力的训练原则

（1）重视常用的原则：采用日常交流活动的内容作为训练课题，选用接近现实生活的训练材料，如实物、图片、照片、新闻报道等，根据患者不同的交流水平，采取适当、对应的方式，调动患者的兴趣及训练动机，并同时在日常生活中复习和体会训练的成果，使其逐渐参与到日常交流活动中来。

（2）重视传递性的原则：不仅用口语，还应会利用书面语、手势语、图画等代偿手段传递信息，以促进综合交流能力的提高。

（3）调整交流策略的原则：治疗计划中应包括促进运用交流策略的训练，使患者学会选择适合不同场合及自身水平的交流方法，丰富交流策略的类型和内容。让患者体验在人际交往过程中运用不同策略的成功和失败。

（4）重视交流的原则：设定更接近于实际生活的语境变化，引出患者的自发交流反应，并在交流过程中得到自然、较好的反馈。

2. 交流效果促进法

交流效果促进法（promoting aphasics communication effectiveness，PACE）是促进实用交流能力训练的主要方法，是由 Davis 和 Wilcox 创立的，是目前国际上最公认的促进实用交流的训练方法之一。

（1）理论依据：在传统的言语治疗中，一般都要求患者对训练教材（刺激物）做出固定的反应，当有正确的言语表达时进行反馈或强化，从日常生活中的交流情况来看，显然是不符合自然的，而 PACE 则是在训练中利用接近实用交流的对话结构、信息在语言治疗师和患者之间交互传递，使患者尽量调动自己残存的语言能力，以获得较为实用的交流技能。

（2）适应证：适合各种类型和程度的语言障碍者，应考虑患者对训练方法的理解。亦可应用在小组训练中，如有一定言语功能，但实用性差者，还可以将方法教会患者的家属，让其进行家庭训练，但要清楚停止训练的标准。

（3）治疗原则。

1）交换新的未知信息：表达者将对方不知的信息传递给对方，而传统的治疗方法是在进行语言治疗时，在已知单词或语句的情况下，对患者单方面提出要求。

2）自由选择交往手段：治疗时可以利用患者口头表达的残存能力，如书面语、手势语、画片、指点等代偿手段来进行交往，语言治疗在传达信息时可向患者示范，应用患者能理解的适宜的表达手段。

3）平等交换会话责任：表达者与接收者在交流时处于同等地位，会话任务应当交替进行。

4）根据信息传递的成功度进行反馈：当患者作为表达者，语言治疗师作为接收者时，根据患者对表达内容的理解程度给予适当反馈，以促进其表达方法的修正和发展。

（4）训练方法：将一叠图片正面向下扣置于桌上，治疗师与患者交替摸取，不让对方看见自己手中图片的内容。然后运用各种表达方式（如呼名、迂回语、手势语、指物、绘画等）将信息传递给对方，接收者通过重复确认、猜测、反复质问等方式进行适当反馈，治疗师可根据患者的能力提供适当的示范。

（5）具体的代偿手段：重度失语症患者的口语及书面语障碍，严重影响了语言交流活动，使他们不得不将非言语交流方式作为最主要的代偿手段，因此非语言交流技能的训练就显得更为迫切。他们也可以采取上述加强非语言交流的训练步骤，以达到促进实用交流能力的目的。但应注意，较多失语患者的非言语功能也同样受到不同程度的损害，代偿手段的获得并非易事。

1）手势语的训练：手势语不单指手的动作，还应包括头及四肢的动作，与姿势相比较，它更强调的是动态。手势语在交流活动中，具有标志、说明和强调等功能。对于经过训练已经恢复实用性口语能力的失语症患者，可考虑进行手势语的训练。训练可以从常用手势（点头、摇头表示是或不是；指物表示等）入手，强化手势的应用；然后治疗师示范手势语，令患者模仿，再进行图与物的对应练习；进而让患者用手势语对提问进行应答，以求手势语的确立。

2）图画训练：此方法对重度语言障碍而保留一定绘画能力的患者可能有效，训练前可以先画人体的器官、主要部位、漫画理解等。与手势语训练比较，图画训练的优点在于画的图不会瞬间消失，可以让他人有充足的时间推敲领悟，并保留可以供参照，用图画表示时，还可随时添加和变更。训练中应鼓励并用其他的传递手段，如图画加手势、加单字词的口语、加文字等。

3）交流板或交流册的训练：适用于口语及书面表达进行实用交流很困难的患者，但患者应有文字及图画的认识能力。一个简单的交流板可以包括日常生活用品与动作的图画，也可以由一些照片或从刊物上剪裁的照片组成。应根据患者的需要进行不同的交流。

二、构音障碍治疗

构音障碍治疗的目的是促进患者发声说话，使构音器官重新获得运动功能。治疗要在安静场所进行，急性期可在床边进行，如能够在轮椅上坚持30分钟，可在治疗室内进行治疗。治疗多采用一对一方法，也可以进行集体治疗。

（一）治疗原则

1. 针对言语表现进行治疗

构音障碍的治疗可以按照类型不同设计不同的方案，也可以针对不同的言语表现设计治疗计划。从目前言语治疗学的观点来看，治疗侧重往往针对的是异常言语表现，而不是按构音障碍的类型进行治疗。因此，治疗计划的设计应以言语表现为治疗中心，兼顾各种不同类型构音障碍的特点进行设计。言语的发生受神经和肌肉控制，身体姿势、肌张力、肌力和运动协调的异常都会影响到言语的质量。言语治疗应从改变这些状态开始，这些状态的纠正会促进言语的改善。

2. 按评定结果选择治疗顺序

一般情况下，按呼吸、喉、腭和腭咽区、舌体、舌尖、唇、下颌运动逐个进行训练。要分析这些结构与言语产生的关系，治疗从哪一环节开始和先后的顺序，要根据构音器官和构音评定的结果。构音器官评定所发现的异常部位，便是构音运动训练的出发点，多个部位的运动障碍要从有利于言语产生的角度，选择几个部位同时开始；随着构音运动的改善，可以开始构音的训练。一般来说，均应遵循由易到难的原则。对于轻中度患者，训练主要以自身主动练习为主；对于重度患者，由于患者无法进行自主运动或自主运动很差，更多情况下需要治疗师采用手法辅助治疗。

3. 选择适当的治疗方法和强度

恰当的治疗方法对提高疗效非常重要，不恰当的治疗会降低患者的训练欲望，使患者习得错误的构音动作模式。治疗的次数和时间原则上越多越好，但要根据患者的具体情况进行调整，避免过度疲劳，一般情况下一次治疗30分钟为宜。

（二）具体方法

1. 呼吸训练

呼吸气流的量和呼吸气流的控制是正确发声的基础，呼吸是构音的动力，必须在声门下形成一定的压力才能产生理想的发声和构音，因此，呼吸控制训练是改善发声的基础。重度构音障碍患者往往呼吸很差，特别是呼气相短且弱，很难在声门下和口腔形成一定压力，呼吸应视为首要训练项目。

（1）首先调整坐姿，如果患者能坐稳，应躯干挺直，双肩水平，头保持正中位。

（2）如果患者呼气时间短而弱，可采取辅助呼吸训练方法，治疗师将双手放在患者两侧肋弓稍上方的位置，然后让患者自然呼吸，在呼气终末时给胸部以压力，使患者呼气量增加，这种训练也可以结合发声，发音一起训练。

（3）口、鼻呼吸分离训练，平稳地由鼻吸气，然后从口缓慢呼出。

（4）治疗师数1、2、3时，患者吸气，然后数1、2、3憋气，再数1、2，时间至10秒。

（5）呼气时尽可能长时间地发"s""f"等摩擦音，但是不出声音，经数周训练，呼气时进行同步发音，坚持10秒。

2. 放松训练

痉挛型构音障碍的患者，往往有咽喉肌群紧张，同时肢体肌肉张力也增高，通过放松肢体的肌紧张可以使咽喉部肌群相应地放松。要进行放松训练的部位：①足、腿、臀；②腹、胸和背；③肩、颈、头。训练时取放松体位，闭目，精力集中于放松的部位，设计一些运动使患者先紧张肌肉，然后再放松，并且体会紧张后的松弛感，如可以做双肩上耸，保持3秒，然后放松，重复3次以放松肩关节。这些运动不必严格遵循顺序，可根据患者的情况，把更多的时间花在某一部位的训练上。

3. 构音改善训练

（1）下颌、舌、唇的训练：当出现下颌的下垂或偏移而使口不能闭合时，可以用手拍打下颌中央部位和颞颌关节附近的皮肤，不仅可以促进口的闭合还可以防止下颌的前伸。也可利用下颌反射的方法帮助下颌的上抬，做法是把左手放在患者的颌下，右手持叩诊锤轻轻敲击下颌，左手随反射的出现用力协助下颌的上举，逐步使双唇闭合。多数患者都有不同程度的口唇运动障碍而致发音歪曲或置换成其他音，所以要训练唇的展开、闭合、前突、后缩运动。另外，也要训练舌的前伸、后缩、上举和侧方运动等。重度患者舌的运动严重受限，无法完成前伸、后缩、上举等运动。治疗师可以戴上指套或用压舌板协助患者做运动。弛缓型构音障碍患者，舌表现为软瘫并存在舌肌的萎缩，此类患者主要应进行舌肌力量训练。冰块摩擦面部、口唇和舌可以促进口唇的闭合和舌的运动，1～2分钟/次，3～4次/天。双唇的训练不仅可以为发双唇音做好准备，而且也可以使流涎逐步减轻或消失。

（2）语音训练：患者可以做唇、舌、下颌的动作后，要其尽量长时间保持这些动作，随后做无声的发音动作，最后轻声引出目的音。原则为先发元音，如"a""u"，然后发辅音，先由双唇音开始如"b""p""m"，能发这些音后，将已学会的辅音与元音结合，如"ba""pa""ma""fa"，熟练掌握以后，就采取元音＋辅音＋元音的形式继续训练，最后过渡到训练单词和句子。

（3）减慢言语速度：构音障碍的患者可能表现为绝大多数音可以发，但由于痉挛或运动的不协调而使多数音发成歪曲音或韵律失常，这时可利用节拍器控制速度，由慢开始逐渐

（5）紧闭嘴唇，鼓腮，维持5秒，放松，再将空气快速地在左右面颊内转移，重复做5~10次。

（6）下颌肌痉挛的训练方法。①牵张方法：小心将软硬适中的物体插入患者切齿间令其咬住，逐渐牵张下颌关节使其张口，持续数分钟至数十分钟不等。②轻揉按摩咬肌，可降低肌紧张。③训练下颌的运动，开口与闭口时均做最大的阻力运动，如用力咬住臼齿及开口时给以最大阻力。

2. 唇部练习

唇部练习的目的是加强唇的运动控制、力量及协调性，从而提高进食吞咽的功能。

（1）咬紧牙齿，发"衣"声，维持5秒，做5次。

（2）拢起嘴唇，发"乌"声，维持5秒，做5次。

（3）发"衣"声，随即发"乌"声，然后放松，快速重复5~10次。

（4）闭紧双唇，维持5秒，放松，重复做5到10次。

（5）双唇含着压舌板，用力闭紧及拉出压舌板，与嘴唇抗力，维持5秒后放松，重复做5~10次。

（6）压舌板放嘴唇左面，用力闭紧，拉出对抗嘴唇咬合力，然后放右面再做，重复做5~10次。

（7）重复发"爸"音10次。

（8）重复发"妈"音10次。

（9）吹气练习：吹气/吹风车/吹肥皂泡/吹哨子等。

（10）唇肌张力低下时的训练方法：①用手指围绕口唇轻轻叩击；②用冰块迅速敲击唇部3次；③用压舌板刺激上唇中央；④令患者在抗阻力下紧闭口唇。

3. 舌训练

加强舌的运动控制、力量及协调性，从而提高进食及吞咽的功能。包括训练舌肌的侧方运动，练习舌尖和舌体向口腔背部升起、面颊吸入、舌体卷起、抗阻等动作。具体方法如下。

（1）把舌尽量伸出口外，维持5秒，然后缩回，放松，重复做5~10次。

（2）使舌尽量贴近硬腭向后回缩，维持5秒，然后放松，重复做5~10次。

（3）张口，舌尖抬起到门牙背面并伸出，维持5秒，然后放松，重复做5~10次。

（4）张开口，舌尖抬起到门牙背面，贴硬腭向后卷，即卷舌，连续做5~10次。

（5）舌尖伸向左唇角，再转向右唇角，各维持5秒，然后放松，连续做5~10次。

（6）用舌尖舔唇1圈，重复5~10次。

（7）伸出舌头，用压舌板压向舌尖，与舌尖抗力，维持5秒，重复5~10次。

（8）把舌伸出，舌尖向上，用压舌板压着舌尖，对抗力，维持5秒，重复5~10次。

（9）把舌尖伸向左唇角，与压舌板抗力，维持5秒，随即把舌头转向右唇角，与压舌板抗力，维持5秒，然后放松，连续做5~10次。

（10）重复发"da"音10次。

（11）重复发"ga"音10次。

（12）重复发"la"音10次。

（13）重复发"da，ga，la"音10次。

4. 腭咽闭合训练

（1）口含住一根吸管（封闭另一端）做吸吮动作。感觉腭弓有上提运动为佳。

（2）两手在胸前交叉用力推压，同时发"ka"或"a"音。或按住墙壁或桌子同时发声，感觉腭弓有上提运动。

（3）寒冷刺激：用冰棉棒刺激腭咽弓，同时发"a"音，可起到以下作用。①提高对食物知觉的敏感度；②减少口腔过多的唾液分泌；③通过刺激，给予脑皮质和脑干一个警戒性的感知刺激，提高对进食吞咽的注意力。方法是可用冰棒刺激软腭、腭弓、咽后壁及舌后部，应大范围（上下、前后）、长时间地接触刺激部位，并慢慢移动棉棒前端，左右交替，每次20~30分钟，然后做1次空吞咽，这样可使咽部期吞咽快速启动。如出现呕吐反射，则应中止。

5. 咽和喉部功能的训练

咽和喉部功能障碍主要表现在吞咽的咽期，由于咽及喉肌收缩力弱，声门关闭不全，导致咽期吸入，可训练患者闭气时关闭声门，其方法：①经鼻咽深吸气；②深吸气后闭气5秒，双上肢屈曲，双手交叉置于胸前，呼气时双手用力挤压胸部；③重复训练数次，令患者发"啊"声；④重复第③项5次后令患者突然关闭声门喊"啊"5次；⑤闭气5秒，反复5次后咳嗽。若以上训练不能完成，可改用以下方法训练并观察声门关闭功能：闭气5秒后，置一面小镜子于鼻下，令患者缓慢呼气，观察声门关闭情况。上述训练方法均为喉部上提的训练，喉部上提功能的改善，可强化气道的关闭功能，利于食管上端括约肌的开启，从而使食团易于通过增宽的咽部转运至食管。

此外，牵张和促通舌体上部肌肉也是训练喉部上提的有效方法，具体：①伸展头颈部，施阻力于额部持续5秒，以促进低头的出现，有利于吞咽；②舌体背伸抵于软腭；③用假声发声上提喉部；④吸吮吹气。

6. 呼吸训练

正常人在吞咽时，呼吸停止，而吞咽障碍患者有时会在吞咽时吸气，引起误咽。另外，由于胸廓过度紧张或呼吸肌肌力低下、咳力减弱，无法完全咳出误咽物。呼吸训练的主要目的：①通过提高呼吸控制能力来控制吞咽时的呼吸。②为排除气道侵入物而咳嗽：强化腹肌，学会随意地咳嗽。③强化声门闭合。正常吞咽的情况下，当食物通过咽部时，声带关闭，由此来阻挡食物进入气道，并保证咽部内压。而吞咽障碍患者由于肌肉麻痹及肌力低下，声带闭锁往往是不够完全。此法可以训练声门的闭锁功能、强化软腭的肌力，而且有助于除去残留在咽部的食物。④通过学习腹式呼吸来缓解颈部肌肉（呼吸辅助肌）过度紧张。

（1）腹式呼吸：患者卧位屈膝，治疗师两手分别置于患者的上腹部，让患者用鼻吸气、以口呼气，呼气结束时上腹部的手稍加压于上方膈部的方向，患者以此状态吸气。单独练习时，可在腹部放上1~2 kg的沙袋，体会吸气时腹部膨胀、呼气时腹部凹陷的感觉。卧位腹式呼吸熟练掌握后，可转为坐位练习，逐渐增加难度，最后以腹式的呼气步骤转换为咳嗽动作。强化咳嗽力量有助于除去残留在咽部的食物。

（2）缩口呼吸：以鼻吸气后，缩拢唇呼气（或缩拢唇发"u"音、"f"音），呼气控制越长越好。此原理是缩紧唇部时肺内压力增大，有助于增大一次换气量，减少呼吸次数和每分钟呼气量。这种方法能调节呼吸节奏、延长呼气时间，使呼气平稳。

（3）强化声门闭锁：具体操作方法是患者坐在椅子上，双手支撑椅面做推压运动和屏气。此时胸廓固定、声门紧闭。然后，突然松手，声门打开，呼气发声。此运动不仅可以训练声门的闭锁功能、强化软腭的肌力，而且有助于除去残留在咽部的食物。

（三）感觉促进综合训练

患者开始吞咽之前给予各种感觉刺激，使其能够触发吞咽，称感觉促进法。对于吞咽失用、食物感觉失认、口腔期吞咽延迟起始、口腔感觉降低或咽部期吞咽延迟启动的患者，通常采用在进食吞咽前增加口腔感觉训练。其方法包括如下几个方面。

（1）把食物送入口中时，增加汤匙下压舌部的力量。

（2）给予感觉较强的食物，如冰冷的食团、有触感的食团（如果冻），或有强烈酸甜苦辣味道的食团。

（3）给予需要咀嚼的食团，借助咀嚼运动提供初步的口腔刺激。

（4）在吞咽前，在腭舌弓给予温度触觉刺激。进食前以冷刺激，进行口腔内清洁，或进食时，冷热食物交替进食；冷刺激可增加吞咽反射的敏感性。治疗过程中，将冷刺激器（冰喉镜或棉签）放置在咽后壁，反复刺激，可触发更多的快速反射。

（5）鼓励患者自己动手进食，可使患者得到更多的感觉刺激。对于吞咽失用、食物感觉失认的患者，鼓励多用。

（四）摄食直接训练

摄食直接训练措施即进食时采取的措施，包括进食体位和姿势、食物的形态、食团入口位置、食物性状、一口量、进食速度、吞咽辅助手法及进食时的提醒、进食环境等，并注意进食前后清洁口腔、排痰。

1. 体位及姿势

培养良好的进食习惯至关重要。最好定时、定量，能坐起来不要躺着，能在餐桌上不要在床边进食。

由于口腔阶段及咽腔阶段同时存在功能障碍的患者较多，因此，进食的体位应因人因病情而异。开始训练时应选择既有代偿作用又安全的体位。对于不能选择坐位的患者，一般至少取躯干30°仰卧位，头部前屈，偏瘫侧肩部以枕垫起，喂食者位于患者健侧。此时进行训练，食物不易从口中漏出，有利于食团向舌根运送，还可以减少向鼻腔逆流及误咽的危险。颈部前屈也是预防误咽的一种方法，因为仰卧时颈部易呈后屈位，使与吞咽活动有关的颈椎前部肌肉紧张、喉上抬困难，从而容易发生误咽。

对于许多不同类型吞咽障碍患者，使用改变进食的姿势可改善或消除吞咽误吸症状。改变进食姿势的原理是在吞咽食团时，让患者的头部或身体改变某种姿态即可解除吞咽障碍的症状。

（1）头颈部旋转：头颈部向患侧旋转可以关闭该侧梨状窝，食团移向健侧，并且有利于关闭该侧气道。头部前倾并向患侧旋转是关闭气道最有效的方法。适用于单侧咽部麻痹（单侧咽部有残留）的患者。

（2）侧方吞咽：头部向健侧侧倾，使食团由于重力的作用移向健侧，同时，该侧梨状窝变窄，挤出残留物，对侧梨状窝变浅，咽部产生高效的蠕动式运动，可去除残留物。头部向患侧侧倾，可使患侧梨状窝变窄，挤出残留物。适用于一侧舌肌和咽肌麻痹（同侧口腔和咽部有残留）的患者。

（3）低头吞咽：采取颈部尽量前屈姿势吞咽，可将前咽壁向后推挤，对延迟启动咽部期吞咽、舌根部后缩不足、呼吸道入口闭合不足的患者是一个较好的选择。这种姿势下吞咽的作用：①使会厌谷的空间扩大，并让会厌向后移位，这样避免食物溢漏入喉前庭，更有利于保护气道；②收窄气管入口；③咽后壁后移，使食物尽量离开气管入口处。适用于咽部期吞咽启动迟缓（食团已过下颌，咽部吞咽尚未启动）的患者。

（4）从仰头到点头吞咽：颈部后屈时会厌谷变得狭小，残留食物可被挤出，接着，颈部尽量前屈，形状似点头，同时做空吞咽动作，可改善舌运动能力不足及会厌谷残留。适用于舌根部后推运动不足（会厌谷残留）的患者。

（5）头部后仰：头部后仰时，由于重力的作用，食物易通过口腔至舌根部。适用于食团口内运送慢（舌后推力差）者。训练时，指导患者将食物咀嚼并混合成食团后，头部即刻后仰并吞咽。头颈部的前倾和后仰能解决食团在口腔内的保留及运转，若食团转运至咽部仍不能触发吞咽时，应教会患者随意关闭气道。

（6）空吞咽与交互吞咽：当咽部已有食物残留时，如继续进食，则残留积累增多，容易引起误咽。因此，每次进食吞咽后，应反复做几次空吞咽，使食团全部咽下，然后再进食。适用于咽收缩无力（残留物分布于全咽）患者。亦可每次进食吞咽后饮极少量的水（1~2 mL），这样既有利于刺激诱发吞咽反射，又能达到除去咽部残留食物的目的，称为交互吞咽。

2. 食物的性状和黏稠度

根据食物的性状，一般将食物分为 3 类，即流质如水、果汁等；半流质如米汤、羹等，糊状如米糊、芝麻糊等；半固体如软饭，固体如饼干、坚果等。食物的性状应根据吞咽障碍的程度及阶段，本着先易后难的原则来选择。容易吞咽的食物特点是密度均匀、黏性适当、不易松散、通过咽和食管时易变形且很少在黏膜上残留。临床应首选糊状食物，因为它能较满意地刺激触、压觉和唾液分泌，使吞咽变得容易。此外，还要兼顾食物的色、香、味及温度等。根据吞咽障碍影响吞咽器官的部位，因人而异地选择适当食物并进行合理配制，可使用食物加稠剂调节食物的性状。

3. 食团在口中位置

进食时应把食物放在口腔最能感觉食物的位置，且能促进食物在口腔中保持及输送。最好把食物放在健侧舌后部或健侧颊部，这样有利于食物的吞咽。这种做法不仅适合部分或全部舌、颊、口、面部有感觉障碍的患者，也适合所有面舌肌肉力量弱的患者。

4. 一口量和进食速度

一口量即最适于吞咽的每次摄食入口量。一般正常人一口量：流质 1~20 mL，果冻 5~7 mL，糊状食物 3~5 mL，肉团平均为 2 mL。对患者进行摄食训练时，如果一口量过多，食物将从口中漏出或引起咽部残留致误吸；过少，则会因刺激强度不够，难以诱发吞咽反射。一般先以少量试之（流质 1~4 mL），然后酌情增加。为防止吞咽时食物误吸入气管，可结合声门上吞咽法训练，以便在吞咽时声带闭合更好后再吞咽，吞咽后紧接咳嗽，可除去残留在咽喉部的食物残渣。为减少误吸的危险，应调整合适的进食速度，前一口吞咽完成后再进食下一口，避免两次食物重叠入口的现象。另外，还要注意餐具的选择，应采用边缘钝厚、匙柄较长、容量 5~10 mL 的匙羹为宜，便于准确放置食物及控制每匙食物量。

食团的大小和进食速度对某些患者能否顺利吞咽有一定影响。某些延迟启动咽部期吞咽或咽缩肌无力的患者常需 2~3 次吞咽才能将食团咽下，如食团过大、进食速度过快，食物容易滞留于咽部并发生误吸，因此，咽缩肌无力的患者慎用或禁用大食团。另外，根据患者吞咽功能情况，指导患者改变和适应饮食习惯，速度过快，提醒放慢，以防误咽。

5. 吞咽辅助手法

吞咽辅助手法的目的是增加患者口、舌、咽等结构本身运动范围，增强运动力度，增强患者对感觉和运动协调性的自主控制能力。此法需要一定的技巧和多次锻炼，应在吞咽治疗师指导和密切观察下进行。此手法不适用于有认知或严重语言障碍者。吞咽辅助手法主要有以下几种。

（1）声门上吞咽法：适用于吞咽反射触发迟缓及声门关闭功能下降的患者。目的是在吞咽前及吞咽时关闭声带，保护气管避免误吸发生，由于患者表现为吞咽前及吞咽中咽喉肌不能充分收缩，可指导患者练习。

操作方法：深深吸一口气后闭住气—保持闭气状态，同时进食一口食物—吞咽—呼出一口气后，立即咳嗽—再空吞咽一次—正常呼吸。

这些步骤需先让患者吞口水做练习，如果患者可以在没有食物的情形下，正确遵从上述步骤练习数次，再给予食物练习则比较稳妥。若以上方法不能立即关闭声门，则应反复训练喉肌内收（闭气）。

（2）超声门上吞咽法：在正常吞咽中，是利用喉部上抬来完成杓状软骨向前倾至会厌软骨底部，喉部上抬可使杓状软骨接近会厌软骨的后侧表面。因此，杓状软骨向前移动的幅度可以减少一些。这是关闭呼吸道入口的正常机制。超声门上吞咽法的目的是让患者在吞咽前或吞咽时，将杓状软骨向前倾至会厌软骨底部，并让假声带紧密闭合，以使呼吸道入口主动关闭。

操作方法：吸气并且紧紧地闭气，用力向下压。当吞咽时持续保持闭气，并且向下压，当吞咽结束时立即咳嗽。

超声门上吞咽法可在吞咽开始时，增加喉部上抬的速度，对于颈部做过全程放射治疗的患者特别有帮助。超声门上吞咽法也可当作一种运动，对于有正常解剖构造的患者，可以改善舌根后缩。

（3）用力吞咽法：是为了在咽部期吞咽时，增加舌根向后的运动而制定的。用力使舌根后缩,增加舌根力量,从而使食团内压增加,改善会厌清除食团的能力,此法可帮助患者最大限度地吞咽。

操作方法:当吞咽时,用所有的肌肉用力挤压。这样可以让舌头在口中沿着硬腭向后的每一点及舌根部都产生压力。

(4) 门德尔森吞咽技术:门德尔森吞咽技术是为增加喉部上抬的幅度与时长而设计的,借此提升舌肌和喉肌,增加环咽肌开放的时长与宽度,使食管上端开放。可以改善整体吞咽的协调性。具体操作方法如下。

对于喉部可以上抬的患者,当吞咽唾液时,让患者感觉有喉向上提时,设法保持喉上抬位置数秒;或吞咽时让患者以舌部顶住硬腭、屏住呼吸,以此位置保持数秒,同时让患者示指置于甲状软骨上方,中指置于环状软骨上,感受喉结上抬。

对于上抬无力的患者,治疗师用手推其喉部来促进吞咽。即只要喉部开始抬高,治疗师用拇指和示指置于环状软骨下方,轻捏喉部并上推喉部,然后固定。注意要先让患者感到喉部上抬,上抬逐渐诱发出来后,再让患者有意识地保持喉部上抬位置。此法可增加吞咽时喉提升的幅度并延长提升后保持不降的时间,因而也能增加环咽段开放的宽度和时间,起到治疗的作用。

以上四种吞咽手法总结:①声门上吞咽法,在吞咽前或吞咽时,用来关闭真声带处的呼吸道;②超声门上吞咽法,在吞咽前或吞咽时,用来关闭呼吸道入口;③用力吞咽法,在咽部吞咽时用来增加舌根部后送力量,可以把会厌谷处的食团清干净;④门德尔森吞咽手法,用来增强喉部上抬的幅度与时长,借此增加环咽肌开放的程度与时长,门德尔森吞咽手法也能改善整体吞咽的协调性。

6. 进食前后清洁口腔、排痰

正常人每两分钟左右会自然吞咽一次,把口腔及咽部分泌物吞入食管处理,进食后,口腔及咽部如有残留物会有异物感,能反射性咳出及清除,而吞咽障碍患者口腔及咽部感觉、反射差,环咽肌功能障碍患者唾液无法进入食管,通常容易流进呼吸道;进食后残留在口腔及咽部的食物容易随呼吸进入呼吸道,导致进食后潜在性的肺部感染。因此,进食前后口腔与咽部的清洁对于吞咽障碍患者预防肺部感染是一项重要措施。

口、咽癌患者因放射线治疗破坏了唾液腺,导致唾液分泌不足而出现口干、口腔溃疡、蛀牙等症状。因此,患者用清水或漱口水漱口,保持口腔湿润和清洁以改善上述症状。在进食过程中,应用交互吞咽,可清理残留物。

对于分泌物异常增多的患者,在进食前需清理分泌物,才进食,进食过程中如分泌物影响吞咽,也需清理,以保持进食过程顺畅。

(五) 电刺激

随着电子技术的发展,电极的更新,颈部电刺激技术已作为吞咽障碍治疗的重要手段被广泛应用,主要有神经肌肉低频电刺激疗法和肌电生物反馈技术。

1. 神经肌肉低频电刺激疗法

神经肌肉低频电刺激治疗是使用一种专门针对吞咽障碍治疗的电刺激器,经过皮肤对颈部吞咽肌群进行低频电刺激，帮助维持或增强吞咽相关肌肉的肌力，并通过增强肌力和提高速度而提升喉功能，从而改善吞咽功能。

2. 肌电生物反馈技术

在进行一系列食团吞咽和气道保护训练的同时，使用表面肌电生物反馈技术可以明显提高吞咽训练的疗效。电脑生物反馈训练仪能无创探测到吞咽时喉上抬的幅度，实时显示在电脑屏幕上，并能与正常人的喉上抬动作比较。训练时要求患者尽力吞咽使喉上抬幅度尽量增加，达到正常的幅度。值得一提的是生物反馈训练对于运动和协调性降低所致的生理性吞咽障碍的患者可作为首选，而由于解剖结构破坏如头颈部癌症导致的吞咽障碍，其功能恢复可能较小。

（六）球囊导管扩张术

球囊导管扩张术是 20 世纪 80 年代中期发展起来的介入技术，其操作简单、损伤小，对如先天性狭窄、术后吻合口狭窄、化学灼伤性狭窄、肿瘤放疗后单纯瘢痕性狭窄、消化性狭窄、贲门失弛缓症等治疗效果肯定。球囊导管扩张术包括一次性球囊导管扩张术和分级多次球囊导管扩张术，临床上多采用后者。对于卒中、放射性脑病等脑损伤所致环咽肌痉挛（失弛缓症），治疗首选局部扩张术。

传统方法是选用不同直径的管子（通常球囊导管直径在 8 ~ 40 mm，长度在 30 ~ 100 mm），球囊内的压力最大可达 10 个大气压，自上而下插入，通过食管上括约肌，使环咽肌逐渐扩张。一般由胃肠外科或耳鼻喉科医生进行。近年来，康复科医生利用改良的球囊扩张管进行环咽肌痉挛（失弛缓症）扩张治疗，取得比较满意的效果。

（七）针灸治疗

针灸是我国的传统治疗方法，中医理论认为，脑卒中致病机制多责之气血亏虚，心肝肾三脏阴阳失调，加之忧思恼怒，生活起居失宜，以致脏腑功能失常，气机逆乱，气血上逆，夹痰夹火，流窜经络，蒙蔽清窍。现代医学认为，两侧皮质延髓束受到损害，而引起假性延髓麻痹。假性延髓麻痹引起吞咽功能障碍，是由于咀嚼肌、舌肌、口唇肌、颊肌、腭和咽肌的无力，使食物不能充分搅拌成为食团，同时不能将食物送到咽部，软腭的麻痹和喉口遮盖不完全，常常造成食物或液体进入喉口而引起剧烈呛咳。

针灸取穴：天突、廉泉、丰隆。具体操作：天突穴在胸骨上窝正中直刺，后转向下方，沿胸骨后缘气管前缘向下进针，捻转泻法，使针感沿任脉下行至上腹部；廉泉穴向舌根斜刺；丰隆穴施提插捻转强刺激，使针感上行至下腹部。

耳穴贴压：神门、交感、皮质下、食管、贲门。操作：取上述耳穴，每次贴压 1 耳，隔日 1 换，每日施行 1 次，10 次为 1 个疗程。

（任传廷　张清华　李金存）

第五章　中医药康复疗法

第一节　针灸技术

针灸学是以中医理论为指导，研究经络、腧穴及刺法、灸法等理论，探讨运用针法、灸法防治病症规律的一门学科。其产生、形成和发展在中国经历了漫长的时间，是医疗实践经验和中国古代人文哲学思想及自然科学知识的结合与总结。此独特的外治疗法具有适应证广、效果显著、经济安全等优点，是中医康复医学常用的治疗手段。

一、经络

（一）经络的组成

经络系统由经脉和络脉组成，经脉包括十二经脉、奇经八脉，以及附属于十二经脉的十二经别、十二经筋、十二皮部。络脉包括十五络脉、孙络、浮络等。

十二经脉指十二脏腑所属的经脉，是经络系统的主体，又称"正经"。十二经脉的名称由手足、阴阳、脏腑三部分组成。十二经脉分别为手太阴肺经、手阳明大肠经、足阳明胃经、足太阴脾经、手少阴心经、手太阳小肠经、足太阳膀胱经、足少阴肾经、手厥阴心包经、手少阳三焦经、足少阳胆经、足厥阴肝经。

十二经脉左右对称地分布于头面、躯干、四肢，纵贯全身。六条阴经分布于四肢内侧和胸腹部，六条阳经分布于四肢外侧、头面、躯干。十二经脉在四肢的分布规律如下。手足三阳经：阳明在前，少阳在中，太阳在后。手足三阴经：上肢内侧是手三阴经，其排列为太阴在前，厥阴在中，少阴在后。下肢内侧是足三阴经，其排列为内踝上 8 寸以下，厥阴在前，太阴在中，少阴在后；内踝上 8 寸以上，太阴在前，厥阴在中，少阴在后。

互为表里的阴经与阳经有属络关系，即阴经属脏络腑，阳经属腑络脏，阴阳配对，在脏腑阴阳经脉之间形成了六组表里属络关系。

（二）经络的功能

《灵枢·经脉》曰"经脉者，所以决生死，处百病，调虚实，不可不通"，强调了经脉的重要性。其功能如下。

1. 联系内外，网络全身

经络把人体的五脏六腑、四肢百骸、五官九窍、皮肉筋骨等器官、组织联系起来构成一个有机的整体。其中以十二经脉为主体。其联系通路有以下特点：十二经脉和十二经别——

着重人体的体表与脏腑，以及脏腑之间的联系。十二经脉通过奇经八脉，加强经与经之间的联系。十二经脉与十五络脉——着重体表与体表，以及体表与脏腑之间的联系。十二经脉的标本、气街和四海，加强人体前、后腹背和头身上下分段的联系。

2. 运行气血，协调阴阳

《灵枢·本脏》曰"经脉者，所以行气血而营阴阳，濡筋骨，利关节者也"，说明经脉能运行气血，协调阴阳。经脉运行气血，内溉脏腑，外濡腠理，从而使体内的脏腑和体表的五官九窍、皮肉筋骨能紧密配合，协调一致。

3. 抗御病邪，反映证候

中医学认为，外邪犯人体，不单是从口鼻孔窍而入，体表皮肤众多脏腑经络分布区及对应的窗口（经脉、穴位——如太阳膀胱经、肺经，风门、风府、风池、风市）是外邪入侵的部位。外邪侵犯人体，在体表之络及卫气会奋起而抗邪，出现邪正交争现象。正胜邪退，正虚则邪进，在体表会出现异常现象，如果疾病发展邪由表入里，从孙络—络脉—经脉—脏腑，逐步深入并出现相应证候。其证候反应可为一经、数经、局部或整体。表现为怕冷畏寒、发热、汗出、皮疹、瘙痒等。一般而言，经络气血阻滞而不通者，常出现有关部位的疼痛和肿胀。气血郁而化热者见红、肿、热、痛（实证）。气血不足者，见病变部位麻木不仁、肌肉萎缩及功能减退。经络阳气不足（虚证），见局部冷或全身寒（阳虚则寒）；经络阴气不足而阳气亢，见五心烦热或全身发热（阴虚内热）。

4. 传导感应，调整虚实

外治法主要是通过外在刺激，激发内在潜能。针灸（推拿）等各种外治法，是通过体表上的经脉、腧穴接受刺激，传导感应，激发经络气血运行，来调整阴阳虚实。其意在调气。得气是针灸传导感应的具体表现。当病证处于虚实寒热的不同状态时，通过各种取穴和手法操作达到泻其有余、补其不足、调动阳气达到阴平阳秘的目的。

（三）经络学说的临床应用

《灵枢·经别》指出："十二经脉者，人之所以生，病之所以成，人之所以治，病之所以起，学之所始，工之所止也。"

1. 说明病理变化

经络是病邪传注的途径：一是外邪从皮毛腠理（皮部）内传脏腑，如外邪侵袭肌表出现发热、恶寒、头身痛等症。是由于肺合皮毛，外邪深入，内舍于肺，则出现肺部症状（咳嗽、喘、胸痛）。二是脏腑病变反映到体表组织器官。如肝病见胁胀痛、肾病见腰痛、心火上炎见舌部生疮，大肠、胃腑有热见牙龈肿痛。

2. 指导辨证归经

根据经络分布、经络证候与脏腑的直属或联络关系来定经。一是同症不同经，如头痛症，不同部位的疼痛，归经不一；二是同症同部位，如咳、喘症，其主症相同，但其兼症有别，可归肺、肾、脾经；三是按体表、官窍之反应点或现象归经，如上、下巨虚压痛，归属大肠或小肠经。

3. 指导针灸推拿治疗

针灸处方选穴是辨证定经选穴。在中医相关理论的指导下，应用八纲辨证和脏腑辨证、经络辨证等方法。选取局部穴、循经远道穴或经验穴，用针或用灸，或浅刺、深刺及器具材料的选择等均是在经络理论的框架下选用。如肺病症（咳、喘），首选肺经，若脾虚痰湿犯肺，当再取脾经或胃经穴；若是肾不纳气，当再取肾经或膀胱经腧穴（相关各经之特定穴随症选用）。久病、寒证可加灸，实证、热证可针刺或刺络放血。

二、腧穴

腧穴是指人体经络线上特殊的点区部位，中医可以通过针灸或者推拿、点按、艾灸刺激相应的经络点治疗疾病。腧穴在生理上是人体脏腑经络之气血输注于体表的特殊部位，在病理上是脏腑经络病变的反应点，在治疗上是针刺、艾灸、推拿、刮痧等方法的刺激部位。

（一）腧穴的分类

根据腧穴的名称、部位、主治特点可将其分为 3 类。

（1）十四经穴是指分布、归属于十四经脉上的腧穴（361 穴），其特点是具有固定的名称和位置。

（2）奇穴是指既有一定名称，又有明确位置、特定治疗作用，但尚未归入十四经脉上的腧穴，如太阳穴、印堂穴、四缝穴等。

（3）阿是穴是指以病痛的局部或与痛有关的压痛（敏感）点作为腧穴，此类穴位由于没有固定名称，又没有具体位置，故又称不定穴、天应穴。

（二）腧穴的主治作用

1. 近治作用

所有腧穴均能主治腧穴所在局部及邻近组织、器官的病证。如眼区的睛明、四白穴治眼疾；耳区的听宫、听会、耳门穴治耳疾；胃脘部的中脘、梁门穴治胃痛；膝部的梁丘、阳陵泉、血海、足三里穴治膝关节痛等（腧穴所在，主治所能）。

2. 远治作用

部分腧穴能治腧穴所在经脉及相关经脉远隔部位的脏腑、组织器官的病证，甚至少部分腧穴有影响全身的作用，即经脉所过，主治所及。如足三里穴治膝痛、下肢病证及胃肠等消化系统和面口病证，又对人体防卫、免疫反应有良好的作用；太冲穴不仅能治局部足背痛，还能治头痛、头晕、眼病。

3. 特殊作用

少数腧穴对肢体不同状态可起到双向调节作用。如天枢穴可通便治便秘，又可止泻治腹泻；内关穴治心动过缓，又可治心动过速；大椎穴有退热作用；至阴穴有矫正胎位作用；阑尾穴可治阑尾炎；少泽穴有通乳等作用。

三、针刺

（一）针具

1. 毫针

目前常用的不锈钢毫针是针灸疗法的主要器具，可根据临床需要选取不同长短粗细的毫针。其治疗作用以针刺得气感为基础，基本操作手法有提插法和捻转法，辅助手法有循、弹、摇、飞、震颤法等。临床根据具体病情选取穴位，施行适当的手法，起到补虚泻实、调整阴阳、疏通经络等作用。

2. 皮肤针

皮肤针是以多支短针组成，用来叩刺人体一定穴位或病变部位的一种器具。用于治疗腰痛、慢性肠胃病、神经性皮炎、头痛、面神经炎等。

3. 三棱针

三棱针系针身呈三棱状，尖端三面有刃，针尖锋利的针具。常用操作方法有点刺法、散刺法、刺络法、挑刺法等。常用于扭挫伤、头痛、痹证、四肢麻木等。

4. 电针

电针是在毫针刺入腧穴得气后，在针上通以接近人体生物电的微量电流以防治疾病的疗法。由于是针和电两种刺激结合的协同作用，故提高了疗效，并能代替手法持续运针而节省人力。

5. 头针

头针是针刺头皮上特定的穴位、线、区来治疗疾病的一种方法。常用的是焦氏头针，是以大脑皮层功能定位为理论依据，以针刺为手段治疗各种疾病。刺激区包括运动区、感觉区、语言区、平衡区、视区等。头针一般只捻转，不提插，对脑源性疾病有一定疗效。

6. 水针

水针又称穴位注射，是指选用某些中西药注入人体有关的穴位以防治疾病的方法。一般要求在得气后注入药液。它在针灸腧穴的基础上，结合药物的药理作用，具有双重刺激的作用。常用于腰腿痛、痹证等。

7. 针刀

针刀是在传统针灸学基础上发展起来的一项治疗手段，它以慢性软组织损伤疾病、骨质增生、关节微小移位和脊柱相关疾病为主要研究对象，通过针刀松解和辅助手法以调节和恢复人体动态平衡达到治疗的目的。适用于各种慢性软组织损伤疾病、颈腰椎病、腱鞘炎、肩周炎等。

（二）毫针刺法

1. 进针法

（1）指切进针法：用左手拇指或示指端切按在腧穴位置的旁边，右手持针，紧靠左手指甲面将针刺入腧穴。适宜于短针的进针。

（2）夹持进针法：用左手拇、示二指持捏消毒干棉球，夹住针身下端，将针尖固定在所刺腧穴的皮肤表面位置，右手捻动针柄，将针刺入腧穴。适用于长针的进针。临床上也有采用插刺进针的，即单用右手拇、示二指夹持消毒干棉球，夹住针身下端，使针尖露出 2~3 分，对准腧穴位置，将针迅速刺入腧穴，然后将针捻转刺入一定深度，并根据需要选用适当押手配合行针。

（3）舒张进针法：用左手拇、示二指将所刺腧穴部位的皮肤向两侧撑开，使皮肤绷紧，右手持针，使针从左手拇、示二指的中间刺入。主要用于皮肤松弛部位的腧穴。

（4）提捏进针法：用左手拇、示二指将针刺腧穴部位的皮肤捏起，右手持针，从捏起的皮肤上端将针刺入。主要用于皮肉浅薄部位的腧穴进针，如印堂穴等。

（5）管针进针法：用备好玻璃或金属制成的针管，针管长度比毫针短 2~3 分，以便露出针柄，针管的直径以能顺利通过针尾为宜。进针时左手持针管，将针装入管内，针尖与针管下端平齐，置于应刺的腧穴上，针管上端露出针柄 2~3 分，用右手示指叩打针尾或用中指弹击针尾，即可使针刺入，然后退出针管，再运用行针手法。

2. 针刺的角度和深度

（1）角度：针刺的角度，指进针时针身与皮肤表面所形成的夹角。一般分下列三种角度：直刺：针身与皮肤表面成 90°左右垂直刺入。此法适用于人体大部分腧穴。斜刺：针身与皮肤表面成 45°左右倾斜刺入。适用于肌肉较浅薄处或内有重要脏器或不宜直刺、深刺的腧穴。平刺或横刺、沿皮刺，针身与皮肤表面成 15°左右沿皮刺入。此法适用于皮薄肉少部位的腧穴，如头部的腧穴等。

（2）深度：针刺的深度是指针身刺入人体内的深浅度数，以针刺安全和得气为准则，此外又可参考具体情况而定，如体质：身体瘦弱者，宜浅刺；身强体肥者，宜深刺。年龄：年老体弱及小儿娇嫩之体，宜浅刺；中青年身强体壮者，宜深刺。病情：阳证、新病宜浅刺；阴证、久病宜深刺。部位：头面和胸背及皮薄肉少处的腧穴，宜浅刺；四肢、臀、腹及肌肉丰满处的腧穴，宜深刺。

3. 行针

行针指将针刺入腧穴后，为了使之得气，调节针感和进行补泻而实施的各种针刺手法。常用的有以下两种基本手法，既可单独应用，也可相互配合运用。

（1）提插法：将针刺入腧穴的一定深度后，使针在穴内进行上、下进退的操作方法。针从浅层向下刺入深层为插；由深层向上退到浅层为提。至于提插幅度的大小、层次的有无、频率的快慢及操作时间的长短等，应根据患者的体质、病情和腧穴的部位，以及医者所要达到的目的而灵活掌握。

（2）捻转法：将针刺入腧穴的一定深度后，以右手拇指和中、示二指持住针柄，进行一前一后来回旋转捻动的操作方法。至于捻转角度的大小、频率的快慢、操作时间的长短等，应根据患者的体质、病情和腧穴的特征，以及医者所要达到的目的，灵活运用。

4. 针刺补泻

针刺补泻是根据《灵枢·经脉》记载的"盛则泻之，虚则补之，热则疾之，寒则留之，陷下则灸之"的基本理论而确立的两种不同的针灸治疗方法。补法系泛指针刺手法实施后能鼓舞人体正气，使低下的功能恢复旺盛的状态。泻法系泛指针刺手法实施后能疏泄病邪，使亢进性功能恢复正常的状态。临床常用的几种针刺补泻手法（单式与复式手法）如下。

（1）捻转补泻：针下得气后，捻转角度小，用力轻，频率慢，操作时间短者为补法。捻转角度大，用力重，频率快，操作时间长者为泻法。

（2）提插补泻：针下得气后，提插先浅后深，重插轻提，幅度小，频率慢为补。先深后浅，轻插重提，幅度大，频率快为泻。

（3）疾徐补泻：进针时徐徐刺入，少捻转，疾速出针者为补法。进针时疾速刺入，多捻转，徐徐出针者为泻法。

（4）迎随补泻：进针时针尖随着经脉循行去的方向刺入为补法。针尖迎着经脉循行来的方向刺入为泻法。

（5）呼吸补泻：患者呼气时进针，吸气时出针为补法。吸气时进针，呼气时出针为泻法。

（6）开阖补泻：出针后迅速揉按针孔为补法。出针时摇大针而不立即揉按为泻法。

（7）平补平泻：进针后均匀地提插、捻转，手法不轻不重，不快不慢，以得气为主（属刺激量较小的一种方法）。

5. 留针

有目的地将针留置在穴内称为留针。通过留针，可以加强针刺感应和延长刺激，还可以起到候气与调气的作用。穴下留针与否及留针时间久暂，应视患者体质、病情、腧穴位置等而定。

一般病证只要针下得气并施以适当补泻手法后，即可出针，或留置 10～20 分钟；一些特殊病症，如慢性、顽固性、痉挛性疾病，可适当延长留针时间；某些发热性病症、急腹症必要时可留针数小时。对不能合作的儿童、畏惧针刺者、体质过于虚弱者，以及针刺眼区、喉部、胸部腧穴一般不适宜留针。留针过程中要随时观察患者的表情，面部是否苍白，同时询问患者是否存在心慌、憋气等症状。

6. 出针

在施行针刺手法或留针、达到预定针刺目的和治疗要求后，即可出针。出针的操作方法：押手持消毒干棉球轻轻按压于针刺部位，刺手持针做轻微的小幅度捻转，并随势将针缓缓提至皮下，静留片刻后出针。

（三）得气

得气是指针刺治疗过程中的医患感觉。它是临床取效的重要因素，包括两个方面：一是患者对进针后的针刺感觉，又称针感；二是施术者手指对针刺入皮肤以后的感觉，又称手感。

1. 针感

针感是指从进针开始到出针为止的全过程中局部或全身所发生的感觉。常见有酸、麻、胀、重、痛、流水感、蚁行感、热气感等。

2. 手感

手感是指操作者的经验总结。针下有徐和或沉紧如按琴弦的感觉（得气），或针下空虚无物如扎豆腐之感（不得气）。

（四）针刺的异常情况

晕针是最常见的针刺意外。

1. 原因

精神紧张，或疲劳、饥饿，或体位不当，或医者在针刺时手法过重，致针刺时或留针过程中发生晕针，患者突然出现面色改变、汗出、头晕目眩、心慌气短、恶心欲吐、四肢发冷、血压下降、脉象沉细，甚至神志昏迷、昏仆在地等。

2. 处理

将针全部拔出。让患者平卧，注意保暖，轻者仰卧片刻，给饮温开水或糖水后，即可恢复正常。重者在上述处理基础上，可灸百会、印堂、关元、气海等穴，即可恢复。若仍不省人事，呼吸细微，脉细弱者，宜配合其他治疗或急救措施。

3. 预防

初次接受针刺治疗或精神过度紧张，身体虚弱者，应先做好解释，消除其对针刺的顾虑，同时选择舒适持久的体位（卧位），选穴宜少，手法要轻。若饥饿、疲劳、大渴时，应令进食、休息、饮水后再予针刺，医者在针刺治疗过程中，要精神专一，随时注意观察患者的神色，询问患者的感觉，一旦有不适等晕针先兆，可及早采取处理措施，防患于未然。

四、艾灸

灸法主要是用火热灼烧、熏熨体表（尤其是经络腧穴），起到温热刺激作用，达到防治病证的一种方法。《医学入门》载："药之不及，针之不到，必须灸之。"常用灸材是艾，首选蕲艾，蕲艾是蕲州四宝之一，属菊科草本植物，其气味芳香，易燃烧，火力温和，通透十二经脉，主灸百病。

艾绒制法与选择，据《本草纲目》载："拣去净叶，扬去尘屑，入石臼内，木杵捣熟，罗去渣滓，去白者再捣，至柔烂如绵为度。用时焙燥，则灸火得力。"凡用艾叶需用陈久者，治令细软，谓之熟艾。若生艾灸火则易伤人肌脉。

（一）灸法作用与适应证

1. 温经散寒

此法适用于寒凝血滞，经络痹阻所引起的体表寒湿痹痛（肌肉关节），体内诸脏腑寒性疼痛（胃痛、痛经、腹痛、疝痛、大便异常）。

2. 扶阳固脱

此法适用于阳气下陷或欲脱之危症（遗尿、脱肛、崩漏、带下、久泻、痰饮）。

3. 消瘀散结

此法适用于痰凝，气血凝滞之疾（各种体内体表之初起或形成之肿块）。

4. 防病保健

激发正气，增强抗病力，保健康促长寿。

（二）艾灸法分类

1. 直接灸

将艾炷直接放在皮肤上施灸的方法，称为直接灸。根据灸后灸处有无烧伤化脓情况，此法又分为化脓灸和非化脓灸。

2. 间接灸

间接灸又称间隔灸或隔物灸，指在艾炷下垫一衬隔药物放在穴位上施灸的方法。根据衬隔药物的不同，可分为多种灸法。其特点是火力温和，具有艾灸和垫隔药物的双重作用。临床常用此法，适用于慢性疾病和疮疡等病证。包括隔姜灸、隔蒜灸、隔盐灸、隔附子（饼）灸、悬灸、药条灸、天灸（穴位贴敷药物）等。

五、拔罐

拔罐疗法是一种以罐作施术工具，借燃火或抽气造成罐中负压，使罐吸着于皮肤造成罐内皮肤瘀血现象，从而达到防治病证的一种疗法。器具可选用竹筒罐、玻璃罐、抽气罐、药罐等。通过拔罐，可引起局部充血或瘀血，起到活血、行气、止痛、驱寒的作用。主要适用于风湿痹痛、损伤、腰背痛、外感风寒等。罐的种类包括竹筒罐、陶瓷火罐、玻璃火罐、抽气罐、药物罐等。

（一）拔罐操作方法

1. 投火法

将薄纸卷成纸卷，或裁成薄纸条，燃着到 1/3 时，投入罐里，将火罐迅速扣在选定的部位上。

2. 闪火法

用粗铁丝，一头缠绕石棉绳或线带，作为酒精棒点火工具。使用前，将酒精棒稍蘸 75% 酒精，点火，将带有火焰的酒精棒一头，往罐内底一闪，火迅速从罐内撤出，马上将火罐扣在应拔的部位上。

3. 贴棉法

取大约 0.5 cm 见方的脱脂棉一小块，薄蘸酒精，紧贴在罐壁中段，用火柴点燃，马上将罐子扣在选定的部位上。

4. 架火法

准备一个不易燃烧及传热的块状物，直径 2 ~ 3 cm，放在应拔的部位上，上置小块酒精棉球，将棉球点燃，马上将罐子扣上。

（二）各种拔罐法的选择运用

1. 单罐

单罐用于病变范围较小或压痛点。可按病变或压痛的范围大小，选用不同口径的火罐。

如胃病在中脘穴拔罐。

2. 多罐

多罐用于病变范围比较广泛的疾病。可按病变部位的解剖形态等情况，酌量吸拔数个乃至数十个，也称排罐法。

3. 闪罐

罐子拔上后，立即起下，反复吸拔多次，至皮肤潮红为止。多适用于局部皮肤麻木或功能减退的虚证。

4. 留罐

拔罐后，留置一定的时间，一般留置 5～15 分钟。罐大吸拔力强的应适当减少留罐时间。

5. 推罐或走罐

一般用于面积较大、肌肉丰富的部位，如腰背、大腿等部，须选口径较大的罐子，罐口要求平滑，最好用玻璃罐，先在罐口涂一些润滑油，将罐吸上后，以手握住罐底，稍倾斜，即后半边着力，前半边略提起，慢慢向前推动，这样在皮肤表面上下或左右来回推拉移动数次，至皮肤潮红。

6. 药罐

（1）煮药罐：将配制成的药物装入布袋内，扎紧袋口，放入清水煮至适当浓度，再把竹罐投入药汁内煮15 分钟。按水罐法吸拔在需要的部位，多用于风湿痛等病。

常用药物处方：麻黄、蕲艾、羌活、独活、防风、秦艽、木瓜、川椒、生乌头、曼陀罗花、刘寄奴、乳香、没药各二钱。

（2）贮药罐：在抽气罐内事先盛贮一定的药液（罐子的1/2～2/3）。常用的为辣椒水、两面针酊、生姜汁、风湿酒等。然后按抽气罐操作法，抽去空气，使罐吸在皮肤上。也可在玻璃罐内盛贮1/3～1/2 的药液，然后用火罐法吸拔在皮肤上。常用于风湿痛、哮喘、咳嗽、感冒、溃疡病、慢性胃炎、消化不良、银屑病等。

7. 针罐

先在一定的部位施行针刺，待达到一定的刺激量后，将针留在原处，再以针刺处为中心，拔上火罐。如果与药罐结合，称为"针药罐"，多用于治疗风湿病。

8. 刺血（刺络）拔罐法

用三棱针、陶瓷片、粗毫针、小眉刀、皮肤针、滚刺筒等，先按病变部位的大小和出血要求，按刺血法刺破小血管，然后拔以火罐，可以加强刺血法的效果。适用于各种急慢性软组织损伤、神经性皮炎、皮肤瘙痒、丹毒、神经衰弱、胃肠神经官能症等。

六、刮痧

刮痧法是用铜钱、瓷匙、硬币、纽扣、刮痧板等钝缘面蘸刮体表经络皮部或穴位，使其出现瘀血现象的一种疗法。

（一）种类

1. 直接刮法

施术者用右手持刮痧工具，先在体表经络皮部或穴位刮抹，以刮出紫黑色瘀点为止。

2. 间接刮法

刮痧时放置隔物，如棉布，在布上进行刮痧，称为间接刮痧法。

3. 撮痧法

撮痧法又称抓痧法、捏痧法，是施术者用手指撮、扯、拧、提、点揉患者体表的一定部位，用以治疗疾病的方法。

（二）刮痧器材

特制刮痧板（选用具有清热解毒作用且不导电、不传热的水牛角为佳，在几何形状上，做成不同的边、弯、角及不同厚薄，施于人体）；小酒杯或小茶盏，用来盛装刮痧介质，刮痧介质是为了减少刮痧时的阻力，避免皮肤擦伤和增强疗效，在施用刮痧时常使用某些介质作为刮痧工具与人体表面之间的润滑剂。常用的介质有特制刮痧剂、水剂、油剂等。

（三）刮痧的操作方法

选择合适的体位，并确定治疗部位，尽量暴露，用毛巾擦洗干净，也可用75%的酒精擦拭消毒，以防感染。一般右手持拿刮痧工具，灵活利用腕力、臂力，切忌硬用蛮力，硬质刮具的钝缘与皮肤之间角度以45°为宜，切不可成推、削之势。用力要均匀、适中，由轻渐重，不可忽轻忽重，以能耐受为度，刮拭面尽量拉长。刮痧时要顺一个方向刮，不要来回刮，以皮下出现微紫红或紫黑色瘀点、斑块即可。应刮完一处之后，再刮另一处；不要无序地东刮一下，西刮一下。

一般都要蘸取刮痧油，一边刮拭，一边蘸油。初次刮痧，不可一味强求出痧。保健刮痧和头部刮治，可不用刮痧润滑油，亦可隔衣刮拭，以自己能耐受为度。

一般原则是先刮头颈部、背部，再刮胸腹部，最后刮四肢和关节。如刮取头、额、肘、腕、膝、踝及小儿皮肤时，可用棉纱线或头发团、八棱麻等刮擦。腹部柔软处，还可用食盐以手擦之。刮拭方向，一般原则是由上而下、由内而外顺序刮拭。头部、背部，由上而下；上肢、下肢由上而下；面部、胸部由内而外；腹部由上而下。

刮完后，擦干水渍、油渍。让患者穿好衣服，休息一会儿，再适当饮用一些姜汁、糖水或白开水，会感到异常轻松和舒畅。一般刮拭后，2～3天患处会有疼痛感，此属正常反应。

（四）刮痧适应证

根据中医理论，在辨证论治的基础上，刮痧适用于各种内外妇儿、外感内伤杂病。刮痧的机制是通过刺激经络皮部穴位，激发人体内在潜能，调动正气，祛除外邪，调畅经络，疏通气血。可作为防病治病、养生保健、美容的有效方法。当然刮痧必须要有经络理论的指导，不能盲目操作，才能完全起效。

第二节　推拿技术

推拿按摩手法是在历代医家不断实践中总结出来的手法操作技能。它是通过能量手法将机械能转化为热能（生物电），使皮肤血管扩张，单位面积血流量增加，即中医学所谓的疏通经络、调和气血。手法操作的原则是有力、持久、均匀、柔和，达到深透的目的。各种手法临床可单独应用，也可联合应用。

一、基本手法

（一）挤压类手法

用指掌或肢体其他部分（如尺骨鹰嘴）按压或对称性挤压体表，称挤压类手法，主要包括按、点、捏、拿、捻、踩等方法。

1. 点穴疗法

点穴疗法是以中医经络理论为指导，以指、尺骨鹰嘴或借用点穴器械刺激穴位的一种治疗方法。实际上是融合按、点、揉等法，并结合应用点穴器具的综合方法，其治疗作用是通过经络功能和腧穴的作用而实现的。

点法是从按法演化而来，属于按法范畴。着力点较按法小，刺激较强。有指端点法和屈指点法。指端点法操作时，手握空拳手指伸直，用拇指指端、示指指端或中指指端，着力于施治部位或穴位点压。屈指点法是指用拇指、示指或中指的第一指间关节屈曲突起部分，着力于穴位点压。

按法是用手指或手掌着力在体表某一部位或穴位上，逐渐用力下压的方法。有指按法和掌按法。指按法是用拇指或示指、中指、无名指螺纹面按压体表的一种手法。单手指力不足时，可用另一手指重叠按压。掌按法是用掌根、鱼际或全掌着力按压体表的一种手法，单掌或双掌交叉重叠按压均可。这是一种诱导的手法，适用于全身各部位。临床上按法分以下3种。

（1）指按法：接触面较小，刺激的强弱容易控制调节，不仅可开通闭塞、散寒止痛，而且能保健美容，是最常用的保健推拿手法之一。如常按面部及眼部的穴位，既可美容，又可保护视力。牙痛时按揉合谷穴。

（2）掌按法：接触面较大，刺激也比较缓和，适用于治疗面积较大而较为平坦的部位，如腰背部、腹部等。尿潴留指按中极穴。

（3）屈肘按法：用屈肘时突出的鹰嘴部分按压体表，此法压力大、刺激强，故仅适用于肌肉发达厚实的部位，如腰臀部等。胃脘痛按脾俞、胃俞或脊旁敏感点，每穴1~2分钟。

按法操作时着力部位要紧贴体表，不可移动，用力要由轻而重，不可用暴力猛然按压。按法常与揉法结合应用，组成按揉复合手法，即在按压力量达到一定深度时，再做小幅度的缓缓揉动，使手法刚中兼柔，既有力又柔和。

2. 捏法

捏法是通过手指对合相对用力，挤压体表的手法。临床分三指捏和五指捏两种方法。三指捏是指用拇指与示、中两指夹住肢体，相对用力挤压。五指捏是指用拇指与其余四指夹住肢体，相对用力挤压。

捏脊疗法是用双手捏拿脊柱部皮肤以防治疾病的一种推拿疗法。常用于治疗小儿疳积类病证，故又称捏积疗法。晋代葛洪《肘后备急方·治卒腹痛方》载："拈取其脊骨皮，深取痛引之，从龟尾至顶乃止，未愈更为之。"经后世医家临床实践，逐渐发展成为捏脊疗法。

临床常用于治疗小儿疳积、食积、厌食、腹泻、呕吐、便秘、咳喘、夜啼等，对成年人失眠、神经衰弱、胃肠病证，以及月经不调、痛经等也有效。

3. 拿法

以拇指与其余四指的螺纹面紧挟治疗部位将肌肤提起，并做轻重交替而连续的提捏动作，分为三指拿、四指拿和五指拿3种。

用拇指与示、中两指或用拇指与示、中、无名指或用拇指与其余四指螺纹面着力，做对称性相对用力，在一定穴位或部位上进行一紧一松的提捏动作。拿法操作时，腕部要放松，用指面着力，提捏动作要缓和、连续。具有祛风散寒、舒筋通络、开窍止痛等作用，适用于颈项、肩部、四肢等部位或穴位，且常作为推拿的结束手法使用。

适用范围：常配合其他手法应用于颈项、肩部和四肢穴位，治疗头痛、项强、四肢关节及肌肉酸痛症。具有疏通经络，解表发汗，镇静止痛，开窍提神等作用。拿法的刺激较强，临床应用后，常继以揉摩，以缓和刺激。三指拿多用于面积较小的部位。

4. 捻法

用一只手的拇指和示指螺纹面，捏住另一只手的手指（或足趾），做对称用力捻动。本法具有理筋通络、滑利关节、交通阴阳的作用，适用于手指、手背及足趾部等小关节处，因为肢端部是阴阳经脉气血交会处。此法要对称着力捻转，往返捻动，捻而滑动，用力不可呆滞。

5. 掐法

用拇指或示指指甲，在一定穴位上反复掐按（一般穴位多处于人体敏感处或穴位皮肉筋骨表浅处）。掐法常与揉法配合使用，如急救开窍醒脑掐揉"人中穴"，咽喉不适或疼痛掐"少商穴"。须先掐后揉。本法有疏通经脉、醒脑开窍或镇静、安神的作用。

6. 踩法

用足掌踩踏肢体的一定部位并做各种动作以防治疾病的一种推拿方法。踩法包括踩跷法、脚推法、脚揉法、脚压法等。

狭义之踩跷单指脚踩法，即利用双足在患者腰背部节律性地踩跳达到治疗疾病目的。广义之踩跷则包括一切以脚为治疗工具，在患者躯干或肢体表面进行各种操作以达到治疗目的的技巧和方法，也称跷摩。为了与手法相区别，现在也称脚法按摩。

（二）摩擦类手法

以掌面或指面附着于穴位表面，以腕关节连同前臂做顺时针或逆时针环形有节律地摩动，称摩擦类手法，包括摩法、擦法、推法、搓法等。

1. 摩法

摩法即抚摩，是一种轻柔的推拿手法。术者用指掌面轻放在体表上，有节奏地做环形抚摩。摩法与揉法既相似，又不同。

（1）指摩法：手指并拢，手掌自然伸直，腕关节微屈，将示指、中指、无名指、小指的中节和末节的指面部分接触在体表上，随着腕关节连同前臂做环旋运动。频率为120次/分。

（2）掌摩法：手指并拢，手指自然伸直，腕关节微屈，将手掌平放在体表，以掌心、掌根部分为着力点，随着腕关节连同前臂做环旋活动。频率为120次/分。

（3）掌指摩法：用掌根部大、小鱼际等力在身体上进行摩动，摩动时各指略微翘起，各指间和指掌关节稍稍屈曲，以腕力左右摆动；操作时可以两手交替进行。

适用范围。本法刺激缓和轻柔，主要用于胸胁及腹部，与推法、揉法、按法相配合，用于脘腹疼痛、胸胁胀痛、便秘、泄泻、消化不良等症。应用摩法时，掌涂以葱姜汁、冬青膏、松节油等，可以加强摩法的作用。

运用摩法时，要求肘关节自然屈曲、腕部放松，指掌自然伸直，动作要缓和而协调。频率每分钟120次左右。刺激轻柔缓和，是胸腹、胁肋部常用的手法。经常抚摩腹部和胁肋，可使人气机通畅，起到宽胸理气、健脾和胃、增加食欲的作用。如胸胁不适可指摩膻中穴、胁肋，消化不良可掌摩上腹中脘，月经不调可掌摩下腹部。

2. 擦法

用手掌的大鱼际、掌根或小鱼际附着在一定部位，进行直接来回摩擦，使之产生一定热量。本功法益气养血、活血通络、祛风除湿、温经散寒，具有良好的保健作用。

3. 搓法

用双手的掌面或掌侧挟住一定部位，相对用力做快速搓揉，并同时做上下往返移动。本法具有调和气血、疏通经络、放松肌肉等作用，适用于四肢及胁肋部。使用此法时，两手用力要对称，搓动要快，移动要慢。

（三）摆动类手法

以指或掌、腕关节做协调或连续摆动，称摆动类手法，包括一指禅推法、梳法、滚法和揉法等。一指禅推法的动作难度大，技巧性强，需要手臂各部的协调动作，使功力集于一指。要掌握一指禅推法，需经长期训练。

方法要领：手握空拳，拇指自然伸直盖住拳眼，用拇指指端、螺纹面或偏峰着力于一定部位或经络穴位，腕部放松，沉肩，垂肘，悬腕，运用腕部的摆动带动拇指关节的屈伸活动，使所产生的功力轻重交替，持续不断地作用于经络穴位。手法频率为120~160次/分。

适用范围：本法接触面积较小，但深透度大，适用于全身各部穴位。临床常用于头面、胸腹及四肢等处。宜用于治疗头痛、胃痛、腹痛及关节筋骨疼痛等疾病。

1. 推法

四指并拢，紧贴于皮肤上，向上或向两边推挤肌肉，以平推法为主。平推法又分：指平推法、掌平推法和肘平推法。

（1）指平推法：用拇指指面着力，其余四指分开助力，按经络循行或肌纤维平行方向推进。此法常用于肩背、胸腹、腰臀及四肢部。

（2）掌平推法：用手掌平伏在皮肤上，以掌根为重点，向一定方向推进，也可双手掌重叠向一定方向推进。此法常用于面积较大的部位。

（3）肘平推法：屈肘用鹰嘴突部着力向一定方向推进。刺激力量强，仅适用于肌肉较丰厚发达的部位，如臀部及腰背脊柱两侧膀胱经等部位。

在运用推法时，指、掌、肘要紧贴体表，用力要稳，速度要缓慢而均匀。此种手法可在人体各部位使用，能增强肌肉的兴奋性，促进血液循环，并有舒筋活络的作用。

2. 揉法

用手指螺纹面或掌面吸定于穴位上，做轻而缓和的回旋揉动。分以下3种。

（1）指揉法：用拇指或中指或示指、中指、无名指指面或指端轻按在某一穴位或部位上，做轻柔的小幅度环旋揉动。

（2）鱼际揉法：用手掌的大鱼际部分，吸附于一定的部位或穴位上，做轻轻的环旋揉动。

（3）掌揉法：用掌根部着力，手腕放松，以腕关节连同前臂做小幅度的回旋揉动。

揉法具有宽胸理气、消积导滞、活血化瘀、消肿止痛的作用，适用于全身各部，如揉按中脘、腹部配合其他手法对胃肠功能有良好的保健作用。

（四）叩击类手法

用手掌、拳背、手指、掌侧面、桑枝棒叩击体表，称叩击类手法，包括拍、击、弹等。五指并拢，掌指关节微屈，利用腕关节的自然屈伸，用虚掌平稳而有节奏地拍打患部，称为拍法。用拳背、掌根、掌侧小鱼际、指尖或用桑枝棒叩击体表，称为击法，分为拳击法、掌根击法、侧击法、合掌击法、指尖击法和桑枝棒击法。用一只手指的指腹紧压住另一只手的指甲，用力弹出，连续弹击治疗部位，称为弹击法。

用指尖或用桑枝棒叩击体表，可分为拳击法、小鱼际击法、指尖击法、棒击法等。击法具有舒筋通络、调和气血的作用，使用时用力要快速而短暂，垂直叩打体表，在叩打体表时，不能有拖抽动作，速度要均匀而有节律。其中拳击法常用于腰背部；掌击法常用于头顶、腰臀及四肢部；侧击法常用于腰背及四肢部；指尖击法常用于头面、胸腹部；棒击法常用于头顶、腰背及四肢部。

（五）振动类手法

以较高频率的节律性轻重交替刺激，持续作用于人体，称振动类手法，包括振法、抖法等。

1. 振法

用手指或手掌着力，在体表、前臂和手部的肌肉强力地静止性用力，产生振颤动作。用手指着力称指振法，用手掌着力称掌振法。

2. 抖法

用双手或单手握住患肢远端，微用力做小幅度的上下连续颤动，使关节有松动感，称为抖法。可分为上肢抖法和下肢抖法。此法具有疏通经筋、滑利关节的作用，常与搓法合用，作为结束手法，使患者有一种舒松的感觉。如肩周炎——肩部按揉、搓肩关节、抖上肢。

二、推拿注意事项

有下列病症者不提倡推拿。

（1）内脏器质性病变（严重心脏病、肝脏病、肾脏病及肺病）。

（2）恶性肿瘤、恶性贫血、久病体弱而极度消瘦虚弱的人。

（3）出血性疾病（血小板减少性紫癜或过敏性紫癜）。

（4）皮肤病（大面积的皮肤病或溃疡性皮炎）。

（5）急性传染病（流感、乙脑、脑膜炎、白喉、痢疾）。

（6）急性期炎症（急性化脓性扁桃体炎、肺炎、急性阑尾炎、蜂窝织炎等）。

（7）某些慢性炎症（四肢关节结核、脊椎结核、骨髓炎）。

第三节　导引术

导引，即导气令和、引体令柔，是以自力引动肢体所做的俯仰屈伸运动（常和行气、按摩等相配合），以锻炼形体的一种养生术，与现代的柔软体操相近似，属气功中之动功。目前常用的有五禽戏、八段锦和易筋经等。

一、五禽戏

五禽戏的动作编排按照《三国志·华佗传》的记载，顺序为虎、鹿、熊、猿、鸟。动作简便易学，数量沿用了陶弘景《养性延命录》的描述，为 10 个动作，每戏 2 动，并在功法的开始和结束增加了起势调息和引气归元，体现了形、意、气的合一，符合习练者特别是中老年人运动的规律。动作素材在古代文献的基础上，汲取精华，加以提炼、改进；动作设计考虑与形体美学、现代人体运动学有机结合，体现时代特征和科学健身理念。功法符合中医基础理论、五禽的秉性特点，配合中医脏腑、经络学说，既有整体的健身作用，又有每一戏的特定功效。动作仿效虎之威猛、鹿之安舒、熊之沉稳、猿之灵巧、鸟之轻捷，力求蕴含五禽的神韵，形神兼备，意气相随，内外合一。

（一）五禽戏习练要领

习练五禽戏，必须把握好形、神、意、气 4 个环节。

1. 形

形即练功时的姿势。古人云：形不正则气不顺，气不顺则意不宁，意不宁则神散乱。这说明姿势在练功中的重要性。开始练功时，头身正直，含胸垂肩，体态自然，使身体各部位放松、舒适，不仅肌肉放松，而且精神上也要放松，呼吸要调匀，逐步进入练功状态。开始习练每戏时，要根据动作的名称含义，做出与之相适应的动作造型，动作到位，合乎规范，努力做到演虎像虎、学熊似熊。特别是对动作的起落、高低、轻重、缓急、虚实要分辨清楚，不僵不滞，柔和灵活，以达到引挽（牵、拉）腰体、动诸关节的功效。

2. 神

神即神态、神韵。养生之道在于形神合一。习练健身气功应当做到惟神是守。只有神守于内，而后才能形全于外。所谓戏，有玩耍、游戏之意，这也是五禽戏与其他健身气功功法的不同之处。只有掌握五禽的神态，进入玩耍、游戏的意境，神韵方能显现出来，动作形象才可能逼真。虎戏要仿效虎的威猛气势，虎视眈眈；鹿戏要仿效鹿的轻捷舒展，自由奔放；熊戏要仿效熊的憨厚刚直，步履沉稳；猿戏要仿效猿的灵活敏捷，轻松活泼；鸟戏要仿效鹤的昂首挺立，轻盈潇洒。

3. 意

意即意念、意境。《黄帝内经》指出"心为五脏六腑之大主，心动则五脏六腑皆摇"。心指大脑，说明人的思维活动和情绪变化都能影响五脏六腑的功能。因此，在习练中，要尽可能排除不利于身体健康的情绪和思想，创造一个美好的内环境。开始练功时，可以通过微想腹部下丹田处，使思想集中，排除杂念，做到心静神凝。习练每戏时，逐步进入五禽的意境，模仿不同动物的不同动作。练虎戏时，要意想自己是深山中的猛虎，伸展肢体，抓捕食物；练鹿戏时，要意想自己是原野上的梅花鹿，众鹿戏抵，伸足迈步；练熊戏时，要意想自己是山林中的黑熊，转腰运腹，自由漫行；练猿戏时，要意想自己是置于花果山中的灵猴，活泼灵巧，摘桃献果；练鸟戏时，要意想自己是江边仙鹤，抻筋拔骨，展翅飞翔。意随形动，气随意行，达到意、气、形合一，以此来疏通经络、调畅气血。

4. 气

气即指练功时对呼吸的锻炼，也称调息。习练者有意识地注意呼吸调整，不断去体会、掌握、运用与自己身体状况或与动作变化相适应的呼吸方法。对于初学者，应先学会动作，明确其含义，使姿势舒适准确。待身体放松、情绪安宁后，逐渐注意调整呼吸。古人云：使气则竭，屏气则伤。应引以为戒。习练五禽戏时，呼吸和动作的配合有以下规律：起吸落呼，开吸合呼，先吸后呼，蓄吸发呼。主要呼吸形式有自然呼吸、腹式呼吸、提肛呼吸等。可根据姿势变化或劲力要求而选用。不管选用何种呼吸形式，都要求松静自然，不能憋气。同时，呼吸的量和劲都不能太过，以不疾不徐为宜，逐步达到缓慢、细匀、深长的程度，以利身体健康。

（二）五禽戏动作说明

1. 基本手型

（1）虎爪：五指张开，虎口撑圆，第一、第二指关节弯曲内扣。

（2）鹿角：拇指伸直外张，示指、小指伸直，中指、无名指弯曲内扣。

（3）熊掌：拇指压在示指指端上，其余四指并拢弯曲，虎口撑圆。

（4）猿钩：五指指腹捏拢，屈腕。

（5）鸟翅：五指伸直，拇指、示指、小指向上翘起，无名指、中指并拢向下。

（6）握固：拇指抵掐无名指根节内侧，余四指屈拢收于掌心。

2. 基本步型

（1）弓步：两腿前后分开一大步，横向之间保持一定宽度，右（左）腿屈膝前弓，大腿斜向地面，膝与脚尖上下相对，脚尖微内扣；左（右）腿自然伸直，脚跟蹬地，脚尖稍内扣，全脚掌着地。

（2）虚步：右（左）脚向前迈出，脚跟着地，脚尖上翘，膝微屈；左（右）腿屈膝下蹲，全脚掌着地，脚尖斜向前方，臀部与脚跟上下相对。身体重心落于左（右）腿。

（3）丁步：两脚左右分开，间距 10~20 cm，两腿屈膝下蹲，左（右）脚脚跟提起，脚尖着地，虚点地面，置于右（左）脚脚弓处，右（左）腿全脚掌着地踏实。

3. 平衡

（1）提膝平衡：左（右）腿直立站稳，上体正直；右（左）腿在体前屈膝上提，小腿自然下垂，脚尖向下。

（2）后举腿平衡：右（左）腿蹬直站稳，左（右）腿伸直，向体后举起，脚面绷平，脚尖向下。

4. 动作图解

预备势：起势调息。

动作一：两脚并拢，自然伸直；两手自然垂于体侧；胸腹放松，头项正直，下颌微收，舌抵上腭；目视前方。

动作二：左脚向左平开一步，稍宽于肩，两膝微屈，松静站立；调息数次，意守丹田。

动作三：肘微屈，两臂在体前向上、向前平托，与胸同高。

动作四：两肘下垂外展，两掌向内翻转，并缓慢下按于腹前；目视前方。

重复动作三、动作四 2 遍后，两手自然垂于体侧。

（三）第一戏——虎戏

虎戏要体现虎的威猛。神发于目，虎视眈眈；威生于爪，伸缩有力；神威并重，气势凌人。动作变化要做到刚中有柔、柔中生刚、外刚内柔、刚柔相济，具有动如雷霆无阻挡、静如泰山不可摇的气势。

1. 第一式：虎举

动作一：接上式。两手掌心向下，十指撑开，再弯曲成类似虎爪状；目视两掌。

动作二：随后两手外旋，由小指先弯曲，其余四指依次弯曲握拳，两拳沿体前缓慢上提。至肩前时十指撑开，举至头上方再弯曲成虎爪状；目视两掌。

动作三：两掌外旋握拳，拳心相对；目视两拳。

动作四：两拳下拉至肩前时，变掌下按。沿体前下落至腹前，十指撑开，掌心向下；目视两掌。

重复动作一至动作四 3 遍后，两手自然垂于体侧；目视前方。

2. 第二式：虎扑

动作一：接上式。两手握空拳，沿身体两侧上提至肩前上方。

动作二：两手向上、向前划弧，十指弯曲成类似虎爪状，掌心向下；同时上体前俯，挺胸塌腰；目视前方。

动作三：两腿屈膝下蹲，收腹含胸；同时，两手向下划弧至两膝侧，掌心向下；目视前下方。随后，两腿伸膝，送髋，挺腹，后仰；同时，两掌握空拳，沿体侧向上提至胸侧；目视前上方。

动作四：左腿屈膝提起，两手上举。左脚向前迈出一步，脚跟着地，右腿屈膝下蹲，呈左虚步；同时上体前倾，两拳变虎爪状向前、向下扑至膝前两侧，掌心向下；目视前下方。随后上体抬起，左脚收回，开步站立；两手自然下落于体侧；目视前方。

动作五至动作八：同动作一至动作四，唯左右相反。

重复动作一至动作八 1 遍后，两掌向身体侧前方举起，与胸同高，掌心向上；目视前方。两臂屈肘，两掌内合下按，自然垂于体侧；目视前方。

（四）第二戏——鹿戏

鹿戏挺身眺望，好角抵，运转尾闾，善奔走，通任督二脉。习练鹿戏时，动作要轻盈舒展，神态要安闲雅静，意想自己置身于群鹿中，在山坡、草原上自由快乐地活动。

1. 第三式：鹿抵

动作一：接上式。两腿微屈，身体重心移至右腿，左脚经右脚内侧向左前方迈步，脚跟着地；同时，身体稍右转；两掌握空拳，向右侧摆起，拳心向下，高与肩平；目随手动，视右拳。

动作二：身体重心前移；左腿屈膝，脚尖外展踏实；右腿伸直蹬实；同时，身体左转，两掌呈鹿角，向上、向左、向后划弧，掌心向外，指尖朝后，左臂弯曲外展平伸，肘抵靠左腰侧；右臂举至头前，向左后方伸抵，掌心向外，指尖朝后；目视右脚跟。随后，身体右转，左脚收回，开步站立；同时两手向上、向右、向下划弧，两掌握空拳下落于体前；目视前下方。

动作三、动作四：同动作一、动作二，唯左右相反。

动作五至动作八：同动作一至动作四。

重复动作一至动作八 1 遍。

2. 第四式：鹿奔

动作一：接上式。左脚向前跨一步，屈膝，右腿伸直呈左弓步；同时两手握空拳，向上、向前划弧至体前，屈腕，拳高与肩平，与肩同宽，拳心向下；目视前方。

动作二：身体重心后移；左膝伸直，全脚掌着地；右腿屈膝；低头，弓背，收腹；同时，两臂内旋，两掌前伸，掌背相对，拳变类似鹿角状。

动作三：身体重心前移，上体抬起；右腿伸直，左腿屈膝，呈左弓步；松肩沉肘，两臂外旋，鹿角变空拳，拳高与肩平，拳心向下；目视前方。

动作四：左脚收回，开步直立；两拳变掌，回落于体侧；目视前方。

动作五至动作八：同动作一至动作四，唯左右相反。

重复动作一至动作八 1 遍后，两掌向身体侧前方举起，与胸同高，掌心向上；目视前方。屈肘，两掌内合下按，自然垂于体侧；目视前方。

（五）第三戏——熊戏

熊戏要表现出熊憨厚沉稳、松静自然的神态。运步外阴内阳，外动内静，外刚内柔，以意领气，气沉丹田；行步外观笨重拖沓，其实笨中生灵，蕴含内劲，沉稳之中显灵敏。

1. 第五式：熊运

动作一：接上式。两掌握空拳类似熊掌状，拳眼相对，垂手于下腹部；目视两拳。

动作二：以腰、腹为轴，上体做顺时针摇晃；同时，两拳随之沿右肋部、上腹部、左肋部、下腹部划圆；目随上体摇晃环视。

动作三、动作四：同动作一、动作二。

动作五至动作八：同动作一至动作四，唯左右相反，上体做逆时针摇晃，两拳随之划圈。

做完最后的动作，两拳变掌下落，自然垂于体侧；目视前方。

2. 第六式：熊晃

动作一：接上式。身体重心右移；左髋上提，牵动左脚离地，再微屈左膝；两掌握空拳呈熊掌状；目视左前方。

动作二：身体重心前移；左脚向左前方落地，全脚掌踏实，脚尖朝前，右腿伸直；身体右转，左臂内旋前靠，左拳摆至左膝前上方，拳心朝左；右掌摆至体后，掌心朝后；目视左前方。

动作三：身体左转，重心后坐；右腿屈膝，左腿伸直；拧腰晃肩，带动两臂前后弧形摆动；右拳摆至左膝前上方，拳心朝右；左拳摆至体后，拳心朝后；目视左前方。

动作四：身体右转，重心前移；左腿屈膝，右腿伸直；同时，左臂内旋前靠，左拳摆至左膝前上方，拳心朝左；右掌摆至体后，掌心朝后；目视左前方。

动作五至动作八：同动作一至动作四，唯左右相反。

重复动作一至动作八1遍，左脚上步，开步站立；同时两手自然垂于体侧。两掌向身体侧前方举起，与胸同高，掌心向上；目视前方。屈肘，两掌内合下按，自然垂于体侧；目视前方。

（六）第四戏——猿戏

猿生性好动，机智灵敏，善于纵跳，折枝攀树，躲躲闪闪，永不疲倦。习练猿戏时，外练肢体的轻灵敏捷，欲动则如疾风闪电，迅敏机警；内练精神的宁静，欲静则似静月凌空，万籁无声，从而达到外动内静、动静结合的境界。

1. 第七式：猿提

动作一：接上式。两掌在体前，手指伸直分开，再屈腕撮拢捏紧成猿钩状。

动作二：两掌上提至胸，两肩上耸，收腹提肛；同时，脚跟提起，头向左转；目随头动，视身体左侧。

动作三：头转正，两肩下沉，松腹落肛，脚跟着地；猿钩状变成掌状，掌心向下；目视前方。

动作四：两掌沿体前下按落于体侧；目视前方。

动作五至动作八：同动作一至动作四，唯头向右转。

重复动作一至动作八1遍。

2. 第八式：猿摘

动作一：接上式。左脚向左后方退步，脚尖点地，右腿屈膝，重心落于右腿；同时，左臂屈肘，左掌成猿钩状收至左腰侧；右掌向右前方自然摆起，掌心向下。

动作二：身体重心后移；左脚踏实，屈膝下蹲，右脚收至左脚内侧，脚尖点地，呈右丁步；同时，右掌向下经腹前向左上方划弧至头左侧，掌心对太阳穴；目先随右掌动，再转头注视右前上方。

动作三：右掌内旋，掌心向下，沿体侧下按至左髋侧；目视右掌。右脚向右前方迈出一大步，左腿蹬伸，身体重心前移；右腿伸直，左脚脚尖点地；同时，右掌经体前向右上方划弧，举至右上侧变猿钩状，稍高于肩；左掌向前、向上伸举，屈腕撮钩，呈采摘势；目视左掌。

动作四：身体重心后移；左掌由猿钩状变为握固状；右手变掌，自然回落于体前，虎口朝前。随后，左腿屈膝下蹲，右脚收至左脚内侧，脚尖点地，呈右丁步；同时，左臂屈肘收至左耳旁，掌指分开，掌心向上，呈托桃状；右掌经体前向左划弧至左肘下捧托；目视左掌。

动作五至动作八：同动作一至动作四，唯左右相反。

重复动作一至动作八1遍后，左脚向左横开一步，两腿直立；同时，两手自然垂于体侧。两掌向身体侧前方举起，与胸同高，掌心向上；目视前方。屈肘，两掌内合下按，自然垂于体侧；目视前方。

（七）第五戏——鸟戏

鸟戏取形于鹤。鹤是轻盈安详的鸟类，人们对它进行描述时往往寓意它的健康长寿。习练时，要表现出鹤昂然挺拔、悠然自得的神韵。仿效鹤翅飞翔，抑扬开合。两臂上提，伸颈运腰，真气上引；两臂下合，含胸松腹，气沉丹田。活跃周身经络，灵活四肢关节。

1. 第九式：鸟伸

动作一：接上式。两腿微屈下蹲，两掌在腹前相叠。

动作二：两掌向上举至头前上方，掌心向下，指尖向前；身体微前倾，提肩，缩项，挺胸，塌腰；目视前下方。

动作三：两腿微屈下蹲；同时，两掌相叠下按至腹前；目视两掌。

动作四：身体重心右移；右腿蹬直，左腿伸直向后抬起；同时，两掌左右分开，掌呈鸟翅状，向体侧后方摆起，掌心向上；抬头，伸颈，挺胸，塌腰；目视前方。

动作五至动作八：同动作一至动作四，唯左右相反。

重复动作一至动作八1遍后，左脚下落，两脚开步站立，两手自然垂于体侧；目视前方。

2. 第十式：鸟飞

接上式。两腿微屈；两掌成鸟翅状合于腹前，掌心相对；目视前下方。

动作一：右腿伸直独立，左腿屈膝提起，小腿自然下垂，脚尖朝下；同时，两掌呈展翅状，在体侧平举向上，稍高于肩，掌心向下；目视前方。

动作二：左脚下落在右脚旁，脚尖着地，两腿微屈；同时，两掌合于腹前，掌心相对；目视前下方。

动作三：右腿伸直独立，左腿屈膝提起，小腿自然下垂，脚尖朝下；同时，两掌经体侧，向上举至头顶上方，掌背相对，指尖向上；目视前方。

动作四：左脚下落在右脚旁，全脚掌着地，两腿微屈；同时，两掌合于腹前，掌心相对；目视前下方。

动作五至动作八：同动作一至动作四，唯左右相反。

重复动作一至动作八 1 遍后，两掌向身体侧前方举起，与胸同高，掌心向上；目视前方。屈肘，两掌内合下按，自然垂于体侧；目视前方。

收势：引气归元。

动作一：两掌经体侧上举至头顶上方，掌心向下。

动作二：两掌指尖相对，沿体前缓慢下按至腹前；目视前方。

重复动作一、动作二 2 遍。

动作三：两手缓慢在体前划平弧，掌心相对，与脐平；目视前方。

动作四：两手在腹前合拢，虎口交叉，叠掌；眼微闭静养，调匀呼吸，意守丹田。

动作五：数分钟后，两眼慢慢睁开，两手合掌，在胸前搓擦至热。

动作六：掌贴面部，上下擦摩，浴面 3～5 遍。

动作七：两掌向后沿头顶、耳后、胸前下落，自然垂于体侧；目视前方。

动作八：左脚提起向右脚并拢，前脚掌先着地，随之全脚踏实，恢复成预备势；目视前方。

二、八段锦

练习八段锦要求心平气和，豁达乐观，祛除杂念，坦荡安稳，以达到自我调整、改善心理状态的目的。整套动作要达到意动形随、神形兼备，可以明显提高锻炼者的注意力集中程度，并有效建立神经系统与动作的和谐一致，从而使锻炼者对信号的反应能力及动手操作能力得到协同发展。一般采用逆腹式呼吸，同时配合提肛呼吸。具体操作是吸气时提肛、收腹、膈肌上升，呼气时膈肌下降、松腹、松肛。呼吸吐纳要与动作导引相互配合，起吸落呼，开吸合呼，蓄吸发呼，在每一段主体动作的松紧与动静变化的交替处，可适当屏气。练功动作幅度大小、长短可调，对呼吸的要求应灵活运用，不要生搬硬套，气息不畅时，应随时进行调节。每个动作以做 8～16 次为宜。建议初学者做 8 次。一年后可增至每个动作 16 次。

根据姿势不同，八段锦可分为站式八段锦和坐式八段锦。

（一）站式八段锦

1. 两手托天理三焦

预备姿势：直立，双足分开，与肩同宽，两臂下垂，双目向前平视。

动作：①双臂弯曲，掌心向上，胸前平举，指尖相对。②双手十指交叉，翻掌，掌心向上尽量上托；同时抬头，眼看手背，脚跟离地，并深吸气。③还原成预备姿势，同时深呼气。

功效：调三焦，和脾胃，宣肺气，可治胸闷、腹胀、食欲不振等。

2. 左右开弓似射雕

预备姿势：双腿分开，下胯呈骑马式，两手半握拳，平放胸前。

动作：①左手向左外方伸直，拳眼向上，示、拇二指翘起，双目直视手指。②右手半握拳，由左胸口如拉弓状，慢慢拉至右胸前，同时吸气。③还原成预备姿势，同时呼气。左右交替进行。

功效：扩胸宣肺气，通利关节，强健下肢。对慢性肺部疾病、肩周炎、下肢无力有一定防治作用。

3. 调理脾胃单举手

预备姿势：直立位，双臂胸前平屈，掌心向上，指尖相对。

动作：①右手翻掌，掌心向上托，同时左手翻掌，掌心向下压，同时吸气。②还原成预备姿势，同时呼气。左右交替进行。

功效：调理脾胃，消食去积，疏通肩背经络。

4. 五劳七伤往后瞧

预备姿势：直立位，两手自然下垂。

动作：①头慢慢向左转，眼看左后方，同时呼气。②还原成预备姿势，同时吸气。左右交替进行。

功效：清肺气，提精神，利颈椎，适用于颈椎病患者锻炼。

5. 摇头摆尾祛心火

预备姿势：骑马式，双手放在两膝上。

动作：①屈左臂，上身尽量向左弯，右臂伸直，同时呼气。②还原成预备姿势，同时吸气。左右交替进行。

功效：强壮肩、臂、腰、背肌肉，通其经络。

6. 两手攀足固肾腰

预备姿势：两足分立，双臂平屈于上腹部，掌心向上。

动作：①向前弯腰，同时翻掌下按，掌心向下，手指翘起，两手掌尽量按向足背，同时呼气。②还原成预备姿势，同时吸气。

功效：固肾，养精，壮腰膝。

7. 攒拳怒目增气力

预备姿势：骑马式，两手握拳放在腰两侧。

动作：①左拳向左前方用力击出，拳心朝下，同时呼气。②还原成预备姿势，同时吸气。左右交替进行。

功效：增强全身气力，强壮手臂、肩、背、胸、腹部肌肉。

8. 背后七颠诸病消

预备姿势：直立，两足靠拢，两臂自然下垂于体侧。

动作：①两足跟慢慢离地，趾尖着力，两膝伸直，同时吸气。②还原成预备姿势，同时呼气。

功效：强颈、项、腰、膝筋及肌肉，疏通全身经络。

（二）坐式八段锦

1. 坐式养生八段锦口诀

闭目冥心坐，握固静思神，叩齿三十六，两手抱昆仑，左右鸣天鼓，二十四度闻。微摇撼天柱，赤龙搅水浑，漱津三十六，神水满口匀，一口分三咽，龙行虎自奔。闭气搓手热，背摩后精门，尽此一口气，想火烧脐轮。左右辘轳转，两脚放舒伸，叉手双虚托，低头攀足频。以候神水至，再漱再吞津，如此三度毕，神水九次吞，咽下汩汩响，百脉自调匀。河车搬运讫，发火遍烧身，邪魔不敢近，梦寐不能昏，寒暑不能侵，灾病不能迍，子前午后作，造化合乾坤，循环次第转，八卦是良因。

2. 坐式养生八段锦练法

（1）第一段：闭目冥心坐，握固静思神，叩齿三十六，两手抱昆仑，左右鸣天鼓，二十四度闻。

方法：采用盘膝坐式，正头竖颈，两目平视，松肩虚腋，腰脊正直，两手轻握，置于小腹前的大腿根部。要求静坐 3~5 分钟。

上下牙齿相叩作响 36 次，有固齿的功能。"昆仑"即指头部，以两手十指相叉，抱住后脑（此时两手掌心紧掩耳门）。呼吸 9 次，气息微微不使有声（与叩齿同时做）。

上式毕，呼吸 9 次。放下所叉之手，两手掌掩在两耳处，示指叠于中指之上随即用力滑下，弹在后脑上，状如击鼓（"鸣天鼓"），左右指同时弹击 24 次。

作用：舒缓头面部的肌肉，能宁心安神、健脑。

（2）第二段：微摇撼天柱。

方法：低头扭颈向左右侧视，肩也随之左右摇摆，各 24 次。肩膀也要随之转动，连做 24 次。再把两手心掉转，左手放在右手上，转动 24 次。

作用：天柱穴位是颈脖子处斜方肌的外侧凹处，在后发际旁开 1.3 寸。通过牵拉天柱穴能改善肩颈部肌肉痉挛。

（3）第三段：赤龙搅水浑，漱津三十六，神水满口匀，一口分三咽，龙行虎自奔。

方法：以舌在口中上下左右搅动，生津液，然后在口中鼓漱 36 次，分 3 次咽下，要汩汩有声。津液下咽，然后方能行火（神水：津液；赤龙：舌）。

作用：口腔保健，养阴。意念津液满溢，可润养肌肤及脏腑。

（4）第四段：闭气搓手热，背摩后精门，尽此一口气，想火烧脐轮。

方法：吸气一口，停闭不呼出，两手互搓至发热，即分开摩擦背后"精门"，一面摩擦一面呼气，反复练 24 次，做完后收手握固。

吸气后闭气，想火下烧丹田，感觉丹田发热，接着进行下一段。

作用：常搓肾堂能温肾固本、固精益肾、强腰壮肾。

（5）第五段：单关辘轳转。

方法：左右单关辘轳各 36 次。所谓单关辘轳，就是指用左手叉在左腰肾间，然后俯首，以左手像摇辘轳般自后向前做圆转运动 36 次的方法，然后右手依法行之。

作用：放松舒缓肩颈肌肉，缓解关节痛。

（6）第六段：双关辘轳转。

方法：以双手叉于左右两腰肾间，俯首，左右两肩同时随西手圆转，连做 36 次。休息片刻，然后放开所盘的双脚，向前平伸。

作用：通过肩部、腰部活动，疏通人体督脉。丹田在脐下 3 寸关元穴处，丹田意念，即把注意力集中到脐下这个部位，这样可以入静也更有助于腹式呼吸。对于丹田热不可刻意追求，注意力过分集中，大脑也会因紧张而产生疲劳。

（7）第七段：两脚放舒伸，叉手双虚托。

方法：紧盘双腿端坐，先以两手掌相搓，用口呵掌心 5 次，两手指交叉反掌向上托。托时要用力，好似向上托举重物一般，托后缓缓放下，收于额前，连续上托 9 次。

作用：运动肩周、腰、手，古时认为向上托空可接天气起到灌顶的作用。

（8）第八段：低头攀足频。

方法：两手向前伸，握住双足，用力扳，扳时身体向前倾，头向下低，做 12 次，做完后仍收腿盘膝而坐，收手握固。此式抻筋拔骨，壮腰健肾。

作用：能使手脚协调，运起丹田之气，运行全身，更能濡养周身。

（9）收段：以候神水至，再漱再吞津，如此三度毕，神水九次吞，咽下汩汩响，百脉自调匀。

方法：舌抵上腭，闭目静坐，待津液满口时，再鼓漱 36 次，做 6 次咽下。前次一度（第三段锦），此次两度，所以，如此三度毕，神水九次吞。

作用：滋阴降火，增强消化功能；使全身气血畅通，提高免疫力。

三、易筋经

古代相传的易筋经姿势及锻炼法有 12 势，即韦驮献杵（有 3 势）、摘星换斗、三盘落地、出爪亮翅、倒拽九牛尾、九鬼拔马刀、青龙探爪、卧虎扑食、打躬势、工尾势等。

（一）第一势：韦驮献杵

两臂曲肘，徐徐平举至胸前呈抱球势，屈腕立掌，指头向上，掌心相对（10 cm 左右距离）。此动作要求肩、肘、腕在同一平面上，配合呼吸酌情做 8~20 次。

（二）第二势：横担降魔杵

两足分开，与肩同宽，足掌踏实，两膝微松；两手自胸前徐徐外展，至两侧平举；立掌，掌心向外；两目前视；吸气时胸部扩张，臂向后挺；呼气时，指尖内翘，掌向外撑。反复进行 8～20 次。

（三）第三势：掌托天门

两脚开立，足尖着地，足跟提起；双手上举高过头顶，掌心向上，两中指相距 3 cm；沉肩曲肘，仰头，目观掌背。舌舐上腭，鼻息调匀。吸气时，两手用暗劲尽力上托，两腿同时用力下蹬；呼气时，全身放松，两掌向前下翻。收势时，两掌变拳，拳背向前，上肢用力将两拳缓缓收至腰部，拳心向上，脚跟着地。反复 8～20 次。

（四）第四势：摘星换斗势

右脚稍向右前方移步，与左脚呈斜八字，随势向左微侧；屈膝，提右脚跟，身向下沉，右虚步。右手高举伸直，掌心向下，头微右斜，双目仰视右手心；左臂曲肘，自然置于背后。吸气时，头往上顶，双肩后挺；呼气时，全身放松，再左右两侧交换姿势锻炼。连续5～10 次。

（五）第五势：倒拽九牛尾势

右脚前跨一步，屈膝成右弓步。右手握拳，举至前上方，双目观拳；左手握拳，左臂屈肘，斜垂于背后。吸气时，两拳紧握内收，右拳收至右肩，左拳垂至背后；呼气时，两拳两臂放松还原为本势预备动作。再身体后转，呈左弓步，左右手交替进行。随呼吸反复5～10 次。

（六）第六势：出爪亮翅势

两脚开立，两臂前平举，立掌，掌心向前，十指用力分开，虎口相对，两眼怒目平视前方，随势脚跟提起，以两脚尖支持体重。再两掌缓缓分开，上肢呈一字样平举，立掌，掌心向外，随势脚跟着地。吸气时，两掌用暗劲伸探，手指向后翘；呼气时，臂掌放松。连续8～12 次。

（七）第七势：九鬼拔马刀势

脚尖相衔，足跟分离成八字形；两臂向前成叉掌立于胸前。左手屈肘经下往后，呈勾手状置于身后，指尖向上；右手由肩上屈肘后伸，拉住左手指，使右手呈抱颈状。足趾抓地，身体前倾，如拔刀一样。吸气时，双手用力拉紧，呼气时放松。左右互换。反复5～10 次。

（八）第八势：三盘落地势

左脚向左横跨一步，屈膝下蹲形成马步。上体挺直，两手叉腰，再屈肘翻掌向上，小臂平举如托重物状；稍停片刻，两手翻掌向下，小臂伸直放松，如放下重物状。动作随呼吸进行，吸气时，如托物状；呼气时，如放物状，反复5~10次。收功时，两脚徐徐伸直，左脚收回，两足并拢，呈直立状。

（九）第九势：青龙探爪势

两脚开立，两手呈仰拳护腰状。右手向左前方伸探，五指捏成勾手，上体左转。腰部自左至右转动，右手亦随之自左至右水平划圈，手划至前上方时，上体前倾，同时呼气；划至身体左侧时，上体伸直，同时吸气。左右交换，动作相反。连续5~10次。

（十）第十势：卧虎扑食势

右脚向右跨一大步，屈右膝下蹲，呈右弓左仆腿势；上体前倾，双手撑地，头微抬起，目注前下方。吸气时，两臂伸直，上体抬高并尽量前探，重心前移；呼气时，屈肘，胸部下落，上体后收，重心后移，蓄势待发。如此反复，随呼吸而两臂屈伸，上体起伏，前探后收，如猛虎扑食。动作连续5~10次后，换左弓右仆脚势进行，动作如前。

（十一）第十一势：打躬势

两脚开立，脚尖内扣。双手仰掌缓缓向左右而上，用力合抱头后部，手指弹敲脑后片刻。配合呼吸做屈体动作；吸气时身体挺直，目向前视，头如顶物；呼气时直膝俯身弯腰，两手用力使头探于膝间做打躬状，脚跟勿离地。根据体力反复做8~20次。

（十二）第十二势：工尾势

两腿开立，双手仰掌由胸前徐徐上举至头顶，目随掌而移，身立正直，勿挺胸凸腹；十指交叉，旋腕反掌上托，掌心向上，仰身，腰向后弯，目上视；然后上体前屈，双臂下垂，推掌至地，昂首瞪目。呼气时，屈体下弯，脚跟稍微离地；吸气时，上身立起，脚跟着地；如此反复21次。收功：直立，两臂左右侧举，屈伸7次。

（刘元龙　于兆昂）

第六章 常见疾病康复

第一节 脑卒中的康复

脑卒中是一组急性脑血管病的总称，包括缺血性脑血栓形成、脑栓塞、腔隙性脑梗死（lacunar infarction，LI）、出血性脑出血和蛛网膜下腔出血。常见的病因为高血压、动脉硬化、心脏病、血液成分及血液流变学改变、先天性血管病等。脑卒中是我国的多发病，死亡率和致残率高。据流行病学调查结果推算，我国脑卒中年发病率约为 210/10 万，死亡率约为 65/10 万，幸存者中 70%～80% 遗留有不同程度的残疾。为此，开展脑卒中康复，改善患者的功能障碍，提高其生活自理能力，使其最大限度地回归社会具有重要的意义。虽然不同类型脑卒中患者的临床特点、药物治疗等有所不同，但针对其各种障碍所进行的康复治疗措施大致相同，故通常把这些急性脑血管病的康复统称为脑卒中康复。

一、康复评定

脑卒中康复评定的目的是确定患者的障碍类型及程度，以便拟定治疗目标、治疗方案，确定治疗效果及进行预后预测等。脑卒中急性期和恢复早期患者病情变化较快，评定次数应适当增加，恢复后期可适当减少。全面评定之间应视情况多次进行简便的针对性单项评定。

（一）功能评定

功能评定包括脑卒中直接引起的障碍，如运动障碍（瘫痪、不随意运动、肌张力异常、协调运动异常、平衡功能障碍等）、感觉障碍、言语障碍（失语症及构音障碍）、失认症和失用症、智力和精神障碍、大小便障碍、吞咽功能障碍、偏盲及意识障碍等的评定。病后处理不当而继发的障碍，如压疮、肺部感染、关节挛缩、肌肉萎缩、肌力及肌耐力下降、骨质疏松、深静脉血栓、心肺功能下降、易疲劳、食欲减退及便秘、直立性低血压、自主神经功能不稳定、平衡及协调功能下降等失用综合征表现，以及肌韧带损伤、骨折、异位骨化、肩痛与髋关节痛、肩关节半脱位、肩手综合征、膝过伸、痉挛加重、异常痉挛模式加重（优势肌和非优势肌肌张力不平衡加剧）、异常步态、足内翻加重和习惯化等误用与过用综合征表现的评定。

1. 中枢性偏瘫特点和运动功能评定

上运动神经元损伤使低位运动中枢失去其高位中枢的调节，使被抑制的、原始的低位中枢的各种反射释放，表现为肌张力增高，肌群间协调异常，出现联合反应、共同运动和异常运动模式等。

（1）联合反应：指若用力使身体的某一部分肌肉收缩时，可以诱发其他部位（患侧）不自主的肌肉收缩，如痉挛期患者行走中费力地抬腿时，患侧关节不自主地屈曲。精神紧张、打哈欠、咳嗽等也可诱发联合反应。

（2）共同运动：指患者期望完成患肢某项活动（如上肢屈曲）时引发的一种患肢随意活动，但在同一时间点、用同样的力量进行这种随意活动时，所引起的动作模式是固定、唯一的，又称为半随意运动。

（3）异常运动模式：痉挛是上运动神经元损伤的特征之一，脑卒中偏瘫患者的患侧诸肌均有不同程度的痉挛，因此，患者的姿势和运动都是僵硬而典型的，上肢表现为典型的屈肌模式（或称屈肌优势），下肢表现为典型的伸肌模式（或称伸肌优势）。

脑卒中系上运动神经元损伤，肢体瘫痪的恢复过程是一个肌张力和运动模式不断演变的质变过程。单纯优势肌力的改善并不一定伴有相应的功能活动的改善，故其评价不宜采用肌力评价法，通常采用 Brunnstrom 评价法、Bobath 评价法、MAS 评价法、上田敏法和 Fugl-Meyer 评价法等。

痉挛多是根据关节被动运动时的阻力程度进行评定的，临床最常用的是改良 Ashworth 量表、腱反射及阵挛分级。因痉挛对运动模式、步态、日常生活活动能力、护理量、疼痛等有影响，评测痉挛程度的同时，多对上述指标进行评定。

2. 其他功能的评定

其他功能的评定包括言语障碍、认知障碍等的评定，参见第三章。

（二）个体活动能力评定

个体活动能力评定多采用 Barthel 指数和功能独立性量表，参见第三章。

二、康复治疗

脑卒中康复治疗的目标是通过以运动疗法、作业疗法等为主的综合措施，最大限度地促进功能障碍的恢复，防治失用综合征和误用综合征，减轻后遗症；充分强化和发挥残余功能，使用代偿手段和辅助工具等，以争取使患者达到生活自理；通过生活环境改造、精神心理再适应等使患者最大限度地回归家庭和社会。

（一）脑卒中康复医疗原则

1. 掌握好康复的适应证和禁忌证

可以完全自然恢复的轻症患者（短暂性脑缺血发作和可逆性缺血性神经功能缺损）一般无须康复治疗，但高龄体弱者在卧床期间，有必要进行简单的预防性康复治疗（如关节被动活动），以防出现失用性并发症。重度痴呆、植物状态等重症患者，即使强化康复治疗也难以取得效果，重点是加强护理，防治并发症。介于两者之间的患者才是康复治疗的适应证。一般认为，病情过于严重或不稳定者（如意识障碍、严重精神症状、病情进展期或生命体征尚未稳定等），或伴有严重合并症或并发症者（如严重感染、急性心肌梗死、重度失代偿性心功能不全、不稳定型心绞痛、急性肾功能不全等），由于不能耐受、配合康复治疗或有可能加重病情等，不宜和（或）难以进行主动性康复训练，但抗痉挛体位、体位变换和关节被动运动等预防性康复手段，只要不影响抢救，所有患者均可进行。一旦这些禁忌证稳定、得到控制或好转，则又成为主动康复的适应证。

2. 全程连续性治疗

康复医疗是一个连续过程，既要注意急性期预防性康复，恢复期促进恢复的主动性康复，又要注意后遗症期的维持和适应性康复。

3. 目标指向性治疗

应采取目标指向性治疗，在充分进行预后预测的基础上，由患者、家属和专业人员共同制定切实可行的家庭和社会复归目标。

4. 医患家属配合治疗

由于脑卒中患者障碍的复杂性和单一治疗效果的局限性，应采用综合的治疗和刺激手段。治疗环境应尽可能与家庭及社区的环境相近。治疗小组成员之间应加强交流与协作，避免脱节与相互矛盾。康复过程由学习和适应构成，宜让患者反复练习难度分级的各种任务，以便学会（重获）丧失的技能。患者要与环境相互适应。及时纠正患者的心理障碍，激发其康复欲望（动机）和康复训练兴趣等，否则难以取得良好的康复效果。对患者和家属进行针对性教育和培训，使家属积极参与康复计划。

5. 循序渐进

康复医疗应从急性期开始：在患者生命体征稳定、神经学症状不再发展后48小时即可开始治疗，以便尽可能地减轻失用（包括健侧）。某些误用很难纠正，故早期正确的训练非常重要。首先着眼于患侧的恢复性训练，以防习得性失用，不宜过早地应用代偿手段。康复训练要达到足够的量才能取得最佳效果，但宜从小量开始，在不引起或加重异常运动反应的前提下，逐渐增加活动量，可采取少量多次的方法，以免患者过度疲劳，引起危险或强化异常痉挛模式。

（二）急性期康复治疗

急性期是指病情尚未稳定的时期。因严重合并症或并发症不能耐受主动康复训练者及因严重精神症状、意识障碍等不能配合康复训练者，康复处理基本同此期。此期应积极处理原发病、伴发病和并发症，以便尽可能减少脑损伤并尽快顺利地过渡到下一个康复阶段。本期康复的目的主要是预防失用性并发症。

1. 保持抗痉挛体位

其目的是预防或减轻以后易出现的痉挛模式。

（1）取仰卧位时，头枕枕头，不要有过伸、过屈和侧屈。患肩垫起防止肩后缩，患侧上肢伸展稍外展，前臂旋后，拇指指向外方。患髋垫起以防后缩，患腿股外侧垫枕头以防大腿外旋。

（2）取健侧侧卧位时，头用枕头支撑，不让向后扭转；躯干大致垂直，患侧肩胛带充分前伸，肩屈曲90°～130°，肘和腕伸展，上肢置于前面的枕头上；患侧髋、膝屈曲似踏出一步置于身体前面的枕头上，足不要悬空。

（3）取患侧侧卧位时，头部用枕头舒适地支撑，躯干稍后仰，后方垫枕头，避免患肩被直接压于身体下，患侧肩胛带充分前伸，肩屈曲90°～130°，患肘伸展，前臂旋后，手自然地呈背屈位。患髋伸展，膝轻度屈曲。健肢上肢置于体侧或稍后方，健腿屈曲置于前面的枕头上。注意足底不放任何支撑物，手不握任何物品。

2. 体位变换

其主要目的是预防压疮和肺部感染。仰卧位易强化伸肌优势，健侧侧卧位易强化患侧屈肌优势，患侧侧卧位易强化患侧伸肌优势，故不断变换体位可使肢体的伸屈肌张力达到平衡，预防出现痉挛模式。一般60～120分钟变换体位一次。

3. 关节被动运动

其主要是为了预防关节活动受限（挛缩），另外有促进肢体血液循环和增加感觉输入的作用。先从健侧开始，然后参照健侧关节活动范围做患侧练习。一般按从肢体近端到肢体远端的顺序进行，动作要轻柔缓慢。重点进行肩关节外旋、外展和屈曲，肘关节伸展，腕和手指伸展，髋关节外展和伸展，膝关节伸展，足背屈和外翻。在急性期每天做两次，以后每天做一次，每次每个关节做3～5遍。较长时间卧床者尤其要注意做两侧关节被动活动。

4. 饮食管理

有意识障碍和吞咽障碍者经口进食易误吸发生吸入性肺炎，通常需靠静脉补充营养，如3天后仍不能安全足量地经口进食可鼻饲。加强口腔护理。

5. 二便管理

此期患者易出现尿潴留、失禁及便秘，必要时可予导尿，应用开塞露、缓泻剂等。注意预防泌尿系统感染和压疮。

6. 加强呼吸管理

防治呼吸系统并发症。

7. 宣教和培训

对家属进行脑卒中及其护理和康复知识的宣传教育和培训。

由于翻身和关节被动运动只能预防压疮、肺炎和关节挛缩，并不能预防失用性肌萎缩等其他失用性疾病，也不能明显促进功能恢复，所以，要尽早开始主动训练。

（三）恢复期康复治疗

恢复期是指病情已稳定，功能开始恢复的时期。患者意识清楚、生命体征稳定且无进行性加重表现后1～2天，就应开始主动性康复训练。无意识障碍的轻症脑卒中，病后第2天就可在严密观察下开始主动训练，但开始活动量要小。由于蛛网膜下腔出血和脑栓塞近期再发的可能性大，未行手术治疗的蛛网膜下腔出血患者，要观察1个月左右才能谨慎地开始康复训练。脑栓塞患者康复训练前，查明栓子来源并给予相应处理，向患者及其家属交代有关事项后再开始训练比较稳妥。

主动性康复训练应遵循瘫痪恢复的规律，先从躯干、肩胛带和骨盆带开始，按坐位、站位和步行，肢体近端至远端的顺序进行。一般多种训练在一天内交替进行，有所偏重。此期要应用各种偏瘫康复技术促进功能恢复。患侧肢体训练，软瘫期要设法促进肌张力和主动运动的出现；出现明显痉挛后要降低痉挛，促进分离运动的恢复，改善运动的速度、精细程度和耐力等。注意维持和强化非瘫痪侧肌力。

1. 床上翻身训练

这是最基本的躯干功能训练之一。患者双手手指交叉在一起，上肢伸展，先练习前方上举，再练习伸向侧方。在翻身时，交叉的双手伸向翻身侧，头和躯干翻转，至侧卧位，然后返回仰卧位，再向另一侧翻身。每日进行多次，必要时训练者给予帮助或利用床栏练习。注意翻身时头一定要先转向同侧。向患侧翻身较容易，很快就可独立完成。

2. 桥式运动

其目的是训练腰背肌群和伸髋的臀大肌，为站立做准备。患者取仰卧位，双腿屈曲，足踏床，慢慢抬起臀部，维持一段时间后慢慢放下；患者能较容易地完成双桥式运动后，让患者悬空健腿，仅患腿屈曲，足踏床抬臀。如能很好地完成本动作，就可有效地防止站位时因髋关节不能充分伸展而出现的臀部后突。训练早期需训练者帮助固定患者下肢，并叩打刺激患侧臀大肌收缩。

3. 坐位训练

坐位是患者最容易完成的动作之一，也是预防直立性低血压、站立、行走和进行一些日常生活活动所必需的。在上述训练开始的同时就应进行。由于老年人和较长时间卧床者易出现直立性低血压，故首次取坐位时，不宜马上取直立（90°）坐位。可用起立平台或靠背架，依次取30°、45°、60°、80°坐位（或平台直立位），如前一种体位能坚持30分钟，且无明显直立性低血压表现，可过渡到下一项。如已能取80°坐位30分钟，以后取坐位和站位时可不考虑直立性低血压问题。理论上应避免床上半坐位，以免强化下肢伸肌优势。

坐位训练包括坐位平衡训练和坐位耐力训练。在平衡训练的同时耐力也得以改善。进行坐位训练时，要求患者双足踏地或踏在支持台上，这对预防尖足内翻非常必要。另外，一定要在无支撑或无扶助下练习，否则难以取得好的效果。

静态平衡训练要求患者取无支撑下床边或椅子上静坐位，髋关节、膝关节和踝关节均屈曲90°，足踏地或支持台，双足分开约一脚宽，双手置于膝上。训练者协助患者调整躯干和头至中间位，当感到双手已不再用力时松开双手，此时患者可保持该位置数秒，然后慢慢地倒向一侧。随后训练者要求患者自己调整身体至原位，必要时给予帮助。静态坐位平衡大多数患者很快就可完成，然后让患者双手手指交叉在一起，伸向前、后、左、右、上和下方并伴有重心相应的移动，此称为自动态坐位平衡训练。当患者在受到突然的推拉外力时仍能保持平衡时（被动态平衡），就可认为已完成坐位平衡训练。此后坐位训练主要是耐力训练。

在坐位训练的同时，要练习坐位和卧位的转换。从健侧坐起时，先向健侧翻身，健侧上肢屈曲置于身体下，双腿远端垂于床边后，头向患侧（上方）侧屈，健侧上肢支撑慢慢坐起。从患侧坐起时，稍困难些，也要用健侧上肢支撑坐起，不过要求躯干有较大的旋转，至半俯卧位。由坐位到卧位的动作相反。

4. 站位训练

一般在进行自动态坐位平衡训练的同时开始站位训练。对一般情况较差，早期进行此训练有困难者，可先站起立平台；躯干功能较好、下肢功能较差者可用长下肢支具。也可利用部分减重支持装置进行站位平衡训练。起立训练要求患者双足分开约一脚宽，双手手指交叉，上肢前伸，双腿均匀持重，慢慢站起。此时训练者坐在患者前面，用双膝支撑患者的患侧膝部，双手置于患者臀部两侧帮助患者重心前移，伸展髋关节并挺直躯干。坐下时动作相反。要注意防止仅用健腿支撑站起。静态站位平衡训练是在患者站起后，让患者松开双手，上肢垂于体侧，训练者逐渐除去支撑，让患者保持站位。注意站位时不能有膝过伸。患者能独自保持静态站位后，让患者重心逐渐移向患侧，训练患腿的持重能力。同时让患者双手交叉的上肢（或仅用健侧上肢）伸向各个方向，并伴随躯干（重心）相应地摆动，训练自动态站位平衡。如在受到突发外力的推拉时仍能保持平衡，说明已达到被动态站位平衡。可独立站立片刻后就可练习床椅转移。

5. 步行训练

一般在患者达到自动态站位平衡、患腿持重达体重的一半以上，且能向前迈步时开始步行训练。由于老年人易出现失用综合征，有的患者靠静态站立持重改善缓慢，故某些患者步行训练可适当提早进行，必要时使用下肢支具。但早期步行训练量要小，以不致使患者过度费力而出现足内翻和尖足畸形并加重全身痉挛为度。对多数患者，不宜过早使用手杖，以免影响患侧训练。

步行训练前，先练习双腿交替前后迈步和重心转移。多数患者不必经过平行杠内步行训练期，可直接进行监视下或扶持下步行训练。步行训练早期常有膝过伸和膝打软（膝突然屈曲）现象，应进行针对性的膝控制训练。如出现患侧骨盆上提的划圈步态，说明膝屈曲和踝背屈差。可独立步行后，再练习上下楼梯（健腿先上，患腿先下）、走直线、绕圈、跨越障碍、上下斜坡和实际生活环境下的实用步行训练。

近年提倡利用部分减重训练装置提早进行步行训练，认为在步行能力和行走速度恢复方面均有较好的效果。

6. 作业治疗

一般在患者能取坐位姿势后开始作业治疗。内容如下。①日常生活活动能力训练：吃饭、保持个人卫生、穿衣、移动、洗澡及做家务活动等，掌握一定的技巧后单手多可完成。必要时可应用生活辅助具，如粗柄勺子、带套圈的筷子、有吸盘固定且把手加长的指甲刀、穿袜器、四脚手杖和助行器等。从训练的角度出发，应尽量使用患手。②工艺活动：用斜面磨砂板训练上肢粗大的运动，用编织、剪纸等训练两手的协同操作，用垒积木、书写、拧螺丝、拾小物品等训练患手的精细活动。经过一段时间的训练后，如预测瘫痪的利手恢复差，应开始利手转换训练。在患手达一定功能的慢性（发病 6 个月以上）脑卒中患者中可试用强制性使用运动疗法，部分患者可取得明显效果。

7. 物理治疗

功能性电刺激、生物反馈等对增加感觉输入、促进功能恢复与运动控制等有一定的作用。

8. 其他

对失语、构音障碍、认知障碍等也需进行针对性训练。结合患者情况应尽早地实施出院计划。在患者出院前，可先回家住几日，以适应家庭环境，发现问题并给予相应的指导和训练。为使患者适应社会环境，出院前可带患者集体购物、参加社区活动等。

9. 针灸疗法

（1）体针疗法。

1）中脏腑。

闭证治则：平肝息风，清心豁痰，醒脑开窍。

取穴：十二井穴、水沟、太冲、丰隆。

随证配穴：牙关紧闭配下关、颊车，两手握固配合谷，语言不利配哑门、上廉泉。

方法：十二井穴点刺放血，水沟向上斜刺用泻法，太冲、丰隆用泻法，每日1次，每次留针30分钟。

脱证治则：回阳固脱。

取穴：关元、神阙。

随证配穴：汗出不止配阴郄、复溜，小便失禁配三阴交。

方法：关元大炷艾灸，神阙隔盐艾灸，直至四肢转温。

2）中经络。

治则：醒脑开窍，滋补肝肾，疏通经络。

取穴：内关、水沟、三阴交、极泉、尺泽、委中。

随证配穴：肝阳暴亢者，加太冲、太溪；风痰阻络者，加丰隆、合谷；痰热腑实者，加曲池、内庭、丰隆；气虚血瘀者，加足三里、血海；阴虚风动者，加太溪、风池；头晕者，加风池、完骨、天柱；上肢不遂者，加肩髃、曲池、手三里、外关、合谷；下肢不遂者加环跳、阳陵泉、足三里、解溪、太冲；口角歪斜加地仓、颊车；吞咽困难加廉泉、夹廉泉；语言謇涩加金津、玉液；患侧经筋屈曲拘挛者，肘部配取曲泽，腕部配取大陵，膝部配取曲泉，踝部配取太溪。

方法：先刺双侧内关，用泻法。继刺水沟，向鼻中隔方向斜刺，施雀啄手法，以流泪或眼球湿润为度。再刺患侧三阴交，沿胫骨内侧缘与皮肤成45°角斜刺，采用提插补法，使针感传至足趾，下肢出现不能自控的运动，以患肢抽动3次为度。极泉取穴：将其延经下移1~2寸，避开腋毛，在肌肉丰厚处取穴。直刺1~1.5寸，施用提插泻法，以上肢抽动3次为度。尺泽、委中直刺，用提插泻法使肢体有抽动感。余穴用补虚泻实手法，每日1次，每次留针30分钟，10次为1个疗程。

（2）头针疗法。

选穴：顶颞前斜线、顶旁1线、顶旁2线、额中线。

方法：选用28~30号长1.5~2.0寸毫针，针与头皮成30°夹角快速刺入头皮下，快速捻转2~3分钟，每次留针30分钟，留针期间反复捻转2~3次。治疗时让患者活动肢体，一般每日1次。

（3）体针、头针疗法均可配合电针，一般选用其中的主穴，配用相应的辅助穴位，多取同侧肢体的1~3对穴位为宜。

10. 按摩疗法

（1）按摩时机选择：一般来说，对脑血管意外所致的偏瘫，按摩治疗多与医疗体操相互配合，同时进行，主要用于脑出血、脑血栓形成和脑血管痉挛等。按摩与体疗开始时间：一般认为，经救治病情已稳定，血压恢复正常，无再出血倾向，神志已清醒，能配合者即可开始治疗。若神志仍欠清尚不能配合本治疗，其他几项指征能达上述要求者，也可开始进行治疗，以防肌肉萎缩和关节变形，为清醒后的治疗打好基础。实践证明，只要能及时得到救治，多数患者可在发病2天~1周开始按摩。

（2）恢复早期按摩：在早期，患肢多为软瘫，可对患肢用揉、推、揉捏、滚、搓、轻拍打等方法，由远端向近端进行操作。目的在于促进血液循环，防止肌肉萎缩或提高其肌张力，防止肌肉过分松弛。对关节施以揉捏、屈折、摇、捻（用于指或趾等小关节）等手法，结合姿势治疗，防止关节僵硬、松弛或变形。此时的按摩可同时对有关穴位做适当的揉、点按、捏、推等操作，选取穴位可参考前面针刺有关内容。对头面部的瘫痪，可对面部行推擦法，注意瘫痪侧面部需向上推。

（3）功能恢复期按摩：在早期治疗约1周之后，若无其他特殊情况，即可进入本期。在此期，各方面功能在逐渐恢复，而某些有碍功能恢复的变化也逐渐表现出来，如肢体的挛缩僵硬、关节变形，或因松弛而出现半脱位等。此期时间较长，前后情况可能有较大变化，故治疗上应分不同阶段，采取一些相应措施。

1）开始阶段：可视为上期的继续，方法基本相似，按摩仍以促其恢复活动功能和防止并发症或继发症为主，此时的关节活动必须加强，虽仍以被动活动为主，但活动时必须缓慢，活动至该关节的最大幅度，并要求患者用意识配合用力活动。关节的活动先由近心端的大关节开始，可促进神经功能的恢复。

2）第二阶段：活动功能已逐渐恢复，此时必须注意纠正不正确的姿势和动作，特别是伸肌群和屈肌群的肌力和肌张力常不平衡，对力弱的伸肌群用轻柔手法，以增其肌力，对屈肌群则应以放松手法，使之舒展放松，肌力趋于平衡，利于活动的恢复。功能恢复之初，肌力尚弱，活动时需协助其完成动作，对这些刚恢复活动功能的肌群，可先做较轻柔的揉捏、揉、推、摩等手法，然后用指轻搔或轻扣该处皮肤，一边令患者做收缩或放松等活动，这样配合有利于功能恢复；当肌力大于3级时，在动作之初可协助其起动，中间可稍加阻力以逐步提高其肌力，动作之末应稍加力，助其达到最大活动度。这阶段应以增强肌力和活动度为主要目标，故按摩也须注意在活动后及时用放松手法消除疲劳。另外，在此阶段有些患者由于肩带肌的瘫痪松弛，上肢重量下坠，肩关节处于半脱位的状态，肩周软组织受牵拉，引起肩部疼痛。这类患者局部按摩有助于改善血液循环，消除肩周软组织的疲劳状态，利于康复。

3）第三阶段：此时，肢体的活动功能已明显恢复，除继续加强肌力及大关节活动功能的恢复之外，必须逐步加强活动的灵活性及协调性的训练，可观察到是哪些肌肉影响动作的灵活性、协调性及精细动作等，以便对其进行有针对性的按摩，使肌力逐渐得到平衡而改善功能，提高活动质量。

（4）恢复后期按摩：此期活动功能已明显恢复，肌力已近正常，可能在灵活性或协调性方面尚有待提高，一切活动均在向正常情况过渡，故此时需以生活及职业训练为主，按摩虽已不是主要的方法，但可用于训练前的放松性按摩，以利于训练等活动；训练完毕之后，作为一种消除疲劳、恢复体能的手段。此时也可逐渐过渡为患者自我按摩，成为长期坚持的保健按摩。

按摩与功能活动的关系：活动有主动与被动之分，与按摩虽各不相同，但关系密切，不应将其截然分开。按摩过程中，为便于手法操作，需改变患者肢体的姿态，实际就是对患者进行各种被动活动。当然这种肢体活动的方法，由于没有强调患者有意配合，对神经功能恢复的效果不如有意识的训练。若能在此过程中，有计划地安排一些模拟活动，效果更佳。主动活动可显示出本身的活动功能，可观察到经按摩等治疗后效果，树立患者信心。医者也可通过其主动活动了解到功能恢复的程度和不足，在治疗中能有针对性地调整计划，提高疗效。

（四）后遗症期康复治疗

后遗症期是患者功能恢复已达平台期，但通过技巧学习、使用辅助器具、耐力训练及与环境相互适应等仍可有一定的能力恢复的时期。经积极训练后一般在发病3～6个月后进入后遗症期，对于早期活动少或较长时间卧床者，运动功能恢复可持续更长的时间。此期患者的运动耐力和日常生活活动能力仍可进一步提高。

此期出院回家的患者，由于活动空间限制、家属照顾过多或无暇顾及、患者主动性差等原因，老年人和移动能力较差者易出现功能和能力退化，甚至卧床不起，故参照原先的训练进行维持性训练非常必要。即使经训练仍不能恢复步行者，起码也应每日练习翻身和坐位，甚至是被动的坐位，这种最低限度的活动可明显地减少压疮、肺炎等并发症，减少护理工作量。相当一部分患者可通过上下楼梯、远距离步行等，不断扩大活动空间、逐渐增多活动种类，不断提高运动耐力使生活质量得以提高。但要注意，所有活动均要在安全的前提下进行，活动量逐渐增加，不可冒进。

对不能适应原来生活环境的患者，可进行必要的环境改造，如尽量住平房或楼房底层，去除门槛，台阶改为坡道或两侧安装扶手，厕所改为坐式并加扶手，地面不宜太滑或太粗糙，所有用品要方便患者取放和使用等。

患者要定期到医院或社区康复机构接受再评价和指导，力争恢复一定的工作状态。

三、预后及预防

脑卒中偏瘫一般在发病1个月内恢复最快，2～3个月仍有明显的恢复，多数患者在3～6个月达平台期，故一般把发病6个月以上者称为后遗症期患者，但某些患者恢复可达1年以上。以失用综合征为主者及病情较重者恢复期较长。在病后6个月内约1/3的患者可恢复实用手，70%～90%的患者能行走，约一半的患者日常生活能自理，30%的患者能恢复一定的工作状态。即使在后遗症期，随着运动量的增加和反复训练，运动耐力和步行速度也会进一步提高，活动空间也会进一步扩大。随着技巧的掌握、生活辅助工具的应用、生活环境的改造与适应等，日常生活能力也会进一步地改善。部分患者（尤其是恢复较差者和体弱的老年患者），因活动量和种类减少等，易出现功能和能力的退化。脑卒中偏瘫，尤其是移动能力的预后与病情程度、训练早晚、训练的积极性、病前身体状态、年龄等多种因素有关。

脑卒中首次发病后，20%~40%的病例在 5 年内复发，有短暂性脑缺血发作、心肌梗死、其他心脏病、高血压和糖尿病等危险因素者复发的可能性更大。故应积极控制脑卒中危险因素，纠正不良生活习惯，防止复发。康复应从急性期开始，尽早开始主动训练，早离床，在不引起异常运动反应的前提下，逐渐增加活动量，以便尽可能地减轻失用综合征。由于误用综合征也影响患者的预后，甚至有些误用一旦形成则很难纠正（如异常运动模式的构筑化或定型化），故早期正确的训练是非常重要的。

第二节　颅脑外伤的康复

颅脑外伤占全身各部位外伤的 20% 左右，其发生率仅次于四肢损伤，而死亡率却居首位。损伤的主要原因是交通事故、高处坠落、失足跌倒、工事或建筑物倒塌及火器、利器伤等。颅脑损伤分为闭合性损伤和开放性损伤两类，直接或间接的暴力作用于头部而引起头皮、颅骨、硬脑膜破裂，脑组织与外界相通，称为开放性颅脑损伤；而外伤未引起脑组织与外界相通的称为闭合性颅脑损伤，如脑震荡、脑挫裂伤等。临床上大多数颅脑损伤为闭合性损伤。颅脑外伤的临床表现随损伤原因、部位及范围不同而有很大的差异。轻症患者多可以很快地恢复正常，但部分患者会出现持续不同时间的头痛、易疲劳、记忆力差、眩晕、情绪不稳定和烦躁等脑外伤综合征表现，影响正常的工作与生活。而严重颅脑损伤的患者则表现为不同程度的意识、运动、感觉、认知、行为和心理等方面的障碍，甚至植物状态、死亡等。

康复治疗可不同程度地促进这些功能障碍的恢复，预防并发症发生，提高患者的生活自理能力和生活质量，减轻患者家庭及社会的负担。

一、康复评定

对颅脑损伤后各种障碍的康复评定应包括颅脑损伤引起的神经精神障碍的评定、伴发其他伤的功能评定及继发功能障碍的评定，以及日常生活活动能力和生活质量的评定等。其目的是了解患者障碍的类型及程度，为制定康复方案、判断康复治疗的疗效和预后提供依据。

（一）格拉斯哥昏迷评分

颅脑损伤后意识状态通常采用格拉斯哥昏迷评分法（Glasgow Coma Scale，GCS）进行评价，评分方法简单实用，被广泛应用。包括睁眼反应、言语反应和运动反应 3 个方面。

1. 睁眼反应

自发睁眼计 4 分；言语刺激（大声提问患者）时睁眼 3 分；疼痛刺激（捏患者）时能睁眼 2 分；疼痛刺激（捏患者）时不能睁眼 1 分。

2. 言语反应

正确应答（他在哪里、他是谁、年和月）5 分；混乱应答，定向障碍 4 分；应答能被理解但无意义 3 分；不可理解的发音 2 分；无发音 1 分。

3. 运动反应

能执行简单口令做相应运动 6 分；疼痛刺激（捏痛）时患者拨开医生的手 5 分；疼痛刺激（捏痛）时患者撤出被捏的部分 4 分；疼痛刺激（捏痛）时患者身体呈去皮质强直（上肢屈曲、内收内旋；下肢伸直，内收内旋，踝跖屈）3 分；疼痛刺激（捏痛）时患者身体呈去大脑强直（上肢伸直、内收内旋，腕指屈曲；下肢与去皮质强直相同）2 分；疼痛刺激（捏痛）时患者毫无反应 1 分。

上述评分，最小为 3 分，最大为 15 分。8 分及 8 分以下提示昏迷；6~8 分为严重损伤；9~11 分为中度损伤；12 分及 12 分以上为轻度损伤。

（二）认知功能、人格与情绪障碍评定

认知功能包括感觉、知觉、注意、记忆、定向力、思维和智能等。有许多单项评定方法，目前临床上应用较多的是简易的综合评定方法，如 MMSE。人格是指个性心理特征，其测量可采用明尼苏达多相人格问卷（minnesota multiphasic personality inventory，MMPI）。情绪障碍包括抑郁和焦虑等，其评定可采用抑郁量表和焦虑量表。

（三）言语障碍评定

失语症和构音障碍的评定参见第三章第三节。

（四）运动障碍评定

与脑血管疾病所致运动障碍的评定相似。

（五）植物状态诊断

1996 年我国提出的植物状态（vegetative state，VS）的诊断标准如下：①认知功能丧失，无意识活动，不能执行指令；②保持自主呼吸和血压；③有睡眠－觉醒周期；④不能理解或表达言语；⑤能自动睁眼或在刺激下睁眼；⑥可有无目的性的眼球跟踪运动；⑦下丘脑及脑干功能基本保存（指心跳、呼吸、血压及脑干反射存在）。植物状态持续 1 个月以上即可诊断为持续性植物状态（persistent vegetative state，PVS）。

（六）其他

例如，癫痫、脑神经损伤、痉挛、骨骼肌肉损伤、自主神经功能障碍和脑积水等。

二、康复治疗

（一）急性期和早期康复

颅脑损伤重症多而且常伴有多系统的（如骨折、内脏损伤等）损伤，死亡率和重残率高，因此颅脑损伤的治疗首先是通过手术和药物等治疗挽救患者的生命、减少脑损伤、促进患者苏醒并积极处理影响预后的合并损伤，同时开始康复治疗以防失用为主的并发症。非急性期的植物状态患者康复处理同此期。

1. 一般处理

密切观察患者生命体征变化，随时给予必要的处理。维持营养，保持水和电解质平衡，昏迷患者应鼻饲充足的饮食。保持呼吸道通畅，防止呕吐物误吸入气道，随时翻身、拍背、吸痰，气管切开者要做好气管切开护理。为防治泌尿系统感染，尿潴留者应导尿。使用充气气垫，保持床面整洁，定时翻身并用温水擦洗全身，大小便后必须用湿毛巾擦干净，防止压疮。

2. 药物治疗

选用改善脑细胞代谢的药物，如脑蛋白水解物、ATP、神经节苷脂等。伴蛛网膜下腔出血者可应用尼莫地平等钙通道阻滞剂防治脑血管痉挛，并适当应用止血剂。因出血、脑水肿引起颅内压增高者需应用脱水药物，必要时行手术减压。重度昏迷者可应用促醒药物。癫痫发作时患者可选用抗癫痫药物。

3. 维持抗痉挛体位

严重颅脑损伤者常需较长时间的卧床。患者肌张力增高后会出现一些异常的痉挛姿势，影响功能的恢复。因此，应参照脑卒中的抗痉挛体位保持适当的卧位姿势。

4. 关节被动活动

颅脑损伤患者多卧床时间长，两侧瘫痪相对较多，部分合并软组织及骨骼损伤，容易出现关节活动受限，所以进行关节被动活动维持正常的关节活动度是必要的。重点做容易发生挛缩的关节（肩关节外旋、外展和屈曲，肘关节伸展，腕和手指伸展，髋关节外展和伸展，膝关节伸展，足背屈和外翻）和无自主活动的肢体。在急性期每天做两次，以后每天做一次，每次每个关节做3~5遍。较长时间卧床者尤其要注意做两侧关节被动活动。

5. 催醒治疗

对意识障碍患者及植物状态患者应积极处理可逆性的影响因素，应用药物、手术治疗等方法降低颅内压、改善脑循环、减少神经元损伤、促进神经功能恢复和苏醒。慎用镇静剂。还应该增加各种刺激输入，以促进患者苏醒、恢复意识。

6. 声音刺激

用适当的音量让患者听患病前最喜爱听的曲目、广播节目、录音。患者家属讲述患者喜欢和关心的话题、故事，以及读报纸给患者听等，以唤起患者的记忆。在每次护理和治疗时大声对患者说明、强化。

7. 视觉刺激

已自发睁眼者可用光线、电视画面等进行视觉刺激。

8. 深浅感觉刺激

对四肢和躯干进行拍打、按摩，从肢体远端至近端用质地柔软的毛刷或毛巾轻轻地摩擦皮肤，用冰摩擦后颈部皮肤等方法增加痛、温、触觉刺激。进行四肢关节被动活动等增加深感觉刺激。神经肌肉电刺激不但可增加感觉刺激，而且能减轻失用性肌萎缩。

9. 高压氧治疗

施以高压氧能升高血氧浓度，在一定程度上可改善脑细胞的代谢状态，具有促醒和促进功能恢复的作用。由于上述治疗只能预防部分失用综合征表现，对促进认知功能、运动功能、行为、言语功能及心理障碍恢复的作用有限，所以，一旦患者神志清醒、病情稳定，就应开始针对性地康复训练。

10. 针灸治疗

针灸对改善颅脑外伤后意识障碍有一定疗效。常用醒脑开窍针刺法。取百会、神庭、印堂、人中、上廉泉、风府、哑门及双侧内关、合谷、太冲、涌泉等穴位，可配合手法和电针。

11. 按摩治疗

可用点穴法刺激督脉、足三里、丰隆、三阴交、头穴等，促进意识恢复；用擦法、捏法等刺激四肢，预防肌萎缩和静脉血栓形成，并给予感觉刺激。

由于上述治疗只能预防部分失用综合征表现，对促进认知功能、运动功能、行为、言语功能及心理障碍恢复的作用有限，所以，一旦患者神志清醒、病情稳定，就应开始针对性的康复训练。

（二）运动功能和日常生活活动训练

1. 运动功能训练

颅脑损伤后，患者常伴有不同程度的单肢瘫、偏瘫或双侧的肢体瘫痪。应尽早开始主动活动，进行床上翻身、坐位、站立、行走及肢体控制能力训练，并逐渐增加活动量和活动的种类，具体训练方法可参照脑卒中部分进行。因小脑和脑干损伤而出现明显的平衡和共济运动障碍者，通过反复的基本动作训练、平衡训练等可使症状得到不同程度的改善。对伴有周围神经损伤者进行肌力训练，对骨折者进行肌力和关节活动范围训练。

2. 日常生活能力训练

颅脑损伤后患者常出现不同程度的日常生活能力障碍，康复训练重点训练和指导患者进行各种日常生活能力，包括穿衣、进食、移动、保持个人卫生、如厕、洗澡等。部分严重功能障碍的患者，需要配置一些生活辅助器具。必要时进行生活环境改造。智力受损明显者，要注意安全，防止受伤、走失等。

（三）认知障碍的康复训练

1. 注意力训练

注意力指在某一时间内人的精神活动集中于某一特定对象的心理过程。注意力是认知活动的基础，故认知康复治疗中应首先进行改善注意力训练。注意力训练可选用猜测游戏，即取两个透明玻璃杯和一个弹球，在患者注视下，治疗师将一透明玻璃杯扣在弹球上，让患者指出有弹球的杯子，反复数次，无误后就改用不透明的杯子，重复上述过程，并逐渐增加杯子和弹球的数量。还可用字母、数字及文字删除训练法，如在纸上写上几个大写的字母，让患者用笔划去其中的一个字母，成功后改变字母的顺序再指出规定的字母，反复进行。训练可用计算机进行。

2. 记忆力训练

不同部位损伤者障碍的特点、治疗方法及代偿方法不同。如颞叶损伤引起纯粹健忘者，可充分利用记忆以外的代偿手段，间脑损伤者难以充分利用代偿手段。记忆训练时应注意每次训练的时间要短，开始要求患者记忆的内容要少而简单，而信息呈现的时间要长。以后逐步增加信息量，通过反复刺激提高记忆能力。训练从简到繁，可将整个练习分解为若干小节分节进行训练，最后逐步联合训练。让患者分清主次，重点记住关键内容，或把要记住的内容按照自己的习惯和爱好编成小故事、绘图制表或提纲，充分理解有意义的材料等均有助于记忆。

3. 思维及解决问题能力训练

思维能力包括分析、综合、比较、抽象、概括、推理、判断等方面。根据患者存在的不同思维障碍进行针对性的训练。

（1）寻找信息：让患者阅读报纸，并询问患者有关报纸上的信息，如请他分析后指出报纸中有哪些专栏，如文化、体育、商业等；通过分析、综合，判断其是哪一类报纸，如综合、商业、体育等；据比赛积分分析、比较比赛的两个球队的胜负等。

（2）排列数字：给患者3~5张数字卡片，让他通过比较以由低到高顺序排列好，然后每次给他一张数字卡，让其根据数字的大小插进已排好的卡片间，正确无误后，再给他几张数字卡片，问他这些数字有什么共同之处，让他通过抽象概括等判断哪些是奇数，哪些是偶数，哪些是互为倍数。

（3）物品分类：给患者一张列有数十项物品名称的清单或数十张图片，要求患者分为几个大类（如食品、书、衣服）。如不能进行，可给予提示。回答正确后，再要求对上述清单中的某类物品进行更细的分类，如食品再细分为粮食、水果、肉、蛋、奶品等，并进一步细分类。

4. 知觉障碍的训练

知觉是指大脑将感觉信息进行综合，在人脑中产生对该事物的整体性反应或事物间简单关系的反应，包括视知觉、听知觉、触知觉、味知觉、嗅知觉。障碍类型不同，具体训练方法不同。举例如下。

（1）视觉单侧失认的训练：视觉单侧失认又称半侧空间忽略，是指患者不能注意到来自病灶对侧空间的刺激（事、物），多为右半球损伤后的左侧视空间忽略症。处理的重点是不断地让患者把注意力转移到其忽略的一侧。如站在患者忽略的一侧和患者交谈，把电视放在忽略侧；对忽略侧身体进行触摸、拍打、按摩、冷热、运动等刺激；让患者把物品从非忽略侧放到忽略侧并取回；让患者注视由右侧至左侧依次开关的电灯泡。还可以用计算机进行视觉扫描练习。在症状明显改善之前，实际生活中应避免在患侧放置危险物品，可利用触觉代偿方法（如读书时，用手摸着书的左边缘，从边缘开始阅读）。

（2）躯体忽略与体象障碍的训练：躯体忽略与体象障碍是指患者对身体各部分的注意力、定位和命名能力障碍，表现为对身体各部分不能定位和命名，疾病否认或不认为瘫痪肢体是自己的，生活中可见刷牙只刷一侧，刮脸和穿衣也只做一侧，多为左侧。训练时可在自我或他人刺激患者身体某一部位的同时让患者说出部位名称；训练者说一部位名称，让患者指认图片、训练者身体、患者身体的相应部位；画或拼装人体图形等。训练时要给予声音、触觉提示，以便患者正确完成。

（四）言语障碍的训练

在患者神志清楚、能保持坐位时就可开始训练。失语症训练包括听理解训练、阅读理解训练、口语表达训练、书写训练及朗读训练等。构音障碍训练包括放松训练、呼吸训练、发音训练、发音器官的运动功能训练。

（五）行为障碍的治疗

行为障碍的治疗可分正性行为障碍的治疗和负性行为障碍的治疗。正性行为障碍常表现为攻击他人，而负性行为障碍常表现为情绪低落、感情淡漠，对一些能完成的事情不愿意做。治疗方法除发作期隔离法和药物治疗外，还要随时、随地、人人都把患者的行为障碍反馈给患者，使其注意并有意识地自我控制，对其进步随时给予鼓励和奖赏。要注意让患者远离诱发行为障碍发作的人、事件和场景，创造难以引发患者行为障碍发作的环境。

三、预后及预防

颅脑损伤患者的预后与 GCS 积分、年龄、昏迷时间、损伤类型及程度、康复治疗早晚、家庭支持度、患者既往身体状况等许多因素有关。一般运动功能康复效果较好，认知和言语功能康复较困难。

第三节　脊髓损伤的康复

脊髓损伤是由于脊髓的损伤引起支配水平以下的四肢躯干的瘫痪，同时合并膀胱直肠等功能障碍。根据损伤水平的高低，脊髓损伤可分为四肢瘫、截瘫；根据损伤程度的轻重，又可分为不完全性瘫痪及完全性瘫痪。

脊髓损伤是一种严重的致残性损伤，如果能够得到及时、恰当的现代康复训练，它具有一定康复潜力（尤其是损伤节段较低的患者），可以使患者达到生活自理，部分患者能够承担一定的家务劳动，重返家庭、社会和职业。但是，如果得不到及时的康复处理，患者生活会长期不能自理，并出现多种并发症，导致沉重的家庭和社会负担。脊髓损伤是康复医学的主要病种之一。脊髓损伤后期死亡的两大主要原因为并发症压疮和泌尿系统感染的继发病变（败血症、肾功能衰竭等）。

一、康复评定

（一）确立脊髓损伤水平

1. 脊髓节段与椎骨序数对应关系

要确立脊髓损伤的水平，首先要明确脊髓节段与椎骨序数的对应关系。由于脊髓和脊柱生长发育的速度不同，成人脊髓下端平对第 1 腰椎下缘，在一定的平面上，脊髓节段的数字与椎骨的序数不相一致。上颈髓（C1～C4）与相应椎体同高，下颈髓（C5～C8）、上胸髓（T1～T4）较同序数椎体高一个椎体，中胸髓（T5～T8）较同序数椎体高两个椎体，下胸髓（T9～T12）较同序数椎体高三个椎体，腰髓（L1～L5）平对第 10、第 11 胸椎和第 12 胸椎上半部，骶尾髓（S1～S5、Co1）平对第 12 胸椎下半部和第 1 腰椎。

2. 确立脊髓损伤水平

根据国际上的统一标准，脊髓损伤的水平是指脊髓具有身体双侧正常感觉、运动功能的最低节段。如损伤平面为 C4，表示 C4、C3、C2、C1 的感觉运动正常或大致正常，而 C4 以下由于脊髓损伤而丧失功能。因此，脊髓损伤平面是就仍保留运动感觉功能的平面而言的。脊髓损伤水平的确定，以运动损伤平面为主要依据，当 T2 至 L1 运动损伤平面难以确定，则主要以感觉损伤平面来确定。

（1）运动损伤平面：最低的正常运动平面，以确定平面的关键肌的肌力至少为 3 级来确定，该平面以上节段支配的关键肌的肌力应为 4～5 级。正常者双侧运动平面总积分为 100 分。

（2）感觉损伤平面：主要由检查身体两侧各自的 28 对皮区感觉关键点来确定。每个关键点要查针刺觉和轻触觉，并按 3 个等级（0：缺失；1：障碍，指部分障碍或感觉异常；2：正常）打分，正常者总积分（双侧）为 112 分，见表 6-1。

掌握帮助确定脊髓运动平面的关键肌及确定感觉的关键点，对于准确、迅速地确定脊髓损伤水平至关重要。

表 6-1　确定脊髓损伤平面的关键肌及关键点

损伤平面	决定运动平面的关键肌	感觉关键点
C1～C3	颈运动肌（胸锁乳突肌等）	枕骨粗隆（C2）、锁骨上窝（C3）
C4	呼吸肌（膈肌）	肩锁关节顶部
C5	屈肘肌（肱二头肌、肱桡肌）	肘前窝桡侧面
C6	伸腕肌（桡侧腕屈肌）	拇指
C7	伸肘肌（肱三头肌）	中指
C8	中指屈指肌（指深屈肌）	小指
T1	小指外展肌	肘前窝尺侧面
T2	肋间肌	腋窝顶部（胸骨角）
T4	肋间肌	乳线水平
T6	肋间肌	剑突水平
T8	腹肌	第 8 肋间
T10	肋间肌	脐水平
T12	肋间肌	腹股沟韧带中点
L1	肋间肌	大腿前方 T12～L2 距离的一半

损伤平面	决定运动平面的关键肌	感觉关键点
L2	屈髋肌（髂腰肌）	大腿前方中点
L3	伸膝肌（股四头肌）	股内侧髁
L4	踝背伸肌（股四头肌）	内踝
L5	拇长伸肌	足背第3跖指关节
S1	踝跖屈肌（腓肠肌、比目鱼肌）	足跟外侧
S2	—	腘窝中点
S3	—	坐骨结节
S4～S5	—	肛周区

（二）脊髓损伤程度区分和功能分级

脊髓损伤根据损伤程度的不同，分为完全性损伤和不完全性损伤。多以美国脊髓损伤协会（American Spinal Injury Association，ASIA）分级法来区分两类损伤，即以骶段感觉运动是否消失（会阴部感觉与肛指检查时外括约肌主动收缩是否存在）为准。具体方法见表6-2。

表6-2 ASIA 损害分级

级别	脊髓损伤类型	运动感觉功能
A	完全性	无感觉、无运动，骶段无任何感觉运动功能保留
B	不完全性	在损伤平面以下包括骶段（S4～S5）存在感觉功能，但无运动功能
C	不完全性	在损伤平面以下有运动功能，且大部关键肌肌力＜3级
D	不完全性	在损伤平面以下有运动功能，且大部关键肌肌力≥3级
E	正常	感觉和运动正常

评定脊髓损伤程度要在脊髓休克期结束后进行。脊髓休克持续时间数小时到数周，也可能持续数月，表现为损伤平面以下感觉、运动、括约肌功能，以及病理、生理反射均消失。球海绵体反射的出现是脊髓休克期已过的标志，男性挤压龟头、女性刺激阴蒂引起肛门括约肌收缩为球海绵体反射阳性，反射中枢位于骶髓的下三节段。

（三）完全性脊髓损伤的损伤水平及功能的预后

完全性脊髓损伤的功能预后受肌肉功能的直接影响，其残存正常的最低节段与康复目标关系很大，见表6-3。不完全性脊髓损伤的功能恢复较难预测。

二、康复治疗

脊髓损伤康复要点：急性期着重预防并发症，恢复期着重改善活动能力。完全性损伤主

表6–3　完全性脊髓损伤的损伤水平与功能的预后

损伤水平	功能预后	
	移动	自立程度
C1～C3	操纵电动轮椅（下腭等为力源）	长期用人工呼吸器，需全面帮助
C4	同上	需全面帮助（借助环境控制系统大部分自立）
C5	可平地操纵轮椅（改进操作轮）	需大量帮助，用自助具吃饭，用悬吊带可变换体位
C6	可驱动轮椅	需中等度帮助，翻身，用上肢支具可写字，完成部分更衣
C7	驱动轮椅（实用的），做床、轮椅、便器之间的移动，可驾驶汽车	借助轮椅，生活基本自理
C8～T1	驱动轮椅、驾驶汽车	借助轮椅，大部分日常生活自立
T6	借助附腰带的长下肢支具、双拐可以步行，轮椅较实用	几乎不需要帮助
T12	借助下肢支具、拐可步行，上下台阶，为治疗性步行，轮椅较实用	同上
L4	借助短下肢支具、足托一手杖可步行，为社区性功能步行	同上

要是加强残存肌的功能，促进关节活动度恢复，掌握使用轮椅支具、生活自立、重返社会；不完性损伤主要是加强麻痹肌的功能，减轻肌痉挛以改善功能障碍。伤后1～4周为早期（卧床期），伤后5～8周为中期（轮椅期），9～12周为出院前期，12周后为恢复期。

（一）住院期康复措施

早期主要是在脊柱制动情况下训练，训练时要注意在损伤局部进行保护（如用胸腰围等），避免妨碍脊椎稳定性的动作。住院期训练包括以下内容。

1. 保持肢体的功能位及关节被动运动

这是预防关节挛缩的重要方法。注意肢体功能位的摆放，应使踝关节处于中立位，避免长期处于跖屈位。做关节活动度训练时手法要轻柔，保证无痛，各个关节每天至少训练两次。尤其注意肩胛骨、肘、指、髋、膝关节活动度的保持。防止肩内收挛缩、肘屈曲挛缩及足下垂。使髋关节前屈小于90°，保持膝关节的关节活动度，对于乘轮椅及完成更衣动作均很重要。

对于椎体脱位、压缩性骨折所致脊髓损伤患者，约6周后方可开始做髋关节被动运动，先轻轻活动远端，逐渐开始活动近端，且活动量逐渐加大。鼓励患者尽量主动活动还有肌力的关节。

2. 压疮的预防

即使在有良好设备的现代化医院，仍有巨大深度压疮（易继发败血症）发生的可能。这是因为瘫痪的肢体易于受压而致局部缺血；另外，患者瘫痪转移时的拖动造成的剪切力与压力易形成皮肤的破溃；而且瘫痪造成活动能力减低，使局部通气散热差，长期潮湿，易形成溃疡；脊髓损伤易发生大小便失禁，如未及时洗净又易继发感染；患者长期卧床、消瘦、贫血又降低了机体对组织缺血的耐受性等，以上因素均易引起压疮。因此，预防压疮是脊髓损伤患者终生需进行的工作。

预防的方法主要是皮肤护理和变换体位。勤换床单，保持床单的平整、柔软、干燥。应用气垫床，坚持每2小时翻身1次，有条件者使用翻身床。补充足够的营养，治疗贫血。要教育患者学会自己检查和发现压疮预兆的技术：每天观察全身皮肤（尤其好发部位，如骶部、双足跟等）的颜色，一旦发现红斑（或颜色变暗）就不可取压迫变色区的体位，直到变色消失。

3. 呼吸训练

呼吸量减少及排痰不畅，容易诱发肺部感染。呼吸训练包括胸式呼吸（胸腰段损伤）和腹式呼吸（颈段损伤）。重点是增加每次换气量，主要进行长呼气的深呼吸。对肋间肌、腹肌麻痹者，治疗师双手张置其两季肋部，患者吸气后用力推压帮其呼气，吸气时松开双手。对能随意支配呼吸者，进行缩口呼吸训练（吹蜡烛等）以增加呼气阻力，使气体缓慢呼出，压力增大，肺泡扩张。手法按摩肋间肌，锻炼躯干肌，进行呼吸体操也是训练的重要内容，可进行徒手体操或体操棒体操。

4. 防止泌尿系统感染和便秘

脊髓损伤患者早期常发生尿潴留和尿失禁，而容易导致泌尿系统感染。脊髓休克期的排尿障碍为尿潴留，可持续数周至数月；骶髓以上损伤可出现逼尿肌反射亢进，产生不自主排尿；脊髓圆锥或骶神经根完全性损伤可出现排尿困难或充溢性尿失禁。

在早期尿道括约肌痉挛期需保留导尿，每4～6小时开放导尿管排尿1次。痉挛期后（一般1～4周开始）取间歇导尿。一般认为，间歇导尿比保留导尿感染的机会低，比无菌导尿简单易行、成本低，清洗得当也可以有效地预防感染，防止采用加压排尿易引起的肾积水及肾功能不全，目前在康复科已经广泛应用。在间歇导尿之前，应先教给患者制订饮水计划，以免因不能随时排尿造成膀胱过度膨胀而影响其功能。每日饮水2000 mL以内，可如下安排：8点400 mL，10点200 mL，12点400 mL，14点200 mL，16点400 mL，18点400 mL。间歇导尿早期由医护人员操作，并指导患者及其家属，后期由患者或家属自行操作。每4～6小时导尿1次。导尿次数可根据排尿恢复情况逐渐减少，残余尿量少于80 mL时可停止导尿。

间歇导尿期间，每两周查尿常规，如出现尿路感染应改为留置导尿，必要时给予抗生素治疗。

不是所有脊髓损伤患者都适合间歇导尿，实施间歇导尿前最好监测尿流动力学，测定膀胱的安全容量和膀胱压力，在能实现低压储尿的情况下才可进行间歇导尿。

为防治便秘，在早期就进行肠道的护理教育，包括多摄入高纤维饮食、定时排便习惯的养成、注意在可能的情况下多饮水等，并开始进行排便训练，以减少便秘和大便失禁的发生次数。中期时应能够建立起规律的大便习惯；到出院前期即可达到使患者具有比较牢固的肠道处理的概念和技术，并且能够正确地执行。

5. 心血管 - 耐力训练

教育患者正确的床上和轮椅上坐位姿势，保持坐位。用起立床练习被动站立并逐渐延长站立时间达到能够站立 1 小时的目标，以便有足够的耐力进行呼吸和咳嗽训练。中期时，应进行耐力训练，如固定手轮训练、躯干的前倾后倾训练，以便能够全天进行活动。

6. 翻身、起坐和移动训练

向左侧翻身时，先将右腿放在左腿上，向左翻转上身成半侧卧位，扭转身体呈俯卧位。坐起训练：摇起床头，逐渐增加角度和时间，一般隔一二天增加 10°。如头晕可再放低，注意保护，防止歪倒及起立性低血压，也可利用吊带练习坐起。起坐的顺序为靠坐—扶坐—自坐—床边坐。能保持坐位 20 分钟时可坐位进餐。注意练习屈髋、伸膝坐位（又名长坐位），身体需稍前屈（先由别人辅助做，后独立完成）之后，使躯干向前、后、左、右倾斜，做坐位平衡训练，还可进行坐位投球练习及平衡体操，达到可保持坐位平衡半小时。

被动起坐能保持 15～30 分钟者，可在辅助下乘坐轮椅。要练习从床到轮椅的转移方法（开始需人协助、指导，逐渐脱离协助）。

7. 肌力训练

为完成转移（床—轮椅—便器）动作，必须坐稳，学会撑起动作的练习（长坐位，躯干前倾，手掌贴床，伸肘使臀部离床并向后提起）。一般 C7 以下损伤可完成撑起动作，开始时可由治疗师辅助托起臀部，以后逐渐减去辅助，还可使用双侧支撑器，以后逐渐脱离。撑起动作对预防坐骨部压疮也很重要。

为使用轮椅及持拐步行，应着重于三角肌、背阔肌、肩胛肌和上肢肌的训练。主要是牵张训练和移动训练（早期做被动训练，中期做主动训练），以及肌力增强训练，卧床期间在不给损伤部位造成不良影响的前提下，可采用拉力器在床上进行练习。可取双手持拉力器从头上、前方、腰部 3 个起始位向左右拉开；为一只手垂于身体一侧持一端，另一只手持另一侧向另一侧头上方拉开；一只手置一侧头上方，另一只手持另一侧将其向身体另一侧下方拉；一只手水平伸开（肩外展、伸肘位）固定拉力器一端，另一只手拉另一端将其水平方向拉开，反之亦然。这种方法可使仅能仰卧的患者锻炼到几乎所有必需的肌肉，如背阔肌、胸大肌、三角肌、喙肱肌、冈上肌、大小圆肌及肱三头肌等。中期做腰背肌训练，如仰卧位腰背弓训练，以及俯卧位上肢及头背后仰训练，有助于平衡身体、稳定脊柱与骨盆。随着损伤椎体稳定性的增加，可在床上安装巴尔干架，采用滑轮、重锤、吊环等进行肩的伸展、内收及伸肘等练习。对于下肢有残存肌力的患者，应鼓励其早期即进行主动运动，并逐渐施加抵抗以增加肌力。

8. 生活自理和家务能力训练

早期进行洗漱、修饰训练（化妆、剃须等）和床上、轮椅上穿上衣、脱裤子和脱鞋训练；中期练习穿脱上衣、裤子和鞋袜；轮椅上清洁家居训练。出院前期训练坐位淋浴和轮椅、便器间的转移及便后清洁等动作；做饭训练以达到能够准备简单饭菜的目的。

9. 职业前评价和训练

中期由 OT 师进行职业前评价，调整职业需求，为更换新职业进行技能训练。出院前期掌握新的职业技能，制定工作目标。

10. 针灸疗法

可以应用督脉电针治疗脊髓损伤患者，取穴多首选督脉，其次选用华佗夹脊穴，还选用足阳明胃经穴，在脊髓损伤早期采用电针对督脉及局部穴位行电刺激，有助于脊神经细胞轴突的延伸，以防肌肉萎缩。针灸可治疗脊髓损伤所致尿潴留，选用关元、八髎、阴陵泉、三阴交、曲骨、中极、夹脊、秩边等穴位。

11. 推拿疗法

中医推拿可促进脊髓损伤后肢体的功能恢复，有补髓益肾、疏通经络及强筋壮骨的作用。

（二）恢复期康复

此期以运动疗法为主。

1. 肌力训练

采取多种体位训练，尽量迅速加大训练强度，应用哑铃、铅球、沙袋、杠铃等辅助器械进行大运动量活动。俯卧撑、仰卧起坐等，不仅可以强化躯干肌和上肢肌，还能锻炼膈肌，促进胃肠蠕动，协调神经性膀胱排尿，有利于避免泌尿系统感染。也可利用体重等施加阻力。下肢采用滑轮吊环、电动自行车等工具，或用按摩、神经肌电刺激，以防止肌萎缩及关节畸形，增加血液及淋巴液的回流，防止下肢静脉血栓及水肿。离床时可采用支具、双拐、站立架、步行车和平行杠训练。

2. 轮椅训练

轮椅训练包括上下轮椅和驱动轮椅两方面。C7 以下损伤用撑起动作完成向前、向后移动来上下轮椅；C7 以上取坐位，身体重心放在一侧，另一侧臀部前移，重心移向对侧，这一侧臀部前移，如此来回移动来上下轮椅。驱动轮椅训练包括在不同路面（柏油路—沙地—石子地—坡地）的训练。应注意训练患者熟练使用掌握闸，以保证转移、驾驶轮椅行进和上下台阶等动作的安全性。在轮椅上每坐 30 分钟，必须用上肢撑起躯干，或侧倾躯干，使臀部离开椅面以减轻压力 1 次，以免坐骨结节发生压疮。

3. 站立和步行训练

站立和步行训练可强化以背阔肌为主的躯干肌（而背阔肌对于驾驶轮椅很重要），增强体力，对患者心理上也有鼓励作用，因而是一项重要的训练项目。对不完全性损伤患者，该训练更应重视，很多患者可能通过训练从借助拐、矫形器到不借助辅助器具行走得很好。开始站立需安装矫形器、有人保护或采用一定器具（如起立床、起立桌等）作为支撑，逐步增加站立时间，站立既是使用动作的训练，又可训练躯干和下肢肌肉的肌力和耐力。借助站立架让患者站立时，可让患者做手工作业或阅读书报以转移注意力，逐步增强耐力。

达到站位 3 级平衡时，患者可以开始平衡杠内练习站立及行走，包括三点步和四点步、两点步，并逐渐过渡到助行器或双拐行走。

在站立和步行训练中需选择适宜的下肢矫形器。下胸段损伤、腰椎不稳者用带骨盆带的髋膝踝矫形器；上腰椎或胸腰段损伤有膝、髋不稳，但腰腹肌尚有功能者用膝踝足矫形器；下腰节段损伤有踝关节不稳者用踝足矫形器。

4. 作业疗法

仰卧时可折纸玩具、编织；乘轮椅后可用锤、锯等做木工及坐位套圈、投球游戏；用起立桌练站时可于站立时进行手工艺制作。通过以上活动可锻炼躯干、肢体的肌力、耐力及手的灵活性，并进一步行日常生活动作的训练。后期宜行体育和娱乐活动，如轮椅乒乓球、射箭、轮椅篮球、轮椅马拉松、游泳、举重等，对体质、心肺功能的增强和情绪改善均有好处。

5. 日常生活活动能力训练

早期主要练习床上的盥洗动作、穿上衣、脱裤子和脱鞋的动作，中期练习在床和轮椅上穿脱裤子和鞋袜的动作。出院前期练习入浴和如厕动作，达到能够在淋浴椅子上淋浴、自己移到便器上、便后清洁，还应尽可能学习自己在床上和轮椅上换尿垫。

（三）其他并发症的康复

主要包括自主神经反射增强、异位骨化、性功能障碍、痉挛、疼痛等。

1. 痉挛

对于其影响日常生活活动及训练者，可进行处理。物理治疗包括持续牵张、应用夹板；口服药物有巴氯芬、盐酸乙哌立松、替扎尼定等；局部肌内注射 A 型肉毒毒素，鞘内注射常用巴氯芬，神经溶解应用酒精、酚。

2. 自主神经过反射

由于脊髓损伤后自主神经系统中交感与副交感神经系统平衡失调，损伤水平以下的刺激引起交感神经肾上腺素能介质突然释放而引起的可能导致脑出血和死亡的严重并发症。多见于 T6 以上脊髓损伤，在脊髓休克结束后发生。主要症状：头痛（有时剧烈跳痛）、视物不清、恶心、胸痛和呼吸困难，突发性高血压、脉搏缓慢或变快，面部潮红、多汗，有时出现皮疹。治疗：立即抬高床头或采用坐位以降低颅内压、监测血压脉搏。使用利多卡因凝胶胨导尿或排空直肠，立即检查和排除一切可能的自主神经过反射的诱因（对脊髓损伤平面以下麻痹区域刺激是自主神经反射亢进的诱因，特别是膀胱、直肠的扩张，插尿管时可引起这一反射。高位脊髓损伤患者进行导尿、内镜检查时必须注意），必要时应用降压药物。对经常发生自主神经过反射者，应使患者及其家属了解其处理方法。

第四节　周围神经损伤的康复

周围神经损伤的原因有多种，最常见的原因是机械性损伤，如切割伤、骨折脱位所致的神经压迫伤和牵拉性损伤等。火器伤是战时的主要致伤原因，化学性、物理性损伤是特殊环境的病因。医源性损伤是在外伤和疾病治疗过程中处理不当所引起，包括药物注射性神经损伤、手术误伤，以及闭合性骨折与关节脱位复位固定时处理不当的神经牵拉和压迫伤、产伤性神经损伤等。代谢性或结缔组织疾病、肿瘤的放射治疗等也可引起周围神经损伤。

一、周围神经损伤分类和反应

（一）损伤分类

1. Seddon 分类

英国 Seddon 将周围神经损伤分为 3 类。

（1）轻度损伤为神经失用。神经受伤轻微，如轻度牵拉、短暂压迫、邻近组织的振荡波及等，神经可发生节段性脱髓鞘、神经内水肿，但不发生轴突变性，轴突的连续性存在。表现为暂时失去神经传导功能，常以麻痹为主，感觉功能仅部分丧失。可在数日内完全恢复。

（2）中度损伤为轴突中断。神经损伤较重，多为钝性损伤，如牵拉、骨折、药物刺激、长时间压迫、缺血等。神经轴突中断或严重破坏，损伤的远端发生沃勒变性，但神经内膜完整，有完全恢复的可能。

（3）重度损伤为神经断裂。神经受损严重，神经干完全断离，多见于开放性损伤、暴力牵拉撕脱、化学性破坏、严重缺血等。神经失去连续性，远端变性，神经断端出血、水肿，日后形成瘢痕，近端新生轴突难以跨越瘢痕，神经功能无法恢复。

2. Sunderland 分类

澳大利亚 Sunderland 将周围神经损伤分为 5 度，强调了神经束结构的重要性。

Ⅰ度：同 Seddon 神经失用，轴突的连续性存在，可有节段性脱髓鞘，轴突传导丧失。

Ⅱ度：同 Seddon 轴突中断，轴突与髓鞘受损，神经内膜组织未受损。

Ⅲ度：神经束内神经纤维损伤。轴突、髓鞘、神经内膜受损，但神经束膜完整。

Ⅳ度：神经束损伤断裂。轴突、神经内膜、神经束膜破坏；神经束损伤，仅神经外膜完整，神经干的连续性仅靠神经外膜维持。

Ⅴ度：神经干损伤断离。神经束与神经外膜断离，神经干破坏，失去连续性。

（二）损伤后反应

Ⅰ度神经损伤为轴突连续性存在的传导中断，但传导阻滞的改变是可逆的，恢复快而完全。因轴突的连续性得以维持，避免了顺行与逆行轴浆运输的中断，神经损伤的远端仍接受刺激，临床上表现运动功能丧失，有时感觉功能也有障碍，时间从数分钟到数月。

Ⅱ～Ⅴ度神经损伤的反应：轴突的连续性中断后，其远端的轴突出现典型的沃勒变性，由于神经元与末梢器官分离，神经元发生相关的组织与生化变化。Ⅱ度受损神经干节段轻度缺血，神经束内水肿。Ⅲ度神经损伤早期有炎症反应，毛细血管破裂、出血形成血肿，神经内膜基质增生，胶原纤维增多，纤维瘢痕增生。Ⅳ度神经束损伤断裂、回缩，神经束间神经与神经外膜出血，炎症反应和纤维化。Ⅴ度神经干断离，两断端发生回缩，早期两断端有神经外膜和神经束膜的成纤维细胞增殖，以后损伤区形成瘢痕，阻止了轴突在断端的连接。周围神经损伤后，若神经胞体不发生死亡，可出现再生反应。周围神经再生的活性在损伤后以近侧轴突断端神经轴突发芽开始，再生轴突将随着适宜的物理通道向远侧生长、延伸，以取代已变性的轴突部分，最终与靶器官形成功能突触。

二、康复评定

（一）周围神经损伤的表现

根据不同神经损伤特有的症状、体征，结合外伤及有关病史和特殊检查，一般可判定受伤神经的部位。其中临床检查是诊断的重要手段，通过临床检查，可判定损伤的程度，有利于及时和正确治疗。

1. 临床表现

急性创伤后即刻出现的上肢完全性或不完全性瘫痪，应考虑臂丛神经的牵拉伤，骨折、脱位所致神经损伤，肱骨干中段骨折易引起桡神经损伤。若伤后肢体麻木、肌肉瘫痪呈进行性加重，可能是血肿或骨折外固定过紧引起的神经损伤。陈旧性外伤也可因瘢痕增生、骨痂愈合压迫神经。肿瘤的放射治疗由于受辐射也可引起神经的纤维化。对于以慢性疼痛为主的患者，要明确疼痛的类型、定位、诱发或缓解的因素等。运动束的疼痛纤维受损，反应迟钝，定位不准确，多表现为受损部位的近侧疼痛。而皮支感觉纤维受损，其麻木部位是其解剖分布区域，一般认为，麻木较疼痛更有定位价值。

2. 临床检查

周围神经的损伤可表现运动、感觉和自主神经功能三方面的障碍，主动运动消失，肌肉瘫痪，肌力和肌张力下降或丧失；自主区麻木，痛、温、触、两点辨别觉减退或消失；皮肤出汗少、干燥。检查运动神经的功能主要观察神经所支配肌肉的肌力变化，常用徒手肌力检查法。常用的感觉神经功能检查包括浅表痛觉、触觉、两点辨别觉、温度觉和实体觉。

3. 电生理学检查

电生理学检查能较好地反映神经肌肉所处的功能状态，对确定周围神经损伤的部位、范围、程度，确定治疗方案，评价治疗效果均具有重要作用。目前，临床上常用的电生理检查方法有肌电图、运动神经和感觉神经传导速度、体感诱发电位等。

（1）肌电图：当神经损伤后，肌肉部分或全部失去神经的支配，受累神经出现变性和坏死，这种变化多在神经损伤后数周出现，所以最好于神经损伤数周内进行肌电图检查，失神经支配肌肉特征性的肌电图变化为插入电位延长，肌肉放松时出现纤颤电位、正相电位和复合束颤电位。纤颤电位和正相电位可持续较长时间。完全失神经支配的肌肉，运动单位丧失；部分失神经支配的肌肉，根据损伤的程度，随意收缩时可出现单纯相或汇合相。周围神经损伤后早期神经再生的肌电图表现有自发性活动减少，出现新生、复合或再生电位，募集反应增加。

（2）神经传导速度：神经冲动按一定方向传导，感觉神经将神经冲动传向中枢，而运动神经则将兴奋传向远端肌肉。神经传导速度无论是感觉还是运动，都只限于远端。近端的传导速度须借助 F 波、H 反射、体感和运动诱发电位来测定。周围神经损伤后，神经传导速度改变明显，当神经完全断离时，运动和感觉神经传导消失，刺激神经无诱发电位变化，这种情况发生于神经损伤的 3~5 天，当神经部分断离时，神经传导速度减慢。

（3）诱发电位：目前临床上，体感诱发电位常用于对正中神经及胫神经的刺激，其次是尺神经和腓总神经的刺激。在重度神经病变和神经吻合术后初期，记录运动和感觉神经的传导速度比较困难，此时可从头皮记录体感诱发电位，测定周围神经的传导速度，判定障碍的程度，了解神经再生的情况。

（二）臂丛和上肢神经损伤

1. 神经组成

臂丛由 C5~T1 神经前支组成。C5、C6 神经根在前斜角肌的外侧缘处结合形成上干，C7 颈神经根独立形成中干；C8、T1 神经根组合形成下干，每干平均长度 1 cm。神经根合干后分为前后两股，上干和中干的前股合成外侧束，再分为肌皮神经和正中神经外侧头。下干前股形成内侧束，再分为尺神经及正中神经内侧头。上、中、下三干的后股合成后侧束，再分为腋神经及桡神经。

2. 临床评定

临床上常将臂丛神经根分为上臂丛（C5~C7）和下臂丛（C8~T1）。上臂丛神经根损伤时，腋神经、肌皮神经、肩胛上下神经、肩胛背根神经发生麻痹，桡神经和正中神经部分麻痹。肩关节不能外展与上举，肘关节不能屈曲，腕关节屈伸肌力弱，手指活动尚可，上肢伸侧感觉大部分缺失。三角肌、肱二头肌、冈上肌、肩胛提肌、大小菱形肌、桡侧腕屈肌等出现瘫痪或部分瘫痪。下臂丛神经根损伤时，尺神经、臂内侧皮神经麻痹，正中神经、桡神经部分麻痹。手的功能障碍，肩、肘、腕关节的活动尚可。患侧常出现 Horner 征，骨间肌萎缩，手指屈伸功能障碍，拇指不能外展，前臂和手部尺侧皮肤感觉缺失。

3. 神经损伤

（1）产瘫：产伤性臂丛神经损伤，发生原因为分娩时头先露，头肩分离的动作过大导致的臂丛上干牵拉伤，常累及 C5、C6 神经根，严重时可累及 C7。若臀先露，上臂过度外展和颈部过度后伸，可导致下干牵拉伤，累及 C9、T1。

（2）腋神经损伤：上肢神经损伤常见的有腋神经损伤、肌皮神经损伤、正中神经损伤、桡神经损伤和尺神经损伤。腋神经损伤有明显的外伤史，三角肌麻痹、萎缩，肩外展功能丧失，三角肌皮区感觉缺失或减退，EMG 示三角肌失神经支配。

（3）肌皮神经损伤：有肩部或腋部外伤史，肱二头肌麻痹，肘关节不能屈曲，前臂外侧感觉减退或消失。EMG 示肱二头肌失神经支配。

（4）正中神经损伤：前臂不能旋前，屈肌群萎缩，屈腕力下降且向尺侧偏。拇指、示指不能屈曲，拇指不能对掌，大鱼际肌萎缩，手掌呈"猿掌"畸形，第 1~3 指手掌桡侧感觉减退，示指末节掌侧感觉消失。EMG 示相应的肌肉失神经支配。

（5）桡神经损伤：有相应的病史，如切割伤、枪弹伤、手术、酒醉睡眠或极度疲劳后不良的睡姿史。出现垂腕、垂指畸形，前臂伸肌群萎缩，第 2~5 掌指关节不能伸，拇指内收，手背桡侧及第 1、第 2、第 3 指感觉减退或消失。EMG 示相应的肌肉失神经支配。

（6）尺神经损伤：常有外伤史、切割伤史、手术史等。可出现爪形手，手部骨间肌麻痹、萎缩，环指尺侧半、小指、手掌和手背尺侧感觉消失，环指和小指指间关节不能屈曲，手不能尺偏。EMG 示相应的肌肉失神经支配。

（三）下肢神经损伤

下肢神经损伤常见的有腰骶丛损伤、股神经损伤、坐骨神经损伤、胫神经损伤和腓总神经损伤。

1. 腰骶丛损伤

腰骶丛损伤比较少见，多由交通事故、高处坠落所致骨盆骨折引起。有明确的外伤史，有下肢肌力减退、反射消失、感觉障碍，但不能用单一神经根或周围神经损伤解释，损伤平面位于骨盆内。

2. 股神经损伤

股神经损伤多为手术误伤或弹器伤，单纯隐神经损伤常是下肢静脉曲张手术的并发症。高位股神经损伤后，髂腰肌及股四头肌均瘫痪，大腿不能屈曲，膝关节不能伸直，步态不稳，上下楼梯困难，股前部肌群明显萎缩，髌骨内上方有一块麻木区。低位股神经损伤，髂肌不瘫痪，屈髋正常。EMG 示股四头肌失神经支配。

3. 坐骨神经损伤

坐骨神经损伤常因臀部或股部外伤引起，可为完全或部分损伤。髋关节骨折、脱位可引起牵拉性损伤，股骨干骨折、髋关节置换术、臀部肌内注射也可导致医源性坐骨神经损伤，牵拉性坐骨神经损伤多为腓总神经损伤。坐骨神经损伤的表现有股后肌群、小腿前外侧肌群与足部的肌肉瘫痪，小腿不能屈曲，足下垂，跨越步态，小腿外侧及足部麻木，感觉丧失，皮肤干燥。足内在肌瘫痪，跟腱挛缩，跟腱反射消失。

4. 胫神经损伤

胫神经是坐骨神经的延续段，可因膝部外伤、胫骨中远段骨折等致伤，表现为小腿屈肌群和足底肌麻痹，足趾不能跖屈、内收、外展，高弓足畸形，小腿后侧、足外侧缘、足底感觉障碍。

5. 腓总神经损伤

坐骨神经的牵拉伤多以腓总神经损伤为主，牵拉、摩擦及石膏、小夹板固定均可致伤。若损伤发生在腓骨小头处，小腿伸肌群、足外翻肌及足背肌麻痹，踝关节不能背伸，足下垂，可伴内翻畸形，晚期形成马蹄内翻足。小腿外侧与足背皮肤感觉障碍。若腓深神经单独受损，足下垂稍外展，足背伸、内翻障碍。感觉障碍只限于足背第1、第2趾间。腓浅神经单独受损，则足外翻障碍，小腿外侧和足背感觉障碍。

6. 注射性神经损伤

能引起注射性损伤的药物：奎宁、青霉素、链霉素、氯霉素等抗生素，地西泮、氨基比林等镇静剂、镇痛剂，地塞米松、甲泼尼龙、醋酸氢化泼尼松龙等类固醇药，药物变性或配制不当的局部麻醉药、氯化钙、酒精等。这些药物对神经纤维有强刺激作用，一旦注射到神经束内即出现神经的病理变化，如神经水肿、轴突和髓鞘坏死，继而出现神经束内瘢痕增生。

康复评定特点：绝大多数患者有药物注射史，以婴幼儿臀部注射药物者为多。主要表现为疼痛、麻木和运动功能障碍。电生理检查有运动功能障碍者可出现肌肉失神经支配。处理：及早发现，及时治疗，早期保守治疗，2~4个月无神经功能恢复迹象的要行神经松解术或神经修复术。

三、康复治疗

（一）康复的目的

周围神经损伤不同阶段有不同的治疗目的。早期止痛、消肿，减少卧床并发症，预防伤肢的肌肉和关节挛缩。中期为通过训练，促进神经再生，恢复肌力，增加关节活动度和感觉功能的恢复。后期是对不能完全恢复的肢体，使用支具，促进代偿，最大限度地恢复其生活能力。

1. 消肿、止痛

局部无金属内固定者，可采用超短波、微波、紫外线、激光等物理疗法促进创口愈合，可应用静脉泵减轻水肿。

2. 促进神经生长

应用神经肌肉电刺激，指数波，沿神经走行方向，找准肌肉运动点，可促进神经生长。

3. 预防肌肉萎缩

外周神经损伤容易出现肌肉萎缩，可应用电针、电刺激疗法、按摩、被动活动，以防和减轻失神经支配肌肉的萎缩，保持肌肉容积。

（二）康复的方法

1. 肌力训练

肌力为1级，使用助力运动、肌电生物反馈训练。肌力2~3级，可进行范围较大的助力运动、主动运动、器械运动，随着肌力的增强，逐渐减小助力的力量。肌力3~4级，可进行抗阻训练、等速肌力训练等。

2. 感觉训练

脱敏和保护阶段在周围神经损伤修复的初级阶段，患者不能感知针刺、温度、压迫及摩擦等变化，容易被扎伤、烫伤及擦伤。此阶段感觉再学习的重点是训练患者如何利用视觉和常识来判定肢体的位置和活动方式，对患者周围的环境做必要的调整，避免接触过热、过冷及尖锐的物体。当神经开始再生时，患者病损区有感觉过敏现象，即轻微的刺激，可出现明显的不适或疼痛。脱敏的方法是用不同程度的连续刺激，刺激强度由弱到强，刺激物由软到硬。对于麻木或浅感觉缺失的患者，可采用低频电疗法、电按摩、针灸、点穴等方法进行治疗。对实体感缺失者，当指尖感觉有所恢复时，可在暗箱中放入物体，用患手进行探拿，以训练实体感觉。此外可轻拍、轻擦、叩击、冷热水交替冲洗患部来进行感觉训练。

3. 针灸疗法

针刺、电针、温针灸均用于治疗外周神经损伤，多采用局部取穴和夹脊穴。臂丛神经损伤常选合谷、手三里、肩髃、曲池、外关、颈夹脊等穴。

4. 按摩疗法

外周神经损伤局部可给予按摩，如臂丛神经损伤揉拿肩关节周围的肌群，使之血液通畅，得到放松；然后揉点该区域的穴位，并被动活动肩关节，以防粘连；再向下揉拿上臂的肌群，揉点这个区域内的穴位，被动地活动肘关节；再揉拿前臂的肌群，揉点这个区域内的穴位，被动地活动腕关节，以纠正尺偏、垂腕状态；最后，依照次序再捻每根手指，并轻轻拔伸手指，同时掐点十宣穴。按摩手法应该轻柔，不可粗暴或过重；被动运动时要缓慢温和，不可硬板强拉。

四、预后及预防

周围神经损伤恢复的预后与神经损伤的程度有关。轻度损伤可在数日内完全恢复；中度损伤有完全恢复的可能；重度损伤不能完全恢复，遗留不同程度的后遗症和功能障碍。避免受凉、外伤。肢体骨折复位时要避免损伤邻近神经，术后及时消除水肿。分娩时切忌动作粗暴，避免产伤性臂丛神经损伤。婴幼儿臀部注射时要避开坐骨神经。

第五节　小儿脑性瘫痪的康复

小儿脑性瘫痪又称小儿大脑性瘫痪，俗称脑瘫，是指从出生后 1 个月内脑发育尚未成熟阶段，由非进行性脑损伤导致的以姿势和运动功能障碍为主的综合征。它是小儿时期常见的中枢神经障碍综合征，病变部位在脑，累及四肢，常伴有智力缺陷、癫痫、行为异常、精神障碍及视、听觉、语言障碍等症状。

一、小儿脑性瘫痪

（一）病因

引发小儿脑瘫的原因有很多，具体归纳为以下几点：父母亲吸烟、酗酒、吸毒，母亲患精神病，孕期患糖尿病、阴道出血、妊娠期高血压疾病、前置胎盘、先兆流产，服用避孕药或治疗不孕的药物、保胎药等；高产次、早产、流产史、双胎或多胎等；宫内感染、宫内窘迫、胎盘早剥、胎盘功能不良、脐带绕颈、产钳分娩、臀位产程长；早产儿或过期产儿、低出生体重儿、生后窒息，以及患吸入性肺炎、缺氧缺血性脑病、核黄疸、颅内出血、感染、中毒及营养不良等。

（二）临床表现

患儿突然僵硬：在某些体位，如在仰卧位时给孩子穿衣，屈曲他的身体或拥抱他时感到困难。松软：婴儿的头颈松软，抬不起头来。将他悬空抱起时，他的四肢下垂。婴儿很少活动。发育迟缓：学会抬头、坐和运用双手却迟于同龄孩子，可能用身体某一部分多于另一部分。进食差：吸吮和吞咽差。舌头常将奶和食物推出。闭嘴困难。异常行为：可能好哭、易怒、睡眠差，或者非常安静，睡得太多，或者 3 个月时还不会笑。

1. 早期症状

（1）新生儿或 3 个月婴儿易惊、啼哭不止、厌乳和睡眠困难。

（2）早期喂养、进食咀嚼、饮水、吞咽困难，以及有流涎、呼吸障碍等症状。

（3）感觉阈值低：表现为对噪声或体位改变易惊，拥抱反射增强伴哭闹。

（4）出生后不久的正常婴儿，因踏步反射影响，当直立时可见两脚交互迈步动作。3 个月时虽然可一度消退，但到 3 个月时仍无站立表示或迈步者，即要怀疑小儿脑瘫。

（5）过"百天"的婴儿尚不能抬头，4~5 个月挺腰时头仍摇摆不定。

（6）握拳：一般出生后 3 个月内婴儿可握拳不张开，如 4 个月仍有拇指内收，手不张开应怀疑小儿脑瘫。

（7）正常婴儿应在 3~5 个月时看见物体会伸手抓，若 5 个月后还不能伸手抓者疑为小儿脑瘫。

（8）一般生后 4~6 周会笑，以后认人。痉挛型小儿脑瘫患儿表情淡漠，手足徐动型常呈愁眉苦脸的样子。

（9）肌肉松软不能翻身，动作迟缓。触摸小儿大腿内侧，或让小儿脚着床或上下跳动时，出现下肢伸展交叉。

（10）僵硬，尤其在穿衣时，上肢难穿进袖口；换尿布清洗时，大腿不易外展；擦手掌时，以及洗澡时出现四肢僵硬。婴儿不喜欢洗澡。

（11）过早发育：脑瘫患儿可出现过早翻身，但却是一种突然的反射性翻身，全身翻身如滚木样，而不是有意识的节段性翻身。痉挛性双瘫的婴儿，坐稳前可出现双下肢僵硬，像芭蕾舞演员那样用足尖站立。

2. 主要症状

（1）运动障碍：运动自我控制能力差，严重者双手不会抓东西，双脚不会行走，有的甚至不会翻身，不会坐起，不会站立，不会正常咀嚼和吞咽。

（2）姿势障碍：各种姿势异常，姿势的稳定性差，3 个月仍不能头部竖直，习惯于偏向一侧，或者左右前后摇晃。孩子不喜欢洗澡，洗手时不易将拳头掰开。

（3）智力障碍：智力正常的孩子约占 1/4，智力轻度、中度不足的约占 1/2，重度智力不足的约占 1/4。

（4）言语障碍：语言表达困难，发音不清或口吃。

（5）视听觉障碍：以内斜视及对声音的节奏辨别困难最为多见。

（6）生长发育障碍：身材矮小。

（7）牙齿发育障碍：质地疏松、易折断。口面功能障碍，脸部肌肉和舌部肌肉有时痉挛或不协调收缩，咀嚼和吞咽困难，口腔闭合困难及流口水。

（8）情绪和行为障碍：固执、任性、易怒、孤僻，情绪波动大，有时出现强迫、自伤、侵袭行为。

（9）癫痫：有39%~50%的脑瘫患儿由于大脑内的固定病灶而诱发癫痫，尤其是智力重度低下的患儿。

二、康复评定

通过评定可以全面了解小儿身体情况、运动功能状态、潜在的能力、存在的障碍，为设计合理的康复治疗方案、判定康复治疗效果和再次设计康复治疗方案提供依据。

（一）评定的目的及原则

1. 评定的目的

对患儿的身体功能状况、家庭情况和社会环境信息进行收集，掌握患儿功能障碍的特点；对患儿所具有的能力进行量化；分析功能障碍程度与正常标准的差别；为制订康复训练计划提供依据；为康复治疗效果提供客观指标；为残疾等级的划分提出标准，为康复和回归社会提供依据。

2. 评定的原则

评定的程序可分为收集资料、分析研究、设定目标和制定治疗方案；强调整体评定的重要性，一定要以正常儿童整体发育情况为对照，进行身心全面的评定；重视脑瘫患儿异常发育特点，即脑的未成熟性和异常性，注意原发损伤和继发障碍；运用评定为前提的原则，脑瘫的康复治疗应贯穿整个康复过程，以评定为开始，以评定为结束的原则，如何选择恰当的康复治疗取决于评定。

（二）身体状况的评定

患儿身体状况的评定应包括一般状况、心理与精神状态及智力评定。一般状态评定有利于了解患儿的身体素质，患儿对康复治疗的承受能力。脑瘫患儿常存在精神心理障碍，因此治疗前应对患儿的心理、精神状态进行评定，注意性格特点、情绪、行为、反应能力等。运动障碍与感知认知障碍有关，因此，应掌握婴幼儿的感觉、认知发育情况。部分脑瘫患儿合并智力低下，康复治疗效果缓慢，应进行智力评定，掌握患儿的智力情况，制定合理可行的康复治疗方案很有必要，可以选择目前国内采用的各类量表进行智力评定。

（三）肌力测定

肌力测定是脑瘫评定的组成部分，对于判定功能障碍的程度，制订康复治疗计划，辅助器具的选择等都十分重要。临床上可在全身各个部位，通过一定的动作姿势，分别对各个肌群做出评定。

（四）肌张力测定

肌张力是维持身体各种姿势和正常运动的基础，表现形式有静止性肌张力、姿势性肌张力和运动性肌张力。只有这3种肌张力有机结合、相互协调，才会维持与保证人的正常姿势与运动。肌张力的变化可反映神经系统的成熟程度和损伤程度，脑瘫患儿均存在肌张力的异常。肌张力评定的指标量化比较困难，目前评定多从以下几方面进行。

1. 静止性肌张力检查

静止性肌张力是指肌肉处于安静状态时的肌张力。检查时患儿要保持安静、不活动、精神不紧张，临床多取仰卧位。检查包括肌肉形态、肌肉硬度、肢体运动幅度的改变及关节伸展度。通过观察可以判定患儿肌肉形态；通过触诊可以了解患儿肌肉硬度；用手固定肢体的近位端关节，被动摆动远位端关节，观察关节摆动幅度大小，判定肌张力状况；检查关节伸展度。

2. 姿势性肌张力检查

姿势性肌张力是在主动运动或被动运动时，姿势变化产生的肌张力。姿势性肌张力在姿势变化时出现，安静时消失。可以利用四肢的各种姿势变化，观察四肢肌张力的变化。利用各种平衡反应观察躯干性姿势性肌张力，也可转动患儿头部，当发生姿势改变时观察肌张力的变化。

3. 运动性肌张力检查

运动性肌张力检查多在身体运动时，观察主动肌与拮抗肌之间的肌张力变化。利用主动或被动伸展四肢时，检查肌张力的变化。锥体系损伤时，被动运动各关节，开始抵抗增强然后突然减弱，称为折刀现象。锥体外系损伤时，被动运动时抵抗始终增强且均一，称为铅管样或齿轮样运动。锥体系损伤时，肌张力增高有选择地分布于上肢，以内收肌、屈肌及旋前肌明显；下肢以伸肌明显。锥体外系损伤时，除上述表现外，可有活动时肌张力的突然增强。

（五）关节活动度评定

关节活动度的评定是在被动运动下对关节活动范围的测定。当关节活动受限时，还应同时测定主动运动的关节活动范围，并与前者相比较。决定关节活动度的因素有关节解剖结构的变化，产生关节运动的原动肌（收缩）的肌张力，与原动肌相对抗的拮抗肌（伸展）的肌张力。测量可采用目测，但准确的测量多使用量角器。脑瘫易发生挛缩，患儿容易出现关节的变形，变形后容易造成肢体的形态变化，因此还要注意测量肢体的长度及肢体的周径。

（六）反射发育评定

小儿反射发育十分准确地反映中枢神经系统发育情况，是脑瘫诊断与评定的重要手段。按神经成熟度分为原始反射、姿势反射、平衡反应和正常情况下诱导不出的病理反射。

（七）姿势与运动发育评定

1. 姿势与运动发育特点

姿势是指小儿从一个动作转换成另一个动作时，身体各部位之间所呈现的位置关系，即机体在相对静止时，克服地心引力所呈现的自然位置。只有保持正常的姿势，才能进行正常的运动。脑瘫患儿存在脑损伤，神经系统发育受阻，神经系统调节障碍，必然导致姿势和运动发育异常。通过评定患儿姿势与运动发育情况，可以早期发现异常，也可以作为康复效果评定的客观指标。

2. 异常姿势和运动发育特点

异常姿势和运动发育的主要表现为发育落后和发育的分离。Vojta 认为，运动发育落后9 个月以上则为异常，必须早期干预和进行康复治疗。发育的分离是指小儿发育的各个领域之间存在很大差距。脑瘫患儿会有运动发育与精神发育之间的分离，可能智力发育正常，但运动发育明显落后。姿势发育无明显落后，但双下肢运动功能落后而呈现坐着向前蹭行的表现等。

脑瘫患儿发育的主要特征是运动发育延迟 9 个月以上，同时有异常的姿势和运动模式。特点为四肢和躯干的左右差别，呈非对称性；只以某种固定的模式运动；抗重力运动困难；做分离运动困难；发育不均衡，如上肢与下肢、仰卧位与俯卧位、左侧与右侧运动发育不均衡；肌张力不均衡，如异常肌张力，姿势变化时肌张力增高、降低或动摇；原始反射残存，特别是 6 个月以上的患儿仍然存在原始反射；正常感觉运动发育落后，存在异常感觉运动发育；存在联合反应和代偿性运动。

评定姿势与运动发育是否落后，是否有异常模式，还要动态观察这种状况是否改善或恶化。如果异常模式改善，运动发育正常化的可能性就大。如果恶化进展，病态固定成型，脑瘫的可能性就大或康复治疗效果差。

（八）粗大运动功能评定

1989 年，加拿大 Russell 制定粗大运动功能测试量表，通过不同体位的检查和观察，以评分的形式，较为全面地评定脑瘫患儿粗大运动功能状况，较易操作，目前被广泛采用。量表将不同体位的反射、姿势和运动模式分为 80 项评定指标，每项评定指标的评分为 0~3 分，共分 5 个功能区：Ⅰ为仰卧位、俯卧位、翻身、部分原始反射残存及姿势反射的建立；Ⅱ为四点位及爬；Ⅲ为坐位、跪位运动，以及平衡反应的建立；Ⅳ为立位运动；Ⅴ为走、跑、跳及攀登运动。

（九）日常生活活动能力评定

脑瘫患儿正处于生长发育阶段，日常生活活动能力的学习和训练是获得生活和学习的基本能力、建立生活信心和乐趣、取得全面康复效果的重要内容。因此，脑瘫儿童的日常生活活动能力评定已经成为康复评定的重要组成部分。应用于儿童的评定方法以 PALCI 评定法最为广泛，P（posture）为身体姿势、A（ADL）为日常生活动作、L（locomotion）为移动能力、C（communication）为交流能力、I（IQ）为智能。此评定方法适用于 4 岁以上儿童。

（十）感知认知评定

脑瘫虽然以运动障碍为主要障碍，可以直观地观测和评定，但实质上运动障碍与儿童的感知、认知障碍是紧密相关的，尤其是发育中的脑。因此，掌握和评定婴幼儿感知、认知发育情况，可以达到表里如一、整体评定的目的。评定的方法可以根据儿童发育不同阶段的关键年龄所应具备的感知、认知标准，参考和应用各类量表或自行编制量表进行评定。

（十一）其他方面评定

许多脑瘫患儿伴有语言障碍，部分伴有听力障碍和视觉障碍，因此专业人员对脑瘫患儿进行语言障碍评定、听力障碍评定和视觉障碍评定时，要制定正确全面的康复治疗方案，评定康复效果是十分必要和重要的。评定需要采用必要的辅助器具。

三、康复治疗

（一）物理疗法

（1）物理疗法基本原则：抑制异常姿势和运动模式，促进正常姿势和运动发育；早期发现、早期治疗；对功能障碍的处理；对肌肉－骨骼系统的管理；对日常生活活动的管理。

（2）运动功能训练原则：遵循由头向尾、由近位端向远位端等儿童运动发育的规律；在抑制异常运动模式的同时，进行正常运动模式的诱导；使患儿获得保持正常姿势的能力；促进左右对称的姿势和运动；诱发和强化所希望的固定运动模式，逐渐完成由单个运动向多个运动的协调运动；康复训练前缓解肌张力。

（3）康复训练要点。

1）头部的控制：进行运动功能训练时，头部的控制应放在最重要的位置。头部的控制是运动发育中最早完成的运动，不能控制头部是难以完成其他运动的。因此，要训练患儿仰卧位时头部保持正中位，颈部的牢固挺起；俯卧位时抬头和转动；坐位时保持头直立位，进行前后左右头的直立反应训练；拉起时头的直立；挺胸抬头。

2）支撑抬起训练：训练头部控制的同时，进行躯干肌肉的控制训练，以使身体能够抬起、翻身和回旋。逐渐实现肘支撑、手支撑、坐位支撑。

3）翻身训练：小儿开始翻身时要先抬起头，因此翻身和抬头是密切相关的。

4）坐位训练：坐位是向立位发育过程中的中间姿势，不能坐就不能站。坐位是日常生活动作的一种基本姿势，对生活、学习和工作都十分重要。

5）膝手立位和高爬位的训练：训练重心逐渐上移和抬高躯干的能力。从腹爬位开始训练，逐渐到膝手立位和高爬位。

6）立位训练：膝立位时如果能对骨盆和髋关节的控制达到一定程度，即可进行立位训练。可以由人扶站开始，至自己扶站、站立时两手交替拿物、建立立位平衡、单腿站立，必要时可选用辅助器具。

7）步行训练：不会单腿站立就不会走，所以在单腿站立的基础上进行双腿交替运动的训练。

8）步行的进步和实用性训练：目标是建立不仅可以在平地行走，而且可以长距离和加速度行走，以及具有跨门槛、走不平路的能力，以应付日常生活的需求。

痉挛型脑瘫治疗的主要目标是降低肌张力，抑制屈曲模式和肢体的内收内旋，促进伸展模式和外展外旋，促进对称性姿势，预防挛缩和畸形。手足徐动型脑瘫治疗的主要目标是控制头部保持中间位，控制肢体的活动向着中线方向，抑制不随意运动和姿势的易变性，提高日常生活能力。目前治疗脑瘫的几种主要物理疗法简述如下。

1. Bobath 疗法

Bobath 疗法又称神经发育疗法。婴幼儿强调以下 7 种模式训练的重要性：整个机体的伸展模式；竖头以抵抗重力模式；对称性姿势模式；保护性伸展模式；伸腿坐模式；以躯干为轴心的旋转模式；各种平衡反应模式。

Bobath 疗法需要一定的场所和辅助用具，如玩具、垫子、三角垫、圆滚、Bobath 球、重心移动板、平衡板、站立位训练架等。

2. Vojta 疗法

德国 Vojta 创建的小儿脑瘫疗法，通过对身体一定部位（诱发带）的压迫刺激，诱导产生全身性、协调性的反射性移动运动，促进和改善患儿的移动运动功能，又称诱导疗法或运动发育疗法。Vojta 疗法诱导的运动为反射性翻身和反射性腹爬两种，通过这种移动运动反复规则地出现，促进正常反射通路和运动模式的形成，抑制异常反射通路和运动模式以达到治疗目的。Vojta 疗法无须特殊工具，每次治疗时间为 30 分钟，反射性翻身和反射性腹爬每侧每次治疗 3～5 分钟。Vojta 疗法利用一定的出发姿势，选择身体一定部位的主诱发带和辅助诱发带，按照一定的方向给予一定时间和强度的刺激，观察患儿出现反应的特点，调整手法、刺激强度和刺激时间。要避免患儿的哭闹，不要单纯为追求出现反应而对患儿过分刺激，造成患儿的痛苦。Vojta 还创造了 7 种姿势反射检查方法，这些方法是早期诊断的一种手段。

3. 引导式教育

引导式教育是通过教育的方式，使功能障碍者的异常功能得以改善或恢复正常，即应用教育的概念体系进行康复治疗。因此，引导式教育并非单纯的物理治疗，而是通过一定的手段，诱导和实现预先所设定的目标，引导功能障碍者学习各种功能动作的一种局面。这种功能动作的学习是通过功能障碍者本身的内在因素与外界环境的相互作用，主动地、相对独立地完成功能动作，达到学习、掌握、主动完成功能动作的目的，与单纯一对一、患儿被动接受治疗完全不同。引导的方式是通过引导者与功能障碍者的整体活动，诱发功能障碍者本身的神经系统形成组织化和协调性。引导式教育体系所说的康复，并不是仅仅促进功能障碍者功能障碍的改善，同时引导人格、个性的变化，即智能、认知能力、人际交往能力的提高，进而又促进功能障碍的改善。

引导式教育适用于各种原因引起的功能障碍和并发智力低下、语言障碍、行为异常等的康复治疗，但不适于重症智力低下的患儿，小年龄组的治疗需有家长的辅助。

引导式教育的实施方法：将患儿分为不同的班，每班 10～30 人，配有不同数量的引导者。引导者根据各班的特点制定相应的课题。课题包括床上运动、卧位、坐位、立位、步行等运动功能训练，语言训练，日常生活动作训练，手的精细动作训练和学习，适应能力训练等。可以集体指导训练，也可在集体指导训练间穿插个别指导和训练。集体日课实施时，可以将训练内容和故事、音乐结合起来，形成非常有趣、吸引孩子积极主动配合的生动局面。由一名引导者按课题要求向患儿发出指令，如"举起左手"，让患儿与引导者一起重复这一指令，使这一指令在患儿头脑中意识化，然后全体在喊 1、2、3、4、5 的节奏中举起左手。

当患儿完成这一动作有困难时，另外的引导者要通过辅助、工具等促通方法指导患儿完成。同一课题反复多次进行，直至大部分患儿可以较顺利地完成这一课题，再设置和进行新的课题。引导式教育强调每日 24 小时的严格训练，从每日起床至入睡，有机地应用各种课题进行训练。

（二）作业疗法

1. 作业疗法基本概念

作业疗法是指有计划、有针对性地从患儿日常生活、学习、劳动、认知等活动中，选择一些作业，对患儿进行训练，以使其恢复和学习各种精细协调动作，解决生活、学习、工作及社交中所遇到的困难，取得一定程度的独立性和适应性。作业疗法师的目的是使脑瘫患儿随着成长，逐渐理解自己的障碍和能力所在，学会和养成对自身问题的处理能力。

2. 作业疗法的重点和内容

（1）保持正常姿势：按照儿童发育的规律，通过包括游戏在内的各种作业活动训练，保持患儿的正常姿势，奠定进行各种随意运动的基础。

（2）促进上肢功能的发育：上肢的功能发育、随意运动能力是生活自理、学习及将来独立从事职业的关键。通过应用各种玩具，以游戏的形式促进患儿正常的上肢运动模式和视觉协调能力；通过使用木棒、鼓棒、拔起插棒等方法，促进患儿手的抓握能力；矫正患儿拇指内收。

（3）促进感觉、知觉运动功能的发育：脑瘫不只是随意运动功能的障碍，而且存在感觉运动障碍。因此进行感觉综合训练，对于扩大患儿感知觉运动的领域，促进表面感觉和深部感觉的发育，正确判断方向、距离、位置关系等都十分重要。

（4）促进日常生活动作能力：作业疗法的最终目的是提高患儿的生活自理能力。促进运动发育、上肢功能、感知认知功能的训练，应与日常生活动作训练相结合。如训练饮食动作时需要头的控制、手眼协调、手的功能、咀嚼、吞咽时相应部位的运动；训练更衣动作、洗漱动作、排泄动作、洗浴动作、书写动作等。

（5）促进情绪的稳定性和社会适应性：身体功能障碍越重，行动范围越受限，经验越不足，社会的适应性越差。脑瘫患儿多以自我为中心，情绪常不稳定，将来常不适应工作和社会环境。因此应注意从婴幼儿起，调整其社会环境，通过游戏、集体活动来促进脑瘫患儿的社会适应能力和情绪的稳定。

（三）言语障碍矫治

言语障碍矫治的原则包括最大限度地降低导致障碍的原因；确定目标，制定系统训练方案；采用多种训练方法；强调正确发音，使用规范语言；语言训练结合实际，具有实用性；采用简洁方法进行训练；个别训练与集体训练相结合；早期治疗；家庭成员参与；辅助或替代语言交流工具的使用。

言语障碍矫治的主要内容包括日常生活交流能力的训练；进食训练；构音障碍训练；语言发育迟缓训练；利用语言交流辅助器具进行交流的能力训练等。

（四）其他疗法

1. 药物治疗

药物治疗目前仍属辅助性治疗，主要针对脑瘫患儿的伴随症状和并发症。随着医学科学的发展，人们对脑瘫的认识逐渐深入，药物治疗的探索也日益引起人们的重视。

（1）针对并发症的治疗：重症脑瘫往往伴有呼吸系统感染和呼吸障碍、营养障碍及消化系统功能障碍、体温异常、泌尿系统感染、癫痫等，针对这些问题，除了应用其他疗法，还应进行药物治疗。

（2）A 型肉毒毒素注射：目前 A 型肉毒毒素肌内注射被认为是缓解痉挛型与强直型小儿脑瘫局部肌张力，争取康复训练时机，建立良好功能，防止挛缩的新的和有效的辅助方法。这种作用一般持续 3～6 个月。由于此药有毒性作用，用药时应严格掌握剂量和注射方法，选择好适应证和靶肌肉，一般应用于幼儿期后学龄前，可取得理想的近期和远期效果。

（3）其他药物：地西泮适用于低年龄组儿童降低肌张力，高年龄组儿童可选择口服巴氯芬降低肌张力和肌痉挛。腹壁植入计算机控制的微型泵，椎管鞘内注射巴氯芬是替代选择性脊神经后根切断术的最佳方法。左旋多巴和苯海索等多巴胺类药物，适用于抑制锥体外系损伤的不自主运动，对手足徐动型脑瘫有较理想效果。各类促进脑组织发育的生物制剂也被应用于低年龄组脑瘫患儿。

2. 传统医学疗法

中医认为脑瘫属于"五软""五迟""五硬"范畴，属于儿科的疑难杂症。治疗方法很多，如中药疗法，针刺疗法的头针、体针、耳针，按摩疗法，穴位注射等，是改善患儿的身心状况、缓解肌张力的有效辅助疗法。将传统医学与现代医学理论和方法相结合，是我国小儿脑瘫康复治疗的方向。

3. 手术治疗

外科手术治疗是脑瘫康复治疗的一种重要方法，适时采用对患儿的康复有重要价值。目的在于改善功能、矫正局部畸形和挛缩、平衡肌力、解除痉挛、配合康复训练等。常用方法：神经手术，如周围神经运动肌支切断术缓解局部肌痉挛，选择性脊神经后根切断术缓解大范围肌痉挛；肌性手术，调整肌力平衡、松解紧张的肌腱；骨性手术，超过 12 岁的小儿行切骨手术矫正肢体的固定畸形。

4. 辅助器具及矫形器

脑瘫的康复治疗需要有一定的场地，根据条件配备辅助器具。矫形器可根据不同类型、年龄、瘫痪部位及不同目的进行配备。目的不同可分为医疗用、恢复用、固定用、矫正用、步行用等不同矫形器。材料不同可分为软性、硬性、带金属等不同矫形器。不同部位可分为手部的各类矫形器、矫形鞋、短下肢矫形器、长下肢矫形器、膝关节矫形器、髋关节矫形器、骨盆矫形器、脊柱矫形器或同时针对两个以上部位的矫形器。辅助器具还包括坐位、立位、步行、移动、日常生活等不同用途的器具。

四、预后及预防

(一) 预后

尽管脑瘫患儿的期望寿命比一般人群短,但 90% 以上可以活到成年乃至老年。脑瘫患儿的预后与多种因素有关。

(1) 与脑损伤的程度有关:重症脑瘫预后较轻症差。

(2) 与早期发现、早期干预有关:早期发现、早期干预,早期控制并发症可以取得最佳的康复治疗效果。

(3) 与康复治疗有关:做到早期发现、早期康复,持之以恒正确地康复,综合性的康复治疗,效果好。

(4) 与康复预防有关:做好三级预防和并发、继发损伤的预防,有利于脑瘫预后。

(5) 与社会因素有关:社会各方面的关心、支持,有利于脑瘫患儿的康复。

(二) 预防

(1) 一级预防:是脑瘫预防的重点,主要目的是防止脑瘫的产生,即研究预防能够导致脑瘫的各种原因及所采取的干预措施。

(2) 二级预防:对已经造成损害的脑瘫患儿,采取各种措施防止发生残疾。早期发现、早期干预和康复治疗,可以最大限度地减轻脑瘫患儿的功能障碍,使其功能达到正常或接近正常。预防和治疗并发症、继发症,积极进行综合康复,使脑瘫患儿得以身心全面发育。

(3) 三级预防:对已经发生残疾的脑瘫患儿,应通过各种措施,预防残障的进一步发生。尽可能保存现有的功能,通过各种康复治疗方法和途径,积极预防畸形、挛缩的发生。包括教育康复、职业康复和社会康复在内的综合康复,使脑瘫的残疾不会成为残障。辅助器具的使用,社会环境的改善等是防止残障的重要因素。

总之,深入进行脑瘫的临床和基础理论研究,积极采取综合措施,通过全社会的共同努力和网络化建设,可以有效预防脑瘫的发生,减少残疾和残障。

(马　倩　孙静远)

第六节　骨折术后康复

骨的完整性破坏或连续性中断称为骨折。骨折后的康复是骨折治疗过程中的重要组成部分。正确和及时的康复治疗可以促进骨折愈合,防止或减少后遗症、并发症的发生。

一、骨折概述

(一) 分类

根据骨折的原因分为创伤性骨折、疲劳性骨折和病理性骨折,如骨肿瘤导致的骨折,即属于病理性骨折。

根据骨折的程度分为不完全骨折和完全骨折，不完全骨折包括裂纹骨折、青枝骨折；完全骨折包括横形骨折、斜形骨折、螺旋骨折、粉碎性骨折、嵌插骨折、压缩骨折、凹陷骨折及骨骺分离等。

根据骨折处是否与外界相通分为闭合性骨折和开放性骨折。

根据骨折端稳定程度，骨折分为稳定性骨折和不稳定性骨折。

（二）临床表现和 X 线检查

1. 全身表现

骨盆骨折、股骨骨折及多发性骨折可因大量出血、剧烈疼痛导致休克。严重的开放性骨折或并发胸部、腹部或骨盆内重要脏器损伤时也会引起休克。

2. 局部表现

骨折的专有体征有畸形、异常活动、骨擦音或骨擦感。骨折的其他表现包括疼痛及压痛、肿胀及功能障碍等。

3. 骨折 X 线检查

X 线检查对骨折的诊断和治疗具有重要价值。凡疑为骨折者，应常规进行 X 线检查。骨折的 X 线检查，一般应包括邻近一个关节在内的正侧位片，必要时还需要拍摄对侧肢体相应部位的 X 线片进行对比。

（三）并发症

1. 早期并发症

早期并发症包括休克、脂肪栓塞综合征、内脏器官损伤、重要血管损伤、周围神经损伤、脊髓损伤和骨－筋膜室综合征等。

2. 晚期并发症

晚期并发症常见压疮、下肢深静脉血栓形成、坠积性肺炎、感染、损伤性骨化（骨化性肌炎）、关节僵硬、急性骨萎缩、缺血性骨坏死和创伤性关节炎等。

（四）骨折的愈合过程

骨折愈合过程分为 3 个阶段，即血肿机化演进期、原始骨痂形成期和骨痂改造塑型期，各阶段之间相互交织演进。

（五）骨折治疗原则

复位、固定和功能锻炼是治疗骨折的三大原则。

骨折的复位在临床上分为解剖复位和功能复位。复位方法分为手法复位（闭合复位）和切开复位两种。

骨折的固定分为外固定及内固定。常用的外固定方法有小夹板、石膏绷带、外展架、持续牵引和外固定器等。内固定主要用于切开复位后，采用金属内固定物，如接骨板、螺丝钉、髓内钉和加压钢板等将骨折段于解剖复位的位置予以固定。

功能锻炼是骨折后康复治疗的主要手段，应鼓励患者早期进行功能锻炼，以促进骨折愈合，防止或减少后遗症、并发症的发生。

二、康复评定

骨折的康复评定，可以了解损伤及功能障碍的程度，对制定康复治疗方案和检查康复治疗效果有重要意义。

（一）评定内容

骨折对位对线、骨痂形成情况，是否有延长愈合或不愈合，有无假关节、畸形愈合，有无血管神经损伤、感染、骨化性肌炎、继发创伤性关节炎；关节活动度测定；肌力评定；肢体周径和长度的测定；感觉功能。ADL 能力，对上肢骨折患者重点评定生活自理能力情况，如穿衣、洗漱、进餐、写字等；对下肢骨折患者重点是进行步态分析，评定步行、负重等功能。长期卧床者，特别是老年患者，应注意对心、肺功能的评定。

（二）骨折愈合的评定标准

（1）临床愈合标准：①骨折断端局部无压痛及纵向叩击痛；局部无异常活动；②X 线显示骨折线模糊，有连续性骨痂通过骨折线；③拆除外固定后，上肢能向前平举 1 kg 重物持续达 1 分钟；下肢不扶拐，能在平地连续步行 3 分钟，并不少于 30 步；连续观察 2 周骨折处不变形。临床愈合时间为最后一次复位之日至观察达到临床愈合之日所需的时间。检查肢体异常活动和肢体负重情况时应该慎重，不宜在解除固定后立即进行。

（2）骨性愈合标准：①具备上述临床愈合的所有条件；②X 线显示骨痂通过骨折线，骨折线消失或接近消失，皮质骨界限消失。

三、康复治疗

（一）康复治疗作用

1. 促进肿胀消退

损伤后由于组织出血、体液渗出，加之疼痛反射造成的肌肉痉挛，肌泵现象丧失，静脉、淋巴回流障碍，导致局部肿胀。在骨折复位、固定的基础上，早期指导患者进行肌等长收缩训练，有助于促进血液循环，促进肿胀消退。

2. 预防肌肉萎缩

骨折后肢体长时间制动，会引起肌肉的失用性萎缩和肌力下降。通过肌肉收缩训练能改善血液循环和肌肉营养，促进肌肉的生理作用，可预防或减轻失用性肌萎缩。

3. 防止关节挛缩

康复治疗能促进血肿及炎症渗出物的吸收，减轻关节内外组织的粘连。适当的关节运动，能牵伸关节囊及韧带、改善关节的血液循环、促进滑液分泌，从而防止失用性关节挛缩。

4. 促进骨折愈合

康复治疗可促进局部血液循环，加速新生血管的生长，正确的功能锻炼可保持骨折端的良好接触，产生轴向应力刺激，促进骨折愈合。

（二）康复治疗原则

1. 早期康复

康复治疗在骨折复位、固定后即应开始。早期功能训练有助于防止或减少并发症、后遗症，加速骨折愈合，缩短疗程，促进功能恢复。关节内骨折，通过早期有保护的关节运动训练，有助于关节面的塑形，减少创伤性关节炎的发生。

2. 整体恢复

骨折后的康复治疗不仅应注重局部骨折的愈合和功能恢复，更重要的是促进患者整体功能的恢复。如肘关节、前臂或腕部骨折的患者，由于长时间不做肩关节功能训练，在原骨折部位完全治愈后，肩关节反而遗留功能障碍。因此，制定康复治疗方案，必须兼顾局部和整体。

3. 循序渐进

骨折愈合是一个较长的过程，康复治疗应随着骨折愈合、修复的进程，采取重点不同的措施，具有明确的针对性，从而使康复治疗更加安全、有效。

（三）康复治疗方法

康复治疗一般分为两个阶段。

1. 第一阶段（愈合期）

骨折经复位、固定等处理后，至临床愈合，一般需要1个月至几个月的时间。其间患肢制动，该阶段康复治疗的主要任务是预防失用综合征、促进骨折的愈合。

（1）未制动关节的训练：患肢未被固定的关节，应做各方向、全关节活动范围的主动运动锻炼，必要时可给予辅助。上肢应特别注意肩关节外展、外旋，掌指关节屈曲和拇指外展的训练；下肢应注意踝关节背屈训练，防止跟腱挛缩。

（2）肌肉训练：在骨折复位、固定后，即可开始有节奏、缓慢地进行肌肉等长练习，既可防止失用性肌萎缩，又可使两骨折端保持良好的接触，有利于骨折愈合。

（3）骨折累及关节面的处理：为减轻关节功能受损程度，伤后2～3周，谨慎保护下每天短时间取下外固定，对关节进行不负重主动活动训练，渐增活动范围。有坚固内固定者，可早期应用连续被动活动装置，进行关节持续被动活动练习。

（4）对卧床患者的处理：做维持健侧肢体和躯干正常活动的练习。尽早使患者离床活动，避免长期卧床引发并发症。

（5）物理治疗：改善局部血液循环，促进血肿和渗出液吸收，减轻疼痛、瘢痕粘连，促进骨折愈合等。方法：①光疗法，包括红外线、白炽灯、紫外线治疗等；②直流电钙、磷离子导入法；③超短波疗法；④低频磁场疗法；⑤超声波疗法等。

2. 第二阶段（恢复期）

当骨折达到临床愈合，去除外固定物之后，骨折的康复治疗进入第二阶段。此阶段康复治疗的主要任务是应用各种手段，促进关节活动和肌力充分恢复。注意进行相应的日常生活活动能力和工作能力方面的训练。

（1）恢复关节活动度：运动疗法是基本治疗方法，以主动运动为主，辅以助力运动、被动运动和物理治疗等。

1）主动运动和助力运动：对受累关节做各方向的运动，尽量牵伸挛缩、粘连的组织，以不引起明显疼痛为度，逐步扩大运动幅度。每个动作应多次重复，每日进行多次训练。刚去除外固定时，关节难以自主活动，可先采用助力运动，随关节活动改善而减少助力。

2）被动运动：组织挛缩或粘连严重，主动运动和助力运动困难者，可采用被动运动牵拉挛缩关节，但动作应平稳、柔和，不应引起明显疼痛。

3）关节功能牵引：对僵硬关节可行功能牵引。固定近端，远端施加适当力量进行牵引。以引起可耐受的酸痛感觉，又不产生肌肉痉挛为宜。

4）间歇性固定：关节挛缩严重时，为减少纤维组织回缩，在两次功能锻炼的间歇期，可采用夹板、石膏托或矫形器等固定患肢，随着关节活动度的增大，固定器具应做相应的调整或更换。

5）物理治疗：进行功能锻炼前，应用物理治疗使关节、肌肉放松，有助于锻炼。关节牵引的同时，辅以热疗，如蜡疗、水疗和电疗法，可明显提高牵引的功效。

（2）恢复肌力：逐步增加肌肉的工作量，引起肌肉适度疲劳，是恢复肌力的有效方法。根据肌力评定结果，针对不同的肌力水平，选择适宜的肌力练习方法。

1）当肌力不足2级时，可采用按摩、低频脉冲电治疗、被动运动、助力运动等方法。

2）当肌力为2~3级时，肌力训练以主动运动为主，辅以助力运动，还可采用摆动运动、水中运动等。

3）当肌力达到4级时，应进行抗阻运动，使肌力获得最大恢复。一般采用渐进抗阻训练法，肌肉练习的方法可以选用等长、等张或等速练习等。

（3）作业疗法：应用作业治疗，增进上肢的功能活动，提高日常生活活动能力，使患者尽早回归家庭和社会。

（四）常见骨折的康复治疗

1. 上肢骨折

（1）锁骨骨折：好发于青少年，多为间接暴力引起。直接暴力多导致粉碎性骨折，但较少见。骨折多发生于锁骨中段，由于胸锁乳突肌的牵拉，近折端可向上、后移位，远端则由于上肢的重力作用及胸大肌的牵拉移位，向前、下移位。

儿童青枝骨折或成人无移位骨折可用三角巾悬吊；有移位的骨折均需手法复位，用"8"字形绷带固定。固定后即可逐步进行功能锻炼，开始可做腕、手部各关节的功能活动，肘关节屈伸、前臂内外旋等主动训练，逐渐增大活动幅度和力量。第2周可进行被动或助力的肩关节外展、旋转运动。第3周可在仰卧位，头与双肘支撑，做挺胸练习。

去除外固定后，患肢可用悬吊带挂于胸前，可做肩关节前后、内外的摆动练习。1周后，开始做肩关节各方向的主动运动。第2周增加肩关节外展和后伸的主动牵伸。第3周可进行肩关节前屈及内外旋的主动牵伸，逐步恢复肩关节的正常功能。

（2）肱骨外科颈骨折：以中老年人居多，为避免关节囊粘连、关节挛缩和肩关节周围肌肉萎缩，应尽早进行功能锻炼。

对无移位或嵌插骨折，可用三角巾或悬吊石膏绷带固定2~3周，固定后即可做腕、手部的功能活动，1周左右，开始做肩关节前后（屈-伸）和左右（内收-外展）方向的摆动运动练习。

外展型和内收型骨折约需经手法复位、小夹板固定。康复治疗一般于复位固定后2~3天开始，内容同无移位骨折，但是，外展型骨折应限制肩关节外展活动，内收型骨折应限制肩关节内收活动。

4周以后，根据骨折愈合情况，去除外固定开始做肩关节主动活动，逐渐扩大肩关节活动范围，增加肩胛带肌负荷，增强斜方肌、背阔肌和胸大肌等力量练习。

（3）肱骨干骨折：可由直接暴力或间接暴力引起，骨折可呈横形、粉碎形、斜形、螺旋形，中下1/3处骨折容易损伤桡神经。无论是手法复位固定，还是切开内固定，术后均应早期进行功能锻炼。

早期宜抬高患肢，多做握拳、屈伸手指及耸肩活动。2~3周后，患肢可在三角巾或悬吊带支持下做摆动练习，肘关节屈或伸的等长肌肉收缩练习及前臂旋转活动。在锻炼过程中要随时注意骨折对位、对线情况，若断端出现分离现象，应及时矫正。去除外固定后，逐渐增加主动活动的幅度，增加肩、肘关节各个方向的活动，加强恢复肩胛带肌力的训练。

（4）肱骨髁上骨折：多发生在10岁以下儿童，根据暴力的不同和移位的方向，可分为伸直型和屈曲型，其中90%以上属于伸直型。伸直型肱骨髁上骨折的近骨折端向前下移位可损伤正中神经和肱动脉。

复位及固定后应严密观察肢体血运及手部的感觉、运动功能。应抬高患肢，早期进行手指及腕关节屈伸活动。1周后增加肩部主动练习并逐渐增大运动幅度，对腕、手部肌肉进行抗阻练习。外固定去除后，开始恢复肘关节屈伸及前臂旋转活动范围的主动练习，禁忌被动强力屈伸肘关节，以免发生骨化性肌炎。

（5）前臂双骨折：多发生于青少年，由直接、间接和扭转等暴力引起，因治疗复杂、固定时间长，容易遗留前臂旋转等功能障碍。

手法复位外固定或切开内固定术后，应抬高患肢，严密观察肢体肿胀程度、感觉、运动功能和血液循环情况，警惕骨筋膜室综合征的发生。术后1周内主要进行手指及腕关节屈伸活动，在健肢帮助下活动肩关节。从第2周开始，患肢可做肩关节主动活动练习和手指抗阻练习。3周后进行肱二头肌、肱三头肌等长收缩练习，做肩关节各方向运动练习。4周后做肘关节主动运动练习。约8周后，拍片证实骨折已愈合，可去除外固定，进行前臂旋转主动练习、助力练习，逐渐恢复前臂旋转功能。有前臂旋转障碍时，采用前臂内旋与外旋牵引，促进前臂旋转功能的恢复。

2. 下肢骨折

（1）股骨颈骨折：股骨颈骨折多发于老年人，与骨质疏松有关。当遭到轻微扭转暴力时可发生骨折。非手术治疗患者，由于长期卧床，常引发全身性并发症，如肺部感染、泌尿系统感染、压疮等，严重的并发症甚至危及患者生命。因此，多主张对股骨颈骨折采用手术治疗，特别是人工关节置换术，术后可早期离床活动，为老年股骨颈骨折患者的早期康复创造了条件。

非手术卧床治疗的患者，应积极指导患者做躯干和健肢的功能练习，1周后可借助滑轮悬吊，进行髋关节、膝关节运动训练。

（2）股骨干骨折：临床治疗常采用 Thomas 架平衡持续牵引，必要时需做切开内固定。

治疗期间预防膝关节挛缩非常重要。内固定和牵引治疗患者均应尽早进行股四头肌肌力练习和膝关节 ROM 练习。牵引治疗的患者，牵引后即可行踝与足部主动活动。3～4周后，可做髌骨被动活动、在牵引架上做膝关节主动伸屈运动。在稳定的内固定条件下，内固定患者可通过平衡悬吊牵引尽早进行膝关节屈伸功能训练。石膏绷带固定者，早期进行股四头肌等长收缩练习的同时，还应在髌骨处开窗，观察髌骨的运动状况、对髌骨施以被动运动练习。去除外固定或牵引后，可坐位做躯干及髋、膝、踝关节主动运动，然后扶双拐练习患肢不负重行走，逐步过渡到正常行走。

（3）胫腓骨骨折：胫骨中下 1/3 骨折，由于血液供应不充足，很容易发生骨折延迟愈合，甚至不愈合。小腿严重挤压伤，会引起小腿骨筋膜室综合征。腓骨上端骨折可能伤及腓总神经。

稳定性骨折，在复位、固定、疼痛减轻后，可开始足趾屈伸活动及股四头肌等长收缩活动。1周后做踝关节屈伸活动；2周后开始屈膝、屈髋活动；6～8周后开始扶拐不负重行走；10～12周后可部分负重行走，逐步恢复正常行走；对不稳定性骨折，应用持续牵引和外固定的患者，在术后 3～5 天开始进行康复训练。

第七节　骨关节炎的康复

骨关节炎（osteoarthritis，OA）又称退行性关节炎、老年性骨关节炎等，是一种由多种因素引发的以关节软骨的变性、破坏及骨质增生为特征，关节疼痛和功能受损为临床表现的慢性、进行性关节疾病。OA 主要影响负重大、活动多的关节，如膝关节、髋关节、脊柱关节和远端指间关节。OA 是中老年人的常见病，发病率和患病率与年龄显著相关，女性发病率高于男性，10%～30% 的患者会出现明显的疼痛和失能。

OA 临床起病缓慢，早期无明显主观症状，病情发展到一定阶段时出现关节疼痛、僵硬、肿胀、畸形、活动时响声等症状和体征。多数情况下为单个或少数几个关节发病，表现为非对称性多关节 OA，有对称的关节病变或合并软组织肿胀和渗出液。

OA 无特异的实验室指标。X 线是常规检查，典型表现为受累关节非对称性关节间隙狭窄，软骨下骨质硬化和（或）囊性变，关节边缘增生和骨赘形成或伴不同程度的关节积液，部分关节内可见游离体。严重者关节面萎缩、变形和半脱位。

一、康复评定

疼痛评定：采用视觉模拟评分法（visual analogue scale，VAS）评定，比较治疗前后评定结果。

关节活动范围测定：通过 ROM 测定可了解关节活动受限程度。

肌力测定：OA 患者，因肢体运动减少，可致失用性肌萎缩，肌力减弱。肌力测定可反映患肢肌肉的状态。常用的测定方法为徒手肌力检查法、等长肌力测定法和等速肌力测试法，其中等速肌力测定法可定量评定肌肉功能。

ADL 评定：严重的 OA 常影响患者 ADL，应进行 ADL 评定，以了解患者日常生活活动能力水平。

二、康复治疗

康复治疗的措施有很多，如患者教育、社会支持、控制体重、运动疗法（有氧运动、肌力训练）、助行器使用、髌骨保护带、物理治疗、矫形鞋垫、作业治疗等都被写入治疗指南。其中运动疗法、控制体重、患者教育是核心的康复干预措施。

（一）运动疗法

运动疗法可缓解 OA 患者的疼痛和改善运动功能，对增强肌力和全身耐力、保持或恢复关节活动范围、改善关节功能及预防和减轻骨质疏松有重要作用。它是 OA 一级预防（防止 OA 发生）、二级预防（OA 出现明显临床症状前）和三级预防（在 OA 明确诊断之后）的重要组成部分。研究显示，运动疗法对缓解关节疼痛和提高功能的效应可与止痛剂和非甾体抗炎药物相当。

运动疗法包括关节运动训练、力量训练、有氧运动、平衡和本体感觉训练。具体采用何种运动方法，应根据患者的身体情况、个人意愿、运动方式的益处及安全性，对不同患者制定个体化运动疗法。

1. 关节运动训练

关节僵硬是 OA 患者常见的临床症状，髋关节 OA 的典型症状是首先出现关节内旋障碍、继之出现外展和屈曲受限；膝关节的 OA 常常表现为伸膝困难，但屈膝也可能受限。关节僵硬不仅累及 OA 的关节，同时可能发生在其他关节，严重影响患者的功能活动。关节活动训练采用的技术包括被动关节活动、牵伸训练和关节松动训练。

OA 患者关节活动度下降的原因是疼痛、关节内病变和软组织挛缩等因素引发，因此，治疗时要注意训练技巧，以防进一步损伤患者或让患者对治疗产生恐惧。

（1）关节被动活动：从患者能够耐受的范围内轻轻地活动开始，避免引发强烈的疼痛，以防活动范围的进一步丧失。

（2）在被动活动之后可以进行牵伸训练：牵伸训练的要点如下：缓慢、轻柔、持续的拉伸；每次牵伸的保持时间为 20～40 秒；避免突然地、暴力性的牵伸以造成 OA 的恶化；个性化地选择恰当的肌群进行牵伸，对髋关节和膝关节的 OA 患者来说，股四头肌、髋屈肌和腘绳肌的牵伸训练非常重要。

（3）关节松动训练：在 OA 急性期，当关节肿胀、疼痛明显时可采用Ⅰ级、Ⅱ级手法；OA 慢性期伴有关节僵硬和关节周围组织粘连、挛缩时可采用Ⅲ级、Ⅳ级手法。

2. 力量训练

肌力下降与 OA 患者活动能力受限密切相关，力量训练可以减少 OA 患者的疼痛，还可以减少残疾的发生。肌肉力量训练适用于骨关节炎的慢性期或亚急性期。对于髋关节 OA 患者，以髋关节外展肌群的力量训练为主；对于膝关节 OA 患者，以股四头肌肌力训练为主。当然，对于拮抗肌的训练也不能忽略。

（1）闭链运动和开链运动：闭链运动指肢体远端抗阻下的运动，如在平地上下蹲捡拾物品；开链运动指肢体远端不抗阻的运动，如仰卧在床，双下肢在空中模仿蹬自行车的动作。闭链运动不增加关节内的剪切力，因此，OA 患者应该更多地使用闭链运动方式。

（2）等长和等张运动训练：等长肌力训练不会增加关节内压力，对关节的伤害小，适用于不能耐受关节重复运动或者慢性期骨关节炎患者，每次收缩持续 6 秒，每天重复多次，训练量以最大肌力的 2/3 强度比较安全。由于等长收缩的功能获益较小，因此等长收缩往往与其他训练方式联合使用。等张运动可以分为高强度、低频率和低强度、高频率两类，前者省时间但可能造成关节损害，因此适用于早期轻症患者；后者安全但是时间较长，适合于体能较差或关节急性炎症发作的患者。

3. 有氧运动训练

对 OA 患者而言，有氧运动训练不会对患者的关节造成损害，因此训练多采用低能量运动方式，如室内外骑自行车、划船、游泳和水疗。每天 30 分钟的适量行走，可以减少失能和疼痛的发生。在指导下进行有氧运动的效果要好于没有指导下的有氧运动，因此，由医师协助患者制订个性化锻炼计划并督导执行，让患者坚持运动，才能获得更佳的远期疗效。

（二）矫形器和辅助器具

1. 矫形器

OA 患者应用矫形器可减轻疼痛、解除关节负荷、恢复关节对线和改善关节功能。以下矫形器具最为常见。

（1）软式膝矫形器：适用于膝关节不稳的膝关节 OA 患者，可改善膝关节稳定性，减轻疼痛和改善步行能力。软式膝矫形器与中药结合使用，即"药物护膝"在我国较为常见，对膝关节 OA 起到治疗和稳定膝关节的作用。

（2）软式脊柱矫形器：软式颈围、软式腰围分别适用于颈椎 OA 和腰椎 OA 患者。

（3）踝-足矫形器：适用于踝关节 OA 步行及关节活动时疼痛的患者，通过踝关节制动，以减轻疼痛。

2. 助行器

（1）手杖、拐杖、步行器：适用于髋或膝关节 OA 患者，可减轻因下肢负重、步行引起的关节疼痛；肌肉无力、承重困难者，可用手杖、拐杖、步行器辅助步行以减轻受累关节的负荷和方便行动。

（2）轮椅：适用于髋、膝负重时疼痛剧烈，不能行走的患者。

3. 生活自助具

对于手部 OA 患者，如腕掌关节 OA、掌指关节 OA、远侧和近侧指间关节 OA 患者，借助长柄取物器、穿袜或穿鞋自助具、Stirex 剪刀（自动撑开性剪刀）、扣纽扣自助具、拉锁环、卫生间纸抓（当握力弱时）、特殊的开门器等均会给日常生活带来便利。严重髋关节 OA 和膝关节 OA 患者，当疼痛、关节活动受限和伸肌萎缩均存在时，使用可以升降和转移患者的装置是有益的。帮助患髋关节 OA 和膝关节 OA 的患者从椅子上站起的助推装置也受患者欢迎。

（三）物理治疗

1. 温热疗法

升高局部温度、加快血液循环、促进炎症消除、组织愈合和解痉止痛。常用方法有红外线、热敷、局部温水浴、中药熏蒸和石蜡疗法等。其中，石蜡疗法除有温热作用外还具有机械作用，有助于关节消肿。手足部位的 OA，可采用浸蜡法；其他部位可采用刷蜡法或蜡饼法。

2. 高频电疗法

高频电疗法具有消炎止痛、促进关节腔积液吸收、缓解肌肉痉挛等作用。常用的有超短波、短波和微波疗法。OA 急性炎症阶段，患者关节肿痛、关节腔有积液，此时主要针对关节炎症，利用其非热效应抑制急性炎症，促进关节积液的吸收，可采用无热量超短波或脉冲短波 8～15 分钟；当 OA 处于慢性炎症阶段，关节腔无积液，利用其热效应深且均匀的特点改善局部血液循环和营养代谢、消除慢性炎症和水肿、缓解痉挛和止痛，常用微热量超短波或连续短波 12～15 分钟。

3. 中、低频电疗法

中、低频电疗法主要针对慢性炎症、粘连、肌萎缩和关节僵硬等患者。常用方法有调制中频电疗法（兼具中、低频电疗的作用）、干扰电疗法（作用深，为内生低频调制的中频电流）、等幅中频电疗法（作用较深，具改善血液、淋巴循环，促进修复，松解粘连作用）、低频电疗法（50～100 Hz，具有促进血液循环、促进炎症吸收、缓解疼痛的作用；25～50 Hz，具有刺激神经、肌肉，防止肌萎缩的作用）。

4. 超声波疗法

慢性 OA 患者关节周围软组织粘连、挛缩，可利用超声波的机械作用和温热作用来松解粘连、缓解肌肉痉挛和改善局部代谢。常用的频率为 1～5 MHz，强度为 0.5～1.5 W/cm²。

5. 经皮电神经刺激

经皮电神经刺激主要用于伴有纤维织炎的 OA 和减轻与椎间盘病变相关的根性疼痛。其镇痛效果较好。

6. 电磁疗法

电磁疗法对 OA 患者关节肿胀、疼痛有效。常用磁场强度（磁通量密度，mT）为低强度磁场（20～100 mT）到中强度磁场（100～200 mT），每次 20 分钟，1～2 日 1 次，15～20

次为 1 个疗程。有关节积液时，可用脉冲磁场 5 ~ 7 mT；无关节积液时，使用交变磁场。

7. 体外冲击波技术

体外冲击波技术主要利用其机械应力效应、空化效应、压电效应和代谢激活效应。已用于关节软组织病变及 OA 的治疗并获得临床疗效。亦有用于 OA 骨赘治疗的报道。

（四）中医疗法

1. 针灸疗法

针法、灸法、针刀等均可用于治疗 OA。最常用温针灸，利用艾绒燃烧产生温热效应，通过针体将热传到经络腧穴，操作安全、方便，且有较强温通经络、行气活血、祛湿逐寒、消肿散结作用。如膝关节骨关节炎用粗长针灸针从双膝眼间的髌韧带处进针，以祛除深处病邪，再配合艾炷温针温通经络，祛除残余阴邪。温针后再针刺足三里、阳陵泉、内庭、足临泣。

2. 按摩推拿

按摩推拿手法可有效减轻筋脉瘀滞，调节关节内压，促进炎症积液的吸收和组织的修复，在临床治疗中常配合其他疗法使用，具有较好的疗效。如治疗膝关节骨关节炎，可先用擦法、五指拿揉法作用于患侧膝关节及其周围，以揉法施术于患者大腿后侧、腘窝及其周围；再点按委中、承山、太溪、膝眼等穴位。

第八节　人工关节置换术后的康复

人工关节置换术又称关节成形术，是指用人工关节置换和替代病损关节的手术。目前，越来越多的患者接受了人工关节置换术。但是，如果人工关节置换术后不积极主动地进行康复训练，将会产生严重的术后并发症，影响患者的日常生活。人工关节置换术后的功能障碍包括①疼痛：接受人工关节置换术的患者术前因长期的关节疾病，如类风湿关节炎、骨关节炎等，出现关节反复的、进展的及活动后加重的慢性疼痛，药物和其他保守治疗效果不明显。人工关节置换术后，由于手术等创伤，患者也会感觉到较为剧烈的急性疼痛。②关节活动障碍：术后短期的关节制动和疼痛使关节活动受到限制，并进一步影响患者的日常生活活动能力，如转移、行走、上下楼梯等。康复治疗的目的是消除疼痛、恢复肌肉骨骼及关节活动的功能、养成避免使人工关节过分受力的生活习惯。

一、康复评定

评定前应详细阅读病历、手术报告、手术前后的线片等资料。由于人工关节置换术本身直接影响术后康复计划，治疗师还应了解手术的详细情况，如人工髋关节置换术假体的位置：假体应按正常解剖位置放入，标准的髋臼假体位置是前倾 15° ± 10°，外翻 40° ± 10°，股骨假体旋前 5° ~ 10°。如髋臼前倾过多，则在外旋、内收伸直位时不稳；如髋臼前倾不够，则在屈曲、内收内旋位时不稳；如髋臼外翻过多，则在屈曲、内收内旋位时不稳；如髋臼外翻不够，则在极度屈曲、内收内旋位时易发生假体间撞击；如股骨假体前倾过多，则在极度屈曲、内收内旋位时不稳。康复工作人员只有了解假体位置的优劣，才能很好地指导患者锻炼，从而避免训练时发生脱位等并发症。手术入路对关节稳定性的影响：手术切口后入路很少出现髋关节伸展、内收外旋位的不稳；前入路较少引起髋关节屈曲时不稳。评定内容主要有如下几点。

疼痛评定：采用视觉模拟评分法。

关节活动功能评定：包括主动关节活动度和被动关节活动度，参见第三章第一节。

肌力评定：肌力评定大多采用徒手肌力测定，参见第三章第一节。

关节稳定性的评定：下肢的主要功能是负重和行走，只有关节的稳定性良好，才能更好地发挥下肢的功能。

X线片评定：关节置换术后X线片的评定极其重要，可观察关节假体置换的位置、关节角度、假体是否松动及骨质情况等。

二、康复治疗

（一）人工髋关节置换术

1. 目的和原则

（1）目的：①预防并发症；②恢复关节的活动和肌力；③训练位置转移的方法；④训练平衡；⑤训练步行；⑥恢复日常生活功能；⑦进行护理和保护人工髋关节的教育；⑧提供所需的辅助器具。

（2）原则：康复计划的制订必须遵循个体化、渐进性、全面性三大原则。

2. 方法

（1）术后第1~7天。

1）手术当天：仰卧位，在术侧肢体外下方垫入适当厚度的软垫，使髋、膝关节稍屈曲，患者穿防旋转鞋（丁字鞋）避免下肢外旋，并减轻疼痛。

2）术后第1天：撤除软垫，尽量伸直术侧下肢，以防屈髋畸形。根据引流量，术后24~48小时拔出引流管，引流物做细菌培养及药敏试验。术后使用足底静脉泵，促进下肢血液循环。可适当服用镇静止痛剂，减少疼痛刺激，保证患者休息好。

3）术后前3天：深呼吸练习；踝关节主动屈伸练习；股四头肌、腘绳肌和臀大肌、臀中肌的等长收缩练习；术后1~2天，拔出引流管，拍摄X线片，判断假体的位置，如无特殊问题，可开始下一步练习。

4）术后第4~7天：髋、膝关节屈伸练习，练习时臀部不能离开床面，可以在床上坐起至髋关节屈曲小于45°，逐渐由起初的被动运动向助力的主动，再到完全主动练习过渡；髋关节伸直练习，可在仰卧位屈曲健侧髋、膝关节，做术侧髋关节主动伸直练习，充分伸展屈髋肌及关节囊前部；股四头肌等张练习；上肢肌力练习。

注意以下几点。①避免术侧髋关节置于外旋伸直位：为防止患者向对侧翻身而髋外旋，床头柜应放在手术侧。②保持术侧肢体的外展，或在双腿间置入三角垫，但须防止下肢外旋。③如有术侧髋关节中度屈曲不稳定，在坐位行髋关节练习时，应避免上身向术侧倾斜。

④手术后入路，应避免患侧下肢过度屈曲、内收、内旋，特别是屈曲、内收、内旋的联合动作；侧方入路和前侧入路，应避免患侧下肢的过度伸展、内收、外旋，特别是伸展、内收、外旋的联合动作。

（2）术后第 2~6 周：使用骨水泥固定假体的患者可以进行下列练习，但必须在医生指导下进行。

1）床上屈髋肌力量练习：髋关节半屈位的主动练习或主动抗阻屈髋练习。注意术后进行主动早期直腿抬高练习，不但对屈髋肌锻炼意义不大，相反却经常引起髋臼承受过高压力，不利于非骨水泥固定的髋臼假体的骨组织长入。同时伤口区疼痛，影响患者锻炼，故术后早期不提倡这项练习。如无特殊情况，可允许患者翻身。正确的翻身姿势是伸直术侧髋关节，保持旋转中立位，伸直同侧上肢，手掌垫在大粗隆后面，向术侧翻身，防止患肢外旋。俯卧位，有利于被动伸展髋关节。

2）坐位练习：术后 6~8 周，患者以躺、站、行走为主，坐的时间尽量缩短，每天 4~6 次，每次 30 分钟。因为坐位下髋关节最容易出现脱位、半脱位，如果患者术中关节稳定性欠佳，不宜坐位练习。坐位练习的内容：伸髋、屈髋、屈髋位旋转。

3）立位练习：髋关节伸展，骨盆左右摇摆，髋内外翻畸形矫正，屈髋，髋关节旋转。

4）步行练习：若使用骨水泥固定型假体又是初次髋关节置换术，术中也没有植骨、骨折等情况，患者术后第 3 天即可步行练习。若用非骨水泥固定型假体者，则至少在术后 6 周才能开始步行练习。有大粗隆截骨、术中股骨骨折的患者，行走练习，更应根据 X 线片情况，推迟到术后至少 2 个月。先用步行器辅助行走，待重心稳定，改用双侧腋杖。步行练习时，术侧下肢至少负重 20~30 kg。

5）踏车练习：开始时间多在患者步行练习后，一般在术后 2~3 周开始。也可以根据患者的具体情况适当调整。开始时，稍用力，保持车速 25 m/h 左右，术后 6~8 周逐渐加快，以踏车 10~15 分钟后出现疲劳感为宜。双足踩板后，尽可能升高车的坐垫以减少屈髋程度。能踏满圈后，逐渐调低坐垫以增加髋关节屈曲度。先练后跟蹬，熟练后改前掌蹬。身体前倾，可增加髋关节屈曲，双膝并拢或分开，可使髋关节内外旋。

（3）术后第 7 周：患侧下肢可以全负重，可以坐普通的椅子，但不可蹲下。

（4）术后 6~8 周：进行第一次随访，根据复查髋关节的正侧位 X 线结果及体检情况，提出下一步的康复计划。此阶段康复重点是提高肌肉的整体力量，指导患者恢复日常生活活动能力。对髋关节某些活动仍受限者，应加强针对性的功能锻炼。

（5）术后第二次随访时间：术后 4 个月。评定内容：①肌力恢复是否正常；②能否独立行走（无须支具辅助），无跛行，能行走较长距离；③关节活动度能否满足日常生活需要，如无疼痛、跛行，可弃拐。此阶段康复重点是提高肌耐力，方法包括抗阻力的直腿抬高练习、侧卧位髋关节外展和俯卧位伸髋练习等。

3. 预后及预防

（1）合理使用拐杖：拐杖使用时限应至无疼痛及跛行时，方可弃拐。最好终生使用单手杖，减少术侧髋关节的磨损，尤其是外出旅行或长距离行走时。

（2）预防及控制感染：对拔牙、扁桃体摘除、插导尿管等有可能造成感染的任何手术或治疗措施都应及时预防，防止血运传播造成关节内感染。

（3）节制性生活：术后 6~8 周避免性生活，性生活时要防止术侧下肢极度外展，并避免受压。

（4）避免髋关节剧烈活动：避免重体力活动及需要髋关节大范围剧烈活动的运动项目，以减少术后关节脱位、骨折、假体松动等问题。

（5）避免将髋关节放置在易脱位的姿势：髋关节过度屈曲、内收、内旋位；术侧髋关节伸直、内收外旋位。

（6）避免在不平整或光滑的路面上行走，以防跌倒。

（7）保持患肢经常处于外展位或中立位。术后 6~8 周屈髋不要超过 90°。

（8）出现术侧髋关节任何异常情况，均应及时与医师联系。

（9）第 3 次复查在术后 1 年，以后每年复查 1 次。复查内容包括髋关节正侧位 X 线片，人工髋关节功能评分等。

（二）人工膝关节置换术

人工膝关节置换术（total knee replacement，TKR）的康复治疗。

1. 目的和原则

（1）目的：①改善患者身心健康状态，使患者主动参与康复训练；②防治术后并发症；③增强膝关节屈伸肌肌力，改善关节周围肌力和软组织平衡协调性，保持关节稳定。

（2）原则如下。

1）因人而异，区别对待：由于不同患者的体质、病情、心理素质、主观功能要求、手术等不尽相同，TKR 康复没有统一的标准程序，应区别对待。

2）局部与整体观念：膝关节是下肢负重行走的关节，如类风湿关节炎累及多关节、多器官。因此，单纯处理膝关节并不足以改善功能，必须兼顾其他部位。

3）循序渐进原则：TKR 患者有长期疼痛、畸形及功能障碍，膝关节周围软组织受到侵犯，所以患者的功能只能逐步提高，忌操之过急，以免发生损伤。康复训练中如出现血栓形成、伤口愈合不佳、感染、关节脱位、骨折、髌腱断裂、腓总神经损伤、髌骨脱位、假体松动、磨损、变形、断裂等情况，须停止训练，及时处理。

2. 方法

（1）手术当日至术后第 3 天。

1）注意患者有无心肺功能异常、休克、伤口出血量过多等症状，必须待患者全身和局部状况平稳后方可开始功能训练。

2）深呼吸锻炼。

3）术侧下肢肌肉等长收缩训练；伸直膝关节，主动或被动踝关节屈伸。

4）双上肢主动活动训练。

5）术后第 2~3 天拔引流管，引流管尖部及其管内凝血块做细菌培养及药敏试验，拍膝正侧位及屈膝 45°髌骨轴位 X 线片。

（2）术后第 4 天至 2 周：康复训练的主要目标是逐步恢复膝关节 ROM，至少 0°~90°。

恢复股四头肌、腘绳肌肌力。每次训练强度应在患者耐受程度内进行，并且训练完毕后，不应加重肢体原有的疼痛、肿胀。

1）持续被动运动练习，开始运动范围 20°~90°。

2）主动膝关节运动（去掉 CPM 器械后训练）。

3）股四头肌、腘绳肌训练。

4）使用骨水泥者，一般情况下，术后第 4 天在医护人员的帮助下练习站立、行走。如关节不稳，可戴膝支架。对术前有严重屈膝畸形者，在此期间夜间仍需用石膏托固定于伸膝位，一般应连续 4~6 周。

5）CPM 活动范围 0°~110°。

（3）术后 2~6 周。

1）继续进行关节活动度和肌力训练。

2）ADL 训练、作业疗法、理疗。

3）膝关节正侧位 X 线片。

4）术后 6~12 周：膝关节 ROM 0°~125°，自行车、踏车、蹦床、缓步、游泳、术侧下肢负重、斜板平衡训练。

5）术后 12~20 周：散步、灵敏技巧训练、跨越障碍训练、侧向运动。

6）术后 24 周：股四头肌恢复到原有肌力的 75%~80%，全范围关节 ROM 恢复、无肿胀、平稳良好。能缓慢跑步、穿戴限制膝关节旋转支架，可参加适度体育活动。

（4）中医疗法：术后两天可给予中药熏蒸，用红花、乳香、当归、木瓜、川牛膝、骨碎补、花椒、没药、刘寄奴、苏木、水蛭、蜈蚣等药物。熏洗结束后 1 小时进行关节屈伸功能锻炼。可在不同阶段加用不同中医推拿手法，以舒筋通络、滑利关节为目的，手法以点按穴位，以及揉法、弹拨法为主。

3. 预后及预防

（1）参阅人工髋关节置换术后的预后及预防部分。

（2）术后 3 个月、6 个月、12 个月和以后每年 1 次拍摄 X 线片复查膝关节。

第九节　颈椎病的康复

颈椎病是由颈椎间盘退行性病变和由此继发的颈椎组织病理变化累及颈神经根、颈段脊髓、椎动脉、颈部交感神经等组织结构，而引起的一系列临床症状和体征。颈椎的活动度大，容易劳损，所以，颈椎病的发病率很高，为 3.8%~17.6%，男女之间无显著性差异。

一、颈椎病类型

颈椎病分型至今尚无统一的标准，一般根据不同组织结构受累而出现的不同临床表现，将颈椎病分为颈型（软组织型）、神经根型、脊髓型、椎动脉型及混合型。有的在此分型的基础上再加交感神经型，因交感神经与椎动脉关系密切，常将其合并在椎动脉型中。

（一）颈型颈椎病

颈型也称为软组织型，是在颈椎退变的起始阶段，髓核与纤维环的脱水、变性与张力降低，进而引起椎间隙的松动与不稳，常于晨起、过劳、姿势不当及寒冷刺激后突然加剧。有自然缓解和反复发作的倾向。青壮年多发，以颈部酸、胀、痛为主，约半数患者有颈部活动障碍，个别的有上肢短暂的异常感觉。查体主要是一侧或双侧斜方肌压痛，棘突和棘间可有压痛，一般较轻。X线片示颈椎生理曲度减小，MRI示椎间盘退变。

（二）神经根型颈椎病

神经根型系髓核突出，小关节的骨质增生或创伤性关节炎，钩椎关节的骨刺形成等对神经根造成压迫和炎性刺激所致。发病因素较多，病理改变复杂，临床表现各异。

临床表现。①颈部症状：髓核组织突出刺激局部脊髓神经，有明显的颈部疼痛，椎旁肌、棘突、棘间压痛，颈椎活动度减小。②根性痛：范围与受累的脊神经分布区相一致。与根性痛相伴的是该神经分布区的感觉功能障碍。③肌力障碍：以前根受累者明显，早期肌张力增高，但很快减弱并出现肌肉萎缩，手部以大小鱼际肌及骨间肌最明显。④腱反射改变：受累神经根所参与的反射弧出现异常。早期呈现活跃，中、后期减退或消失。检查时应与对侧相比，单纯的根性受累不应有病理反射。⑤特殊试验：增加脊神经张力的试验阳性，尤以急性期和后根受累为多见。颈椎挤压试验阳性者多以髓核突出和椎间关节不稳为多。

X线片多表现为颈椎生理曲度消失、椎节不稳、椎间孔狭窄、钩椎增生等。CT、MRI示椎间盘突出。

（三）脊髓型颈椎病

脊髓型颈椎病较少见，主要由椎管发育性狭窄、椎节不稳、髓核突出、后纵韧带骨化压迫或刺激脊髓而出现感觉、运动和反射障碍，特别是出现双下肢的肌力减弱是诊断脊髓型颈椎病的重要依据。

临床表现。①锥体束征：先是下肢无力、双腿发紧、抬步沉重感，渐而出现跛行、易跪倒、足尖不能离地、步态笨拙等。②肢体麻木：主要是脊髓丘脑束受累所致。在脊髓丘脑束内的痛、温觉纤维与触觉纤维分布不同，因而受压迫的程度亦有所差异。痛、温觉可能明显障碍，而触觉可能完全正常。③反射障碍：反射亢进、踝膝阵挛、肌肉萎缩、手部持物易坠落，最后呈现为痉挛性瘫痪。肱二头肌、肱三头肌和桡反射、下肢的膝反射和跟腱反射早期活跃，后期减弱和消失。病理反射以霍夫曼反射阳性率最高，其次是髌阵挛、踝阵挛和巴宾斯基征。④自主神经症状：胃肠、心血管系统功能的异常表现、大小便改变。⑤屈颈试验阳性：颈椎前屈时，脊髓有效空间减小，双下肢或四肢可出现"触电"样感觉。

X线片显示椎管矢径小、骨刺形成明显（椎体后缘）、后纵韧带骨化等。CT、MRI有椎间盘突出、脊髓受压，重者有脊髓变性的表现。

（四）椎动脉型颈椎病

颈椎失稳后，钩椎关节松动、变位，累及两侧上下横突孔，出现轴向或侧向移位，刺激或压迫椎动脉，引起椎动脉痉挛、狭窄。另外，椎间隙的变化也可影响椎动脉，椎间盘突出或退变后，相邻椎间隙变窄，椎动脉相对变长，出现折曲、狭窄，而造成以椎基底动脉供血不全为主的综合征。研究表明，一侧椎动脉受压不会造成基底动脉供血不足，所以，该类型的发病率不高。

临床特点。①偏头痛：常因头颈部突然旋转而诱发，以颞部为剧，多呈跳痛或刺痛，一般为单侧；②迷路症状：耳聋、耳鸣；③前庭症状如眩晕，记忆力减退；④精神症状：精神抑郁、健忘、失眠、多梦；⑤猝倒，自主神经症状，胃肠、呼吸及心血管系统症状；⑥自主神经症状，由于椎动脉周围有大量交感神经的节后神经纤维，因此当椎动脉受累时，常累及交感神经引起自主神经症状，以胃肠、心血管系统症状多见，头晕、眼花、耳鸣、手麻、心动过速、心前区痛、胸闷等，个别患者可出现 Horner 征。患者头向健侧时头晕或耳鸣加重，严重者可出现猝倒。

X 线片显示钩椎关节增生、椎间孔狭小（斜位片）或椎节不稳（梯形变）。MRI 有椎间盘突出或退变的表现，颈椎两侧横突孔不对称，内径变窄。

（五）混合型

实际临床工作中，混合型颈椎病比较常见。常以某一类型为主，其他类型症状不同程度地合并出现，病变范围不同，其临床表现也各异。

二、康复评定

（一）一般状况评定

（1）颈椎活动范围：颈椎的屈、伸、侧屈和旋转，以及患者对这种活动变化的反应。
（2）肌力的测定。
（3）感觉和反射的测定。
（4）疼痛与压痛点的测定。
（5）肌电图和神经传导速度测定。
（6）影像学的评定。
（7）ADL 能力评定：对进食、洗澡、修饰、穿衣、大小便控制、使用厕所、床椅转移、平地行走、上下楼梯等功能的评定。

（二）专项评定

专项评定包括颈椎稳定性、颈椎间盘突出功能损害和脊髓型颈椎病的功能评定等。目前普遍应用日本骨科学会的脊髓型颈椎病 17 分评定法。17 分为正常值，分数越低表示功能越差，以此评定手术治疗前后功能的变化。也可采用此法评定脊髓型颈椎病的康复治疗效果。

Ⅰ：上肢运动功能（4分）：0分——不能持筷或勺进餐。1分——能持勺，但不能持筷；2分——能持筷，但很费力；3分——能持筷，但笨拙；4分——正常。

Ⅱ：下肢运动功能（4分）：0分——不能行走；1分——走平地需用拐杖；2分——仅上下楼梯时需扶拐杖；3分——行走或上下楼梯不需拐杖，但缓慢；4分——正常。

Ⅲ：感觉（6分）：上肢：0分——有明显感觉障碍；1分——轻度感觉障碍；2分——正常。下肢评分同上肢。躯干评分同上肢。

Ⅳ：膀胱功能（3分）：0分——尿潴留；1分——严重排尿障碍，包括膀胱排空不充分、排尿费力和淋漓不尽；2分——轻度排尿障碍，包括尿频和排尿踌躇；3分——正常。

三、康复治疗

（一）颈型颈椎病康复

康复治疗原则：以非手术方法治疗为主。牵引、按摩、理疗、针灸均可。理疗常用超短波，无热或微热量，每日12分钟，4天为1个疗程；电脑中频或电刺激，电量为耐受限度，20分钟（感应电刺激5分钟）；直流电离子导入疗法，药物用8%乌头碱，电流强度0.1 mA/cm^2，每日20分钟，4天为1个疗程。

（二）神经根型颈椎病康复

康复治疗原则：仍以非手术治疗为主。牵引有明显的疗效，前倾放松位牵引，6~8 kg，30~40分钟，每日2次，药物治疗效果较明显。超短波和乌头碱导入、I$^-$导入都有治疗意义。推拿治疗切忌操作粗暴。

（三）脊髓型颈椎病康复

康复治疗原则：先试行非手术疗法，如无明显疗效应尽早手术治疗。该类型较重者禁用牵引治疗，特别是大重量牵引，手法治疗多视为禁忌证。

（四）椎动脉型颈椎病康复

康复治疗原则：以非手术治疗为主。90%的病例均可获得满意疗效。有以下情况者可考虑手术：有明显的颈性眩晕或猝倒发作者；经非手术治疗无效者；经动脉造影证实者。

（五）颈椎牵引

1. 牵引时间

从生物力学的观点来看，是给颈椎施加牵张力，使其发生应变，椎间隙加宽，椎间盘压力减小，缓解神经根、脊髓和血管受压，调整颈椎神经、血管和脊髓之间的关系，改善颈椎的生理功能。相对于椎间盘和韧带，椎体为刚性物体，在受到应力作用时，几乎不产生应变，而椎间盘属于黏弹性物质，所以牵引时主要是椎间盘和韧带发生蠕变。根据蠕变方程拟合曲线和实际测量的结果，在蠕变曲线最初10~20分钟，椎间盘的应变随时间上升得较快，而后逐渐减慢，50 分钟后，即使时间再延长，应变也不增加，说明颈椎牵引时间 10～30 分钟较合适。另有观察表明，用 5 kg 重量牵引，牵引最初 5 分钟内，颈椎的应变随牵引力增大明显增加，18 分钟后应变反而下降，说明牵引时间不宜超过 20 分钟。

2. 牵引角度

一般认为，牵引角度以颈椎前倾 10°～20° 较合适。当牵引力向前倾斜一个小角度时，牵引力与颈椎的横截面垂直，能均匀加宽前后椎间隙，致使椎间孔与椎管均匀扩大，以减轻或消除颈肩部疼痛。前倾 8°～10° 的牵引力，对牵离被嵌顿的小关节也有作用，并使扭曲于横突孔中的椎动脉得以伸展，改善头部的缺血状况，使头晕、头痛得以减轻或消失。有观察表明，最大牵引力作用的位置与牵引的角度有关。颈椎前倾角度小时，牵引力作用于上颈椎，随颈椎前倾角度的加大，作用力的位置下移。颈椎生理曲度改变时，最大牵引力的位置也有改变。应根据颈椎病的类型确定牵引的角度，颈型的牵引时颈椎前倾 10°～20°，神经根型的前倾 20°～30°，脊髓型的后仰 10°～15°，在牵引过程中还应根据患者的反应适当调整。

3. 牵引重量

牵引重量与患者的年龄、身体状况、牵引时间、牵引方式等有关，一般为 6～15 kg。若牵引时间短，患者身体状况好，牵引重量可适当增加，若牵引时间长，牵引重量要小些。可根据患者的反应适当调整。

（六）针灸

主穴：颈夹脊穴 2、3、5、7。

配穴：恶心呕吐配内关、足三里；心慌汗出配神门、内关；耳鸣耳聋配听宫、听会、翳风、中渚；头痛配太阳、完骨、太冲；肢体麻木配曲池、外关、风市、阳陵泉等。

（七）推拿

推拿手法主要包括以下 4 类。①放松性手法：以拇指揉法和掌揉法为主，也可用㨰法或按法。②正骨手法：可用摇正法、搬按法、推正法和反向运动法。③强壮手法：正骨手法后疏通颈椎旁软组织，常用弹拨法、拿捏法、叩打法和点穴法。④痛区手法：轻松、镇痛的方法有抚摸、揉捏、按压、震动和叩打法；刺激、兴奋的手法有拍打、提弹、捻搓、点穴法。

（八）注射疗法

颈段硬膜外腔封闭疗法适用于神经根型颈椎病、交感型颈椎病和椎间盘突出症。采用低浓度局部麻醉药加皮质激素阻断感觉神经和交感神经在椎管内的刺激点，也可抑制椎间关节的创伤应激。每周 1 次，2～3 次为 1 个疗程。需备有麻醉机或人工呼吸器，严格在无菌条件下进行，要求穿刺技术熟练。

（九）药物治疗

药物治疗的目的主要是消炎止痛，目前选用非甾体抗炎药，一般不宜用强烈止痛药，如吗啡类药物。活血化瘀、疏经活络类中成药也有一定效果。

第十节　肩周炎的康复

肩关节周围炎简称肩周炎，俗称冻结肩，是肩周、肌腱、肌肉、滑囊及关节囊的慢性损伤性炎症。以活动时疼痛、功能受限为其临床特点。

一、肩周炎概述

（一）病因

1. 肩部原因

肩周炎大多发生在 40 岁以上的中老年人，软组织退行性变、对各种外力的承受能力减弱是基本因素；长期过度活动、姿势不良等所产生的慢性致伤力是主要的激发因素；上肢外伤后肩部固定过久，肩周组织继发萎缩、粘连；肩部急性挫伤、牵拉伤后治疗不当等。

2. 肩外因素

肩外因素如颈椎病及心、肺、胆道疾病发生的肩部牵涉痛，因原发病长期不愈使肩部肌肉持续性痉挛、缺血而形成炎性病灶，转变为真正的肩周炎。

（二）临床表现

1. 急性期

急性期即冻结肩进行期，病变主要位于肩关节囊，肩关节造影常显示有关节囊挛缩、关节下隐窝闭塞、关节腔容积减少、肱二头肌腱粘连。肱二头肌腱伸展时，有不适及束缚感，肩前外侧疼痛，可扩展至三角肌止点。

2. 慢性期

慢性期即冻结期，随着病变的加剧进入冻结期。除关节囊挛缩外，关节周围大部分软组织受累，胶原纤维变性，组织纤维化并挛缩而失去弹性，变得脆弱而易撕裂。后期喙肱韧带增厚挛缩成索状，冈上、冈下、肩胛下肌紧张，将肱骨头抬高，限制其各向活动。滑膜隐窝大部分闭塞，肩峰下滑囊增厚，腔闭塞，关节囊、肱二头肌腱与腱鞘均有明显粘连。临床表现为持续性肩痛，夜间加重，不能入眠，上臂活动和盂肱关节活动受限达高峰，通常在 7～12 个月或数年后疼痛逐渐缓解，进入末期。

3. 功能恢复期

功能恢复期即解冻期，7～12 个月后，炎症逐渐消退，疼痛逐渐减轻，肩部粘连缓慢性、进行性松解，活动度逐渐增加。

肩关节炎和其他软组织慢性损伤性炎症一样，是自限性疾病，预后良好，但处理不当会加重病变，延长病期，遗留永久性功能障碍。

（三）诊断要点

肩周炎发生于中老年人，以缓慢起病的肩部疼痛，并逐渐加重，疼痛的程度和性质可有较大的差异，伴有肩部活动障碍，尤其以肩外展、内旋障碍为主，三角肌萎缩，患肩周围有多个压痛点，X 线检查阴性为特征。

二、康复评定

康复评定主要是对疼痛、关节活动度和日常生活活动能力的综合评定。一般采用百分 5 级评定法；总分 100 分，其中疼痛 30 分、关节活动度 30 分、日常生活活动能力 40 分。

（一）疼痛

（1）无痛：30 分。

（2）活动时疼痛但程度较轻：20 分。

（3）不动时疼痛较轻，活动时加重，但可忍受，偶有夜间痛：10 分。

（4）疼痛难忍，夜间尤重，影响睡眠，需服止痛药：0 分。

（二）关节活动度

1. 前屈上举

满分 15 分。

（1）前屈上举≥150°：15 分。

（2）120°≤前屈上举＜150°：12 分。

（3）90°≤前屈上举＜120°：9 分。

（4）60°≤前屈上举＜90°：6 分。

（5）30°≤前屈上举＜60°：3 分。

（6）前屈上举＜30°：0 分。

2. 外旋

满分 9 分。

（1）外旋＞40°：9 分。

（2）30°≤外旋＜40°：6 分。

（3）20°≤外旋＜30°：3 分。

（4）外旋＜20°：0 分。

3. 内旋（手背后伸）

满分 6 分。

（1）手可触及 T12：6 分。

（2）手可触及 L5 以上 T12 以下：4 分。

（3）手可触及骶尾部：2 分。

（4）手不能触及骶尾部：0 分。

（三）日常生活活动能力（ADL）

1. 评定项目

ADL分8项，每一项满分5分。包括穿脱套头衣，穿脱开口衣，翻衣服领，刷牙，梳头，用手触及对侧腋窝，系裤带，便后使用卫生纸8项。

（1）完成容易：5分。

（2）勉强完成：3分。

（3）不能完成：0分。

2. 评分标准

Ⅰ级：100分。

Ⅱ级：≥80分，<100分。

Ⅲ级：≥60分，<80分。

Ⅳ级：≥40分，<60分。

Ⅴ级：<40分。

三、康复治疗

早期疼痛较重的患者可采用口服非甾体抗炎药、直流电乌头碱离子导入、微热量超短波、封闭、轻手法推拿等方法。

（一）早期以止痛为主

（1）超短波：患肩部对置，无热量或微热量，每日10～12分钟，7天为1个疗程。

（2）直流电离子导入：乌头碱或普鲁卡因置阳极导入，每日20分钟，7天为1个疗程。

（3）紫外线：红斑量照射肩部皮肤，隔日1次，共3次。

（4）低、中频电疗法：选用止痛处方，每日20分钟，7～10天为1个疗程。

（5）针灸疗法：多选远近取穴法和循经取穴法，有祛风散寒、舒筋通络、活血化瘀、益气养血、解痉止痛的作用。尤其在急性期，能迅速止痛，即刻改善患肩的活动度。

（二）以关节活动度障碍为主

（1）蜡疗：盘蜡法，每日30分钟，10～15天为1个疗程。

（2）超短波：患肩部对置，每日12～15分钟，10～15天为1个疗程。

（3）中频电疗法：剂量耐受限，每日20分钟。10～15天为1个疗程。

（4）脉冲磁疗：中剂量，每日20～30分钟。10～15天为1个疗程。

（5）肩关节松动术。①盂肱关节：分离牵引、向足滑动、渐进性向足滑动、渐进性上举、向后滑动、向前滑动等手法；②肩锁关节：向前滑动手法；③胸锁关节：向后滑动、向前滑动、向下滑动、向上滑动手法；④肩胛胸壁软组织松动。

（6）功能锻炼。①上肢前伸上举：患者面向墙上的"肋木"，患手抓住"肋木"从低向高逐渐上举；②外展上举：患肢外侧对"肋木"，手抓住"肋木"由下向上；③外旋：肘关节屈曲，上臂贴于胸壁，前臂外展，使肩外旋；④内收：肘关节屈曲，前臂经胸前触摸对侧的肩关节；⑤后伸：前臂内旋，绕过背部，患侧手尽力触摸对侧肩胛下角。也可双手反握体操棒，放在腰部，通过屈曲肘关节沿背部向上拉；⑥环臂：站立位，面对肩关节环绕轮，手握把柄，做摇轮动作。无训练轮时，健侧手扶椅背，腰部前屈，患者上肢自然下垂，手握2～5 kg重物，上肢摇动划圈。

（7）推拿疗法：推拿是治疗肩周炎的理想方法，具有活血化瘀、舒筋活络、解痉止痛、松解粘连等作用。在肩周炎急性期，由于疼痛、痉挛较重，宜用轻柔的手法，以舒筋活血、解痉止痛，改善局部血液循环，加速炎性水肿、渗出物吸收，促进病变肌腱、韧带修复，防止关节粘连形成；在粘连期和恢复期，由于肩关节周围肌腱、韧带粘连较重，功能活动明显受限，宜用较重的手法，如点法、拨法等配合扳法、拔伸法、摇法等运动关节类手法，对肩关节各功能位进行主动或被动活动，以松解粘连、滑利关节，促进肩关节功能恢复。

我国伤科推拿发展历史悠久，推拿治疗肩周炎逐渐发展成单纯手法治疗、麻醉手法松解（又称大推拿）、推拿手法结合其他治疗手段综合治疗等多种治疗模式。

四、预后及预防

肩周炎以中老年人发病居多，虽有合并关节功能障碍，但预后较好，只有极少患者遗留永久性肩关节功能障碍。防止受凉、劳累和外伤是预防肩周炎发生和复发的关键。中老年人经常做颈肩部保健操，能明显降低肩周炎的发病率。如已发生肩周炎，应及早诊治，积极开展康复训练，防止肩关节运动功能下降及残疾的发生。

（侯　军　马安东）

第十一节　腰椎间盘突出症的康复

腰椎间盘突出症主要是指腰椎，尤其是L4～L5、L5～S1、L3～L4的纤维环破裂和髓核组织突出，压迫和刺激相应水平的一侧和双侧坐骨神经所引起的一系列症状和体征。在腰椎间盘突出症的患者中，L4～L5、L5～S1突出占90%以上，年龄以20～50岁居多，诱发因素有退行性变、职业、吸烟、医源性损伤、体育活动、心理因素、寒冷和肥胖等。

一、类型

腰椎间盘突出症的病变程度临床上按突出程度分类，还有按突出的部位分类。

（一）按突出程度分类

1. 椎间盘膨出

移位的髓核仍在纤维环内，但因纤维环抗张力减弱而整个地向外膨大。

2. 椎间盘突出

移位的髓核已通过纤维环裂隙到了纤维环外面，对相邻组织不但有机械性压迫，还有化学刺激和作为异物的免疫反应。

3. 椎间盘脱出

疝脱的髓核离开突出的纤维环裂口，在椎管内下沉或贴附于神经或其他软组织。

（二）按突出部位分类

1. 中央型突出

疝突发生在椎体后中线，压迫硬膜囊，体积大时还可压迫两侧神经根或马尾；继发椎管狭窄，出现马鞍区感觉减退及双下肢麻木。

2. 偏侧型突出

此型最多见，后纵韧带仍完整，疝突物移向后外侧，体积大的甚至继发侧隐窝或椎间管的狭窄，压迫同侧神经根，引起一侧下肢的疼痛和运动障碍。

3. 外侧型

疝突发生在小关节外侧，就诊时常被忽略。

二、康复评定

腰椎间盘突出症患者常有不同程度的功能障碍，如腰椎活动受限、腰痛和下肢疼痛影响日常生活活动能力，患侧下肢的肌肉萎缩和麻木影响行走能力和工作能力，巨大突出者影响排便和排尿等。康复评定主要包括疼痛评定、腰椎活动度评定、下肢的肌力和感觉评定、步态分析、日常生活活动能力评定、神经电生理评定等。但临床症状、体征及影像学检查是主要的评定内容。

（一）症状

1. 腰腿痛

腰椎间盘突出症的患者多表现为下腰痛，疼痛影响到腰背部及患侧臀部。腰痛是最早的症状，由于腰椎间盘突出是在腰椎间盘退行性变的基础上发展起来的，所以，在突出以前的椎间盘退行性变即可出现腰腿痛。坐骨神经痛是由于神经受到刺激放射至患侧下肢引起的，这种疼痛多表现为臀部、小腿外侧、足跟、足背外侧及趾疼痛。麻木是突出的椎间盘压迫本体感觉和触觉纤维引起的。有少数患者自觉下肢发凉、无汗或出现下肢水肿，这与腰部交感神经根受到刺激有关。中央型巨大突出者，可出现会阴部麻木、刺痛，排便及排尿困难，男性阳痿，双下肢坐骨神经疼痛。腰椎间盘突出较重者，常伴有患侧下肢的肌萎缩，以趾背伸肌力减弱多见。

2. 跛行

疼痛较重者步态为跛行，又称减痛步态。特点是尽量缩短患肢支撑期，重心迅速从患侧下肢移向健侧下肢，并且患腿常以足尖着地，避免足跟着地震动引起疼痛，坐骨神经被拉紧。

（二）体征

1. 局限压痛

椎间盘突出部位椎间隙、棘上韧带、棘间韧带及棘突旁压痛。慢性患者棘上韧带可有指下滚动感，对诊断腰椎间盘突出症有价值。压痛点也可出现在受累神经分支或神经干上，如臀部、坐骨切迹、腘窝正中、小腿后侧等。

2. 脊柱曲度改变

腰椎间盘突出症患者常出现腰椎曲度变直，侧凸和腰骶角的变化，这是为避免神经根受压机体自我调节造成的，患者越年轻，其自我调节能力越强，脊柱侧凸、平直或后凸的程度就越重。

3. 直腿抬高试验阳性

直腿抬高试验阳性即拉塞格征阳性，是诊断腰椎间盘突出症较有价值的试验，敏感性为76%~97%。直腿抬高试验阳性也见于急性腰扭伤、强直性脊柱炎、腰骶椎肿瘤、骶髂关节和髋关节病变，但阳性率很低，此时直腿抬高加强试验是区分真假腰椎间盘突出症的有效办法。L4~L5 和 L5~S1 突出时，直腿抬高试验阳性率最高，高位腰椎间盘突出则阳性率较低。

（三）影像学检查

1. 腰椎平片

操作简便、价格低廉，患者乐于接受。最大优点不单是能为腰椎间盘突出症的诊断提供依据，更重要的是能为除外腰椎的各种感染、骨肿瘤、强直性脊柱炎、椎弓崩裂及脊椎滑脱等许多亦能引起腰腿痛的其他疾病提供诊断依据。

腰椎间盘突出症的平片征象：①脊柱腰段外形的改变，正位片上可见腰椎侧弯、椎体偏歪、旋转、小关节对合不良；侧位片腰椎生理前凸明显减小、消失，甚至反常后凸，腰骶角变小。②椎体外形的改变，椎体下缘后半部浅弧形压迹。③椎间隙的改变，正位片可见椎间隙左右不等宽，侧位片椎间隙前后不等宽甚至前窄后宽。

2. CT 扫描

CT 扫描能清楚地显示椎管内的各种软组织结构。腰椎间盘突出的 CT 征象：①突出物征象，突出的椎间盘超出椎体边缘，与椎间盘密度相同或稍低于椎间盘的密度，呈结节或不规则块，当碎块较小而外面有后缘韧带包裹时，软组织块影与椎间盘影相连续。当突出的块较大时，在椎间盘平面以外的层面上也可显示软组织密度影，当碎块已穿破后纵韧带时，与椎间盘失去连续性，除了在一个层面移动，还可上下迁移，还可向椎管内突出，此时，在椎间管内可见到游离的髓核碎块软组织影。②压迫征象，硬膜囊和神经根受压变形、移位、消失。③伴发征象，黄韧带肥厚、椎体后缘骨赘、小关节突增生、中央椎管及侧隐窝狭窄。

3. MRI

椎间盘退行性变后，由于水分丢失和胶原与非胶原蛋白的变化，髓核从黏性流体静力学结构变成干燥的纤维团块。T_2 加权图像上，退变表现为髓核与纤维环之间的信号差别消失，椎间盘的信号强度也明显降低。在 T_1 和 T_2 图像上都可显示椎间隙变窄，但 T_2 加权图像对椎间盘退变的诊断较佳。

椎间盘突出 MRI 有以下表现：①椎间盘脱出物与原髓核在几个相邻矢状层面上都能显示分离影像；②脱出物超过椎体后缘 5 mm 或 5 mm 以上并呈游离状；③脱出物的顶端缺乏纤维环形成的线条状信号区，与硬膜及其外方脂肪的界限不清；④突出物脱离原椎间盘移位到椎体后缘上方或下方。如有钙化，其信号强度明显降低。

三、康复治疗

（一）卧床休息

卧床休息可以减少椎间盘承受的压力，缓解原先突出椎间盘组织对神经根局限性的压迫，达到临床症状减轻或消除的目的。一般卧床 3~4 周症状大多能缓解。

（二）腰椎牵引

根据腰椎牵引的大小和作用时间的长短，可将牵引分为快速牵引和慢速牵引。快速牵引重量大，作用时间短，多数一次治疗即可，可在牵引的同时加手法治疗。慢速牵引重量小，每次牵引时间为 30 分钟到 1 个小时，需多次牵引，也是临床治疗腰椎间盘突出症的常用方法。

（1）治疗机制：①缓解腰背部肌肉痉挛，纠正脊柱侧凸；②使椎间隙增宽，有利于突出物部分还纳，减轻对神经根的机械刺激；③快速牵引时，瞬间牵引力作用于后纵韧带，使后纵韧带牵张应力明显加大，对突出物产生向腹侧的压力；④椎间孔增大，上下关节突关节间隙增宽，对关节滑膜的挤压减轻，使疼痛缓解或消失；⑤松解神经根粘连，改善神经的感觉和运动功能；⑥快速牵引使突出物在三维空间内发生不同程度的变位变形，增加了神经根、硬膜囊的相对空间。

（2）应用原则：①急性期腰痛和患侧下肢疼痛剧烈的患者一般不急于行牵引治疗，可卧床休息，用解热镇痛药减轻疼痛，用甘露醇、利尿剂及地塞米松减轻神经根水肿，待疼痛减轻后再行牵引治疗。②对于侧隐窝狭窄明显，下肢直腿抬高度数小于 30° 的患者，可试行慢速牵引，牵引重量从体重的 10% 逐渐增加，根据患者的反应调整。慢速牵引 1~2 次，若患者出现腰痛和患侧下肢疼痛减轻，可行快速牵引。③慢速牵引 5~7 次或快速牵引 2 次，疼痛症状无缓解者，建议改用其他方法治疗。

（3）牵引方法。

1）慢速牵引：小重量持续牵引是沿用很久的方法，疗效也是肯定的。慢速牵引包括很多方法，如自体牵引（重力牵引）、骨盆牵引、双下肢皮牵引等。这些牵引的共同特点是作用时间长而施加的重量小，大多数患者在牵引时比较舒适，在牵引中还可根据患者的感觉对牵引重量进行增加或减小。

适应证：腰椎间盘突出症，腰椎退行性变，急性腰扭伤，腰椎小关节疾病。

禁忌证：慢速牵引由于牵引重量小，作用缓慢，其不良反应比快速牵引少，但由于牵引时间长，胸腹部压迫重，呼吸运动受到明显的限制，所以对老年人特别是有心肺疾病的患者应特别谨慎。另外，慢速牵引重量过大也可造成神经根刺激或损害。

2) 快速牵引：快速牵引以中医的"人工拉压复位法"最为典型。后来，逐渐发展成机械传动的快速水平牵引。中医斜扳和旋转手法与机械传动的快速水平牵引相结合制造了多方位牵引床或称三维牵引床，该牵引由计算机控制，多动作组合，作用时间短，患者无痛苦，多数一次治疗即可，已广泛应用于临床。

适应证：临床除用于治疗腰椎间盘突出症外，还可治疗腰椎小关节紊乱、腰椎假性滑脱、早期强直性脊柱炎。

禁忌证：重度腰椎间盘突出、腰脊柱结核和肿瘤、骶髂关节结核、马尾肿瘤、急性化脓性脊柱炎、椎弓崩裂、重度骨质疏松症、孕妇、腰脊柱畸形、较严重的高血压、心脏病及有出血倾向的患者。另外，对于后纵韧带骨化和突出椎间盘的骨化，以及髓核摘除术后的患者都应慎用。

（三）物理治疗

物理治疗有镇痛、消炎、促进组织再生、兴奋神经肌肉和松解粘连等作用，在腰椎间盘突出症的非手术治疗中是不可缺少的治疗手段。临床应用证明，物理治疗对减轻因神经根压迫而引起的疼痛，改善患部微循环，消除神经根水肿，减轻因神经刺激而引起的痉挛，促进腰部及患肢功能的恢复起着非常重要的作用。常用有直流电药物离子导入、超短波、电脑中频、红外线、石蜡和温水浴等疗法。

（四）经皮阻滞疗法

经皮肤将药物注射到疼痛部位，阻断疼痛传导，以减轻或消除疼痛的方法称为经皮阻滞疗法，对于腰椎间盘突出症常用骶裂孔注射阻滞疗法。骶裂孔注射是将药液经骶裂孔注射至硬膜外腔，药液在椎管内上行至患部神经根处发挥治疗作用。所用药液包括维生素 B_1、维生素 B_{12}、利多卡因、地塞米松和生理盐水，30 ~ 50 mL，3 ~ 5 日为 1 个疗程，共 3 个疗程。

（五）推拿疗法

推拿是通过手法作用于人体体表的特定部位来防治疾病的疗法。治疗腰椎间盘突出症的手法主要有肌松类、牵引类、被动整复类。一般认为，腰椎间盘突出症未破裂型推拿效果好，破裂型效果不佳，巨大突出的中央型为推拿禁忌证。

对适合推拿的患者，要根据其病情轻重、病变部位、病程、体质等选择适宜的手法，并确定其施用顺序、力量大小、动作缓急等。如急性期疼痛较剧者，施以肌松类手法，可先下肢后腰骶，先健侧后患侧，先周围后患处、痛点，循序渐进，且轻柔缓和。对初次发病但症状较轻和恢复期疼痛缓解者，继肌松类手法后可施以牵引、整复类手法。对病程迁延日久者，可适当增加整复类手法。急性期治疗原则是缓急止痛、解痉。恢复期的治疗原则是促进髓核回纳，松解粘连。后遗症期的治疗原则是行气活血、加强脊柱稳定性。

（六）针灸疗法

常用腰部夹脊、肾俞、命门、关元俞、环跳、足三里、阳陵泉、解溪、委中、昆仑、秩边和风市等穴位。可用电针或温针灸。

（七）关节松动术

关节松动技术可用于治疗腰椎间盘突出症，基本原则如下。

（1）根据患者的具体情况，选用相应手法治疗技术。

（2）治疗师在实施手法治疗过程中，要结合自己的感觉去松动，这样收效更好。

（3）治疗师在实施手法治疗中应整个身体用力，双手或拇指、其余手指等仅起传导作用，肌肉力量应弥散而不能集中到局部。治疗接触点应稍离开运动关节，以使患者在接受治疗时比较舒服。

（4）手法治疗的节奏，一般每秒摆动 2~3 次，不应过快或过慢。

（5）被活动的关节的准备姿势应处于半屈曲位，即介于屈曲和伸展的中间位置，这样，活动范围能达到最大。

（6）后前按压棘突时，应在棘突中间垂直向下按压。在僵直关节的手法治疗中，压力方向沿僵直方向。治疗技术方法多种多样，无固定模式，但是都必须适应患者的症状、体征、病理变化。主要治疗技术：脊柱中央后前按压；脊柱中央后前按压并右侧屈；脊柱中央前后按压；单侧脊柱外侧后前按压；横向推压棘突；旋转；纵向运动；屈曲；直腿抬高等。

（八）自我锻炼

腰椎间盘突出症患者应积极配合运动疗法，以提高腰背肌肉力量，纠正异常力线，增强韧带弹性，活动椎间关节，维持脊柱正常形态。

1. 早期腰背肌练习方法

（1）五点支撑法：仰卧位，用头、双肘及双足跟着床，使臀部离床，腹部前凸如拱桥，稍倾放下，重复进行。

（2）三点支撑法：在前法锻炼的基础上，待腰背肌稍有力量后改为三点支撑法，仰卧位，双手抱头，用头和双足跟支撑身体抬起臀部。

（3）飞燕式练习法：俯卧位，双手后伸置于臀部，以腹部为支撑点，胸部和双下肢同时抬起离床，如飞燕，然后放松。

2. 恢复期练习方法

（1）体前屈练习：身体直立，双腿分开，两足同肩宽，以髋关节为轴，上体尽量前倾，双手可扶于腰两侧或自然下垂，手向地面接近。做 1~2 分钟后还原，重复 3~5 次。

（2）体后伸练习：身体直立双腿分开，两足同肩宽。双手托扶于臀部或腰间，上体尽量伸展后倾，并可轻轻震颤，加大伸展程度。维持 1~2 分钟后还原，重复 3~5 次。

（3）体侧弯练习：两足开立，同肩宽，两手叉腰。上体以腰为轴，先向左侧弯曲，还原中立，再向右侧弯曲，重复进行并可逐步增大练习幅度。重复 6~8 次。

（4）弓步行走：右脚向前迈一大步，膝关节弯曲，角度大于90°，左腿在后绷直，此动作近似武术中的右弓箭步。然后迈左腿成左弓步，左右腿交替向前行走，上体直立，挺胸抬头，自然摆臂。每次练习5～10分钟，每天2次。

（5）后伸腿练习：双手扶住床头或桌边，挺胸抬头，双腿伸直交替后伸摆动，要求摆动幅度逐渐增大，每次3～5分钟，每天1～2次。

（6）提髋练习：身体仰卧，放松。左髋及下肢尽量向身体下方送出，同时右髋右腿尽量向上牵引，使髋骶关节做大幅度的上下扭动，左右交替，重复1～8次。

（7）蹬足练习：仰卧位，右髋、右膝关节屈曲，膝关节尽量接近胸部，足背勾紧，然后足跟用力向斜上方蹬出，蹬出后将大小腿肌肉收缩紧张一下，约5秒左右。最后放回原位，左右腿交替进行，每侧下肢做20～30次。

（8）伸腰练习：身体直立，两腿分开，两足同肩宽，双手上举或扶腰，同时身体做后伸动作，逐渐增加幅度，并使活动主要在腰部而不是髋骶部。还原后再做，重复8～10次，动作要缓慢，自然呼吸不要闭气，适应后可逐渐增加练习次数。

（9）悬腰练习：两手悬扶在门框或横杠上，高度以足尖能触地为宜，使身体呈半悬垂状，然后身体用力，使臀部左右绕环交替进行。疲劳时稍作休息，重复3～5次。

四、预后及预防

腰椎间盘突出的程度不同，预后也不同，轻中度的椎间盘突出，95%的患者经过保守治疗都能得到令人满意的恢复效果，重度突出多需手术治疗。无论保守治疗还是手术治疗，都有复发的可能。一般来说，年复发率在10%左右。手术治疗后，由于腰椎生物力学结构的破坏，5年后腰腿痛的复发率要远高于保守治疗的患者。预防腰椎间盘突出的措施主要是防止该病的诱发因素，如增加腰背部的肌肉训练，养成良好的工作姿势，避免腰背部的过度伸展、屈曲和过度负重，戒烟戒酒，避免受凉和劳累，控制体重等。

第十二节　软组织损伤的康复

软组织损伤指由于多种原因导致的肌肉、肌腱、筋膜、腱鞘、血管、神经等软组织结构和功能的损害。可导致软组织损伤的因素包括力学因素、化学因素、生物病理因素等。力学因素是常见的软组织损伤因素，作用于软组织的力超过其承受能力，或者重复的小的力学刺激，均可导致软组织损伤。化学因素也可导致软组织损伤，如化学物质的侵蚀。生物病理因素，如局部缺血、感染、水肿及炎症反应等，也可导致或加重软组织损伤。

一、分类和表现

（一）病因分类

1. 急性软组织损伤

急性软组织损伤包括单纯的损伤（扭伤、挫伤、断裂、撕脱）和伴有骨折、脱位的损伤，可分闭合性和开放性两种。软组织扭挫伤为急性单纯性闭合性损伤，是在日常生活或劳动中，由于姿势不协调或遭受暴力直接撞击，而引起的局部软组织肿胀、充血、渗出等炎性病理改变。

2. 慢性软组织损伤

急性损伤治疗不当或不彻底，或单一劳动姿势、持久负重引起的累积性损伤，加之环境潮湿寒冷，引起局部软组织变性、增生、粘连等改变。

（二）临床表现

1. 急性软组织损伤

急性软组织损伤患者多有明确的外伤史。如下楼时不慎足内翻跖屈引起踝关节外侧软组织（外侧副韧带）扭伤，跑动中与其他人或物的撞击和挫伤等。患者伤后可出现局部疼痛、肿胀、肌肉痉挛、损伤局部出血或瘀血、压痛、活动痛、活动受限等。而严重的损伤，如软组织完全断裂，患者的疼痛常常反而不剧烈，但是会出现关节不稳、畸形及功能障碍等。

2. 慢性软组织损伤

临床表现为酸、胀、钝痛或刺痛，无力或沉重感，症状不剧烈、不持续，在休息或变换体位时减轻，但活动过度、劳累、负重过久时加重。局部压痛不明确，或有相对固定的压痛点，或仅能指出局部大片不适，无神经刺激征。有的患者可出现方向选择性，即某一方向的重复运动可使症状缓解，而其他方向的运动可导致症状加重。慢性软组织损伤通常不会出现出血或瘀血等表现。

（三）功能障碍

软组织损伤后可出现局部功能受损，并可导致一系列功能问题。功能障碍主要表现为功能障碍与结构异常、日常生活活动受限及社会参与受限3个方面。

1. 功能障碍与结构异常

软组织损伤常导致患者感觉、运动和平衡功能发生障碍。部分患者由于长期疼痛和功能受限还可出现心理功能改变。结构异常主要表现为软组织纤维断裂、血管破裂、局部炎症反应和软组织增生与修复。

2. 日常生活活动受限

软组织损伤导致与受累结构直接相关的活动受限。根据受损部位和程度不同，表现为穿衣、吃饭、行走、家务和个人护理等能力受限。

3. 社会参与受限

软组织损伤导致疼痛和功能障碍，患者出现不同程度的社会参与受限。主要表现为对工作、社交、休闲和社会环境适应等方面的影响。

二、康复评定

通常根据临床症状和体格检查，借助影像学检查确定病变的具体部位和功能水平，主要对感觉、运动、平衡、日常生活活动能力和社会参与能力进行评定。

（一）感觉功能评定

感觉功能评定主要包括疼痛评定和感觉功能评定。

（二）运动功能评定

1. 关节活动范围、肌力及肌耐力评定

疼痛、炎症及软组织结构可明显影响关节的运动功能，包括活动范围、肌力和肌耐力等。因此，应当对受累肢体的活动范围、肌力及肌耐力进行评定。具体评定方法详见相关章节。

2. 步态分析

目测观察分析表明，软组织损伤的步态为典型的疼痛步态。由于肌、肌腱和韧带损伤，患者负重时疼痛，会尽量缩短支撑期，使健侧摆动呈跳跃性或快速前进，步幅变短。可通过肉眼观察或三维步态分析系统对步态进行评估。

（三）平衡功能评定

软组织损伤常影响运动的稳定性与协调性，因此，平衡功能评定十分重要。平衡功能评定包括平衡功能评估、协调性评估、运动控制能力评估等。平衡功能可通过平衡量表或平衡仪进行评估；运动控制能力可通过在稳定或不稳定支撑面上的运动质量进行评估，并通过肉眼观察、量表评分或三维运动分析系统进行评估。

（四）日常生活活动能力评定

ADL 评定直接测试患者日常生活活动情况。可采用 Barthel 指数、FIM 量表等评估日常生活功能，也可针对特殊部位或问题进行评估，如使用腰痛功能受限指数和颈椎功能受限指数等。

（五）社会参与能力评定

软组织损伤可直接或间接影响患者的职业、社会交往和休闲娱乐。可能存在的社会参与受限是康复评定不可或缺的部分，如职业评定、生存质量评定等。可借鉴 WHO《国际功能、残疾和健康分类》评估内容和评分系统，也可进行相关的职业能力评估。

（六）心理评定

慢性软组织损伤患者会有一定的心理问题，可采用抑郁调查表等进行评定。

三、康复治疗

软组织损伤的治疗可分为保守治疗和手术治疗。当损伤的软组织不能完成自我修复并严重影响功能时，常需要进行手术治疗，恢复其解剖结构，再进行康复治疗。如跟腱断裂、严重的开放性软组织损伤等。对不需要手术治疗的软组织损伤，急性期可按照 PRICE 处理原则进行干预，即保护（protect，P）、休息（rest，R）、冰敷（ice，I）、加压（compression，C）、抬高患肢（elevation，E），以减少肿胀与炎症，促进损伤组织愈合。

（一）物理治疗

根据软组织的损伤程度和修复阶段，可适当选择物理治疗。

1. 物理因子治疗

急性软组织损伤采用物理因子治疗具有减少出血、消炎止痛的作用，如冰敷、弹力绷带加压包扎、超短波疗法及超声波疗法。对慢性软组织损伤，用物理因子治疗，具有消炎止痛、改善循环、防止粘连的作用，如磁疗法、干扰电、间动电、经皮神经电刺激疗法、微波疗法、超声波疗法、光疗法及蜡疗法等。

2. 运动疗法

关节活动受限、疼痛、肌力下降及平衡功能障碍者可酌情选择运动疗法，如关节活动训练、关节松动术、推拿按摩、肌力训练、平衡与协调训练等。运动治疗应把握适应证和禁忌证，训练中注意防止运动损伤，避免运动过度及跌倒。

（二）作业疗法

软组织损伤导致日常生活活动受限的患者，要酌情进行选择性作业活动、功能性作业活动或 ADL 训练。

（三）康复辅具

软组织断裂、关节不稳、关节脱位的患者，酌情使用矫形技术实施保护固定。对 ADL 受限的患者酌情使用辅助工具。

（四）药物治疗

根据病情的需要，酌情使用氯乙烷制冷剂疗法，外贴止痛膏或涂双氯芬酸乳剂，或口服非甾体抗炎药及局部药物封闭治疗。

（五）健康教育

（1）解除患者的思想顾虑，增强治疗信心。
（2）预防软组织损伤，纠正不良姿势，维持正确体位。
（3）使患者了解软组织损伤后的修复机制，以及不同阶段的治疗目标和方法。
（4）劳逸结合，避免疲劳，改善工作环境，经常变换姿势，坚持科学运动方法。

第十三节　冠心病的康复

冠状动脉粥样硬化性心脏病简称冠心病，是最常见的心血管疾病之一。

一、冠心病概述

冠心病是血脂增高和多种危险因素的综合作用，致使脂质沉积在冠状动脉壁形成粥样硬化斑块，逐步发展为血管狭窄乃至闭塞。冠心病的病理生理核心是心肌耗氧和供氧失衡。在应激和运动时心肌耗氧量增加，导致心肌缺血，从而诱发心绞痛。冠状动脉狭窄部位血栓形成或粥样斑块脱落可造成血管闭塞，导致心肌梗死。

（一）诊断

1. 心绞痛

心绞痛系以发生于胸部、下颌部、肩部、背部或手臂的不适感为特征的临床综合征，多发生于冠心病患者，亦可发生于心脏瓣膜病、肥厚型心肌病和控制不良的高血压患者中。心绞痛分为稳定型心绞痛（劳力性心绞痛）和不稳定型心绞痛。后者分为以下亚型。①静息性心绞痛：心绞痛在休息时发作，新近 1 周每次发作持续 20 分钟以上。②新近发作性心绞痛：近 2 个月内首次出现心绞痛，严重度 > 加拿大心血管病学会心绞痛分级（Canadian Cardiovascular Society Classification，CCSC）Ⅲ级。③恶化性心绞痛：较原心绞痛发作次数频繁，持续时间延长，或发作阈值降低，如在首发症状后 2 个月内心绞痛严重度至少增加 1 个 CCSC 等级。

2. 心绞痛分级

临床常用的是加拿大心血管病学会心绞痛分级。

Ⅰ级：一般日常活动如行走、登楼不引起心绞痛，心绞痛发生在剧烈、速度快或长时间的体力活动或运动时。

Ⅱ级：日常活动轻度受限。心绞痛发生在快步行走、登楼、餐后行走、冷空气中行走、逆风行走或情绪波动后。

Ⅲ级：日常活动明显受限，心绞痛发生在平路一般速度时。

Ⅳ级：轻微活动即诱发心绞痛，患者不能做任何体力活动，但休息时无发作。

3. 急性心肌梗死

急性心肌梗死指长时间心肌缺血导致心肌组织出现不可逆的坏死。诊断标准见中华医学会 2010 年标准。

（二）主要功能障碍

1. 循环功能障碍

冠心病患者心血管病心痛的适应性下降，循环功能障碍。

2. 呼吸功能障碍

长期的心血管功能障碍可导致肺循环功能障碍，肺血管和肺泡气体交换效率降低，吸氧能力下降，诱发或加重缺氧症状。

3. 全身运动耐力减退

机体吸氧能力减退和肌肉萎缩，限制全身运动耐力。

4. 代谢功能障碍

脂代谢和糖代谢障碍，表现为血清总胆固醇和甘油三酯增高、高密度脂蛋白降低。脂肪和能量物质摄入过多而缺乏运动是基本原因。缺乏运动还可导致胰岛素抵抗，除了引起糖代谢障碍，还可促使形成高胰岛素血症和高脂血症。

5. 行为障碍

冠心病患者常常伴有不良生活习惯、心理障碍等，这些也是影响患者日常生活和治疗的重要因素。

二、康复评定

（一）运动试验

1. 心电运动试验

制定运动处方一般采用分级症状限制型心电运动试验。出院前评估则采用6分钟步行或低水平运动试验，具体方法详见"心肺运动试验"。

2. 超声心动图运动试验

超声心动图可直接反映心肌活动情况，了解心肌收缩和舒张功能，反映心脏内血流的变化情况，提供运动心电图不能显示的重要信息。运动超声心动图比安静时检查更有利于揭示潜在的异常，从而提高试验的敏感性。检查一般采用卧位踏车方式，以保持运动时超声探头可以稳定地固定在胸壁，减少检测干扰。较少采用坐位踏车或活动平板方式。运动方案可以参照心电运动试验。

（二）行为类型评定

行为类型指患者的行为特征，其评估有助于制定个体行为治疗策略。1974年，Friedman和Rosenman提出以下行为类型评定方法。

1. A类型

工作主动、有进取心和雄心、有强烈的时间紧迫感（同一时间总是想做两件以上的事），但是往往缺乏耐心，易激惹、情绪易波动。此行为类型的应激反应较强烈，冠心病发病率较高，需要将应激处理作为康复的基本内容。

2. B类型

平易近人、有耐心，充分利用业余时间放松自己，不受时间驱使，无过度的竞争性。

三、康复治疗

（一）康复的意义

冠心病的康复是指采用积极主动的身体、心理、行为和社会活动训练，帮助患者缓解症状，改善心血管功能，在生理、心理、社会、职业和娱乐等方面达到理想状态，提高生活质量。同时强调积极的二级预防，包括干预冠心病危险因素、阻止或延缓疾病的发展过程、减轻残疾和减少再次发作的危险。冠心病的康复治疗会增加患者周围人群对冠心病风险因素的认识，从而有利于未患病人群改变不良生活方式，达到预防疾病的目的。所以冠心病的康复目标人群扩展到未患病人群。

有效的康复治疗可降低死亡率，积极参加康复锻炼者比未参加锻炼者的死亡率降低20%~30%。同时致命性心肌梗死的发生率也显著降低。

（二）康复治疗分期

根据冠心病病理和康复治疗的特征，国际上将康复治疗分为3期。

1. Ⅰ期

Ⅰ期指急性心肌梗死或急性冠脉综合征患者住院期康复。发达国家此期为3~7天。

2. Ⅱ期

Ⅱ期指从患者出院开始至病情稳定性完全建立为止。时间为5~6周。由于急性阶段缩短，Ⅱ期的时间也趋向于逐渐缩短。

3. Ⅲ期

Ⅲ期指病情处于较长期的稳定状态，或Ⅱ期过程结束。包括陈旧性心肌梗死、稳定型心绞痛及隐性冠心病患者。康复治疗的时间一般为2~3个月，自我锻炼应持续终生。也有人将终生维持的锻炼列为Ⅳ期。

（三）适应证和禁忌证

1. 适应证

（1）Ⅰ期：患者生命体征平稳，无明显心绞痛，安静心率<110次/分，无心力衰竭、严重心律失常和心源性休克，血压基本正常，体温正常。

（2）Ⅱ期：与Ⅰ期相似，患者病情稳定，运动能力能达到3 METs以上，家庭活动时无显著症状和体征。

（3）Ⅲ期：临床病情稳定，包括陈旧性心肌梗死、稳定型心绞痛、隐匿型冠心病，以及冠状动脉旁路术后、腔内成型术后、心脏移植术后、安装起搏器后的患者。曾经被列为禁忌证的一些情况如病情稳定的心功能减退、室壁瘤等现正在被逐步列入适应证的范畴。

2. 禁忌证

凡是康复训练过程中可能诱发临床病情恶化的情况均为禁忌证，包括原发病临床病情不稳定或合并新的病情病证等。稳定与不稳定是相对概念，与康复医疗人员的技术水平、训练监护条件、治疗理念都有关系。此外，不理解或不合作的患者不宜进行康复治疗。

（四）康复治疗原理

1. Ⅰ期康复

通过适当活动，减少或消除绝对卧床休息所带来的不利影响。

2. Ⅱ期康复

保持适当体力活动，逐步适应家庭活动，等待病情完全稳定，准备参加Ⅲ期康复训练。

在Ⅱ期开始心电监护下的运动训练效益，尚有待论证。

3. Ⅲ期康复

（1）外周效应：指心脏之外的组织和器官发生的适应性改变，是冠心病和各类心血管疾病康复治疗的作用机制。①肌肉适应性改善：长期运动训练后肌肉的毛细血管密度增加，运动时毛细血管开放数量和口径增加，血液－细胞气体交换面积和效率相对增加，外周骨骼肌氧摄取能力提高，动静脉氧差增大。②运动肌氧利用能力和代谢能力改善：肌细胞线粒体数量、质量和氧化酶活性提高，骨骼肌氧利用率增强。肌细胞胰岛素受体开放数量增加，葡萄糖进入细胞的速率和数量增加，从而改善能量代谢效率，血流需求相对减少。③交感神经兴奋性降低：血儿茶酚胺降低。④肌肉收缩机械效率提高：定量运动时能量消耗相对减少。⑤最大运动能力提高：定量运动时心脏负荷减轻，心肌耗氧量降低，最大运动能力相对提高。外周效应需要数周时间才能形成，停止训练则丧失，因此训练必须持之以恒。

（2）中心效应：指训练对心脏的直接作用，主要为心脏侧支循环形成，冠状动脉储备提高，心肌内在收缩性相对提高。动物实验已经证明，高强度的运动训练可以取得中心效应。最近有研究证明，缺血预适应对心肌缺血有一定的保护作用。反复缺血预适应的是生理性缺血训练，其研究也获得积极进展，正在进入临床研究阶段。

（3）危险因素的控制：①改善脂代谢异常；②改善高血糖及糖耐量异常；③控制高血压；④改善血液高凝状态；⑤帮助戒烟。

四、康复方案

（一）Ⅰ期康复

1. 康复目标

低水平运动试验阴性，可以按正常节奏连续行走 100 ~ 200 m 或上下 1 ~ 2 层楼而无症状和体征。运动能力能达到 2 ~ 3 METs，能够适应家庭生活，患者了解冠心病的危险因素及注意事项，在生理和心理上适应疾病发作，能处理生活的相关问题。

2. 治疗方案

以循序渐进地增加活动量为原则，生命体征一旦稳定，无并发症时即可开始进行康复治疗。要根据患者的自我感觉，尽量安排其可以耐受的日常活动。

（1）床上活动：从床上的肢体活动开始，包括呼吸训练。肢体活动一般从远端开始，从不抗地心引力的活动开始，强调活动时呼吸自然、平稳，无任何憋气和用力。然后逐步开始抗阻活动，如捏气球、皮球，或拉皮筋等，一般不需要专用器械。吃饭、洗脸、刷牙、穿衣等日常生活活动可以早期进行。

（2）呼吸训练：主要是指腹式呼吸，要点是吸气时腹部隆起，膈肌尽量下降；呼气时腹部收缩，把肺内的气体尽量呼出。呼气与吸气之间要均衡、连贯、缓慢。

（3）坐位训练：坐起是重要的康复起始点。开始坐时可以有靠背或将床头抬高。有倚托坐的能量消耗与卧位相同，直立位的心脏负荷低于卧位。

（4）步行训练：步行训练从床边站立开始，然后在床边步行。开始时最好进行若干次心电监护下的活动。要特别注意避免上肢高于心脏水平的活动，此类活动增加心脏负荷，常是诱发意外的原因。

（5）排便：卧床患者常出现便秘，是心血管病患者必须解决的问题。饮食结构的调整有利于缓解便秘，保持大便通畅。在床边放置简易坐便器，让患者坐位排便，其心脏负荷和能量消耗均小于卧床，也比较容易排便。

（6）上楼：上楼的运动负荷主要取决于上楼的速度。一般可以减慢速度，甚至可以每上一级台阶稍作休息。

（7）心理康复与常识宣教：患者急性发病后，往往有明显的焦虑和恐惧感。护士和治疗师必须对患者进行医学常识教育，使其了解冠心病的发病特点、注意事项和预防再次发作的方法。特别强调戒烟、低盐低脂饮食、规律生活、个性修养等。

（8）康复方案调整与监护：如果患者在训练过程中无不良反应，运动或活动时心率增加不足 10 次/分，则次日训练可进入下一阶段。若运动中心率增加 20 次/分左右，则需要继续同一级别的运动。若心率增加超过 20 次/分或出现不良反应，则应退回到前一阶段的运动，甚至暂时停止运动训练。为保证活动的安全性，可在医学或心电监护下开始新一阶段的活动。在无任何异常的情况下，重复性的活动不一定要连续监护。

（9）出院前评估及治疗策略：患者达到训练目标后可以安排出院。患者出现并发症或运动试验异常则需要进一步检查，并适当延长住院时间。

（10）发展趋势：患者住院时间日益缩短，国际上主张 3～5 天出院。早期康复治疗不要遵循固定的模式。

（二）Ⅱ期康复

1. 康复目标

逐步恢复一般日常生活活动能力，包括轻度家务劳动、娱乐活动等。运动能力达到 4～6 METs，提高生活质量。对体力活动没有更高要求的患者可停留在此期。此期在患者家庭中完成。

2. 治疗方案

散步、医疗体操、气功、家庭卫生、厨房活动、园艺活动或在临近区域购物等，强度为活动时心率达最大心率的 40%～50%，主观用力计分不超过 13～15 分。一般活动无须医疗检测，较大强度活动时可用远程心电监护系统检测。无并发症患者可在家属帮助下逐步过渡到无监护活动。所有上肢超过心脏平面的活动均为高强度活动，应避免或减少。日常生活和工作时应采用能量节约策略，如制定合理的工作或日常活动程序，减少不必要的动作和体力消耗等，以尽可能提高工作和体能效率。每周需要门诊随访一次。出现任何不适均应暂停运动，及时就诊。

（三）Ⅲ期康复

1. 康复目标

巩固Ⅱ期康复成果，控制危险因素，改善或提高体力活动能力和心血管功能，恢复发病前的生活和工作。此期可以在康复中心完成，也可以在社区进行。

2. 治疗方案

全面康复方案包括有氧训练、循环抗阻训练、柔韧性训练、医疗体操、作业训练、放松性训练、行为治疗、心理治疗等。在整体方案中，有氧训练是核心。本节主要介绍有氧训练的基本方法。

（1）运动方式：步行、登山、游泳、骑车、中国传统形式的拳操等。慢跑曾经是推荐的运动，但因其运动强度较大，运动损伤较为常见，近年已不主张使用。

（2）训练形式：分为间断性和连续性运动。间断性运动指基本训练期有若干次高峰强度，高峰强度之间的强度降低。优点是可以短时间内获得较强的运动刺激，不至于引起不可逆的病理改变；缺点是需不断调节运动强度，操作麻烦。连续性运动指训练的靶强度持续不变，是传统操作方式。优点是操作简便，患者容易适应。

（3）运动量：运动量是康复治疗的核心，要达到一定阈值才能产生训练效应。合理的每周总运动量为 700 ~ 2000 cal（相当于步行 20 ~ 32 km）。运动量 < 700 cal/周只能维持身体活动水平，而不能提高运动能力；运动量 > 2000 cal/周亦不能增加训练效应。运动总量无明显性别差异。运动量的基本要素为强度、时间和频率。

1）运动强度：运动训练必须达到的基本训练强度为靶强度，可用最大心率（HRmax）、心率储备、最大摄氧量（VO_2max）、MET、RPE 等方式。靶强度和最大强度的差值是训练的安全系数。靶强度一般为 40% ~ 85% VO_2max 或 MET，或 60% ~ 80% 心率储备，或 70% ~ 85% HRmax。靶强度越高，产生心脏训练中心效应的可能性就越大。

2）运动时间：靶强度下的运动一般持续 10 ~ 60 分钟。在固定运动总量的前提下，训练时间与强度成反比。准备活动和结束活动的时间另外计算。

3）训练频率：训练频率是每周训练的次数。国际上多数采用每周 3 ~ 5 天的训练频率。

4）运动量合适的主要标志：运动时稍出汗，轻度呼吸加快但不影响对话，早晨起床时有舒适感，无持续的疲劳感和其他不适感。

（4）训练实施：每次训练必须包括准备、训练和结束活动。①准备活动：目的是预热，即让肌肉、关节、韧带和心血管系统逐步适应训练的运动应激。运动强度较小，运动方式包括牵伸运动和大肌群活动，确保全身主要关节和肌肉有活动，一般采用医疗体操、太极拳等，也可附加小强度步行。②训练活动：指达到训练靶强度的活动，中低强度训练的机制是外周适应作用。高强度训练的机制是中心效应。③结束活动：目的是冷却，即让高强度兴奋的心血管应激逐步降低，适应运动停止后血流动力学的改变。运动方式与训练方式相同，但强度逐步降低。

充分的准备与结束活动是防止意外的重要环节（训练时，75% 的心血管意外发生在这两个时期），对预防运动损伤也有积极意义。

（5）注意事项：①选择适当的运动，避免竞技性运动。②只在感觉良好时运动。感冒或发热消失 2 天以上再恢复运动。③注意周围环境因素对运动反应的影响。理想的运动环境为温度 4 ~ 28 ℃，风速 < 7 m/s。寒冷和炎热气候要降低运动量和运动强度，避免在阳光下和炎热气候时剧烈运动。穿宽松、舒适、透气的衣服和鞋，上坡时要减慢速度。饭后不做剧

烈运动。④患者要充分了解个人能力，定期检查和修正运动处方，避免过度训练。药物治疗方案发生变化时，要注意相应调整。参加训练前尽可能充分地进行身体检查。对于参加剧烈运动者要尽可能先进行心电运动试验。⑤警惕症状，运动时如发生心绞痛或其他症状，应停止运动，及时就医。⑥训练必须持之以恒，如间隔 4~7 天，再开始运动时宜稍降低强度。

3. 性功能障碍及其康复

Ⅲ期康复应将性生活作为目标（除非患者没有需求）。判断患者是否可以进行性生活的简易试验如下。

（1）上两层楼试验（同时进行心电监测）：通常性生活时心脏射血量比安静时约多50%，这和快速上两层楼的心血管反应相似。

（2）观察患者能否完成 5~6 METs 的活动：因为采用放松体位的性生活最高能耗为 4~5 METs。

日常生活中看精彩球赛时的心率可能会超过性生活时的心率。在恢复性生活前应经过充分的康复训练，并得到经治医师的认可。要教育患者采用放松的姿势和方式，避免大量进食后进行。必要时在开始恢复性生活时进行心电监测。

第十四节　慢性阻塞性肺疾病的康复

慢性阻塞性肺疾病（chronic obstructive pulmonary disease，COPD）简称慢阻肺，是一组呼吸道病症，包括具有气流阻塞特征的慢性支气管炎及合并的肺气肿。气流受限不完全可逆，呈进行性进展，与肺部对有害气体或有害颗粒的异常炎症反应有关，可伴气道高反应性。由于大气污染和吸烟增加等因素，COPD 有逐渐增加的趋势，居当前全世界死亡原因的第 4 位。我国北部和中部地区 10 230 名成年人调查显示，COPD 成年人患病率为 3.17%。45 岁以后随年龄增加患病率也增加，死亡率也逐年增加。

一、慢阻肺概述

（一）诊断

1. 慢阻肺

慢性支气管炎合并肺气肿患者出现呼吸气流受限并且不可逆时，可诊断为 COPD。如患者只有慢性支气管炎或肺气肿，而无气流受限，则不能诊断为 COPD，可将有咳嗽、咳痰症状的慢性支气管炎视为 COPD 的高危期。

2. 慢性支气管炎

慢性支气管炎指在除外慢性咳嗽的其他原因后，患者每年咳嗽、咳痰 3 个月以上，并连续 2 年者。临床表现为咳嗽、咳痰、劳力性呼吸困难，严重时可出现呼吸衰竭症状。

3. 阻塞性肺气肿

阻塞性肺气肿指肺部终末细支气管远端气腔出现异常持久的扩张，并伴有肺泡壁和细支气管的破坏而无明显的肺纤维化。X 线检查示胸廓扩张，肋间隙增宽，肋骨平行，两肺野透亮度增加，膈降低且变平，肺血管纹理内带增粗紊乱，外带纤细、稀疏、变直。第一秒用力呼气量（FEV_1）<70%总用力肺活量，最大通气量<80%预计值，残气量<40%肺总量。

（二）病理和病理生理

COPD的病理特征是气道炎症和破坏、肺实质膨胀、弹性丧失和肺血管壁增厚（表6-4）。病理生理特征为黏液高分泌、纤毛功能失调、呼气的气流受限、肺过度充气、气体交换异常、肺动脉高压和肺心病。

COPD的早期病变局限于细小支气管。炎症侵犯到中小支气管壁后，可以导致异常呼吸动力（表6-5），呼吸频率增加而呼吸幅度降低，导致通气效率减退（表6-6）。随着病情发展，肺泡持续扩大，残气量及残气量占肺总量的百分比增加。肺气肿日益加重，肺泡周围毛细血管受挤压而退化，致使肺毛细血管减少，此时肺区虽有通气，但肺泡壁无血流灌注，导致生理无效腔增大；也有部分肺区虽有血流灌注，但肺泡通气不良，不能参与气体交换，使通气与血流比例失调，换气功能障碍。通气和换气功能障碍可引起缺氧和二氧化碳潴留，发生不同程度的低氧血症和高碳酸血症，最终出现呼吸衰竭。长期慢性缺氧可导致肺血管广泛收缩和肺动脉高压，常伴有血管内膜增生、纤维化和闭塞，造成肺循环结构重组。

表6-4　COPD的病理特征

部位	病理特征
气道	炎症细胞浸润气管、支气管及细支气管的表层上皮，黏液分泌腺增大和杯状细胞增多使黏液分泌增加。慢性炎症导致小支气管和细支气管气道壁损伤和修复过程反复循环发生。修复过程导致气道壁结构重构，胶原含量增加及瘢痕组织形成，造成气腔狭窄，引起固定性气道阻塞
肺实质	肺过度膨胀、失去弹性。病理上可分为小叶中央型、全小叶型及介于二者之间的混合型3类，其中以小叶中央型为多见，涉及呼吸性细支气管的扩张和破坏。病情较轻时，这些破坏常发生于肺上部，严重时可弥漫分布于全肺，并有肺毛细血管床的破坏
肺血管	肺血管的改变以血管壁增厚为特征，疾病早期便可出现。首先出现的是血管内膜增厚，接着是平滑肌增生和血管壁炎症细胞浸润。COPD加重时，平滑肌增生、蛋白多糖和胶原的增多进一步使血管壁增厚

表6-5　COPD呼吸动力学特征

正常	吸气时胸腔容积增大（负压），支气管、肺泡等牵伸扩张，气体流入。呼气时胸腔内压力增高形成正压，肺泡受压而缩小。而正常支气管壁具有一定的抗压能力，不会被压瘪，因此保证气体从肺泡顺利呼出
异常	慢性炎症使支气管壁逐渐被破坏，特别是弹力纤维层被破坏，使支气管壁对抗压力的能力降低。在支气管壁被破坏的情况下，呼气时增高的肺间质压首先使支气管壁过早塌陷，加重了气道狭窄。如果患者用力呼气，则肺间质的压力增加和气道流速增加而导致支气管内的负压效应，将使气道狭窄进一步恶化。加上COPD患者由于呼吸困难而用力呼吸和快速呼吸，使胸腔内压力增大，从而使支气管壁塌陷更加恶化，肺泡通气量降低，解剖无效腔增加，呼吸耗能无谓增加，形成恶性循环，表现为以呼气困难为特征的异常呼吸模式

表6-6　不同呼吸状态下肺泡通气量的改变

呼吸状态	A 呼吸频率（次/分）	B 潮气量（mL）	C 通气量 B×A（mL）	D 肺泡通气量（B−150）×A（mL）
平静呼吸	14	450	6300	4200
浅促呼吸	30	210	6300	1800
深慢呼吸	10	630	6300	4800

（三）危险因素

COPD 的危险因素主要包括吸烟、空气污染、感染和制动（表6-7）。

表6-7　COPD 的主要危险因素

因素	危害
吸烟	长期吸烟使支气管上皮纤毛变短、不规则，纤毛运动障碍，局部抵抗力降低，肺泡吞噬细胞的吞噬和灭菌作用削弱，引起支气管痉挛，增加气道阻力。被动吸烟同样危险。孕期女性吸烟可能会影响胎儿肺脏的生长及在子宫内的发育，并对胎儿免疫系统功能有不利影响
空气污染	化学气体如氯、氧化氮、二氧化硫等，对支气管黏膜有刺激和细胞毒性作用。空气中的烟尘或二氧化硫明显增加时，COPD 急性发作显著增多。其他粉尘如二氧化硅、煤尘、棉尘等也刺激支气管黏膜，使气道清除功能遭受损害，为细菌入侵创造条件。COPD 的危险因素还可能与烹调时产生的大量油烟和燃料产生的烟尘有关
感染	肺炎链球菌和流感嗜血杆菌为急性发作的主要病原菌。病毒对 COPD 的发生和发展起重要作用。儿童期重度呼吸道感染和成年时的肺功能降低与呼吸系统症状发生有关
制动	指限制体力活动或者肢体活动的措施。长期卧床会降低横膈的活动，肺泡发生萎陷，肺血流量减少，肺的通气/灌流比例失调，生理无效腔增加，从而加重呼吸功能障碍。同时卧床使痰液比较容易聚集在肺底部，造成排痰困难，容易发生肺部感染。卧床后血容量减少，静脉血栓和肺栓塞的发生率提高，同时痰液的黏滞度也必然提高，加剧了排痰困难。特别是那些因为严重呼吸功能障碍而不得不卧床的患者，要注意采取坐位和轻微的肢体活动

二、康复评定

（一）呼吸功能评估

1. 气短气急症状分级

见表6-8，根据 Borg 量表改进。

表6-8　气短气急症状分级

分级	表现
1级	无气短气急
2级	稍感气短气急
3级	轻度气短气急
4级	明显气短气急
5级	气短气急严重，不能耐受

2. 肺功能测试

（1）肺活量：尽力吸气后缓慢而完全呼出的最大空气容量，是最常用的指标之一，随病情严重性的增加而下降。

（2）第一秒用力呼气量：指尽力吸气后尽最大努力快速呼气，第一秒所能呼出的气体容量。FEV_1占用力肺活量（FVC）比值，即一秒率（FEV_1/FVC），它与COPD的严重程度及预后相关（表6-9）。

表6-9　肺功能分级标准

COPD分组	FEV_1/FVC（%）
Ⅰ级（轻）	≥70
Ⅱ级（中）	50～69
Ⅲ级（重）	<50

（二）运动功能评定

1. 活动平板或功率车运动试验

通过活动平板或功率车进行运动试验获得最大吸氧量、最大心率、最大MET值、运动时间等相关量化指标来评定患者运动能力，也可通过活动平板或功率车运动试验中患者的主观用力程度分级（Borg量表）等半定量指标来评定患者运动能力。

2. 定量行走评定

让患者步行6分钟或12分钟，记录其所能行走的最长距离（试验与上述分级运动试验有良好相关性）。对于不能进行活动平板运动试验的患者可行此项检查，以判断患者的运动能力及运动中发生低氧血症的可能性。采用定距离行走，计算行走时间，也可以作为评定方式。

（三）日常生活活动能力评定

日常生活活动能力是衡量患者病情严重程度的指标，也是评价患者治疗效果最重要的指标。一些患者即使肺功能不能继续改善，但是由于异常呼吸模式的纠正，以及日常生活活动能力和技术的训练，仍然可以有较好的日常生活活动能力，因此应该将其作为COPD患者康复评定的基本内容（表6-10）。

此外，功能评估还包括呼吸肌力量评估（最大吸气压及最大呼气压），上下肢肌肉力量评估，心理状态评估，营养状态评估，生活质量评估等。

表6-10　COPD患者日常生活活动能力评定

分级	表现
0级	虽存在不同程度的肺气肿，但活动如常人，对日常生活无影响，活动时无气短
1级	一般劳动时出现气短
2级	平地步行无气短，速度较快或登楼、上坡时，同行的同龄健康人不觉气短而自己有气短
3级	慢走不及百步即有气短
4级	讲话或穿衣等轻微动作时即有气短
5级	安静时出现气短、无法平卧

三、康复治疗

COPD康复治疗的目标主要包括稳定或逆转支气管和肺部病理生理和精神病理学变化，改善功能障碍，提高生活质量，延长寿命，降低住院率，降低医疗费用和其他费用。主要适应证是病情稳定的COPD患者。禁忌证是合并严重肺高压、不稳定型心绞痛及近期心肌梗死、认知障碍、充血性心力衰竭、明显肝功能异常、癌转移、近期脊柱损伤、肋骨骨折、咯血等。治疗方法包括以下几种。

（一）呼吸训练

重建腹式呼吸模式

（1）放松训练法：可以采用放松姿势，以放松紧张的辅助呼吸肌群，减少呼吸肌耗氧量，缓解呼吸困难症状。

1）前倾倚靠位：患者坐于桌前或床前，桌上或床上置两床叠好的棉被或四个枕头，患者两臂置于棉被或枕下以固定肩带并放松肩带肌群，头靠于被上或枕上放松颈肌，前倾位还可降低腹肌张力，使腹肌在吸气时容易隆起，增加胃压，使膈肌更好收缩。

2）椅后依靠位：患者坐于非常柔软舒适的有扶手的椅子或沙发上，头稍后靠于椅背或沙发背上，完全放松坐15分钟。

3）前倾站位：自由站立、两手指互握置于身后并稍向下拉以固定肩带，同时身体稍前倾以放松腹肌，也可前倾站立、两手支撑于前方的低桌上以固定肩带，此体位不仅起到放松肩部和腹部肌群的作用，而且是腹式呼吸的有利体位。

（2）缩嘴呼气法：增加呼气时的阻力，这种阻力可向内传至支气管，使支气管内保持一定压力，防止支气管及小支气管因为增高的胸膜腔内压而过早压瘪，增加肺泡内气体排出量，减少肺内残气量，从而可以吸入更多的新鲜空气，缓解缺氧症状。其方法为经鼻腔吸气，呼气时将嘴缩紧，如吹口哨样，在4~6秒将气体缓慢呼出。

（3）暗示呼吸法：通过触觉诱导腹式呼吸。

1）双手置上腹部法：患者取仰卧位或坐位，双手置于上腹部（剑突至脐）。吸气时腹部缓缓隆起，双手加压做对抗练习，呼气时腹部下陷，两手随之下沉，在呼气末用力加压，以增加腹内压，进一步抬高横膈。如此反复练习，可增强膈肌活动度。

2）两手分置胸腹法：患者取仰卧位或坐位，一只手置于胸部（通常置于两乳间胸骨处）、另一只手置上腹部位置与上同，呼气时腹部的手随之下沉，并稍加压，吸气时腹部对抗此加压的手，使之缓缓隆起。呼吸过程中放在胸部的手基本不动。

3）季肋部布带束胸法：患者取坐位，用宽布带交叉束于下胸季肋部，患者两手抓住布带两头，呼气时收紧布带（约束下胸廓，同时增高腹内压），吸气时对抗此加压的布带而扩展下胸部，同时徐徐放松束带，反复进行。

4）抬臀呼气法：患者取仰卧位，两足置于床架上，呼气时抬高臀部，利用腹内脏器的重量将膈肌向胸腔推压，迫使横膈上抬；吸气时还原，以增加潮气量。

（4）缓慢呼吸：缓慢呼吸有助于减少解剖无效腔，提高肺泡通气量。呼吸急促时，呼吸幅度必然较浅，潮气量变小，解剖无效腔占的比值增加，肺泡通气量下降，缓慢呼吸可纠正这一现象。但过度缓慢呼吸可增加呼吸做功，反而增加耗氧，因此每分钟呼吸频率宜控制在 10 次左右。通常先呼气后吸气，呼吸方法同前。

COPD 患者处于低氧血症时主要依靠二氧化碳刺激呼吸，腹式呼吸后二氧化碳含量常较快降低，从而使呼吸起动能力下降。呼吸过频也容易出现过度换气综合征，出现头昏、头眩、胸闷等不适，有的患者因呼吸过分用力出现屏气而加重呼吸困难。因此，每次练习呼吸次数不宜过多，练习 3~4 次，即休息片刻再练，逐步做到习惯于在活动中进行腹式呼吸。

（5）膈肌体外反搏呼吸法：使用低频通电装置或体外膈肌反搏仪。刺激电极位于颈胸锁乳突肌外侧，锁骨上 2~3 cm 处（膈神经部位），先用短时间低强度刺激，当确定刺激部位正确时，即可用脉冲波进行刺激治疗。每天 2~3 次，每次 60 分钟。

（二）排痰训练

排痰训练包括体位引流、胸部叩击、震颤及直接咳嗽。目的是促进呼吸道分泌物排出，降低气流阻力，减少支气管、肺的感染。

1. 体位引流

利用重力促进各个肺段内积聚的分泌物排出。不同的病变部位采用不同的引流体位。引流频率视分泌物多少而定，分泌物少者，每天上、下午各引流 1 次；痰量多者宜每天引流 3~4 次，以餐前进行为宜，每次引流 1 个部位，时间 5~10 分钟，如有数个部位，则总时间不超过 30~45 分钟，以免疲劳。

2. 胸部叩击和震颤

使黏稠的痰液脱离支气管壁。方法：治疗者手指并拢，掌心成杯状，运用腕部力量在引流部位胸壁上双手轮流叩击 30~45 秒，患者自由呼吸。叩击拍打后手按住胸壁部加压，治疗者整个上肢用力，此时嘱患者深呼吸，在深呼气时做按摩振动，连续 3~5 次，再叩击，如此重复 2~3 次，再嘱患者咳嗽以排痰。

3. 咳嗽训练

第一步：先进行深吸气，以达到必要吸气容量；第二步：吸气后要有短暂闭气，以使气体在肺内得到最大分布，同时气管到肺泡的驱动压尽可能保持持久；第三步：关闭声门，当气体分布达到最大范围后再紧闭声门，以进一步增强气道中的压力；第四步：通过增加腹内压来增加胸膜腔内压，使呼气时产生高速气流；第五步：声门开放，当肺泡内压力明显增高时，突然将声门打开，即可形成由肺内冲出的高速气流，促使分泌物移动，随咳嗽排出体外。

4. 理疗

超短波疗法、超声雾化治疗等有助于消炎、抗痉挛，利于排痰，保护纤毛功能。超短波疗法的方法是应用无热量或微热量，每日 1 次，15～20 次为 1 个疗程。超声雾化治疗每次20～30 分钟，每日 1 次，7～10 次为 1 个疗程。

（三）运动训练

运动训练主要采用有氧训练和医疗体操，包括下肢训练、上肢训练及呼吸肌训练，以改善肌肉代谢、肌力、全身运动耐力和气体代谢，提高身体免疫力。

1. 下肢训练

下肢训练可明显增加 COPD 患者的活动耐量，减轻呼吸困难症状，改善精神状态。通常采用有氧训练方法，如快走、划船、骑车、登山等。对于有条件的 COPD 患者可以先进行活动平板或功率车运动试验，得到实际最大心率及最大 MET 值，然后根据下表确定运动训练强度（表6-11）。运动后不应出现明显气短、气促（以仅有轻度至中度气短、气急为宜）或剧烈咳嗽。运动训练频率2～5 次/周，每靶强度运动时间为10～45 分钟，疗程4～10 周。为保持训练效果，患者应坚持终生训练。有运动诱发哮喘的患者可以在监护条件下，进行小强度的运动训练，让患者逐步适应运动刺激。最终多数患者可以进行一定的运动而不导致哮喘发作。这也是一种"脱敏"治疗。

一次运动训练必须分准备活动、训练活动、结束活动三部分进行。准备活动及结束活动以肢体牵张、缓慢步行及体操为宜，时间为 5～10 分钟，在活动中宜注意呼气时必须放松，不应用力呼气。严重的患者可以边吸氧边活动，以增强活动信心。COPD 患者常有下肢肌力减退，导致患者活动受限，因此下肢训练也应包括力量训练。

表6-11　运动训练强度的选择

运动试验终止原因	靶心率	靶 MET 值
呼吸急促，最大心率未达到	75%～85%	75%～85%
达到最大心率	65%～75%	50%～70%
心血管原因	60%～65%	40%～60%

2. 上肢训练

上肢肩带部很多肌群既是上肢活动肌，又是辅助呼吸肌群，如胸大肌、胸小肌、背阔肌、前锯肌、斜方肌等均起自肩带，止于胸背部。当躯干固定时，起辅助肩带和肩关节活动的作用；上肢固定时，这些肌群又可作为辅助呼吸肌群参与呼吸活动。患者在上肢活动时，由于这些肌群减少了对胸廓的辅助活动而易产生气短气促，从而对上肢活动不能耐受。日常生活中的很多活动，如做饭、洗衣、清扫等都离不开上肢活动，因此为了加强患者对上肢活动耐受性的康复，应包括上肢训练。

上肢训练包括手摇车训练及提重物训练。手摇车训练：从无阻力开始，每阶段递增 5 W，运动时间 20 ~ 30 分钟，速度为 50 r/min，以运动时出现轻度气急、气促为宜。提重物练习：患者手持重物，开始为 0.5 kg，以后渐增至 2 ~ 3 kg，做高于肩部的各个方向活动，每活动 1 ~ 2 分钟，休息 2 次，监测以出现轻微的呼吸急促及上臂疲劳为度。美国胸科医师学会认为上肢训练可增加上肢活动能力，使单一上肢活动时，代谢需求及呼吸需求下降，从而缓解呼吸困难症状。

（四）呼吸肌训练

呼吸肌训练可以改善呼吸肌耐力，缓解呼吸困难症状。主要内容如下。

1. 吸气肌练习

采用口径可以调节的呼气管，在患者可接受的前提下，将吸气阻力增大，吸气阻力每周逐步递增 2 ~ 4 cmH_2O。开始练习 3 ~ 5 分钟/次，3 ~ 5 次/天，以后练习时间可增加至 20 ~ 30 分钟/次，以增加吸气肌耐力。

2. 呼气肌训练

呼气肌训练是 COPD 患者最重要的基础训练之一。腹肌是最主要的呼气肌。COPD 患者常有腹肌无力，使腹腔失去有效的压力，从而减少膈肌的支托及外展下胸廓的能力。因此，呼气肌训练对呼吸功能改善至关重要。

3. 腹肌训练

患者取仰卧位，腹部放置沙袋做挺腹练习（腹部吸气时隆起，呼气时下陷），开始为 1.5 ~ 2.5 kg，以后可以逐步增加至 5 ~ 10 kg，每次腹肌练习 5 分钟；也可仰卧位做两下肢屈髋屈膝，两膝尽量贴近胸壁的练习。

4. 吹蜡烛法

将点燃的蜡烛放在口前 10 cm 处，吸气后用力吹蜡烛，使蜡烛火焰飘动。每次训练 3 ~ 5 分钟，休息数分钟，再反复进行。每 1 ~ 2 天将蜡烛与口的距离加大，直到距离增加到 80 ~ 90 cm。

5. 吹瓶法

用两个有刻度的玻璃瓶，瓶的容积为 2000 mL，各装水 1000 mL。用胶管或玻璃管连接两个瓶，其中一个瓶插入吹气用的玻璃管或胶管，另一个瓶插入排气管。训练时用吹气管吹气，使另一个瓶的液面提高 30 cm 左右。休息片刻后反复进行。将液面提高的程度作为呼气阻力的标志。每天可以逐渐增加训练时的呼气阻力，直到达到满意的程度。

（五）传统康复方法

传统医学强调身心调整训练，基本锻炼方法和要领有共同之处：调身——调整体态，放松自然；调息——调整呼吸，柔和匀畅，以横膈呼吸为主；调心——调整神经、精神状态，以诱导入静。太极拳、八段锦、五禽戏、穴位按摩、针灸、拔罐等，对 COPD 有一定的治疗作用。防感按摩操（金豫和周士枋）已经得到普遍应用（表6-12）。

表6-12　防感按摩操

动作	方法
按揉迎香穴	迎香穴属于手阳明大肠经，位于鼻翼外缘沟。用两手中指指腹紧按迎香穴，做顺、逆时针方向按摩各 16～32 次
擦鼻两侧	两手拇指根部掌面的大鱼际肌或两侧拇指近节互相对搓摩擦致热，自鼻根部印堂穴开始沿鼻两侧下擦至迎香穴。可两手同时，也可一上一下进行。各擦 16～32 次
按太渊穴	太渊穴属手太阴肺经，位于腕桡侧横纹头，即桡侧腕屈肌腱的外侧、拇长展肌腱的内侧。用拇指指腹紧按穴位做顺、逆时针方向按摩各 16～32 次，左、右侧交替进行
浴面拉耳	主要为摩擦脸面和耳部。两手掌互搓致热，两手掌紧贴前额前发际，自上向下擦至下颌部，然后沿下颌分擦至两耳，用拇、示指夹住耳垂部，轻轻向外拉（也称双凤展翅），2～3 次，再沿耳向上擦至两侧颞部，回至前额部，重复 16 次。最后两手掌窝成环状，掩盖鼻孔，呼吸 10 次
捏风池穴	风池属足少阳胆经，位于枕骨下发际，胸锁乳突肌和斜方肌止点之间的凹陷处。用两拇指指腹紧按该穴，其他各指分别置于头顶部，做顺、逆时针方向按摩各 16 次，或用一手的拇、示指分别按两侧的风池穴，做按捏动作 16 次。得气感以局部酸、胀、热明显，并向下方和向内放散。然后，用手掌在颈项部做左右按摩 16 次

（六）日常生活指导

1. 能量节约技术

在训练时要求患者费力，以提高身体功能的储备力。但是在实际生活和工作活动中要强调省力，以节约能力，完成更多的活动。

（1）物品摆放有序化：事先准备好日常家务杂事或活动所需的物品或材料，并按照一定规律摆放。

（2）活动程序合理化：按照特定工作或生活任务的规律，确定最合理或者最顺手的流程或程序，以减少不必要的重复劳动。

（3）操作动作简单化：尽量采用坐位，并减少不必要的伸手、弯腰等动作。

（4）劳动过程工具化：搬动物品或劳动时尽量采用推车或其他省力的工具。

2. 营养

营养状态是 COPD 患者症状、残疾和预后的重要决定因子。营养不良主要因进食不足，能量消耗过多。约25%的患者体重指数下降，而体重指数下降是 COPD 患者死亡的独立危险因素。患者每天摄入热量应是休息时能量消耗的 1.7 倍，其中蛋白质摄入应当 > 1.7 g/（kg·d）。

改善营养状态可增强呼吸肌力量,最大限度地改善患者的整体健康状态。营养过剩则是缺乏体力活动和进食过度造成,表现为肥胖。肥胖者呼吸系统做功增加,从而加剧症状。这类患者需要强调减肥锻炼。

3. 心理行为矫正

焦虑、沮丧、不能正确对待疾病可进一步加重 COPD 患者的残障程度,因此心理及行为干预是非常必要的,指导患者学会放松肌肉,减压及控制惊慌可有助于减轻呼吸困难及焦虑,另外家人、朋友的支持也必不可少。

四、预后及预防

COPD 患者经过合理的康复训练,可以有效地延缓肺功能的衰退,提高生活质量,降低发作次数和程度。但是目前尚无依据证明康复训练可以延长寿命。预防 COPD 发作的主要措施如下。

(一)提高机体免疫力

提高机体抵抗力是预防 COPD 发作的基本措施,包括合适的户外运动锻炼、保健按摩等。空气浴、森林浴、日光浴、冷水浴等均有一定效果。

1. 日光浴

日光浴主要通过日光中的红外线和紫外线对机体产生有益的作用。日光浴最好选择安静、空旷的森林、海滨、原野等地方,身体尽量裸露。锻炼时间从 5~10 分钟开始,如无不良反应,可以逐步延长。注意避免暴晒,防止发生皮肤灼伤。日光浴可以与游泳、步行等锻炼结合,但要注意避免锻炼过度,防止疲劳。

2. 冷水浴

初学者要注意循序渐进原则,一般从夏季冷水洗脸开始,过渡到冷水擦浴,逐步增加冷水浴的面积和时间,逐步降低水温,最后过渡到冷水淋浴。身体不适时应该适当降低水温或暂停。锻炼时结合身体按摩,即冷水浴的同时按摩和搓揉洗浴部位,直到身体发红发热。按摩一般从四肢开始,逐步到胸部和腹部。

(二)生活习惯

1. 戒烟

各年龄段及各期的 COPD 患者均应戒烟。戒烟有助于减少呼吸道黏液的分泌,降低感染的危险性,减轻支气管壁的炎症,使支气管扩张剂发挥更有效的作用。

2. 注意感冒的预防

COPD 患者易患感冒,继发细菌感染后会使支气管炎症状加重。可采用防感冒按摩,冷水洗脸,食醋熏蒸,增强体质等方法来预防感冒。

3. 适当锻炼

保持适当的运动锻炼,可以有效预防病情再发。

4. 正确氧疗

长期低流量吸氧（<5 L/min）可提高 COPD 患者生活质量，生存率提高 2 倍。氧疗过程中应防止火灾及爆炸，吸氧过程中禁止吸烟。

5. 加强教育和宣传教育

教育内容包括呼吸道解剖、生理、病理生理、药物的作用和不良反应、药物剂量与正确使用、症状评估、各种预防发作的措施等。

第十五节　肿瘤康复

肿瘤是机体成熟或发育正常的细胞在各种致瘤因素作用下，呈现过度增生或异常分化而形成的新生物，局部常形成肿块。肿瘤细胞具有异常的形态和代谢功能，常呈持续性生长，不仅能异常快速增殖，而且可发生扩散转移，成为恶性肿瘤。2013 年，全国新发癌症病例数 368.2 万例，恶性肿瘤发病率为 186.2/10 万，城镇、农村分别占 56.88%、43.12%。本节主要介绍恶性肿瘤的康复。

一、肿瘤概述

恶性肿瘤主要是指癌症，包括癌、肉瘤和癌肉瘤 3 类。恶性肿瘤的常见临床问题有以下几方面。

（一）心理障碍

确诊恶性肿瘤对患者来说相当于宣布了死亡，对一个事业蒸蒸日上或家庭幸福的正常人来说，突然被诊断为恶性肿瘤也就是突然面对死亡。痛苦、悲观、失望和无助形成一种巨大的压力，轻则出现恐惧、焦虑等心理障碍，重则导致患者精神崩溃。长时间的疾病和治疗困扰，特别是治疗效果不明显、疾病恶化时，患者逐渐对治疗失去信心，对自身的病情及未来悲观失望，情绪低落，出现丧失感和厌世感等抑郁情绪，严重者可出现自杀倾向。

（二）躯体与器官功能障碍

恶性肿瘤病灶或手术切除病灶均可引起躯体与器官相应的功能障碍。如乳腺癌术后可出现上肢淋巴水肿和肢体运动功能障碍；消化道癌手术后可出现进食和排泄功能障碍；肺癌手术后肺功能下降不能满足正常活动的需要。化疗、放疗和肿瘤消耗，均会引起患者的体力、耐力下降，轻者影响日常生活活动，重者卧床不起。

（三）疼痛

恶性肿瘤的快速生长、转移病灶压迫或侵蚀神经产生癌性疼痛，轻者影响日常生活活动，重者痛不欲生。疼痛常常伴随患者终生，是恶性肿瘤患者的主要症状之一。

二、康复评定

（一）心理评定

患者常有剧烈的心理变化，心理康复需贯穿恶性肿瘤康复治疗的全过程。

1. 心理评定方法

与一般伤病相同，具体评定方法详见相关章节。

（1）情绪测验：采用汉密尔顿抑郁量表、汉密尔顿焦虑量表。

（2）人格测验：采用艾森克人格问卷。

2. 心理障碍过程

（1）确诊前后：有些患者误认为恶性肿瘤等于死亡，对发病的思想准备不足而害怕、恐惧、抑郁、焦虑、悲观，有的出现否认、淡漠等异常情绪，处于心理休克期、冲突期。

（2）治疗前后：恶性肿瘤患者对于手术、放疗、化疗的治疗作用，以及治疗后可能出现的不良反应、后遗症存在疑问、焦虑、恐惧等心理障碍。治疗后出现严重功能障碍、残疾、毁形和毁容时，常再次出现心理的震惊、混乱期。

（3）终末期：有些患者进入恶性肿瘤晚期后，因可能即将失去生命而出现个性改变，极为悲观失望。癌痛患者因不能耐受剧烈疼痛而出现精神崩溃，不能自控，有的甚至要求提前结束生命。

（二）癌痛评定

肿瘤长大压迫邻近的神经、血管、器官，肿瘤浸润周围组织，手术、放疗、化疗致神经等组织损伤，均可引起癌痛。癌症转移至骨所引起的疼痛最重、最多见。

1. 通用的疼痛评定法

多采用视觉模拟评分法、麦吉尔疼痛问卷的方法。具体评定方法详见相关章节。

2. 癌痛的五级评定法

根据癌症患者应用镇痛剂的种类和方式，将癌痛分为 0 ~ 4 级，见表 6-13。

表 6-13　癌痛的 5 级评定法

级别	应用镇痛剂情况
0 级	不需要使用
1 级	需要非麻醉性镇痛剂
2 级	需口服麻醉剂
3 级	需口服和（或）肌内注射麻醉剂
4 级	需静脉注射麻醉剂

（三）躯体功能评定

恶性肿瘤患者在患病及进行手术、放疗、化疗后，多系统器官功能减退，需要适时进行躯体功能康复。

1. 躯体功能评定

通用的躯体活动功能评定方法有日常生活活动能力 Barthel 指数测定、功能独立性量表等。详见相关章节。

2. Karnofsky 患者活动状况评定

其主要按照患者能否自理生活、是否需要他人照顾、能否进行正常生活和工作进行评定，实行百分制，见表 6-14。

表 6-14　Karnofsky 患者活动状况评定分级标准

分级	表现	活动独立性
100	正常，无疾病表现	
90	能正常活动，有轻微症状、体征	不需要特殊照顾
80	勉强能正常活动，有某些症状、体征	
70	能自我料理生活，但不能胜任正常工作	
60	需他人帮助，生活基本自理	不能工作，基本能生活自理
50	需要一定帮助和护理	
40	不能活动，需特殊照顾	
30	严重，不能活动，需住院特殊照顾	不能自我照顾，病情发展，需特殊照顾
20	病情严重，需住院积极治疗	
10	病危，濒临死亡	
0	死亡	

三、康复治疗

（一）心理治疗

1. 心理治疗方法

（1）支持性心理疗法：倾听患者的叙述，观察其表现，帮助分析，给予疏导、安慰和鼓励，使之得到心理支持，能乐观面对现实，度过心理危机。

（2）行为疗法：针对患者的病理心理、异常表现和不良行为，通过强化良好行为，抑制不良行为，建立正确行为。

（3）其他治疗：对有躯体功能障碍、癌痛、形象缺陷者进行有针对性的康复治疗，减轻痛苦，改善躯体功能与外观形象，可使患者的心理达到新的适应与平衡。

2. 各阶段心理治疗

（1）确诊前后：纠正患者对恶性肿瘤不正确的认识，使其能正确认识和对待疾病，迅速通过心理休克期、冲突期，进入适应期。同时动员患者的家属和同事，配合医务人员消除患者的顾虑，解决实际困难，使患者达到心理康复。

（2）治疗前后：治疗癌症前使患者了解治疗的目的、方法，可能出现的不良反应、功能障碍、残疾及其处理、康复治疗方法，使患者在治疗后能很快适应和正确对待。对有严重功能障碍、毁形、毁容和复发者更应加强心理康复，使其尽快通过再次的心理休克期、冲突期。必要时请同类病情的病友现身说法，会有现实的引导作用。

（3）终末期：对能正确对待疾病的晚期患者给予最大的帮助和支持，使其尽可能完成最后的心愿。对悲观绝望的患者要安排安静舒适的环境，给予细致周到的护理及充分的关怀和安慰，也可配合采用放松技术和必要的药物。对有剧烈癌痛的患者给予镇痛治疗和精神支持，减轻其身心痛苦，直到临终。

（二）癌痛治疗

1. 药物治疗

药物治疗是最常见的镇痛措施。应遵循世界卫生组织推荐的癌症三阶梯止痛疗法指导原则。

（1）轻度至中度疼痛：应用非阿片类镇痛剂，可先用阿司匹林、对乙酰氨基酚等解热镇痛药，效果不明显时改用布洛芬、吲哚美辛等非甾体抗炎药。

（2）中度至较重疼痛：应用弱阿片类镇痛剂，如可卡因、芬太尼等。

（3）严重疼痛：应用强阿片类镇痛剂，如吗啡、哌替啶、美沙酮等。

在上述各阶梯给药时适当辅以非甾体抗炎药、三环类抗抑郁药、抗组胺药、抗痉挛药、肌肉松弛剂及破坏神经的药物和激素类药物，联合用药可增强镇痛效果，降低麻醉性镇痛剂的级别，减少用药剂量。

进行药物治疗时要注意药物特性（镇痛强度、效应时间、控制能力等）、应用途径（口服、皮下注射、肌内注射、植入式可控微量注射泵等）、合理剂量（从小剂量开始，逐步加量，以"需要"为基础，规律给药，维持血液有效浓度），尽量减少毒副作用的产生，避免耐药性和成瘾性。

2. 放射疗法

对恶性肿瘤尤其是癌痛有较好的缓解效果，可在数日内缓解疼痛，同时还有控制癌痛的作用。

3. 中医疗法

针刺远隔的相关腧穴有一定的镇痛效果。禁止在肿瘤局部进行针刺。

4. 注射治疗

可应用末梢神经阻滞、神经根阻滞、交感神经阻滞、蛛网膜下腔阻滞、硬膜外腔阻滞等方法。阻滞剂可选用局部麻醉剂、6%酚酞（石碳酸）、无水酒精等，也可进行脊神经后根射频治疗。

5. 手术治疗

对顽固的严重疼痛可进行病灶切除或部分切除术、神经松解术、脊神经后根切断术、脊髓前柱切断术等。

6. 心理疗法

（1）对患者进行引导，解除其忧虑，可降低疼痛敏感性。

（2）指导患者屈髋、屈膝、放松腹肌，或采用腹式呼吸、缓慢深呼吸等放松方法。

（3）生物反馈疗法、催眠疗法、言语暗示等对心理性疼痛有一定效果。

（4）对极端疼痛的晚期恶性肿瘤患者要关怀备至，给予充分的精神支持，绝不能厌烦或训斥患者。

7. 矫形器的应用

对于恶性肿瘤转移引起脊柱或肢体骨骼破坏的患者，可应用相应的矫形器，以防病理性骨折而引起的继发性伤害，亦可减轻疼痛。

8. 康复护理

将癌痛患者安排在安静、光线柔和、室温和湿度适宜、无刺激性气体的环境内，医护人员与家属亲友对患者温和体贴，可使患者平静。

（三）躯体功能康复

1. 康复护理

长期卧床的患者需定时翻身，保持适当体位，防止皮肤摩擦而受伤，清洁皮肤，防止压疮。叩击背部，促使排痰。做好口腔、二便等基础护理。

2. 营养支持

根据患者全身情况和消化系统功能，给予合理肠内或肠外营养。

3. 运动治疗

进行适合患者全身情况的运动。体质较弱的卧床患者可在床上进行呼吸体操、肢体躯干活动，防止坠积性肺炎、肌肉萎缩、关节挛缩、下肢深静脉血栓形成等并发症的发生。能下地活动者可进行健身操、步行、上下楼、健身跑、骑自行车等较低强度的耐力运动，运动的强度和时间循序渐增，逐步增强心肺功能，增强体力。贫血及心肺功能下降者需控制运动强度，注意监测疲劳水平。血小板计数低下者需谨慎运动，过低者禁忌运动。白细胞计数降低者只能做轻度活动，并应注意适当的消毒隔离。骨转移癌与严重骨质疏松者应谨慎运动或使用适当的辅助用具，注意监护，防止跌倒。已发生病理性骨折者禁忌患部运动。

4. 作业疗法

进行日常生活活动能力训练，提高生活自理能力。

5. 职业康复

对处于就业年龄、病情稳定、全身状况恢复较好的患者可根据其功能状况、劳动能力进行职业技能训练，以恢复原来的工作或更换其他合适的工作。

6. 形象康复

恶性肿瘤后因组织器官缺损、形象受损而形成心理障碍者，应及时安装假体或整形、整容进行补偿，以利于心理与功能康复，回归社会。

（四）器官功能康复

1. 器官功能康复评定

与一般伤病的器官功能康复评定相同。恶性肿瘤患者器官的功能评定重点：①关节活动范围、肌力、肌张力、步行能力、肢体周径、骨转移、骨折等；②中枢神经功能、周围神经功能、疼痛、言语功能、吞咽功能等；③心功能、肺功能、排尿功能、排便功能等；④压疮等并发症的评定。

2. 器官功能康复治疗

与一般伤病的康复治疗相同，但具有自身的特点。

（五）物理因子治疗

手术治疗、放射疗法、化学疗法、免疫疗法、中医疗法等都是治疗恶性肿瘤的重要手段。基础和临床研究证实，物理因子对组织细胞有修复作用，达到一定强度、剂量时可以破坏细胞而产生杀灭癌细胞的作用，如高频电（短波、超短波、分米波、厘米波）的高热疗法，高频电（射频、厘米波）的组织凝固疗法等。

治疗方法可在体外一次治疗，亦可在体腔内或术中经内镜治疗。与其他方法相比，物理因子治疗癌症的操作相对简便易行，对患者的损伤小，全身不良反应小或无不良反应，易为患者接受，并有利于患者恢复健康。

四、提高癌症患者生存质量

（一）提高癌症患者生存质量的意义

据统计，约有1/3的癌症患者经治疗后痊愈，约1/3的患者带癌生存，其身心功能障碍较重，生存质量较差。怎样提高这个特殊人群的生存质量，过去未受到重视，现在已被逐步列入研究课题。不但要使更多的癌症患者生存下去，还要使他们的生存质量最大限度地提高。这是生物—心理—社会这个现代医学模式给我们提出的任务。

（二）癌症患者生存质量的评定

适用于一般人群的健康状况调查问卷、生存质量测定量表虽然也可用于癌症患者，但缺乏针对性，近年逐渐加强了对癌症患者生存质量的专门分析研究，出现了癌症通用的或某种癌症专用的生存质量量表，以及宫颈癌、乳腺癌、肺癌、食管癌等专用的生存质量量表，为分析研究全面情况和有关影响因素提供了工具和资料。

（三）全面做好提高癌症患者生存质量的工作

有许多因素影响着癌症患者的生存质量。在医学方面，诊断、治疗、护理、康复工作直接影响癌症的预后结局。在康复方面，医学康复、康复工程、教育健康、社会康复等多方面的工作都影响着患者的全面康复。家庭、社区、单位、社会、政府各方面的支持协作都是重要的影响因素。因此，提高癌症患者的生存质量不仅是医学界、康复医学科的任务，更是社会多层次、全方位的综合工程。目前该工作只处于初级阶段，今后还需大力加强。

（于文泉　张　冰）

第七章 临床常见问题处理

第一节 疼 痛

1986 年国际疼痛协会将疼痛定义为一种与实际或潜在损害有关的不愉快的感觉和情绪体验。这一定义概括了主观和客观的感受，即疼痛是由于多因素如躯体、行为、心理、认知造成的，慢性疼痛常伴有精神、心理的改变。2000 年世界卫生组织提出慢性疼痛是一类疾病，并将疼痛作为继血压、心率、体温、呼吸之后的第五大生命体征。2001 年，第二届亚太地区疼痛控制学术研讨会（悉尼）提出"消除疼痛是基本人权"。2004 年，国际疼痛学会确定每年 10 月的第 3 个周一设立为"世界镇痛日"。

流行病学资料显示，欧洲等 15 国对 46 392 人进行了调查，慢性疼痛发生率为 19%，其中 66% 为轻度疼痛，34% 为严重疼痛。美国的调查表明慢性疼痛的患病率为 40%。慢性疼痛的发病率随年龄的增加而升高，60～70 岁达到高峰。

疼痛是最常见的肿瘤相关症状之一，死于癌症的患者中约 70% 有疼痛经历。世界卫生组织统计，30%～50% 的癌症患者伴有不同程度的疼痛，其中早期患者为 15%～30%，中期为 40%～55%，晚期为 50%～75%。术后均会发生疼痛，疼痛发生时间与使用麻醉药物有关。一般术后 2～3 天是疼痛最剧烈的时候。慢性术后疼痛在术后 6 个月，发生率为 29.6%。约 1/3 的慢性术后疼痛患者疼痛程度达到中重度，约 1/5 的患者需要接受镇痛药物治疗。

一、临床分型

国际疼痛协会将疼痛分为神经性疼痛、中枢性疼痛及周围性疼痛。

（一）神经性疼痛

神经性疼痛是神经系统任何部位的原发性损伤或脑内异常诱发的疼痛。根据疼痛的持续时间将疼痛分为急性疼痛和慢性疼痛。

1. 临床表现

急性疼痛是短暂的，通常随着诱因（伤害或不良事件）的解除而消失，一般持续 3 个月。反映的是机体对有害事件（如创伤、手术、急性疾病等）的一种预警反应。慢性疼痛通常指持续超过 3 个月的疼痛，也可以表现为多种形式。如在急性损伤治愈后仍持续超过 1 个月；在一段时间内反复发作；或与经久不愈的损伤有关。在临床过程中，患者对于疼痛的情感适应、认知行为适应和生理适应之间的相互作用是非常显著的。因此，对大多数患者来说，慢性疼痛也是一种疾病。

2. 神经传导机制

急性疼痛的传入途径是感觉神经元有髓鞘的 Aδ 纤维，传导来自皮肤的急性外伤引起的可以明确定位的第一类疼痛，如锐痛和刀割样疼痛。无髓鞘的神经元传导速度慢的 C 纤维传导第二类疼痛，如烧灼样痛。第一级神经元在脊髓后角与第二级神经元构成突触。根据闸门控制学说，震动和本体感觉等由感觉神经粗纤维传入脊髓后角可以关闭疼痛细纤维传入的闸门，从而抑制疼痛。伤害性刺激可引起周围和中枢性敏感状态，即生理、生化、神经递质的改变与调控，并可继续经脊髓丘脑束和脊髓网状束上传到内侧与外侧丘脑核和脑干，再投射到感觉皮质，形成痛觉定位，最后通过复杂的神经网络，形成疼痛印象和疼痛记忆。

(二) 中枢性疼痛

中枢性疼痛指与中枢神经损伤相关的疼痛。在评定和治疗方面都是最困难的。最常见的是中枢性脑卒中疼痛和脊髓损伤性疼痛。

1. 中枢性脑卒中疼痛

中枢性脑卒中疼痛也称丘脑性疼痛，早期研究认为，丘脑是疼痛的来源。中枢性脑卒中疼痛的发展过程中，除丘脑可能发挥作用外，皮质加工也非常重要。缺血性或出血性梗死后，脊髓－丘脑－皮质通路可能受损，丘脑区域最常受累的是腹后核和腹内侧核。正常的伤害性感受通路丘脑及皮质加工过程发生改变，可以导致神经敏化和去抑制效应，从而使痛觉通路在低于正常阈值时被激活。

2. 脊髓损伤性疼痛

一般认为，脊髓损伤性疼痛发生机制之一是伤害感受区的高兴奋性。伤害感受区的高兴奋性可以导致自发性疼痛和诱发性疼痛。当两种类型的疼痛都存在时，脊髓通路和脊髓上通路都可能受累。由于脊髓背侧和背外侧损伤会导致疼痛抑制信号下行至脊髓的过程发生异常，所以，这些患者最常发生自发性疼痛。

(三) 外周性疼痛

外周性疼痛指由外周神经系统原发损伤或功能异常诱发或导致的疼痛。导致外周性疼痛的病因是中毒、代谢性因素、创伤性因素、辐射因素、感染因素或自身免疫因素。最常见的病因是糖尿病导致感觉运动多发神经病变。病理生理机制是中毒、缺血或压迫造成的周围神经损伤，触发神经内的炎症反应。邻近组织的修复过程和炎症反应造成伤害性刺激的初级传入感受器高兴奋性，这一过程称外周敏化。之后，中枢神经元对这些伤害性感受器产生应答，自身兴奋性得到提高，这一过程称中枢敏化。

二、疼痛评定

(一) 评定目的

疼痛是一种主观感觉，由多因素造成，并受多种因素影响，如躯体、精神、环境、认知和行为等因素。所以，需从多方面评定疼痛，包括疼痛的部位、程度、性质，治疗疼痛的反应（缓解或加重），精神痛苦，患者对疼痛的感受程度等。

（二）评定方法

1. 视觉模拟评定法

（1）方法：VAS 用来评定疼痛的幅度或强度。用一条 100 mm 的直线，可以是横直线或是竖直线，线的左端（或上端）表示无痛，线的右端（或下端）表示无法忍受的痛，患者将自己感受到的疼痛强度以"I"标记在这条直线上，线左端（上端）至"I"之间的距离（mm）为该患者的疼痛强度。每次测定前，让患者在未画过的直线上做标记，以免患者比较前后标记而产生主观误差。

（2）应用：VAS 简单、快捷、易操作，临床广泛用于评价治疗效果。研究证实，VAS信度很高，并有较高的效度。既能测定疼痛的强度，也可测定疼痛的缓解程度，以及其他方面，如情感、功能水平。缺点是不能做患者间的比较，只能对患者治疗前后做评价。用VAS 对那些理解能力差的人进行评定会有困难。

2. 数字疼痛评分法

（1）方法：数字疼痛评分法是用数字计量评测疼痛的幅度或强度的方法。数字范围为0~10，0 代表无痛，10 代表最痛，患者选择一个数字来代表其感受的痛的程度。

（2）应用：数字疼痛评分法效度较高，临床常用于评测下背痛（low back pain，LBP）、类风湿关节炎及癌痛。

3. 口诉言辞评分法

（1）方法：口诉言辞评分法由简单的形容疼痛的字词组成。可分为 4 级或 5 级。一般将疼痛分为 4 级：①无痛；②轻微疼痛；③中等度疼痛；④剧烈疼痛。最轻程度疼痛的描述常为 0 分，每增加一级增加 1 分。

（2）应用：此方法简单，用于简单定量评估疼痛强度和观察疗效。由于缺乏精确性，灵敏度低，不适用于科学研究。

4. 多因素疼痛调查评分法

（1）方法：疼痛由感觉、情绪和评价等因素构成，为将这 3 种因素分开并使其数量化，临床上使用了一些定量调查方法，常用的是麦吉尔疼痛问卷。问卷调查有 78 个描述疼痛性质的形容词，分为 20 组，每组 2~6 个词。1~10 组是躯体方面，即对身体疼痛的感受；11~15 组是精神心理方面，即主观的感受；16 组是评价方面，即对疼痛程度的评价；17~20 组是多方面的，即对多方面进行评定。从这个调查表中可以得到：①疼痛评定指数，评分的原则是每一组的第一个字词表示"1"，第二个字词表示"2"，以此类推，最后将选择20 组中的 20 个字词评分相加即为疼痛评定指数。②现时疼痛强度：用 6 分 NRS 评定当时患者全身总的疼痛强度。即 0~5 的疼痛强度：A. 无痛（0 分）；B. 轻微的疼痛（1 分）；C. 引起不适感的疼痛（2 分）；D. 具有窘迫感的疼痛（3 分）；E. 严重的疼痛（4 分）；F. 不可忍受的疼痛（5 分）。所以现时疼痛强度评估实际上是 6 点口述分级评分法。

（2）应用：多因素疼痛调查评分法能较全面地评定疼痛性质、程度及影响因素。但相对其他疼痛评定方法的评定时间较长，多应用于科研。

5. 痛阈测定

痛阈为主观的疼痛强度评测方法，是通过外界的伤害性刺激，如压力、温度或电刺激等，测定患者感受刺激的反应程度。

（1）机械伤害感受阈：参考国际标准制作的机械伤害感受阈测量仪，作为患者对外来伤害性刺激反应能力的客观标准。该仪器为一带有弹簧和刻度的尖端较锐的压力棒，使用时将尖端抵于患者皮肤并缓缓加压，让患者在感到疼痛时报告，同时记录此时的压力数值，此压力数值为机械伤害感受阈值。

（2）温度阈值：主要包括极限法和迫选法。极限法是指当外界的温度刺激不断增加或不断减少，患者刚刚感觉到热痛或冷痛时的温度值，作为热痛阈或冷痛阈。迫选法是让患者在两次不同时间、不同温度的刺激中，选择一个他能感觉到的温度刺激。极限法被认为是简便、快捷的测定方法。

（3）电刺激痛阈：各种类型的电流均可作为引起疼痛的刺激，常用的电刺激测痛阈仪器多采用恒流型低频脉冲电刺激，波形采用方波。因为方波电流的上升和下降极速率极高，刺激强度（波幅）瞬间内便可达最大值或下降为零，而且方波的波形规则便于测量和计算。测量时，应用波宽为 5 ms，频率为 100 Hz，调制频率为 120 ms 的脉冲电流，缓慢加大电流输出，从弱到强，至患者刚刚感觉疼痛时，记录此时的电流强度，作为电刺激痛阈。

三、康复治疗

疼痛治疗中，康复医生首要的职责就是要确实证明患者的疼痛是良性的，没有进行性的破坏性疾病存在。然后才是基于全面评估的结果为患者制定和实施合理的治疗方案。疼痛是一个复杂的问题，牵涉到患者身体、心理和社会交往等多个方面，因此其治疗应该是从多方面入手，采用综合的、多学科的措施。疼痛患者康复治疗的目的，应该是消除疼痛行为的强化因素，缓解或控制疼痛反应，恢复功能，提高生活质量，减少药物使用，防止慢性症状的复发。

（一）物理治疗

物理治疗在慢性疼痛患者功能恢复中具有重要作用，可以协助缓解疼痛、增强肌力与柔韧性。所用技术包括热疗、冷疗、体位摆放、治疗性锻炼（包括被动运动、助力运动、主动运动、牵伸运动和放松训练）、牵引、按摩、超声、经皮神经电刺激、激光和手法等，可根据患者的具体情况选择其中的一种至数种方法。各种物理治疗方法中，热疗、冷疗、按摩和牵伸可用于减轻过度的肌肉收缩。因为起源于肌肉骨骼系统的疼痛常由肌肉痉挛引起，各种疼痛也可因导致肌肉痉挛而加重疼痛症状。因此，冷热疗和手法治疗可以直接缓解肌肉痉挛，避免其缩短，从而有助于缓解疼痛。综合采用其他措施，有助于发挥其作用。另外，使用某种方法或方法组合后，若患者较长时间进步不大时，应该考虑使用另外的方法。

（二）作业治疗

通过设计一些有目的性的活动，训练和提高疼痛患者的活动能力，提高患者对治疗活动的参与性，改善其功能。

（三）文娱治疗

通过文娱治疗，可帮助患者参与娱乐性活动、减轻疼痛，同时可提高患者的情绪，使之变得较为积极主动。

（四）针灸推拿按摩

针灸可缓解疼痛。针灸可激活神经元的活动，从而释放出 5 - 羟色胺、乙酰胆碱等神经递质，加强镇痛作用。对关节或肌肉进行推拿、按摩治疗，有助于放松肌肉，改善异常收缩，纠正关节紊乱，减轻活动时的疼痛。

（五）认知行为疗法

慢性疼痛患者中有 50%～70% 伴认知行为和精神心理的改变，会进一步加重疼痛，若不进行干预，易形成恶性循环。认知行为疗法是针对慢性疼痛患者的综合性多方面治疗，目的是鼓励患者积极参与，帮助患者学习自我控制和处理问题的方法，改善与疼痛相关的认知结构与过程及功能状态。采取的方法包括忽略想象、疼痛想象转移、注意力训练等。放松训练是应用较多、效果较好的治疗方法。放松训练可增加患者的活动，减少疼痛的压力，如缓慢深呼吸、膈肌呼吸、深部肌肉放松法等。

（六）药物治疗

药物治疗是疼痛治疗中较为基本的、常用的方法。目的是尽快缓解疼痛，有利于患者尽早恢复或获得功能性活动。常选用的药物包括镇痛药、镇静药、抗痉挛药、抗抑郁药、糖皮质激素、血管活性药物和中草药。

镇痛药是主要作用于中枢神经系统、可选择性抑制痛觉的药物。一般分为麻醉性镇痛药，非甾体抗炎药和其他抗炎药 3 类。麻醉性镇痛药常用于治疗顽固性疼痛，特别是癌痛。非甾体抗炎药有中等程度的镇痛作用，是一类具有解热、镇痛、抗炎、抗风湿作用的药物，对慢性疼痛有较好的镇痛效果。

慢性疼痛常伴有焦虑、烦躁、抑郁、失眠、食欲不振等症状，需联合使用辅助药物治疗，如三环类抗抑郁药、苯二氮䓬类抗焦虑药和镇静催眠药等。

糖皮质激素具有抗炎、免疫抑制及抗毒素等作用，可全身给药或局部注射，常用于急性疼痛，特别是神经阻滞以加强治疗效果。

药物的使用要充分注意疼痛的特点，明确疼痛的病因、性质、程度、部位及止痛药物的反应。

第二节 痉 挛

痉挛是以速度依赖性的牵张反射增强、腱反射亢进为特征的运动障碍，是上运动神经元综合征的阳性表现。

上运动神经元损害后出现的阳性、阴性和适应性特征都会对运动功能造成影响。阴性特性主要是脊髓运动神经元的下行冲动减少和运动单位激活的能力缺损，不能产生肌肉的力量，这是上运动神经元主要缺损；加上由于制动和失用造成的软组织适应性改变，是功能残疾的主要原因，也是重获有效功能的主要障碍。痉挛状态只是众多阳性特征中的一种表现，会造成肌肉的短缩，但适应性改变也会造成肌肉张力的增高，在治疗过程中要分清张力增高是来源于神经机制的改变，还是来源于适应性改变。来自神经源性的张力增高和来自非神经源性的张力增高的处理方式是不同的。

流行病学研究表明，中风后不同时间段痉挛的发病率不同。研究显示，中风后3个月的偏瘫患者痉挛状态发病率为19%~35%，而中风后1年痉挛状态发病率为38%。缺血性脑卒中早期痉挛状态研究发现，痉挛状态最早可于脑卒中后6天出现，24.5%的患者出现肌张力增高，6周后为26.7%，4个月后为21.7%。有研究发现，约65%的脑卒中患者在恢复过程中出现瘫痪肢体肌痉挛，也有研究认为其发病率达80%。痉挛状态的流行病学研究得到的数据一致性较差，可能与人们对痉挛状态的定义不同或缺乏可靠的评定方法有关。

一、痉挛状态的评价

康复医疗实践中，痉挛状态的评价具有十分重要的意义，通过评价可以确定是否存在痉挛、痉挛的严重程度和痉挛对患者功能的影响，为确定治疗目标、制订治疗计划提供依据，同时可用于评价痉挛干预手段的疗效，指导治疗计划的修订与完善。目前已有的痉挛评估方法主要分为4类：临床方法、电生理学方法、生物力学方法、功能评价。

（一）临床方法

1. 改良 Ashworth 量表

改良 Ashworth 量表虽然应用广泛，但其效度、信度和敏感性有局限性（表7-1）。国内学者研究发现，改良 Ashworth 量表用于屈肘肌、屈腕肌和股四头肌的肌痉挛评定时信度较高，但用于其他肌肉时的信度有待研究。分析其原因，可能与肌张力的影响因素很多有关，如患者的体位、配合程度、情绪紧张与否、评定员的操作是否规范、牵伸的力度和次数，以及对各等级定义的理解、评定过程中患者有无疼痛等，都有可能引起肌张力变化。

表7-1　改良 Ashworth 量表

级别	描述
0	无肌张力的增加
1	肌张力略微增加，受累部分被动屈伸时，在 ROM 之末时出现突然卡住然后呈现最小的阻力或释放
1+	肌张力轻度增加，表现被动屈伸时，在 ROM 后50%范围内出现突然卡住，然后均呈现最小的阻力

级别	描述
2	肌张力较明显增加，通过 ROM 的大部分时，肌张力均较前明显的增加，但受累部分仍能较容易地被移动
3	肌张力严重增高，被动活动困难
4	僵直，受累部分被动屈伸时呈现僵直状态，不能活动

2. 改良 Tardieu 量表

Tardieu 量表经过多次修订，加入了测量角度、最快被动活动速度的测定内容等，即改良 Tardieu 量表（modified tardieu scale，MTS），见表 7-2。据报道，MTS 的信度略好于改良 Ashworth 量表，但是用 MTS 进行评价比较费时，很难得到整个量表的评分。改良 Tardieu 量表对每个肌群进行评定，按特定的牵拉速度牵拉肌肉，用 X（肌肉反应的质量，见表 7-2）和 Y（肌肉发生反应时的角度）2 个指标评定其反应。

表 7-2 MTS 中肌肉反应的质量（X）

级别	描述
0	在整个被动活动过程中都没有阻力
1	在整个被动活动过程中感到轻度阻力，但无确定位置
2	在被动运动过程中某一确定位置上突感到阻力，然后阻力减小。
3	在关节活动度中的某一位置，给予肌肉持续性压力 < 10 s，肌肉出现疲劳性痉挛
4	在关节活动度中的某一位置，给予肌肉持续性压力 > 10 s，肌肉出现非疲劳性痉挛
5	关节被动运动困难

Y（肌肉发生反应时的角度）：所有关节都是相对于肌肉按最小牵拉力牵拉时的位置所成的角度（除髋关节以外，髋关节是相对于静息时的解剖位置所成的角度）。

从技术上说，MTS 按以下 3 种速度进行评定。

V1：尽可能慢，即在这个速度测评被动活动范围。

V2：肢体部分在重力作用下落下的速度。

V3：尽可能快。

在临床日常工作中，由于时间有限，常常只按 V1 和 V3 进行评定。

3. 关节活动度

肢体痉挛的患者常影响关节活动度，通过测量肘关节伸展的活动度可以反映痉挛的程度。

4. 疼痛

疼痛或感觉肌肉僵硬是痉挛的常见表现，也是最令患者痛苦的痉挛症状。最常用的是视觉模拟评分法，患者在一个 10 cm 的标尺上标出其目前症状有多重。

5. 其他

综合痉挛量表、阵挛评分、痉挛频率量表、Penn 分级等也是评价痉挛常用的量表。

(二) 电生理学方法

临床常用肌电图通过检查 F 波、H 反射、T 反射（腱反射）等电生理指标来反映脊髓节段内 α 运动神经元、γ 运动神经元、闰绍细胞和其他中间神经元的活性。

F 波是通过运动神经纤维近端的传导兴奋 γ 运动神经元后的回返电位，其参数只取决于 γ 运动神经元的活性，而 H 反射还取决于突触前抑制的水平，因此，评定 γ 运动神经元功能首选 F 波检查法。

γ 运动神经元可在上位中枢的影响下，通过 γ 环路调节 α 运动神经元活性。评价其活性可采用跟腱反射和 H 反射最大波幅比值来测定。痉挛侧 Tamp/Hamp 值增加，即 γ 运动神经元活性增强。

闰绍细胞不但对 γ 运动神经元起回返抑制作用，而且可通过抑制脊髓其他抑制性中间神经元使邻近运动神经元产生兴奋。由于回返抑制环路可影响 H 反射的参数，因此，H 反射可评价闰绍细胞活性。

(三) 生物力学评定方法

目前，生物力学方法应用更为广泛。等速装置进行痉挛量化评定是量化评定肢体痉挛的有效方法。主要包括两种方法：①借助等速装置描记重力摆动试验曲线进行痉挛量化评定。②应用等速装置控制运动速度，以被动牵张方式完成类似 Ashworth 评定的痉挛量化指标的评定方法，可作为其他痉挛量化评定可靠性的参照。

(四) 功能评价

1. 主动功能评估

痉挛对患者主动功能影响较大，包括躯干和肢体运动功能、日常生活活动能力、总体功能等（表 7-3）。

（1）总体功能：采用量表如 Fugl-Myer 评分、Barthel 指数、FIM、生活质量评价等。

（2）上肢主动功能：评价方法有 Frenchay 手臂试验、上肢动作研究量表、九孔柱试验等。

（3）下肢主动功能：评价方法有功能性步行量表、10 m 行走时间或 6 分钟行走距离（感到疲乏为止）、步态分析。

表 7-3　功能活动的主要测评方法

下肢	上肢
10 m 行走时间	Leeds 手臂痉挛影响量表
6 分钟行走距离	手臂活动测评量表

续表

下肢	上肢
功能性步行量表	九孔柱试验 Frenchay 手臂试验
纸上步行脚印分析/步态分析——测量步幅、节律、对称性	上肢动作研究量表

2. 被动功能评估

痉挛也会影响患者的被动功能，评价被动功能的方法包括用文字描述或直观模拟的方法评定"减轻护理困难"的情况，确定护理工作所需时间，如穿衣/清洗所需时间，用正式的量表评价患者的依赖性或护理人员的负担。

二、康复治疗

（一）治疗原则

痉挛的主要治疗目的是保持肌肉长度，维持肢体的正常位置，防止发生继发性软组织短缩。首先，临床医师应考虑肌痉挛是不是真的有害，并考虑治疗对患者功能产生的影响。其次，需根据肌痉挛类型选择治疗方式。肌痉挛可分为局灶性、多灶性、区域性和全身性。治疗方式分外周性和中枢性。外周策略是局灶性和多灶性肌痉挛的合理治疗方式。区域性肌痉挛的处理则可以结合区域性和中枢性方式。全身性肌痉挛则主要考虑中枢策略。痉挛的临床治疗策略见图 7-1。

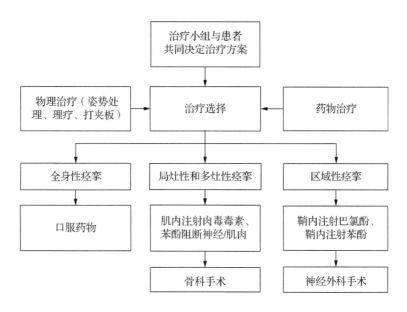

图 7-1　痉挛的临床治疗策略

（二）物理治疗

物理治疗的目的是缓解痉挛所引起的疼痛，防止肌肉萎缩、关节挛缩变形，降低肌张力，具有无创性、价格低廉、不良反应小等优势。分为运动疗法和物理因子治疗两大类。

1. 运动疗法

（1）被动关节活动度训练：患侧肢体全范围的被动关节活动，每天 2 次，可有效地防止由于肌张力升高和肌肉活动不平衡而发生的肌肉短缩和关节囊挛缩。

（2）牵张训练：为改善功能，提倡局部治疗，即选择性降低单个过度兴奋肌肉的兴奋性或选择性拉长挛缩的肌肉，牵张则是满足这个要求的主要物理治疗方式。有 3 个因素可能与慢性牵张防止或治疗挛缩的效果有关：牵张的强度、每天的牵张时间和持续的天数。

（3）站立训练：可在电动起立床、站立架或平衡杠内进行站立训练，站立时患侧下肢可踩斜板，牵拉小腿三头肌群。每日 2 次，每次 30~60 分钟。

2. 物理因子治疗

（1）浅部冷疗和热疗：可选择性应用对拮抗肌中更加过度兴奋的那一块肌肉冷却以暂时降低肌张力、缓解痉挛。其单独应用或结合其他训练能改善主动运动或加强痉挛肌肉拮抗肌的力量。关于浅部热疗，中性温度（血液和深部组织的温度）被认为可降低 γ 运动神经元的兴奋性，从而作为一种局部抑制手段，但整体受热，如热水澡，则会加重痉挛。

（2）经皮神经电刺激：在正常个体腓总神经的应用（99 Hz，250 μs 波宽，30 分钟）能降低运动神经元的兴奋性指标，如 H 反射、F 波振幅和 H/M、F/M 比，提高 H 反射和 F 波的平均潜伏期，效果持续到刺激后 10 分钟。TENS 产生的重复低阈值传入最初被认为对某些脊髓反射有直接抑制作用，后来也有人认为 TENS 的效应可能与脑脊液中 β - 内啡肽的产生有关，后者能通过阿片受体来减低运动神经元的兴奋性。

（3）生物反馈：可以通过训练让患者主动放松，从而起到降低痉挛的作用，但需要患者配合，对患者的认知水平有一定要求。

（4）其他物理因子：超声波、体外冲击波等也可作用于痉挛的肌肉，用于缓解局灶性痉挛。

（三）口服药物治疗

常用药物及不良反应见表7-4。

表7-4　常用的抗痉挛药物及不良反应

药物	剂量/日	作用机制	注意	不良反应
安定	4~60 mg	作用于 $GABA_A$ 受体，开放细胞膜氯离子通道引起细胞膜超极化	半衰期较长，达80小时	成瘾，戒断症状，共济失调，虚弱，认知能力损害，记忆减退，协调能力减弱，疲惫和抑郁

续表

药物	剂量/日	作用机制	注意	不良反应
巴氯芬	10～300 mg	作用于 $GABA_B$ 受体，同时激活突触前膜及突触后膜。其突触前作用与 GABA 中间神经元有关，使细胞膜超极化阻止钙内流及神经递质的释放。当接触突触后膜时，通过作用于 Ⅰa 传入纤维使细胞膜超极化	突然停药有诱发癫痫和幻觉危险，肾脏疾病者剂量需调整，半衰期为 3.5 小时	嗜睡，疲劳乏力，恶心，眩晕，感觉异常，幻想及癫痫发作阈值降低
替扎尼丁	1～36 mg	α_2 受体激动剂，增强抑制性递质（甘氨酸）作用，抑制兴奋性递质（谷氨酸、天门冬氨酸）的释放	半衰期为 2.5 小时，需经常给药	口干，乏力，眩晕，低血压，肌肉无力，恶心呕吐，还有可能导致肝损害
丹曲林	25～400 mg	抑制肌浆网中钙释放，还能通过 γ 运动神经元降低肌梭的敏感性	半衰期约 15 小时，给药为每天 2～4 次	肝毒性，肌无力，感觉异常，恶心，腹泻

（四）肉毒毒素注射治疗

　　肉毒毒素作用于神经肌肉接头，阻断囊泡与突触前膜的结合，从而阻断了乙酰胆碱的释放，使得化学信号不能转化为电信号，导致局限性的肌肉活动下降。常用药物是 A 型肉毒毒素。单次注射剂量一般不超过 500 U，浓度范围为 12.5～100 U/mL，治疗时间间隔为3 个月。

　　肉毒毒素注射治疗痉挛状态的最佳时机。因为痉挛状态会随着病程的发展而变化，给临床治疗时机的选择带来困难。如果治疗过早，一方面可能带来阴性表现的过度而影响功能；另一方面随着病程发展，痉挛状态会有所好转；如果治疗较晚，长期的痉挛状态可能导致肌肉流变学改变。临床实践中，肉毒毒素的注射治疗都是在痉挛状态症状比较明显的时候进行，所以对卒中患者治疗多数是在发病至少 3 个月以后，此时继发的改变，如疼痛和肌肉肌腱结构改变可能已经发生。早期使用肉毒毒素注射治疗的研究相对较少，对于严重的、早发的痉挛状态，或者预期可能会发生严重痉挛的患者，早期注射肉毒毒素可以作为治疗选择之一。

　　卒中后最常见的痉挛模式上肢表现为肩关节内收、内旋，肘及腕关节屈曲，前臂旋前，手指屈曲和拇指内收；下肢表现为足下垂、内翻，足趾屈曲。肉毒毒素注射时根据痉挛评定的结果选择相应的肌肉。常用的肌肉包括肱二头肌、肱肌、肱桡肌、桡侧腕屈肌、尺侧腕屈肌、旋前圆肌、旋前方肌、指浅屈肌、指深屈肌、拇长屈肌、拇收肌、腓肠肌、比目鱼肌、胫后肌、趾长屈肌、踇长屈肌等。

四肢肌肉多在肌腹中央注射，具体可参照特定肌肉的运动终板分布特点而定。把肉毒毒素注入造成患者症状的靶肌肉中，而非邻近组织，方能取得满意疗效。医师可以借助徒手反向牵拉、电刺激仪、肌电图、超声等手段来辅助选择肌肉定位。

肉毒毒素治疗作为多学科综合治疗肌痉挛的组成部分，使用时必须结合应用其他康复措施，用肉毒毒素治疗不能恢复已丧失的功能，除非该功能的丧失是因为拮抗肌过度活动造成的。在注射期间要认真进行物理治疗或作业治疗。

（五）神经阻滞治疗

神经阻滞治疗的理论基础是阻断牵张反射的反射环路。肌梭在肌肉的分布广泛，难以大范围地进行阻滞，肌纤维同样难以全面进行阻滞。神经阻滞的操作位点在理论上，可以为神经根、神经干、神经分支，从神经通路不同的层面进行注射。神经根阻滞由于临近脊柱，附近血管、神经结构较多，解剖复杂，操作难度相对较高，易发生并发症，临床上较少应用。

1. 优点

神经干阻滞临床应用较多，其一优点是神经干的位置较为固定，位置相对神经分支表浅，其往往有大血管伴行，容易从体表标志或利用超声等影像学进行定位，成功率较高。其二优点是当导致肢体功能障碍的肌肉恰好局限于某一神经支配的一组肌肉时，如导致马蹄足的腓肠肌、比目鱼肌、胫后肌痉挛，通过阻断胫神经，可达到治疗目的，可减少注射次数，缩短治疗时间，减轻患者痛苦。

高选择性运动神经阻滞是一种理想的方法。在阻断主要痉挛肌肉的同时，不影响患者的感觉，不良反应较小。但高选择性神经阻滞技术要求较高，需要熟悉神经运动分支的解剖结构，同时准确的位点注射难度较大。目前，对于胫神经、肌皮神经、坐骨神经运动分支的解剖学研究较多。凭经验进行运动分支的注射成功率不高，而目前应用的技术手段，包括超声、CT影像定位，难以显示细微的运动分支结构，只能凭借其余临近较大的结构，如血管、肌肉间隙的毗邻关系进行定位。同时运动分支阻滞的挑战还有运动分支的变异，不同个体之间运动分支的分布、数量还存在差异，而这些变异往往无法识别，因此，高选择性运动分支阻滞对痉挛的治疗效果往往存在不确定性。

2. 缺点

由于神经阻滞剂对神经的破坏是非选择性的，神经干阻滞的缺点主要是同时对感觉神经的阻滞，对保护性痛觉的阻断，可能带来相关的皮肤并发症，如烫伤、压疮；本体觉的丧失，可在一定程度上影响患者的运动功能，如站立、行走功能，特别是患者痉挛时间较长，已经适应了异常的运动模式，对于此类患者，行神经阻滞前应充分说明可能的不良反应，患者注射后初次活动时需要看护。神经干阻滞的另一局限性是选择性差，影响功能的痉挛肌肉往往局限于某一块肌肉或一组肌群，而肌群有时并非为同一神经所支配，或者说神经干支配的肌肉当中，并不是所有的肌肉都存在痉挛或对患者的功能有影响，因此，对神经干的阻滞往往效果不理想或不良反应太大。

3. 常用药物

神经阻滞的常用药物有各种麻醉剂、苯酚、酒精。麻醉剂作用时间相对较短，主要是用来判断肢体运动障碍中痉挛成分所占的比重，常用的有利多卡因、布比卡因、依替卡因，利多卡因安全性较好，但作用时间较短，而后两种作用时间较长，依替卡因优点还有对运动神经的作用强于感觉神经。苯酚在6.7%浓度以下为液体。苯酚不同浓度具有不同的作用，从低浓度到高浓度，可分别有抑菌、杀菌、麻醉、神经变性等不同作用。神经阻滞的常用浓度为5%，苯酚的最小致死量为8.5g。酒精是目前应用较广的神经阻滞剂，临床应用浓度从45%到纯酒精，都具有减轻痉挛、改善肢体功能的作用。国外报道，40%~50%浓度的酒精主要是用来肌内注射的。

神经阻滞的作用时间依据不同的药物、药物的不同浓度、注射的不同神经而有很大的差异。麻醉剂的作用时间从几分钟到几个小时，其临床价值主要是判断痉挛对肢体活动受限的影响，模拟行侵入性治疗后的效果，如作用时间更长的苯酚、酒精阻滞、神经部分切断术，使患者有具体的功能改善，确定最终的治疗策略。苯酚、酒精的作用时间较长，注射后即刻起效，时间可持续几周到1年。理论上讲，越靠近神经的近端注射，神经变性坏死后，轴突、髓鞘再生到达支配相应肌肉的时间越长，神经阻滞的疗效持续时间越长，但缺乏相关方面的循证医学证据支持。

神经阻滞剂的使用剂量目前没有统一的标准，没有建立统一的量效关系。依据阻滞神经的大小、患者的体重可适当调整注射剂量与浓度。麻醉剂局部的破坏性较小，应用苯酚或酒精注射时，应考虑较大剂量对邻近血管的影响。

神经阻滞治疗的优点主要是可重复注射，不受时间限制，可根据患者对治疗的反应调整药物剂量，药物便宜，患者经济负担轻。其缺点除了各种并发症，主要是技术要求较高，需要熟悉神经的走行及解剖结构，有时可能影响患者的感觉功能。

（六）手术治疗

当痉挛不能用药物和其他方法缓解时，可以考虑手术治疗。通过破坏神经通路的某些部分，达到缓解痉挛的目的。包括神经切断、高选择性脊神经根切断、脊髓部分切断、肌腱切断和肌腱延长术等。

第三节 神经源性膀胱

膀胱的正常功能是储存尿液和以一种协调并自主控制的方式排空尿液。这种协调的活动受中枢神经系统和周围神经系统的调控。当神经系统损伤或疾病导致神经功能异常从而引起膀胱的储存和排空机制发生障碍时，即发生所谓的神经源性膀胱。它是一类由于神经系统病变导致膀胱和（或）尿道功能障碍产生的一系列尿路症状及并发症疾病的总称。

一、康复评定

（1）病史询问：患者的一般情况，询问病史，体格检查。
（2）实验室检查：尿常规、肾功能等。
（3）器械检查：尿流动力学检查；简易膀胱容量与压力测定方法；测定残余尿量。

二、临床表现及处理原则

（一）急性期尿路管理

1. 临床表现

膀胱能够贮尿，但不能自主排尿，出现充溢性尿失禁时，易出现尿路感染。

2. 急性期尿路管理原则

（1）避免麻痹膀胱壁的过度伸展：膀胱壁失去紧张后（无张力膀胱），如积存大量尿液时，膀胱壁逼尿肌受到损坏，则很难得到排尿功能的恢复。此状态的膀胱内尿量应控制在600 mL以下，因此需要导尿。

（2）保持膀胱、尿路无菌：尿路本系无菌，但膀胱麻痹使其黏膜的感染防卫能力低下，而易感染，所以导尿等操作要在无菌技术下进行。

（3）避免膀胱尿道损伤：麻痹的尿道黏膜易受损伤，很难治愈，且易感染。

（4）早期开始膀胱训练：使其能周期性收缩。

（5）尽早开始间歇导尿。

3. 急性期尿路管理的目的

（1）保持尿液的排出与膀胱容量的平衡。

（2）养成膀胱充盈与排空的习惯（严禁过度扩张）膀胱。

（3）调节代谢。

（4）严防感染。

4. 无菌留置导尿法

无菌留置导尿法为一简单通用的方法，但膀胱反射恢复慢，不利于进行膀胱训练。

5. 间歇导尿

间歇导尿是目前认为最有效的尿液引流方法，有无菌间歇导尿法（按常规无菌导尿术进行）和清洁间歇导尿法（不按严格的无菌要求进行导尿，对自理能力强者可行自家清洁导尿）。间歇性导尿术可使神经源性膀胱患者的膀胱周期性扩张与排空，维持近似正常的生理状态，促使膀胱功能恢复。间歇导尿一般采用清洁导尿法，由护士或医师教会患者自行导尿。一般自行导尿的次数为4～6小时1次，2次导尿相隔时间要恰当，不可让膀胱储存太多尿液，而引起尿道感染或并发症。

（1）优点：有效地防止泌尿系统感染；加快膀胱功能的恢复；便于进行作业疗法、运动疗法等康复训练；保持床单清洁，有效防止压疮；患者可活动自如，不需要外周接尿器或尿袋；可自行控制何时排尿；无年龄限制，可维持正常性生活，预防膀胱内储尿过多反流回肾。

（2）缺点：增加了护理时间；夜间导尿影响睡眠，按计划饮水后可避免；需要适当限制饮水量及饮水时间。

（3）次数：根据膀胱的功能调整，膀胱功能的恢复情况主要看膀胱内残余尿量的多少。通常情况下：残余尿量300 mL以下时，每6小时导尿1次；残余尿量200 mL以下时，每

8 小时导尿 1 次；残余尿量 100 mL 以下时，每日导尿 1 次；当残余尿量少于 80 mL 时或为膀胱容量的 20% 以下时，即膀胱功能已达到平衡，可停止导尿；停止间歇导尿后，应每周测残余尿量 1 次。

（4）饮水指导。

1）保留导尿的饮水指导：急性期，多饮水，达到膀胱自动冲洗的目的，此期保留尿管完全开放，脊髓损伤休克期过后，可按间歇导尿要求饮水。

2）进行导尿前后的饮水指导：饮水计划是患者进行间断式导尿法前的准备工作及当实行间断式导尿期间要遵从的，以免膀胱因不能排尿而过度膨胀，损害其功能。饮水计划中每日饮水量为 1500 ~ 1650 mL，达到每日最少饮水 8 杯（表 7-5）。饮水包括所有流质，如粥、汤、果汁等，如饮了以上流质，要减去饮开水的分量，以保持每日饮水量为 1500 mL。晚上 10 点以后尽量不要饮水，避免膀胱夜间过度膨胀。不要饮用利尿饮品，如茶、汽水、含酒精饮品、糖水、玉米水等。

表 7-5　饮水计划表

时间	饮水量	每隔 4 ~ 6 小时放小便
上午 6 点	200 mL	放小便
上午 8 点	300 mL	
上午 10 点	200 mL	放小便
上午 11 点	200 mL	
下午 1 点	300 mL	
下午 3 点	200 mL	放小便
下午 6 点	100 mL	
下午 8 点	100 mL	放小便
凌晨 12 点		放小便

6. 尿路感染的预防与处理

（1）麻痹膀胱易出现尿路感染，完全防止感染很困难，可每周进行尿细菌学检查做细菌培养、药敏试验等，根据结果用药。

（2）适量多饮水，达到自动冲洗膀胱的目的。

（3）了解神经源性膀胱尿路感染的特点：发病细菌以革兰氏阴性菌为主，常与革兰氏阳性菌混合感染，细菌变异现象明显。

7. 膀胱功能训练

（1）排尿意识训练或意念排尿：每次放尿或导尿前 5 分钟，患者卧于或坐于床上，指导其全身放松，想象自己在一个安静、宽敞的卫生间，听着潺潺的流水声，准备排尿，并试图自己排尿，然后由陪同人员缓缓放尿或导尿。想象过程中，强调患者利用全部感觉。每次放尿或导尿前均需进行。适用于不能自排小便的患者。

（2）反射性排尿训练：在导尿前半小时，患者取坐位或卧于床上。通过寻找刺激点，如轻轻叩击耻骨上区或大腿上 1/3 内侧，牵拉阴毛、挤压阴蒂（茎）或用手刺激肛门诱发膀胱反射性收缩，产生排尿。反射性排尿仅适用于一些特殊病例，其前提是逼尿肌、括约肌功能协调，膀胱收缩容易触发，且收缩时压力在安全范围，收缩时间足够，无尿失禁。如在排尿时膀胱内压力明显增加，超过 40 cmH$_2$O，时间过长，须配合药物降低逼尿肌张力或弃用该方法。

（3）代偿性排尿训练。

1）Grede 按压法：患者坐位或卧于床上，用拳头于脐下 3 cm 处深按压，并向耻骨方向滚动，动作缓慢柔和，同时嘱患者增加腹压帮助排尿。每次导尿或自排小便末时进行。

2）Valsalva 屏气法：患者取坐位，身体前倾，屏气，增加腹压，向下用力做排便动作帮助排尿。适用于逼尿肌和括约肌均活动不足的患者。括约肌反射亢进，逼尿肌、括约肌失协调，膀胱出口梗阻，膀胱 – 输尿管反流，颅内高压，尿道异常，心律失常或心功能不全者，不适合代偿性排尿训练。

（4）盆底肌训练：指患者有意识地反复收缩盆底肌群，增强支持尿道、膀胱、子宫和直肠的盆底肌肉力量，以增强控尿能力。适用于盆底肌尚有收缩功能的尿失禁患者。慎用于心律失常或心功能不全、膀胱出血、尿路感染急性期和肌张力过高者。

患者在不收缩下肢、腹部及臀部肌肉的情况下自主收缩盆底肌肉（会阴及肛门括约肌），每次收缩维持 5～10 秒，重复 10～20 次/组，每日 3 次。

在指导患者进行呼吸训练时，嘱患者吸气时收缩肛门周围肌肉，维持 5～10 秒，呼气时放松，重复 10～20 次/组，每日 3 次。

患者可在桥式运动下做收缩肛门动作，这时用一些引导式的话语帮助患者维持收缩肛门的动作（5～10 秒），如让患者想象自己尿急，但还找不到卫生间，要先憋住尿（想象疗法）。重复 10～20 次/组，每日 3 组。

患者坐于椅上，由后向前缓慢收缩上提肛门、阴道、尿道周围等盆底肌，感觉想阻止肛门排气，从 1 数到 10，然后缓慢放松。重复 10～20 次/组，每日 3 组。

患者坐于马桶上，两腿分开，开始排尿，中途有意识地收缩盆底肌，使尿流中断，如此反复排尿、止尿，重复 5～10 次，锻炼盆底肌。每次自排小便时进行。

8. 残余尿量的测定

患者排尿后膀胱内剩余的尿液为残余尿量。一般测量残余尿量是患者排尿后立即导尿，有条件者可床旁 B 超测定。残余尿量大于 150 mL，说明膀胱功能差；残余尿量小于 80 mL，膀胱功能满意；残余尿量在 80～150 mL，膀胱功能中等。

（二）恢复期的尿路管理

急性期膀胱呈迟缓性瘫，尿液只能储存不能排出，进入恢复期，膀胱从迟缓性无力膀胱变为自律膀胱，麻痹膀胱的最大恢复力即在此期，如此时忽略膀胱训练，患者的膀胱就会停止在不能完全恢复的阶段，到慢性期必然导致尿路并发症。

1. 恢复期尿路管理原则

（1）膀胱内压测定，尿道、膀胱造影，肾功能检查，以观察恢复情况。

（2）早期开始膀胱训练。

（3）尽早拔出导尿管，避免长期留置尿管引起的膀胱萎缩、尿路感染。

（4）间歇导尿和排尿训练。

（5）测定自主排尿后的残余尿量，根据残余尿量制订间歇导尿计划。

2. 恢复期尿路管理目的

（1）不引起感染。

（2）尽量在早期拔掉尿管的状态下排尿。

（3）保持肾功能正常。

3. 膀胱管理

神经源性膀胱最严重的后遗症就是肾脏功能障碍。如早期建立易于接受的膀胱管理模式，则可以将患者健康上的危险性控制在最低限度。并且系统计划的日程表可以提高自理能力。如可规律排尿，则可参加就业、人际交流、休闲、娱乐等日常生活。

4. 排尿管理

减少残余尿量，预防尿路感染（同急性期）。为防止肾功能障碍要采取正确的排尿方法，无论有无自觉症状均要定期检查尿路，确认现行的排尿方式是否可行，因为个体膀胱功能在伤后数年内会有变化。

5. 坚持膀胱训练

促进膀胱功能恢复（同急性期）。

6. 自家清洁导尿

指导患者行自家清洁导尿。

7. 膀胱造瘘

某些特殊情况下（如前列腺增生、患者手脚灵活性差或学习能力差等）不能行间歇导尿的患者，可采取暂时性或永久性的膀胱造瘘。此法既能保持清洁又较经尿道保留尿管好。

8. 集尿器

神经源性膀胱尿道功能障碍患者通常尿潴留与尿失禁同时存在，为更方便地管理尿液可使用集尿器。患者使用集尿器时注意如下几点。

（1）保护皮肤，注意观察皮肤，皮肤要保持清洁，每日清洗 1 次。

（2）观察尿液的气味、性状，记录尿量及时间。

（3）夜间或在床上时要将集尿器固定。

（4）注意阴茎的血液循环。

（5）根据自身情况，选用合适的集尿器。

（6）保持集尿器的清洁。

三、药物治疗

至今已经使用过多种药物治疗下尿道功能障碍，均是基于动物或离体试验研究。总体而言，用于神经源性膀胱治疗的药物疗效并不令人满意，其中，最有效的是抑制逼尿肌活性的一类药物，如胆碱能药物、抗胆碱能药物、抗肾上腺素能药物、肾上腺能促效剂和雌激素等。

四、外科治疗

根据病情，可采用不同的手术方法有针对性地进行治疗，如增加膀胱容量的膀胱扩大成形术和逼尿肌切除术、增加膀胱收缩性的刺激电极植入术、增加尿道出口阻力的膀胱颈填充物注射治疗、尿道悬吊手术和人工尿道括约肌植入术等。

（姜　丽　张庆元）

第四节　神经源性肠道功能障碍

神经源性肠道功能障碍是由支配肠道的神经组织失去支配或由于神经因子诱发神经调控障碍导致的排便功能障碍，多表现为便秘、大便失禁或大便排空困难。正常近侧结肠有蠕动、逆蠕动、摆动等运动，以促进肠内容物的混合和流动。远侧结肠通过吸收水分，使肠内容物变为固体。排便时排便指令由皮层经过脊髓下达到位于 S2 ~ S4 的排便中枢，使整个大肠产生集团运动，将肠内容物推送至乙状结肠，再至直肠，乙状结肠和直肠收缩及增加腹压，同时肛提肌收缩和肛门内外括约肌松弛而产生排便。

与排便有关的神经损伤后，由于排便中枢与高级中枢的联系中断，缺乏胃结肠反射，肠蠕动减慢，肠内容物水分吸收过多，最后导致排便障碍，为神经源性肠道功能障碍，后者在单侧性神经损伤时较少见，多见于双侧性损伤，在脊髓损伤时较多见。

一、分类和评定

（一）反射性大肠

反射性大肠系由于 S2 ~ S4 以上的脊髓损伤，即排便反射弧及中枢未受损伤的患者，因其排便反射存在，可通过反射自动排便。但缺乏主动控制能力，这种大肠功能状态称为反射性大肠。

（二）弛缓性大肠

弛缓性大肠系由于 S2 ~ S4 以下的脊髓损伤（含 S2 ~ S4）及马尾损伤，破坏了排便反射弧，无排便反射，这种大肠功能状态叫作弛缓性大肠。

（三）康复评定

1. 询问病史
询问发病前的肠道功能、排便模式及神经受损的病史。
2. 体格检查
观察肛门外括约肌的形态，注意患者大笑、打喷嚏、咳嗽时能否节制大便排出，是否有便意，有无大便急迫感等。针刺肛周皮肤，观察有无肛门反射性收缩。直肠指诊评估外括约肌的张力，了解有无痔疮。

二、康复治疗

（一）功能训练

1. 最终目标

每日一次的自然排便及排便所必要的动作不需要别人的帮助；虽然排便动作完全不能，但尽可能配合护理人员进行饮食与排便的调节。

2. 训练前收集资料

（1）伤前排便习惯及规律。

（2）饮食结构是否合理，营养能否满足。

（3）液体摄入情况，应摄入适量的水以防便秘。

（4）每日活动情况及能否坐直到 90°。

（5）损伤平面。

（6）损伤时间。

（二）训练原则

急性期过后，一旦肠鸣音恢复，预示着麻痹性肠梗阻的消失，不论损伤平面如何，都应鼓励患者进行排便训练。排便训练的原则如下。

（1）如果可能，尽量沿用伤前的排便习惯。

（2）应考虑患者出院后的情况，如患者出院后是去工作或是上学，把排便安排在早上可能比较合适。

（3）如果患者有陪护，排便应尽量安排在陪护在场的时间。

（4）避免长期使用缓泻药，如果建立起良好的排便规律，缓泻药是不需要常规用的。

（5）当出现问题时，应找出是何种因素引起，如饮食结构发生变化等。

（6）患者不是每天都需要排便，也不应强迫患者进行排便。

（7）应尽量少用药物，可使用大便软化剂，但用量应因人而异。

（8）应向患者讲解脊髓损伤后排便障碍的有关问题，以取得患者的理解和配合。

（9）鼓励患者参与问题的解决。

（三）训练方法

1. 肛门牵张技术

患者左侧卧位，双下肢稍屈髋屈膝，操作者示指或中指戴指套，涂润滑剂，缓慢插入肛门，用指腹一侧沿着直肠壁顺时针转动。每次指力刺激应持续 5～10 秒，每日 1～2 次，10～15 组/次，可有效刺激肛门括约肌，引起肠蠕动，建立反射性排便。

2. 肛门括约肌训练术

患者侧卧，双下肢稍屈髋屈膝，操作者手握拳于肛门向内压 5~10 次。使肛门外括约肌收缩－扩张－收缩，左右方向各 10~20 次，刺激直肠、肛门括约肌，诱发便意。

3. 盆底肌力训练术

操作者协助患者平卧，双下肢并拢，双膝屈曲稍分开，叮嘱患者尽可能轻抬臀部缩肛、提肛 10~20 次，以促进盆底肌肉功能恢复，每天练习 4~6 次。

4. 腹部按摩术

患者平卧，协助患者双下肢屈髋屈膝。操作者站立于患者右侧，以手掌按结肠走行方向按摩，从升结肠—横结肠—降结肠（右下腹—上腹部—左下腹）的顺序按摩腹部，可使结肠的内容物向下移动，并可增加腹压，促进排便。5~10 分/次可增加肠蠕动，利于排便。

5. 模拟排便法

患者取坐位为佳。指导患者每日饭后（早餐或晚餐）1 小时内定时排便，以餐后 30~45 分钟最佳，持续 15 分钟左右，保持在每天的同一时间进行，便于建立反射性排便。

6. 桥式运动

患者仰卧，双腿屈曲，双臂平放于身体两侧（体弱无力患者可将双手抓住床沿），以脚掌及肩部支撑，靠腹肌及盆腔肌的力量，将臀部及腰腹抬离床，持续 5 秒左右还原，重复 10~20 次，每日上下午各运动 1 次，也可酌情增加。

（四）训练时间

一般食物由口腔至肛门在正常情况下需 40~48 小时，食物如在大肠内时间越久，水分再吸收越多，粪便的质地将变得更硬，虽然不必每天排便 1 次，但不要超过 3 天。而排便训练的时间以早餐后最佳，原因是胃结肠反射在早餐后最强。如因日常生活关系亦可安排在中餐或晚餐后，但必须固定。选择、安排并固定一个 30 分钟的排便时间段，每天重复这种尝试和训练。

三、其他

（一）饮食调节

神经源性肠道功能障碍时，肠管本身虽无损伤但功能低下，因而饮食问题亦十分重要。进食时应注意：肠管运动恢复后（受伤后 1 周）再开始经口进食。观察肠蠕动运动和有无肠梗阻症状等；由饮水→流质→软食，逐渐恢复正常饮食。按时规律进食，摄取易消化食物，营养均衡。摄入适量水分。饮食应为高纤维素、高容积和高营养的。每日至少有 3 次蔬菜或水果，或每日 2 次、每次 1 茶匙的麦麸。便秘时，多吃桃、樱桃、杨梅等食物，腹泻时加茶、白米和苹果酱等。

（二）容积扩张剂

麦麸制剂含纤维素、木质和胶质，在大便中能吸收和保留水分，以利排便。用法：压缩成小丸或饼干，每日 10 ~ 20 g。车前子嗜水胶浆剂属纤维素，作用同麦麸，4 ~ 7 g，每日 1 ~ 3 次。

（三）药物

可以应用聚乙二醇、乳果糖、酚酞片、开塞露、磷酸钠盐灌肠液、麻子仁丸、番泻叶等药物。

（四）外科手术

必要时可选用手术治疗方法，如肌肉移位、括约肌切除术、骶神经根刺激器植入术、结肠造口术等。

第五节　压　疮

压疮，也称压力性溃疡，旧称褥疮，是由于身体局部组织长期受压，引起血液循环障碍，以致局部组织失去正常功能而形成溃烂和坏死。压疮的定义更新为压疮是皮肤或皮下组织由于压力、剪切力或摩擦力而导致的皮肤、肌肉和皮下组织的局限性损伤，常发生在骨隆突处。压疮不仅严重影响患者的康复训练，其引起的严重感染还会导致患者死亡。如果预防措施得当，可以减少由压疮引起的不良后果，提高患者的生活质量。

一、病因和机制

（一）原因和诱因

引起压疮的原因有物理力的联合作用，理化因素的刺激，机体营养不良等。诱因有年龄，活动能力下降，感觉能力下降，单位面积下承受压力过大，身体衰弱，活动能力受限，潮湿等。

（二）危险因素

1. 压力

压力是造成皮肤损伤的最重要的危险因素，是来自身体自身的体重和附加于身体的力。正常的毛细血管压是 2 ~ 4 kPa，外部施加的压强超过 4 kPa，承压时间持续超过 2 ~ 4 小时时，就会影响局部组织的微循环，限制血液流动，引起软组织局部缺血，从而导致压疮。

2. 剪切力

剪切力是引起压疮的第二位原因，指不同层次或部位的组织间发生不同方向运动时产生的一种力，施加于相邻物体表面，引起相反方向的进行性平行滑动的力量。剪切力作用于人体皮肤深层，可引起组织相对移位，能切断较大区域的血液供应，导致组织氧张力下降，同时组织间的带孔血管被拉伸、扭曲和撕拉，可引发深部坏死。因此，剪切力比垂直方向的压力更具危害，如仰卧位患者抬起床头超过 30°时，坐轮椅患者的身体前移倾向均能在骶尾及坐骨结节部产生较大前剪切力，能极大程度上降低引起组织血流停止所需的压力，当患者取半卧位时身体下滑，与髋骨紧邻的组织将跟着骨骼移动，但由于皮肤和床单间的摩擦力，皮肤和皮下组织无法移动，剪切力使这些组织拉开，因而造成皮肤组织损伤。剪切力持续30分钟以上可造成深部组织不可逆损害。

（三）好发部位

压疮易发生在骨的突起部，包括枕部、肩胛部、骶尾部、大粗隆、腓骨小头、外踝及足跟等部位，其中骶尾部、坐骨结节及大粗隆等部位的发生率最高。多发生于无肌肉包裹或肌肉层较薄、缺乏脂肪组织保护又经常受压的骨隆突处。

1. 仰卧位

仰卧位好发于枕骨粗隆、肩胛部、肘部、脊椎体隆突处、骶尾部、足跟。

2. 侧卧位

侧卧位好发于耳部、肩峰、肘部、肋骨、髋部、膝关节内外侧髁、内外踝。

3. 俯卧位

俯卧位好发于耳部、颊部、肩部、女性乳房、男性生殖器、髂嵴、膝部、脚趾。

二、诊断和评估

（一）分类

2007年，美国压疮顾问小组对压疮的最新分类如下。

1. 可疑的深部组织损伤

皮下软组织受到压力或剪切力的损害，局部皮肤完整但可出现颜色改变如紫色或褐红色，或导致充血的水疱。与周围组织比较，这些受损区域的软组织可能有疼痛、硬块、黏糊状的渗出、潮湿、发热或冰冷。

2. 第Ⅰ期压疮

淤血红润期，为压疮初期，局部组织受压，血液循环障碍，皮肤出现红、肿、热、痛或麻木，持续30分钟不褪，在骨隆突处皮肤完整伴有压之不褪色的局限性红斑。深色皮肤可无明显的苍白改变，但颜色与周围组织不同。

3. 第Ⅱ期压疮

炎性浸润期，皮肤表皮层、真皮层或两者发生损伤或坏死，受压部位呈紫红色，皮下产生硬结，常有水疱形成，极易破溃，患者有疼痛感。也可能表现为一个完整的或破裂的血清性水疱。

4. 第Ⅲ期压疮

浅度溃疡期，表皮破损、溃疡形成。典型特征为全层皮肤组织缺失，皮下脂肪暴露，但骨、肌腱、肌肉未外露，有腐肉存在，有黄色渗出液，感染后覆有脓液，但组织缺失的深度不明确，可能包含潜行和隧道。疼痛感加重。

5. 第Ⅳ期压疮

坏死溃疡期，为压疮严重期，坏死组织侵入真皮下层、肌层、骨面，感染扩展，典型特征为全层组织缺失，伴有骨，肌腱或肌肉外露，伤口床的某些部位有腐肉或焦痂，常有潜行或隧道。脓液较多，坏死组织发黑，脓性分泌物增多，有臭味，严重者细菌入血易引起脓毒血症，全身感染，危及生命。

6. 无法分期的压疮

典型特征为全层组织缺失，溃疡底部有腐肉覆盖（黄色、黄褐色、灰色、绿色或褐色），或者伤口处有焦痂附着（碳色、褐色或黑色）。

（二）分型

1. 溃疡型

本型多见，压疮首先累及皮肤浅层，逐渐向深层发展，组织坏死形成溃疡，压疮边缘皮下多形成潜腔，慢性溃疡型压疮周围皮下组织多形成很厚的瘢痕组织。

2. 滑囊炎型

滑囊炎型主要发生在坐骨结节部位，早期表现类似坐骨结节滑囊炎，囊内可抽出黄色或血性液体，皮肤表层早期无明显破溃，皮下深层组织坏死较广，又称闭合型压疮。

（三）风险评估

1. 评分标准

目前多采用 Braden 评分，包括感觉、潮湿、移动力、活动能力、营养状况、摩擦力和剪切力 6 个方面。除摩擦力和剪切力外，各项得分均为 1~4 分，其中 4 分的患者说明各方面发展较好、活动性较强，1 分的患者各方面情况较差。

（1）感觉：共有 4 分，分别为完全受限 1 分、非常受限 2 分、轻度受限 3 分，未受损伤 4 分。其中 4 分患者并没有什么明显感觉，不会对自身表达造成影响，而 1 分患者意识已经基本丧失，几乎无法感觉疼痛。

（2）潮湿：包括持续潮湿 1 分、非常潮湿 2 分、偶有潮湿 3 分、很少潮湿 4 分。分数越低，潮湿情况越严重，而持续潮湿指皮肤长时间处在潮湿环境中。

（3）活动能力：分为限制卧床 1 分、坐位 2 分、偶尔行走 3 分、经常活动 4 分。分数 4 分表示可经常活动，每天外出活动 1~2 次，1 分表示只能卧床休息。

（4）移动力：包括完全无法移动 1 分、严重受限 2 分、轻度受限 3 分，以及未受限 4 分，分数越低，受限程度越高，更需要他人帮助。

（5）营养状况：分为非常差 1 分、缺乏 2 分、充足 3 分、丰富 4 分。4 分患者的营养摄入十分丰富，每餐都能吃完，而 1 分患者几乎没有吃过完整的一餐，只能吃流食或者禁食；

（6）摩擦力和剪切力：分为有问题、有潜在问题、无明显问题等情况。

2. 报告流程

患者入院后，护理人员要及时评估患者的皮肤情况进行 Braden 评分，高危者的评分≤12 分，发生率高的评分≤18 分。符合上报条件的均要及时上报：在班护士—护士长—护理部分管压疮的质控基础护理组。护理部组织质控基础护理成员，讨论提出合理的意见，帮助指导科室护理人员对压疮患者进行专业护理。

三、预防

（一）皮肤检查和护理

定期检查全身皮肤，特别是各骨性凸起部位的皮肤，注意有无组织受损征象，如发红、水疱、擦伤、肿胀等，并及时给予处理。随时保持皮肤清洁、干燥。此外，要避免皮肤外伤。

（二）定时变换体位

防止患者同一部位长时间、持续受压。采取如定时床上翻身、轮椅上双手支撑扶手短时间承重、两侧臀部轮流承受体重等方法，使承重部位临时解除受压状态，恢复局部供血供氧。

（三）减轻骨突出部位受压

可用软枕、海绵等将骨突出部位垫高，特别是后枕部、肩胛部、骶尾部、髋关节、膝关节，以及足跟和内外踝部。

（四）选择良好的坐垫和床垫

床垫应具有一定的厚度及弹性，承重面积尽量增大，并有良好的散热、吸汗、透气性能。坐垫以厚约10 cm为宜，应使用天然面料，使局部干燥透气。可以选用充气垫及气垫床，但仍要注意定时翻身。

（五）消除危险因素

治疗原发疾病。对于各种导致患者运动感觉功能障碍的疾病，要积极予以处理和治疗，改善其功能。

（六）改善全身的营养状况

了解患者营养状况，通过饮食或其他途径补充维生素、蛋白质、微量元素等营养成分。不能进食者行鼻饲或静脉高营养补充能量。

四、康复治疗

在促进压疮创面本身的修复外，还要注重患者整体功能的训练，包括感觉、运动、认知功能及日常生活活动能力的训练。

（一）减压

减压是治疗压疮的关键，如不能解除压疮区域所受的压迫，任何治疗的效果都不会很好。实际工作中，治疗的难点主要是如何做到既保证已有压疮的部位不受压，又可预防其他部位出现新的压疮。对四肢部位的压疮，无论变换何种体位，都应用两块小海绵垫将压疮部位架空；对躯干部的压疮（如骶尾部、两侧坐骨结节），可用两块大海绵垫将压疮部位架空。

（二）保护创面

国际上普遍采用局部使用半湿生理盐水敷料，达到半干的时候换敷料，清除局部分泌物，而不损伤新生肉芽和皮肤。对渗出多的创面可增加换药次数，但次数不宜过多，可每日2次；对肉芽组织新鲜、渗出不多的创面可2~3天换药1次，以免影响上皮组织的生长。

（三）光疗

小剂量紫外线光疗可促进组织再生，改善局部血运，一般用于压疮早期或清洁新鲜的伤口；较大剂量紫外线可使溃疡面分泌物和坏死组织脱落，同时有杀菌作用。激光也能促进皮肤组织再生。另外，红外线也可改善受压组织的血液循环，但是对于感染性和渗出性伤口不宜使用红外线。

（四）超短波

超短波能刺激巨噬细胞释放生长因子和趋化因子，促进新生结缔组织生长、慢性缺血肌内毛细血管生成，加快局部血循环和创面修复。

（五）漩涡浴

漩涡浴能清洗含黏稠渗出物、腐败或坏死组织的压疮。但清洁的压疮不宜采用本法，因为水的振动可能会造成再生组织的损伤。

（六）手术治疗

经长期保守治疗不愈合、创面肉芽老化、创缘有瘢痕组织形成，且合并有骨、关节感染或深部窦道形成者，应考虑手术治疗。

（郑艳艳　郇蓉蓉）

第八章　康复医学新进展

第一节　康复医学研究新进展

一、中国康复正走向世界

21 世纪，西方传统康复医学正面临东方康复医学的挑战。美国康复医学处在现代康复医学的领先地位，理论研究和应用技术研究均较成熟，有一套完整的康复医疗结构体系。欧洲医学联盟专设康复医学部，有 25 个国家专业学会参加该组织，提倡康复医学与临床紧密结合，称为临床康复，正在成为欧洲康复医学发展的主流。

亚洲康复医学发展，具有东方医学色彩。我国中西结合康复医学，有很大潜力和发展空间。2014 年在苏州成功召开了国际物理医学与康复医学学会发展中国家康复论坛，目的是为发展中国家康复医疗交流提供平台，为 WHO 全球康复行动计划的实施做出贡献。2002年，山东省建立了首家康复医院。

欧洲康复的新理念：开始普遍采用国际功能、残疾和健康分类作为新的康复评价标准；与预防、保健医学及健康管理紧密结合；与临床医学紧密结合；科室布局采用"动静分开、干湿分开、门诊住院治疗分开"等方式。

二、康复医学社会价值观

目前，人类死因主要是心肌梗死、脑血管意外、癌症和创伤等。积极进行康复治疗可以明显延长患者寿命，降低死亡率。

在脑血管意外存活患者中，积极康复治疗可使 90% 的患者重新获得行走和生活自理能力，30% 的患者恢复工作。不进行康复治疗，上述两方面恢复者仅为 6% 和 5%。

据统计，40% 的癌症患者可治愈，60% 的癌症患者可存活 15 年。这些存活者，无疑给家庭和社会造成沉重负担。癌症需要在手术、放化疗后，如慢性疼痛、身体衰竭、放化疗反应等，给予心理、整形、作业和物理治疗等康复措施。

据统计，1950 年前患者截瘫后只能存活 2.9 年，1950 年后延长到 5.9 年。积极康复治疗后，1976 年已有 53% 的截瘫患者重返工作和学习岗位，1980 年达到 83%。

三、康复医学社会需求巨大

我国各种功能障碍导致影响正常生活、学习和工作的慢性病患者、老年病患者超过 1 亿人，全国残疾人口达 8200 万人，实际上中国需要康复服务的人数已经超过 2 亿人。

我国政府提倡加强政策引导，充分调动社会力量的积极性和创造性，大力引入社会资本，形成以非营利性医疗机构为主体、营利性医疗机构为补充，公立医疗机构为主导、非公立医疗机构共同发展的多元办医格局。合理布局，积极发展康复医院、老年病医院、护理院、临终关怀医院等医疗机构。

20世纪80年代初，中国专业康复机构的建设为零，80年代末中国康复研究中心成立。21世纪初，康复事业的发展以星火燎原之势，各县市医院的康复医学科、残联机构的康复中心纷纷成立。与2009年全国抽样调查的数字相比，2013年我国综合医院建立康复医学科的比例已从25%增长到50%以上，而康复医院的数量和规模增长2倍以上。

四、康复学术组织

1954年，世界物理治疗师联盟在丹麦首都哥本哈根成立，最初由澳大利亚、加拿大、英国、法国、美国等11个会员国组成。1991年，世界物理治疗师联盟分为5个独立的地区专业委员会。现在发展为101个会员国，其30万物理治疗师会员遍布世界各地。1969年国际物理医学与康复医学学会成立。

中国康复医学会是于1983年经卫生部批准成立并在民政部依法登记的全国性学术组织，1987年中国康复医学会加入中国科学技术协会，2001年加入国际物理医学与康复医学学会。

1997年，山东省康复医学会成立，下设15个分会；2016年成立山东省疼痛研究会神经康复专业委员会，下设康复医疗组、康复护理组、康复治疗组，为神经疾病康复搭建了学术交流平台。

2016年，山东省老年学与老年医学学会康复专业委员会成立；2017年，山东省老年医学学会康复养老专业委员会成立，为老年康复与养老搭建了学术交流平台。

2015年，山东省老年医学研究会神经损伤与神经修复专业委员会成立；2022年，山东省老年学与老年医学学会神经修复专业委员会成立；2023年，山东省医师协会神经修复学专业委员会成立，为神经系统疾病修复搭建了学术交流平台。

2023年10月，山东省残疾人康复协会再生医学康复专业委员会成立；2023年11月，山东省抗癫痫协会康复专业委员会成立，为再生医学及癫痫康复搭建了学术交流平台。

五、康复专业多元化发展

随着社会的发展，我们学科内涵正在发生新的变化，即康复医疗不仅致力于功能障碍者的功能康复，还要关注各种健康问题，包括老龄、女性围产期、儿童发育迟滞、亚健康状态、心理障碍状态、营养异常状态、成瘾状态等。学科将涉及医疗全程，即急性期、亚急性期、稳定期、恢复期。学科将从整体医学的角度，强调生物-心理-社会医学模式，强调天人合一的思想。学科的工作内容不仅与医学关联，也与工学（计算机、自动化控制、人体工学、材料学等）及人文科学（哲学、社会学、经济学、美学、心理学等）关联。

六、康复治疗技术的发展

（一）传统康复技术

1. 手法

手法包括关节松动技术、麦肯基疗法和传统按摩、推拿等。

2. 生物力学疗法

生物力学疗法包括渐增阻力训练法、关节活动度的维持与改善训练法、呼吸系统疾病运动疗法、步态矫正训练法等。

3. 神经生理学疗法

神经生理学疗法是根据神经发育的规律应用易化或抑制的方法，改善因中枢神经系统损伤而导致的运动障碍的治疗方法。应用较普遍的有本体感神经肌肉易化法、Brunnstrom 评定训练法、Bobath 评定训练法和 Rood 训练法等。

（二）新兴康复治疗技术

1. 肌内效贴扎技术

从运动损伤逐步发展到康复医学领域。《软组织贴扎技术临床应用精要：肌内效贴即学即用图谱》重点介绍常见骨科疾病、运动损伤、神经系统功能障碍及内外妇儿科常见病症与美容等专科贴扎方法，是第一部肌内效贴实用工具书。采用解剖透视图和真人演示图相结合的方式，体例新颖，易学易懂。此外，为方便贴扎实际应用，还结合运动解剖分析，系统地总结了肌肉起止点、主要功能及运动功能障碍受累肌肉以供速查。

2. 肌筋膜链疗法

由美国 Ida Rolf 提出，在国际上已经普遍推广，并且成了物理治疗师、手法治疗师、按摩师、整骨医师、私人教练、体能教练等必备的进阶课程，也成了他们在工作中不可缺少的一部分。

国内私人教练毕义明将该疗法引入中国，并融合了多年的运动经验和康复理论，形成了评估诊断—手法治疗—功能训练三位一体的治疗与康复模式，在国内的医疗界、健身界和运动界引起了很大的轰动。

3. 新 Bobath 技术

《康复治疗——新 Bobath 治疗》系统介绍了 Bobath 概念与历史、姿势张力与相反神经关系、姿势控制与运动控制、关键点控制与支撑面、弛缓与张力过高、协同运动、评定、正常运动、Bobath 治疗与临床推理、脑卒中患者的步行治疗、脑卒中患者瘫痪侧上肢手的 Bobath 治疗、吞咽障碍的康复治疗、非神经源性因素致弱化的治疗，以及患者的日常生活活动等内容。

4. GCT 整体控制 – 绳带疗法

以中医整体思想为基础，借助绳带，整合当今最先进的神经康复技术理念，创新性地通过手法引导，使患者身体恢复更长、更直、更对称的整体运动控制思想，能够精准迅速地提高脑损伤患者运动控制能力。

5. 运动再学习方案

运动再学习方案于 20 世纪 80 年代由澳大利亚 Janef H. Carr 等提出，生物力学、运动生理学、神经心理学是其理论基础。他认为中枢神经系统损伤后运动功能的恢复是一个再学习或再训练的过程，注重把训练内容转移到日常生活中去。

4 个基本要素：消除不必要的肌肉活动（尽量用小力、合适的力，以免兴奋在中枢神经系统中扩散）、反馈（视觉、语言）、练习（以特定作业为导向的练习）、姿势调整。

运动再学习方案在促进脑卒中后运动功能障碍的恢复训练方面，显示出较大的潜力，比常规康复方法有更好的治疗效果。

6. 减重步行训练

使用减重步行器，包括活动平板和悬吊减重系统，对脑卒中患者进行早期步行训练，是脑卒中下肢康复行之有效的训练方法。

7. 镜像疗法

镜像疗法又称镜像视觉反馈疗法（mirror visual feedback，MVF）。1995 年由 Ramachandran 等首次提出，并应用于幻肢痛治疗。镜像疗法是指利用平面镜成像原理，将健侧活动的画面复制到患侧，让患者想象患侧运动，通过视错觉、视觉反馈及虚拟现实，结合康复训练项目而成的治疗手段。

七、康复理念转换

重建生活为本作业治疗模式的核心，是三元合一的重建过程。第一是生活意志的重建：患者首先要有生活自控感，对生活有希望、有目标、有追求，这是患者生活动力的主要来源。第二是生活能力的重建：这是我们为患者做的治疗项目，如日常生活训练、家居生活训练、社区生活训练、业余活动训练、社交生活训练及工作训练等。第三是生活方式的重建：业余生活重建，家庭生活重建，人际社交生活重建，工作生活重建。有效的作业活动可以促进患者接受伤残，并充分发挥残存的功能，重新建立一个新的生活模式，让患者感受到生活的意义，提高其对生活的追求，从而回归家庭，回归社会。

八、新兴康复模式

（一）无创脑刺激

脑刺激是以运动皮层间的大脑半球互动为基础的理论模型。在单侧脑卒中后，正常的脑互动被打破，因此产生了运动障碍。该理论模型认为造成脑卒中后功能障碍的原因是脑卒中后两半球运动交互作用失衡；受损半球的运动神经活性降低；对侧半球运动神经活性过高。通过经颅直流电刺激（transcranial direct current stimulation，tDCS）或重复经颅磁刺激（repetitive TMS，rTMS）调整/纠正该不平衡可促进脑卒中患者的运动功能恢复。

（二）脑机接口

执行此功能的元件包括记录皮质信号（通常为脑电图）的传感器、提取目标信号（如手的运动）并对其进行解码的处理器及执行目的信号的效应器（通常为电脑屏幕光标、机器人手臂或轮椅）。在一些系统中，设备甚至可提供给患者一定的感觉反馈，以改善其运动功能。因此，脑机接口通常被归类为神经假体。

（三）生物疗法和药物治疗

生物治疗最常用的是干细胞技术和营养因子。氟西汀对急性缺血性脑卒中运动功能恢复有益；选择性5-羟色胺再摄取抑制药有助于康复恢复；胆碱酯酶抑制剂和谷氨酰胺的临床试验显示，两者可改善失语症患者的康复效果；多巴胺能药物也可以改善脑卒中后抑郁和注意力；安非他命对轻偏瘫患者初步结果显示，药物联合物理治疗可促进功能恢复。

九、康复治疗模式的发展

以医院康复（专业康复医院、综合医院康复医学科）、门诊康复、社区康复和家庭康复为主体，同时针对患者和家庭情况以长期入院、短期入院、日托、夜托等为补充，形成完善的临床康复医疗网。

康复医疗作为平台学科介入各个有需要的患者治疗中，与骨科、神经内科、神经外科、呼吸内科、心血管内科、肿瘤科、ICU等学科进行早期协作、深入协作。

康复治疗方法，通过康复医疗、康复护理、物理治疗、作业治疗、心理治疗、言语治疗、假肢矫形器应用等治疗手段全面系统协作，共同参与组成无缝连接服务的治疗小组，完成团队作业的统一，形成医疗、康复、护理全方位协同工作。

十、康复新技术/新设备

引人瞩目的新技术、新设备将集中在以下方面：①以运动反馈和人机对话为方式的运动训练器材；②生物电和运动信息综合处理，并实现远程控制的物联网技术；③脑高级功能成像和行为模式研究技术，软组织超声诊断和治疗联合设备；④微创治疗技术和设备在康复医疗的拓展应用；⑤康复机器人，包括上、下肢、行走机器人等；⑥辅助器具的电子化、人性化、材料革命和全方位拓展。

未来10年将是康复进展重要的10年。随着各种实验的陆续完成，康复介入的时间和强度问题将会得到一个满意的答案。新技术的进展将会为脑血管疾病治疗提供新的药物、干细胞、脑刺激和其他治疗方法（如虚拟现实）。结合各种不同的疗法和介入，可能会出现更有效的个体化治疗方案，并且也会是脑血管疾病治疗的一个新的发展方向。

（李义召　梁英杰）

第二节　"运动是良医"新理念

一、古典医学蕴含"运动是良医"思想

运动促进健康的记录可追溯至《黄帝内经》。《黄帝内经》在黄老道家理论上建立了"阴阳五行学说""藏象学说"等，阴阳五行学说以其合理的内涵，不断地兼收并丰富发展，成为中医学的基石，在阴阳的平衡协调和五行的相生、相克运动中，维持人体与自然界、人体内部的协调平衡，从而达到预防疾病、延年益寿的目的。

2010年，美国运动医学会年会的主报告提出中国的《黄帝内经》是"运动是良医"（exercise is medicine，EIM）的起源之一，是运动促进健康的早期表现形式。《黄帝内经》关于运动结合意念和呼吸应用于临床治疗的相关记录，成为运动处方的雏形。《黄帝内经》对体质健康与疾病预防、不治已病治未病、导引的论述，蕴含着最早关于运动与疾病防治的思想。《灵枢·阴阳二十五人》中，根据身体发育、身体素质、运动能力、行为、性格等判断易患疾病，并划分为"木、火、土、金、水"5种体质类型，结合"角、徵、宫、商、羽"五音，将人的体质组合为"阴阳二十五人"，阐述了体质与健康及与疾病预防的关系。《素问·异法方宜论》《素问·生气通天论》《灵枢·病传》均有对导引的论述，虽然零散，但初步奠定了中医导引、传统运动养生的基础，如在导引中强调"三调"，即调身、调息、调心，强调导引动作姿势正确的重要性；提出导引疗法治疗慢性疾病有时可以作为主要的方法，开创了导引治疗学的先河，也是中国古代"运动是良医"思想的最早雏形。《素问·四气调神大论》提出"圣人不治已病，治未病；不治已乱，治未乱"，率先提出了"治未病理论"。此外，《黄帝内经》还强调运动/劳动要适度，形劳而神不倦，使人气机通畅、气血调和、脏腑功能活动旺盛，保持身心健康、养生防病，提倡动静结合，动以养形、静以养神等思想和观点，至今仍被使用和推广。

《吕氏春秋·古乐》记载："昔陶唐氏之始，阴多滞伏而湛积，水道壅塞，不行其原，民气郁阏而滞著，筋骨瑟缩不达，故作为舞以宣导之。"《路史》记载"教人引舞以利导之是谓大舞"，均记载了古人用"舞"的运动形式来保健祛病。

东汉华佗根据"五行化生万物"的思想，模仿虎、鹿、熊、猿、鸟的动作创立了《五禽戏》，进一步阐述了动则不衰和动形养生的理念，并提出对运动量的掌握应该"形劳而不倦、不当使极耳"，认为运动量要适中，适当运动有利于消化及血液循环，通过习练可以达到"身体轻便，腹中思食，血脉通畅，病不得生"的效果。《五禽戏》是运动疗法从单一动作到编排套路的开端，也是以健身为目的制定运动处方的开端，成为古代中国传统体育疗法的代表。

东晋葛洪的养生思想可以分为内修和外养。外养部分提出，锻炼人身体的具体方法主要包括行气、导引、服食等。行气思想可以看作当前气功疗法的先驱。葛洪还总结了五禽戏，创编了龙导、虎引、鬼咽、燕飞、蛇屈、猿据、兔惊等功法，"夫导引疗未患之患，通不和之气，动之则百关气畅，闭之则三宫血凝，实养生之大律，祛疾之玄术矣。"葛洪主张把导

引作为祛病或预防疾病的方法。隋代巢元方编著《诸病源候论》时也提到运动疗法，根据疾病证候提供了多达 278 条详细的导引治疗方法。元末明清时期八段锦、太极拳等运动养生方法也逐步盛行。以上这些便是运动处方和"运动是良医"理念在我国古代医学中的运用。

二、现代医学"运动是良医"新理念

目前认为，影响健康的 3 个主要因素是遗传、环境和行为。现阶段虽然人们对遗传因素的研究越来越深入，但人类遗传特性仍处在不容易改变的状态。因此，改变环境和行为以此来促进健康仍是较为可行的方法，两者相比因环境受到外界的影响因素较多，个人行为的改变促进健康更为可行。随着生产方式的改变和社会物质文明的进步及人们生活条件的改善，人们的生活变得更加便捷和舒适，人们为生存所必须付出的体力消耗越来越少，与之相伴的是世界范围内由于人群体力活动严重不足所带来的一系列公共卫生问题，如肥胖、糖尿病、心脑血管疾病的发病率增加所引起的疾病负担增加和与之相关的健康及寿命损失。美国 Steven Blair 指出：缺乏运动和体力活动将成为 21 世纪最大的公共卫生问题。

2007 年，美国运动医学会（American College of Sports Medicine，ACSM）和美国医学会（American Medical Association，AMA）共同发起了以"运动健康促进"为主题的 EIM 项目，并得到广泛认同，被公认为是运动科学与公共卫生实践循证的典范。EIM 是以增加身体活动/运动为核心的健康促进项目，即采用科学的运动测试和运动处方，指导人们增加身体活动/运动，从而有效地预防和治疗慢性疾病。EIM 倡议是全球性的、多层面的创新，旨在使身体活动/运动成为各个国家卫生保健系统中的重要组成部分。EIM 强调"运动是良医项目是全世界的健康管理计划"，EIM 倡议"身体活动/运动是促进健康、预防和治疗许多疾病的必要条件"，EIM 积极推进身体活动/运动应成为预防和治疗慢性疾病不可或缺的理念，EIM 工作组积极推广 ASCM 推荐的身体活动量，并组织专家编写了针对 40 种慢性疾病患者的运动处方。EIM 全球健康网络中心设在美国印第安纳波利斯的 ACSM 总部，目前在全世界 43 个国家、7 个地区设有分支机构。2010 年首次召开 EIM 全球大会，提出"EIM——人类的健康处方"重要理念，分享 EIM 最新的研究发现及实践成果，为促进 EIM 全球化起到积极推动作用。

EIM 的作用机制：Bente Klanlound Pedersen 等认为，适当运动可以抑制与慢性疾病发生、发展相关的慢性炎症机制，涉及的炎性因子有肿瘤坏死因子（tumor necrosis factor，TNF）、白细胞介素（interleukin，IL）-6、IL-10、肿瘤坏死因子受体等。人类慢性代谢性疾病经历静坐少动—腹部肥胖—慢性疾病等过程。人们已经从腹部脂肪的量、脂肪分布（皮下还是脏器周围）、脂肪组织中巨噬细胞的数量及分布等方面进行了相关研究。内脏脂肪组织中的炎症反应显著，运动在抗炎症机制中发挥了媒介作用，规律运动具有抗炎效果，可能与一些免疫调节剂的释放有关。针对健身运动对多种炎症因子的作用进行了广泛研究，如肌动蛋白后发现运动的抗炎症作用在预防多种疾病中发挥重要作用。关于健身运动对代谢的调节作用的报告指出，人体规律运动之后脂肪耐量、糖耐量等均有明显改善。

三、体力活动作为生命体征

生命体征是反映基本生理功能和健康状况的测量指标，传统的基本生命体征包括体温、脉搏、呼吸、血压，所有患者在入院就医时需要对这些体征进行常规检查。近年来，一些能够对健康结果产生重要影响并提供同样丰富信息的指征，如营养状况、疼痛、心肺适能等，均被提出可以纳入生命体征中。

久坐少动的生活方式是当今慢性疾病的第一独立危险因素。久坐少动生活方式的代价是惊人的，流行病学调查显示，久坐少动者的寿命较活跃生活方式者短 5 年，久坐少动的生活方式造成人体功能下降、慢性疾病高发、生活质量下降。一项评估显示，美国每年有 25 万例早期死亡是直接由静坐少动的生活方式导致的，并且静坐少动人群所要求的医疗照顾花费要远远高于运动人群。

随着对静坐少动生活方式危害的认识越发深入，体力活动因其在健康促进中的重要性受到越来越多的关注。有统计发现，2007—2012 年的 ACSM 年会中有关体力活动的议题基本都占到了议题总量的 10% 左右，且有逐渐增多的趋势。基于体力活动增进健康的大量确凿证据，结合体力活动不足已被 WHO 确定为排在高血压、吸烟、高血糖之后的全球第四大死亡风险因素和 21 世纪最重大的公共健康问题，运动锻炼对糖尿病、高血压等主要慢性疾病兼具治疗和预防作用，从而被作为"良药"以运动处方的形式长足发展，个人体力活动习惯对健康结果的重要影响及其所反映的健康信息，并不亚于血压等基本生命体征。因此，Sallis 等反复倡导应将体力活动作为第五大生命体征，与体温、脉搏、呼吸、血压一起在临床场合常规性地进行测量和评估，这一理念得到实践应用，其良好效果得到了大样本数据的验证。美国、英国、澳大利亚等均已将体力活动评价与促进纳入医疗诊断系统，并且将体力活动作为人体的第五个生命体征。美国已经创建了以体力活动生命体征（physical activity vital sign，PAVS）为支点，融合医疗诊断、社区与社会健身专业组织等综合服务的"运动是良医解决方案"，作为"运动是良医"全球计划的核心目标——体力活动生命体征纳入医疗诊断系统。

四、"运动是良医"理念的发展

20 世纪 80 年代初，我国运动科学和医学领域引入了运动处方的概念和理论。近 40 年，我国在运动处方研究和应用方面也做了大量工作，针对不同人群和慢性病患者进行了运动干预，如儿童、老年人及心血管病、糖尿病前期、血脂异常、脂肪肝、肥胖症等患者，取得了很好的效果。随着我国经济社会发展和人口老龄化，我国现在确诊为慢性病患者近 3 亿人，治疗费用占总医疗费用的 70% 以上，而且城乡居民身体形态处于超重、肥胖和中心型肥胖的高发期。有报道显示，当前我国约有 89% 的死亡归因于非传染性慢性疾病（non-communicable chronic disease，NCD），NCD 是造成中国人群疾病负担最为严重的一类疾病。鉴于运动锻炼对糖尿病、高血压等主要慢性疾病兼具治疗和预防作用，通过科学运动增进健康和积极预防慢性疾病的作用就更加重要。

2010 年，北京体育大学王正珍、冯炜权、任弘等率先将 EIM 理念引入国内。2012 年

6 月，中国疾病预防控制中心和中国体育科学学会加入 EIM 项目，该项目由国际生命科学学会中国办事处和美国运动医学学会 EIM 项目组在北京共同启动。项目组成立了由中国疾病预防控制系统和体育系统专家组成的 EIM 中国工作组，并建立了 EIM 中国网站和微信公众号，使更多的人了解身体活动/运动促进健康的作用和意义。EIM 中国工作组专家在国际心血管病会议、长城国际心脏病学会议、中国南方国际心血管病学术会议、中国心血管医师大会、中国糖尿病年会等大型学术会议上多次组织了医师的 EIM 培训。

2014 年 10 月 20 日，国务院印发的《关于加快发展体育产业促进体育消费的若干意见》指出，促进康体结合；加强体育运动指导，推广运动处方，发挥体育锻炼在疾病防治及健康促进等方面的积极作用；大力发展运动医学和康复医学，积极研发运动康复技术，鼓励社会资本开办康体、体质测定和运动康复等各类机构，并进一步把运动促进健康的功能推进到疾病防治及健康促进工作中。国务院印发的《全民健身实施计划（2016—2020 年）》进一步指出，制定并实施运动促进健康科技行动计划、推广 EIM 等理念，研究制定并推广普及健身指导方案、运动处方库和中国人体育健身活动指南，开展运动风险评估，大力开展科学健身指导，增强群众的科学健身意识、素养和能力水平，赋予了科学健身和运动康复更重要的功能。

2016 年 10 月，中共中央、国务院《"健康中国 2030"规划纲要》要求，推动形成"体医融合"的疾病管理与健康服务模式，发挥全民科学健身在健康促进、NCD 预防和康复等方面的积极作用。2021 年 8 月，《全民健身计划（2021—2025 年）》提出了推动体卫融合，探索建立体育和卫生健康等部门协同、全社会共同参与的运动促进健康模式。"体医融合"与"体卫融合"一字之差，体现了健康中国建设要坚持预防为主的指导思想。根据 2009 年中共中央、国务院《关于深化医药卫生体制改革的意见》，我国的基本医疗卫生制度可以分为基本医疗服务（通常简称"医"）和公共卫生服务（通常简称"卫"）两大领域。在应对疾病的策略和措施中，公共卫生体系居于前端，坚持预防为主，减少疾病发生，提高社会公众健康水平；而包含医疗、医药、医保的基本医疗服务体系在终端进行疾病治疗。说明通过医疗卫生体系促进大众体育锻炼是增进全民健康的重要途径，拓宽了体育锻炼增进人民健康的服务覆盖范围。2017 年，国务院《中国防治慢性病中长期规划（2017—2025 年）》提出"到 2025 年，慢性病危险因素得到有效控制，实现全人群全生命周期健康管理"的战略目标。我国已建成全球最大疾病和健康危险因素监测网络，重大慢性病过早死亡率从 2015 年的 18.5% 降至 2021 年的 15.3%，年均降幅接近全球平均降幅的 3 倍，EIM 健康新理念发挥了重要作用。

五、运动处方简介

ACSM 指出，运动处方包括运动频率、运动类型、运动强度、运动时间、运动量及进阶，是为不同年龄、不同体质健康水平及存在/不存在冠心病危险因素或冠心病的人群，制定的健康促进及慢病防治的运动锻炼指导方案。

20 世纪 80 年代初，我国运动科学和医学领域的学者引入了运动处方的概念和理论。但直到 2016 年，中国体育科学学会才正式组织全国体育、医疗系统的专业团队致力于运动处方的基础和应用研究，研发了运动处方理论体系、运动处方规范化体系及运动处方培训大纲和课程体系，并于 2017 年 8 月开始举办全国运动处方师培训班。

运动处方一般由运动处方师、运动健康指导师、康复医师、康复治疗师、社会体育指导员和临床医师等专业人员制定。运动处方的普及是实现 EIM 理念的关键环节。

（一）运动处方的构成

运动处方的基本要素包括运动频率（每周运动的次数，frequency，F）、运动强度（费力程度，intensity，I）、运动方式（运动类型，type，T）、运动时间（每次或每周运动的时间，time，T）、总运动量（由运动频率、运动强度和运动时间组成，volume，V）或能量消耗目标、运动处方实施进程（progression，P）6 项基本内容，即运动处方的 FITT-VP 原则。在运动处方中，还应明确运动的目的、运动中的注意事项和医务监督力度，并在实施过程中注意观察体育活动者的反应和健身效果，及时调整运动处方。

运动处方类似于医师开的药物处方，在获取体育锻炼者的基本信息、身体活动水平评估和医学检查结果之后开具。制定运动处方之前，还应有运动中的风险评价和体质测试。运动处方与药物处方有相似之处（表 8-1）。

表 8-1　运动处方与药物处方的比较

内容	运动处方	药物处方
类型	运动方式	药物名称
剂量	运动时间、运动强度、运动频率	每次剂量及次数
总剂量	每周总运动量或能量消耗	某一疗程药物总量
干预/治疗周期	运动处方实施进度	药物使用进度
注意事项	运动中的注意事项	药物使用的注意事项

（二）运动处方分类

随着运动处方应用的不断扩大，运动处方分类的方法也在不断改进。采用不同的方法，可将运动处方分为不同的种类。

1. 根据锻炼人群分类

根据锻炼人群可将运动处方分为健身性运动处方、慢性疾病预防性运动处方和康复性运动处方。

（1）健身性运动处方：主要目的是指导锻炼者根据自己的实际情况，采取适当的体育活动进行科学锻炼，以便安全有效地提高健康水平、提高功能状态、提高体质健康水平，以及预防如高血压、血脂异常、高血糖、肥胖症等心血管疾病危险因素的发生，实现零级预防的目的。

（2）慢性疾病预防性运动处方：是指对有不同心血管疾病危险因素的锻炼者，如高血压前期或早期、血脂异常、糖尿病前期或早期、轻度肥胖症的锻炼者，制定个体化的运动处方，主要目的是逆转心血管疾病危险因素或延缓其发展，预防心血管疾病的发生，实现一级预防。

（3）康复性运动处方：康复性运动处方的对象是经过临床治疗基本痊愈，但尚遗留有不同程度身体功能下降或功能障碍的患者，如冠心病、脑卒中、手术后患者，以及已经得到一定控制的慢性疾病患者，如高血压、血脂异常、糖尿病、肥胖症等。通过运动疗法帮助患者提高身体功能，缓解症状，减轻或消除功能障碍，预防疾病加重或者出现并发症，减少疾病的危害。通过运动处方的实施可以防止伤残和促进功能恢复，尽量提高患者的生活自理和工作能力，提高生命质量，延长寿命，降低病死率，实现二级和三级预防。

2. 根据锻炼目的分类

根据锻炼目的分为心肺耐力运动处方、力量运动处方和柔韧性运动处方。

（1）心肺耐力运动处方：广泛用于心肺耐力低下（如长期久坐人群）、慢性心血管疾病（如冠心病、高血压）、长期卧床引起心肺功能下降等疾病的预防、治疗和康复，以提高锻炼者的心肺耐力，维持合理的身体成分，改善代谢状态，缓解或配合药物治疗高血压、血脂异常、糖尿病等疾病，预防动脉粥样硬化性疾病的发生。

（2）力量运动处方：既可以用于普通健身者增强肌肉力量和肌肉耐力的训练，也可以用于肥胖者、老年人（老年性肌少症、老年性骨量下降和骨质疏松），还可以用于因伤病导致肢体长期制动、长期卧床等引起的失用性肌萎缩的康复和身体发育畸形的矫正等。力量运动处方主要的作用是提高肌肉力量、肌肉耐力和爆发力，预防和改善肌肉萎缩，肌肉力量的增加可以改善肢体运动功能，降低心血管疾病的危险因素、全因死亡率和心脏病发作的概率。

（3）柔韧性运动处方：其作用是根据个体化的训练目标来提高关节活动幅度。柔韧性练习还可以提高韧带的稳定性和平衡性，特别是与抗阻训练结合时，规律的柔韧性练习还可以减少锻炼者的肌肉韧带损伤、预防腰痛、缓解肌肉酸痛，柔韧性练习是合理运动的重要组成部分。通过各种主动、被动的柔韧性练习使因伤病而受影响的关节活动度得以维持、增加或恢复到正常的范围，起到改善肢体功能的作用。

（三）不同人群的运动处方特点

1. 青少年人群

在以运动促进青少年健康、治愈疾病的研究中，强调运动对青少年的改善，不仅体现在体质上，还体现在心理、精神等诸多方面，如运动干预青少年网络成瘾、改善生活方式、促进视力健康、改善肥胖青年体质健康等。儿童、青少年对有氧运动、抗阻练习和骨骼负重运动都有良好的生理适应性。大多数孩子都是健康的，不进行医学筛查就开始中等强度运动是安全的。较大强度的运动可以在进行中等强度运动后再开始。但是应注意，儿童体温调节系统发育尚不完善，在湿热环境中的运动量应注意调整和及时补水。对于有疾病或残障的儿童、青少年，如哮喘、糖尿病、肥胖、囊性纤维化和脑瘫者，应根据他们的身体状态、症状及与健康相关的身体素质水平制定运动处方。

2. 老年人群

老年人疾病运动康复研究，主要围绕以运动改善老年人的低龄老年抑郁、阿尔茨海默病、血糖及血脂代谢，以及通过太极拳对老年人的机体能力、骨密度、身体健康的影响等展开。老年人可以从运动中获得大量健康益处。由于增龄性变化和非传染性慢性疾病高发，应该在全面了解年龄增加对安静和运动时老年人生理功能影响的基础上，对老年人进行运动测试和合理制定运动处方。

3. 心血管疾病风险和慢性病人群

按照个性化的运动处方进行规律运动，可以起到预防疾病、延缓疾病进展、提升机体功能的目的。经临床药物治疗病情稳定后，慢性疾病人群可以按照运动处方进行规律运动，如冠心病、高血压、心脏病、慢性阻塞性肺疾病、骨质疏松症等数十种慢性疾病人群按照运动处方运动是安全有效的，不仅可提升药物的治疗效果、延缓疾病的进展，还可以改善身体活动能力、功能状态和心理状态。

4. 其他

医学领域相关学者主要围绕运动对膝关节、髌骨关节、肩关节等具体身体部位不适的康复效果进行研究。将运动纳入癌症生存者的治疗、康复方案的成功案例，可以增强医师、健身指导人员、健康管理者等专业人员鼓励癌症患者运动的信心。针对残疾或有特殊健康状况的人群存在的具体问题，采用特殊的运动测试后制定运动处方，这些人群按照运动处方进行规律的运动也许不能改变残障状态，但是可以预防或延缓慢性疾病，提升活动能力和功能状态，从而提高生活质量。

此外，运动类型与受试者的年龄密切相关。传统健身功法以老年人为主，有氧、抗阻、高强度间歇等运动集中在中青年，制定运动处方时可依年龄选择运动种类。

六、"运动是良医" 理念的实施

虽然 EIM 理念在我国已经经历了十几年的推广和传播，国家也出台了诸多相关文件，但目前我国 EIM 理念（主要是"体医融合"和"体卫融合"）在实施过程中还存在着诸多问题，呈现出体育"热""主动"，而医疗"冷""被动"的局面，这些问题大致可分为两个方面，即运动处方的开具问题和运动处方的实施问题。

（一）运动处方的开具问题

运动处方的开具问题可分为如下几点：第一，医师对体力活动的科学评价掌握不足，导致在运动处方的开具中不能准确地确定其 FITT-VP 基本要素。第二，医师日常工作负荷较大，除临床诊疗外无法抽出时间进行运动处方的制定与评估，往往只会做简要的叮嘱而不会落实成完整的处方要求。第三，医师缺乏相关的体育知识，对运动负荷的掌握缺少科学把控，出于安全的考虑，不敢出具运动处方。第四，目前"体医融合"尚处于初步探索阶段，卫生医疗领域缺少推进体育运动进处方的制度和机制，对患者的运动指导没有纳入国家医保，无法合理收费，开具运动处方费时费力，收费低廉，导致医院和医师出具运动处方的热情不高。上述原因导致"体医融合"在医院操作层面遭遇"执行难"的问题。

(二) 运动处方的实施问题

运动处方的实施过程存在的问题主要有以下几方面：第一，运动转介不通畅，无法做到运动处方从开具到实施的衔接。由于医师一般不具有指导患者进行体育锻炼的工作时间、专门技能和知识，医院也不具有用于体育锻炼的场地器材资源，因此在运动处方完成后，EIM 解决方案会把患者转介到本地社区的体育锻炼资源网络，目前我国这种转介并不畅通，无法做到运动处方从开具到实施的有效衔接。第二，社区体育锻炼资源的专业水准良莠不齐，其执行运动处方、指导监控锻炼过程和评估锻炼效果的能力不能得到医疗体系的专业认可和锻炼参加者的持续信任。第三，患者理念的转变尚需更多案例和时间，虽然 EIM 理念在我国有着悠久的历史，但当患者遭受疾病时，总体的选择还是偏于保守的休息和药物治疗，主动选择运动康复行为较少，患者的治疗理念尚需更多的案例和时间进行转变。第四，运动处方实施者对疾病的认识不足，不能对需求者提出的相应疑问进行解答，对高危人群运动干预的适应证、禁忌证等认识不足，对疾病的转归预后缺少科学的认识，对训练效果评估和健康评估缺乏知识和方法等，导致健身指导方案缺少个性化，不利于运动处方的实施。

(三) 解决方案建议

针对上述问题，学者们提出了以下解决方法：第一，创新和完善"体医融合"体制机制，做到政策资源和服务模式深度融合，探索建立有效的"体医融合"管理体制、运行机制、激励机制、监管和评价体系。第二，搭建共享平台，为"体医融合"健康服务模式的实现提供关键技术，充分利用移动互联网、云计算、大数据、物联网等现代信息技术手段与慢性病防控相结合，建设满足不同人群个性化健康需求和慢性病单病种干预的运动处方库。第三，创新"体医融合"人才培养机制，通过联合办学、联合培养等方式，依托医学和体育院校各自办学特色和优势，设置具有"体医结合"特色的专业课程和实践教学体系，加强体教、医教协同，以培养既懂"体"又能"医"的复合型人才。第四，建立健全激励机制，建立新的激励机制、补偿机制、绩效薪酬制度等，采用经济杠杆来撬动原有的慢性病临床治疗运行轨迹，为"体医融合"健康服务模式的实施提供行为动力。第五，强化医学人文精神，将当代医学目的定位于"预防疾病和损伤，维护和促进健康"，将包括运动干预在内的生活方式干预纳入慢性病的防控体系，为"体医融合"健康服务模式的推行提供伦理支持。

（付德利　郝倩倩）

第三节　慢性意识障碍的治疗

意识是指个体对外界环境、自身状况及它们相互联系的确认，是人们对自身和周围环境的感知状态，可通过言语及行动来表达。意识活动包括觉醒状态和意识内容两方面。上行网状激活系统和大脑皮质的广泛损害可导致不同程度觉醒水平的障碍，而意识内容变化则主要由大脑皮质病变造成。意识障碍系指人们对自身和环境的感知发生障碍，或人们赖以感知环境的精神活动发生障碍的一种状态。意识障碍又是病情危重的表现。患者毫无反应，完全丧失觉醒，原因是高级神经受到严重抑制。意识障碍是临床面临的重大难题之一，虽然急诊与重症医学的发展使得死亡率明显下降，但是昏迷患者比例越来越高。在这种情况下，如何正确诊断治疗，早期预警，减少发病率和病残率，是目前临床亟待解决的问题。

一、意识障碍

意识障碍（disorder of consciousness，DoC）是指各种严重脑损伤导致的意识丧失状态，如昏迷（coma）、植物状态（vegetative state，VS）和微意识状态（minimally conscious state，MCS）。慢性意识障碍（prolonged DoC，pDoC）是指意识丧失超过 28 天的意识障碍。

（一）病因

引起意识障碍的原因复杂多样，其主要病因为各种颅脑病变、全身性疾病、中毒及严重水、电解质紊乱等。明确病因对本症的治疗有重要的指导作用。

1. 颅脑病变

颅脑病变包括感染性疾病，如各种脑炎、脑膜炎、脑脓肿、脑寄生虫感染等；非感染性疾病，如脑肿瘤、颅内血肿或囊肿、脑出血、蛛网膜下腔出血、脑栓塞、脑血栓形成、高血压脑病、颅骨骨折、脑震荡、脑挫伤、癫痫等。

2. 全身性病变

全身性病变包括感染性疾病，如伤寒、中毒型细菌性痢疾、重症肝炎、流行性出血热、钩端螺旋体病、中毒性肺炎、败血症等；非感染性疾病，如阿 - 斯综合征、重度休克、甲状腺危象、黏液性水肿、肾上腺皮质功能亢进或减退、糖尿病昏迷、低血糖症、尿毒症、肝性脑病、肺性脑病，以及严重水、电解质及酸碱平衡紊乱，有机磷中毒、酒精中毒、毒蕈中毒、鱼胆中毒、一氧化碳中毒、高山病、冻伤等。

（二）分类

短暂的意识障碍如晕厥，是一种突发而短暂的意识丧失，不能维持站立而晕倒，常由大脑一过性广泛性供血不足导致。临床上意识障碍通常是指持续时间较长的意识障碍，一般可分为 5 种。

1. 嗜睡

嗜睡是最轻的意识障碍，患者处于持续的病理睡眠状态。轻刺激如推动或呼唤患者，可被唤醒，醒后能回答简单的问题或做一些简单的活动，但反应迟钝。刺激停止后又迅速入睡。

2. 意识模糊

意识模糊系常见的轻度意识障碍，意识障碍程度较嗜睡重。有简单的精神活动，但定向力有障碍，表现为对时间、空间、人物失去正确的判断力。

3. 谵妄

谵妄系以兴奋性增高为主的急性高级神经中枢活动失调状态。表现为意识模糊、定向力障碍，伴错觉、幻觉、躁动不安、谵语。常见于急性感染的高热期，也可见于某些中毒（急性酒精中毒）、代谢障碍（肝性脑病）等。

4. 昏睡

昏睡患者几乎不省人事，不易唤醒。虽在强刺激下（如压迫眶上神经）可被唤醒，但不能回答问题或答非所问，且很快又再入睡。

5. 昏迷

昏迷是指患者意识丧失，任何强大的刺激都不能唤醒，是最严重的意识障碍。

（1）浅昏迷：意识大部分丧失，强刺激不能唤醒，但对疼痛刺激有痛苦表情和躲避反应。角膜反射、瞳孔对光反射、吞咽反射、眼球运动等存在。

（2）深昏迷：意识全部丧失。对疼痛等各种刺激均无反应，全身肌肉松弛，角膜反射、瞳孔对光反射均消失，眼球固定，可出现病理反射。

（三）慢性意识障碍

pDoC 是一类神经系统功能障碍性疾病，其中包括 VS、MCS 和昏迷等。患者表现为严重的意识障碍，无法与外界进行有效的交流和互动。这些疾病严重影响了患者的生活质量，给患者家庭和社会带来了巨大的负担。

脑外伤是 pDoC 的首位病因，非外伤病因主要包括脑卒中和缺氧性脑病（如心肺复苏后、中毒等）。发病机制尚不十分清楚，一般认为丘脑－皮层和皮层－皮层连接的破坏是 pDoC 的主要原因。中央环路假说提出，丘脑－额叶－顶叶、枕叶、颞叶感觉皮质的连接是意识的基本环路，该环路完整性的破坏将导致 pDoC。

pDoC 患者存活时间一般为 2～5 年，其中 VS 患者意识恢复较困难，MCS 有较好恢复潜力。现代医学通常采用药物治疗、神经调控、康复训练等方法。然而，由于其病理生理机制复杂，现有的治疗方法效果有限。中医治疗，包括中药、针灸和推拿等，以其独特的疾病观和治疗原则，为 pDoC 的治疗提供了新的思路和可能。同时，结合现代医学的精确诊断和治疗方法，可进一步提高治疗效果。

二、慢性意识障碍的评估

pDoC 是指各种严重脑损伤后意识丧失超过 28 天的 DoC，可分为 VS/无反应觉醒综合征（unresponsive wakefulness syndrome，UWS）、MCS。pDoC 患者神经系统受损严重，伴有复杂的功能障碍和并发症，康复周期长、难度大。

（一）临床行为评估

pDoC 患者评定要点是通过鉴别对刺激的反应是反射性，还是来自部分觉知能力参与的主动行为，以确定患者的意识水平。pDoC 患者每日觉醒状态和意识水平存在明显的波动性，需要系统、细致的检查和多次重复评定。评定前务必排除镇静、抗癫痫、神经兴奋等药物对意识的影响。此外，感觉缺失、运动障碍、失语和抑郁等，会限制患者对检查做出的反应，需要加以鉴别。

1. 意识障碍程度评定量表

昏迷恢复量表修订版（coma recovery scale-revised，CRS-R）是目前 pDoC 检查与评估的标准临床量表，能够客观评定 DoC 患者意识状态，尤其是鉴别 VS 与 MCS。其他量表包括韦塞克斯头部损伤量表、全面无反应性量表、感觉形态评估与康复技术量表、意识障碍评定量表等，在国内也部分使用南京 PVS 评分量表（2011 修订版）。针对疼痛的评估量表有伤害性昏迷量表。格拉斯哥昏迷评分（GCS）尽管在临床使用广泛，但主要适用于早期意识障碍的评定。

2. 意识障碍结局评定量表

长期随访的患者预后受诸多影响因素，随访上要求细致和密集的采集信息，仔细甄别导致结果偏倚的影响因素，准确合理评定预后和疗效。格拉斯哥昏迷评分量表及扩展版（GOS-extended，GOS-E）是目前预后的主要评定工具，但无法区分 VS 和 MCS，鉴于 DoC 患者意识由 VS 提高为 MCS － 或 MCS ＋，对预后及临床干预判定具有重要意义，建议使用 CRS-R 量表作为预后评定的主要工具。残疾评定量表使用相对较少，对评定 GOS-E 3 分以上的患者更具优势。

（二）神经影像学评估

1. MRI

MRI 检测 pDoC 患者的脑萎缩程度、明确脑损伤部位、缺血缺氧性病变及弥漫性轴索损伤等病变程度。通常脑萎缩的速度与大脑活动水平相关，结合病程分析，可推测残余意识水平。丘脑与脑干上部（脑桥、间脑）是意识通路的重要结构基础，其损伤程度是影响预后的重要因素。弥散张量成像检测关键区域（脑干、丘脑、皮层下等）的各向异性分数，是预测 pDoC 预后的参考指标。

功能磁共振成像（functional MRI，fMRI）的默认网络连接强度与 pDoC 患者的意识水平显著相关，后扣带回区域的激活强度可区别 MCS 与 VS 诊断，并可间接提示患者预后水平。全脑多网络综合分析有助于提高预测准确度。被动刺激和主动命令范式 fMRI，可提高结果的特异性，但操作要求高，临床检测中可尝试应用。

2. PET

PET 可通过测量内侧前额叶皮层和后扣带皮层等关键脑区的葡萄糖摄取与代谢水平，采用标准摄取值等指标有效评估 pDoC 患者不同脑区活动水平，以及相应的残余意识，帮助预测预后。结合 fMRI 脑网络分析可能提供更多预测信息。

（三）神经电生理评估

1. 标准脑电图分析

标准脑电图（EEG）分析可通过观察波幅、节律及对外界条件刺激（疼痛、声、光等外界刺激）的反应性来评估 pDoC 患者的病情，通常清醒状态下的反应性枕部 α 节律对评估意识水平有帮助。各种脑电模式的发生如睡眠纺锤波、慢波活动和脑电节律的变化与患者的意识水平相关。Synek 分级标准与 Young 分级标准对于早期 DoC 患者的脑功能水平的划分和预后判断有一定帮助。

量化脑电图（qEEG）通过对 EEG 信息进行识别与量化分析，可获得更为丰富的判断信息。振幅整合反映了振幅的变异，其分级越差则预后不良的可能性越大。功率谱分析提示意识水平差的患者高频能量减少而低频能量增加。脑电信号光谱熵、脑电复杂度、功能连接等相关的指标，也可在组间水平上区分 VS 和 MCS。但 qEEG 对分析技术和技术人员有一定要求。

2. 经颅磁刺激联合脑电图

经颅磁刺激联合脑电图（TMS-EEG）能够直接检测在 TMS 刺激下的大脑活动和反应性。通过复杂性指数（perturbational complexity index，PCI）描述不同意识水平下 TMS 诱发脑活动的复杂程度，PCI 能够在个体水平区分意识程度，清醒状态和 MCS 的 PCI 值 > 0.3，而深度睡眠和 VS 的 PCI 值 < 0.3。

3. 诱发电位

早期成分如视觉诱发电位、听觉诱发电位和躯体感觉诱发电位有助于评定意识相关传导通路的完整性，但对高级认知活动的评价意义有限。事件相关电位中的 N100 是反映患者脱离 VS 的敏感指标，P300 能反映 pDoC 患者的意识状况；N400 主要反映与语言加工有关的过程。失匹配负波反映了听觉刺激被大脑加工的过程，对于辅助诊断具有量化提示作用，波幅参考值：$\leq 0.5 \ \mu V$ 为昏迷，$0.6 \sim 0.9 \ \mu V$ 为 VS，$1.0 \sim 1.7 \ \mu V$ 为 MCS $-$，$1.8 \sim 2.0 \ \mu V$ 为 MCS $+$。

三、慢性意识障碍的治疗

目前，pDoC 的治疗面临着多方面挑战，缺乏确切而有效的治疗方法。首先，由于 pDoC 的临床表现复杂且变化多端，必须根据患者的意识和行为反应来作出判断。然而，这种方法受很多因素的影响，如疼痛、睡眠和药物等，可能导致误诊。其次，尽管目前已经有一些药物和非药物治疗方法可供选择，但是这些方法的疗效都有限。例如，药物治疗包括抗抑郁药、抗精神病药和唤醒剂等，效果常因人而异，而且可能带来不良反应。非药物治疗如物理治疗和神经调控，虽已在某些病例中取得了一定效果，但这些方法的应用仍在试验阶段，临床疗效有待进一步验证。因此，如何开发出安全有效的治疗方法，提高患者的康复程度，仍是目前研究的重要方向。

尽管缺乏系统性研究和足够的循证医学证据，但鉴于 pDoC 大量的患者人群和巨大的治疗需求，临床对 pDoC 治疗的研究与尝试一直在进行。

（一）药物治疗

目前，尽管一些药物可在 pDoC 患者身上观察到暂时或长期的改善，但尚无足够的证据支持使用药物能提高 pDoC 患者的意识水平。

1. 金刚烷胺

金刚烷胺系多巴胺受体激动剂和 N – 甲基 – D – 天门冬氨酸（N-methyl-D-aspartate，NMDA）拮抗剂。大型Ⅱ类随机对照试验证明，金刚烷胺可加速外伤后 DoC 患者的意识恢复，改善额顶叶脑代谢，通过调节中央环路促进意识的复苏。

2. 唑吡坦

唑吡坦系非苯二氮䓬 GABA 受体激动剂，是一种催眠药，可改善部分 pDoC 患者的意识和恢复功能。可通过抑制苍白球而产生广泛兴奋，调节中央环路促进意识的复苏。

3. 巴氯芬

巴氯芬系 GABA 受体激动剂，主要用于鞘内注射巴氯芬治疗痉挛，但在少数非对照研究和病例报告中被作为一种潜在的促进意识恢复的药物。

4. 其他

有改善意识障碍作用的药物包括溴隐亭、左旋多巴、咪达唑仑、莫达非尼和纳美芬等。哌甲酯、拉莫三嗪、舍曲林和阿米替林等，更适用于脑损伤但意识仍存在的患者，可分别产生短期或长期效应以改善注意力缺陷。

5. 常用辅助药物

常用辅助药物包括神经营养与扩血管药物两个大类，中医中药通过辨证，施以醒脑开窍的单药或组方（如安宫牛黄丸等），有一定的疗效。

（二）高压氧治疗

高压氧治疗（hyperbaric oxygen therapy，HBOT）可通过增加血氧含量、提高血氧分压、增加血氧弥散距离，改善脑损伤区域的供氧情况、损伤细胞的线粒体有氧代谢，从而改善脑损伤后意识障碍患者的预后。通过提高脑组织氧张力，促进脑干 – 网状结构上行激动系统的兴奋性，促进开放侧支循环，有利于神经修复、改善认知功能。它是 pDoC 治疗中广泛使用的一种方法。

建议在 pDoC 早期 1～3 个月开始实施 HBOT，具体治疗次数尚无定论。根据我国最新修订的持续性植物状态疗效评定标准，HBOT 治疗持续性植物状态患者的意识恢复率为36.4%，总有效率为90.9%。

（三）神经调控治疗

神经调控治疗是通过特定的设备，有针对性地将电磁刺激或化学刺激物输送到神经系统特定部位，以改变神经活动的治疗方法，包括无创与植入方式。由于直接参与了神经环路的功能调制，又具有可逆可控的优点。

1. 无创神经调控治疗

（1）rTMS：TMS 基于电磁感应原理在大脑中形成电场，诱发神经元去极化，达到调节皮层兴奋性的效果。在原发病情稳定及脑水肿消退后可尽早实施，对存在靶区不稳定病变、癫痫病史、治疗部位颅骨缺损或体内有金属植入物的患者不建议应用。MCS 患者经 rTMS 治疗后，总体获益好于 VS 患者，严重并发症并不常见。

目前 rTMS 治疗 pDoC 参数尚无一致意见，推荐使用 5～20 Hz 的 rTMS 刺激背外侧前额叶、顶枕交接区或运动区的 M1 区，刺激强度为 90%～100% 运动阈值，总刺激脉冲数为 300～1500 个，每日 1 次，疗程为 1～20 天，也可针对病情恢复特点进行多疗程治疗。

（2）tDCS：利用微弱的直流电来调节皮层的兴奋性及连接性，MCS 可更多从治疗中受益。长时程 tDCS 调控的累积效应可重塑意识网络。

关于 tDCS 治疗 pDoC 患者的刺激部位、时间、参数及疗程，目前尚无统一标准，推荐刺激部位选择背外侧前额叶或后顶叶皮层，刺激强度为 1～2 mA，10～20 分钟，每日 1 次，疗程为 10～20 天。有癫痫病史或颅内有金属植入物的患者慎用。

（3）外周神经电刺激：正中神经电刺激（median nerve electrical stimulation，MNS）增加脑血流量（cerebral blood flow，CBF），增强脑电活动，影响神经递质的分泌，提高觉醒及觉知水平。可早期使用，选用右侧 MNS，电流强度为 10～20 mA，频率为 40～70 Hz，时间在 30 分钟～8 小时，每日 1 次，持续 7～30 天。

经皮迷走神经电刺激（transcutaneous vagal nerve electrical stimulation，taVNS）通过迷走神经耳支进入脑干孤束核，加入上行网状激活系统，参与意识环路的调制。目前尚无大样本量的研究，推荐刺激多为双侧耳甲缘中（AT2.3.4i）和脑干（AT3.4i）穴位，强度 6 mA，连续刺激 20 分钟，每日 1 次，持续 10 天。

2. 有创神经调控治疗

神经调控手术应作为常规治疗 pDoC 的补充手段。手术评估前，应推荐患者优先接受常规康复促醒治疗。手术前应向家属充分解释评估结果，并明确告知其可能的疗效。手术适应证：①患者为突发意识障碍，且符合 MCS 诊断。②患病时间须超过 3 个月，且连续 4 周以上意识无进行性提高或恶化。外伤建议手术时间延至伤后 6 个月，且连续 8 周无意识改善。③无严重并发症和手术禁忌证。

（1）脑深部电刺激（deep brain stimulation，DBS）：基于意识的中央环路机制，DBS 通过刺激环路关键节点双侧中央丘脑，提高脑损伤后低下的神经活动水平。基本手术原则和方法同其他 DBS 手术。程控参数推荐设置为频率 25～100 Hz，脉宽 100～200 μs，电压 1.0～4.0 V。颅内结构破坏严重或脑萎缩明显的患者不适宜 DBS 方式。

（2）脊髓电刺激（spinal cord stimulation，SCS）：通过在脑干网状激活系统增强刺激输入、增加脑血流量等，提高意识环路的兴奋性。一般取俯卧位或侧卧位，将外科电极放置于 C_2～C_4 水平硬膜外正中部。程序设置为频率 5～100 Hz，脉宽 100～240 μs，电压 1.0～5.0 V。

（3）其他刺激方式：皮层电刺激、迷走神经电刺激和巴氯芬泵植入促醒等，仅见个案报道，疗效尚未明确。

（四）并发症治疗

1. 颅骨缺损

尽早颅骨修补有助于恢复颅腔正常结构和容积，解除大气压对脑组织的直接压迫，纠正脑脊液循环失常或受阻，避免脑组织牵拉摆动，间接促进意识的恢复。建议病情稳定后尽早实施。颅骨修补后应注意颅内压变化情况，必要时进行分流手术。

2. 脑室扩大与脑积水

pDoC 患者脑室扩大以脑萎缩引起的被动性牵拉最常见，临床需与脑积水仔细甄别。除影像学证据外，应常规腰椎穿刺测压。若压力不高但临床仍高度怀疑脑积水，可多次进行腰椎穿刺测压和放液试验，必要时行腰大池引流术，观察引流期间临床症状变化。一旦确诊脑积水，应及早实施手术，推荐脑室－腹腔分流术，建议选择可调压分流装置。术后根据临床症状进行动态压力调节。

3. 阵发性交感神经过度兴奋

临床上阵发性交感神经过度兴奋与全身性发作的癫痫或癫痫持续状态极易混淆。它以阵发的交感神经兴奋性增加（心率增快、血压升高、呼吸增快、体温升高、出汗）和姿势或肌张力障碍为特征。量化阵发性交感神经过度兴奋评估量表能明确诊断并做出分级。常用药物有苯二氮䓬类药物咪达唑仑、氯硝西泮及 β 受体阻滞剂普萘洛尔，也可以给予加巴喷丁、巴氯芬等。

4. 癫痫

有临床发作并经脑电图确诊的 pDoC 患者，选择单一药物治疗或多药联合治疗。临床还常有 EEG 见少量癫痫样放电，但无临床症状的发作，一般不建议进行过强干预，以防对意识恢复的干扰。

5. 疼痛与精神异常

由于长期的不当体位、过度的被动运动、持续的痉挛发作，多可能导致严重的疼痛问题，当临床出现难以控制的体位诱发痉挛发作时，需要进行必要的疼痛评估与干预。当无明确诱因出现意识水平的再次下降，需排除脑损伤后意识障碍合并精神、情绪、认知异常。目前缺乏有效的评定量表，试验性治疗可考虑非典型抗精神病药物，如抗抑郁药物。

6. 深部静脉血栓

pDoC 患者长期卧床而被动活动不充分时，易出现静脉血栓栓塞，包括深静脉血栓、肺栓塞、肌间静脉血栓形成等。早期给予弹力袜、肢体气压、运动等措施预防，一旦诊断深静脉血栓，需暂停肢体主被动运动并进行抗凝治疗。

7. 其他并发症

pDoC 患者长期气管切开，肺部感染反复发生，推荐间断开放，以减少暴露时间。需要在呼吸康复的基础上加强气道保护，拔管前应充分评估呼吸和吞咽功能，以及呼吸道有无梗阻可能。导尿管在 pDoC 患者进入康复阶段有条件时应尽早拔出，短期无法拔出者，不推荐使用抗菌药物膀胱冲洗或灌注。肌少症在早期 ICU 救治阶段表现为 ICU 获得性衰弱，进入慢性恢复阶段突出表现为肌少症，推荐加强营养支持中的蛋白供给，及早进行运动治疗。压疮是 pDoC 患者常见并发症，需通过体位变换、营养支持及局部按摩等加以预防。

（五）康复治疗

pDoC 患者的康复从两个角度考虑，一是有助于患者整体功能状况的维持，减少并发症，为患者意识的恢复及恢复后可能的重返家庭、社会做好准备；二是采用各种康复技术促进意识的恢复。康复实施过程本身就包含了各种感觉刺激，有助于提高上行网状激活系统、皮层下、皮层的兴奋性。在病情允许的情况下，尽早进行体位转换训练，逐渐增加每日离床时间。

1. 运动功能障碍的康复

为 pDoC 患者制定个体化的运动训练方案，以减轻痉挛并预防挛缩。pDoC 患者一般会出现卧床或者活动减少等情况，康复治疗干预的重点是适当的体位摆放、四肢被动活动维持关节活动度，预防继发性并发症。同时通过深浅感觉尤其是本体感觉的刺激改善脑的兴奋性。

（1）关节活动度训练：预防肌肉、骨骼的失用性萎缩、关节挛缩，改善肌张力，防止下肢深静脉血栓形成。肌肉痉挛需根据病情给予巴氯芬、盐酸乙哌立松等，必要时注射肉毒毒素、佩戴康复辅具。

（2）体位摆放：pDoC 患者应长期使用减压床垫，仰卧和侧卧位应保持良好的功能位，定时变换患者体位。

（3）病情平稳时，进行辅助下被动坐位训练或固定在起立床上不同角度的站立训练，角度逐渐增加。建议每个角度的适应性训练为 1 周，每次 20 分钟，每日 2 次。

（4）对无肢体痉挛的 DoC 患者进行康复踏车训练，辅助进行肢体的被动活动，维持关节活动范围，选择被动训练模式，每次 20 分钟，每日 2 次。

2. 吞咽功能的康复

pDoC 患者进行床旁吞咽行为的评估和床旁内镜检查，经评估后可进行一定强度的吞咽训练和经口治疗性吞咽，以维持和强化患者的吞咽功能。吞咽功能训练可以预防吞咽器官的失用性肌萎缩、减少吸入性肺炎和营养不良的发生，有利于早期拔出鼻饲管道及气管切开置管。包括头颈部姿势调整，以及头颈、口颜面、口腔及咽部的皮肤黏膜的感觉刺激及相关肌肉的被动运动与放松等，还可使用吞咽障碍治疗仪进行治疗。

3. 呼吸功能的康复

pDoC 患者进行常规呼吸康复，并依据病情制定个体化训练方案。包括体位训练、气道廓清技术（体位引流、拍背、叩击和振动）、胸廓放松训练（肋间肌松动术、胸廓松动术、胸廓辅助术、上下部胸廓辅助法、一侧胸廓辅助法）、呼吸肌肌力训练（横膈肌阻力被动训练、肋间外肌与腹肌的阻抗训练）等，还可使用膈肌起搏器进行治疗。

4. 感官和环境刺激疗法

感官和环境刺激疗法有助于促进皮层与皮层下的联系，患者皮层功能有可能经过多种刺激得到恢复，如听、视、触、嗅、味觉和口腔刺激，利用神经易化技术进行刺激，环境刺激等。根据患者的习惯、爱好、工作情况等，设计并给予患者喜欢或讨厌的声音、色彩、气味、触觉、味觉等多感官刺激有助于患者意识的恢复。

5. 音乐治疗

音乐对大脑皮层有较广泛的激活效应，如双侧额叶、颞叶、顶叶、小脑，以及运动、语言、记忆、情感等系统均有作用，尤其对情感相关的额叶、扣带回、杏仁核、海马均有明显的响应，采用患者喜欢的音乐有助于意识的恢复。

6. 中医康复疗法

中医药疗法救治 pDoC 历史悠久，主要有针灸、中药等。

（1）针灸：pDoC属中医实证者采用针刺穴位强刺激治疗，属虚证者以针刺补法和灸法为主，联合中药辨证施治。针灸具有醒脑开窍、改善大脑的血液循环、促进脑神经细胞的恢复与再生，以及解除大脑皮层抑制的作用。经络穴位的强刺激，如刺激感觉区、运动区、百会、四神聪、神庭、人中、合谷、内关、三阴交、劳宫、涌泉和十宣等穴位，可激活脑干网状觉醒系统的功能，促进意识恢复。

（2）中药：实证伴高热者可选用安宫牛黄丸，无高热者可选用苏合香丸，中药汤剂以补阳还五汤、化瘀通窍方等辨证施治，随证加减，亦可煎剂保留灌肠以清热通腹排便，效果良好。生命体征不稳定，不能耐受者慎用。

四、未来研究方向

pDoC的治疗是一个复杂且需要跨学科合作的领域，尽管已经取得了一定的进步，但仍存在许多挑战和未知领域需要探索。

首先，需要深入理解pDoC的疾病机制。目前，对于pDoC的理解主要来自临床观察和神经影像学研究，但这些方法都存在一定的局限性。未来需要开发新的研究方法和工具，例如高级神经影像技术和神经生理方法，更深入地探索这类疾病的病理生理过程。

其次，需要开发新的治疗方法。尽管中西医结合的治疗方法已经取得了一定的效果，但这些方法的疗效仍有待提高。未来需要进一步研究药物和非药物治疗的效果，并尝试开发新的治疗药物或技术。此外，还需要探索新的康复训练方法，以提高患者的生活质量。

再次，需要更好地实现个性化治疗。目前，pDoC的治疗方案仍然缺乏个性化。未来需要发展新的诊断工具和评估方法，以更准确地评估患者的病情和康复程度。同时需要开发新的治疗模式，根据患者的个体差异制定个性化的治疗方案。

最后，需要加强多学科的协作和研究。pDoC治疗需要神经学、康复医学、心理学、药学等多个学科的紧密合作。因此，需要建立有效的多学科协作机制，集思广益，提高研究的效率和质量。

（张清华　郑茂永）

第四节　干细胞治疗研究进展

干细胞是一种具有自我更新能力和多向分化潜能的细胞，不仅有低免疫原性和良好的组织相容性，而且有强大的免疫调节作用。干细胞在一定条件下，具有再生各种组织器官和人体的潜在功能。1988年，法国用脐血干细胞成功治愈1例范科尼贫血患者。30年来，随着干细胞生物学、免疫学、分子技术、组织工程技术等科研成果的快速发展，干细胞移植和细胞免疫治疗已成为一种安全而有效的治疗手段。2018年，*Stem Cells*杂志主编、美国加州大学戴维斯分校干细胞移植研究中心主任Nolta指出，未来5～10年活细胞药物将替代传统药物治疗疾病，特别是难治性疾病，包括干细胞移植、免疫细胞治疗、基因干细胞治疗和干细胞组织工程等，将得到广泛应用。

一、干细胞的分类

干细胞根据来源可分为胚胎干细胞（ESCs）、成体干细胞（ASCs）和诱导多潜能干细胞（iPSCs）。ESCs可发育成各类组织的细胞，但由于法律和伦理的限制，加之有致瘤风险，应用受到限制。ASCs存在于机体各种组织，如造血干细胞（HSCs）、骨髓间充质干细胞（BMSCs）、神经干细胞（NSCs）、肝干细胞、肌卫星细胞、皮肤表皮干细胞、肠上皮干细胞、视网膜干细胞、胰腺基质或干细胞等。iPSCs是通过特定的转录因子将成纤维细胞诱导重新编程，获得与ESCs相似的干细胞。2012年，日本学者因此而荣获诺贝尔生理学或医学奖。其特点是没有伦理问题，而且可以诱导分化为相应的细胞系，如多巴胺神经元、心肌细胞、自然杀伤细胞等。目前已有部分作为干细胞药物上市，如血小板制剂。

根据分化潜能，可将干细胞分为全能干细胞（TSCs）、多能干细胞（MSCs）和单能干细胞（MPSCs）。TSCs具有自我更新和分化形成任何类型细胞的能力，有形成完整个体的分化潜能，如ESCs，可以无限增殖并分化成为全身200多种细胞类型，进一步形成机体的所有组织、器官。MSCs具有产生多种类型细胞的能力，但失去了发育成完整个体的能力，发育潜能受到一定的限制。例如，HSCs可分化出至少12种血细胞，BMSCs可以分化为多种中胚层组织的细胞（如骨、软骨、肌肉、脂肪等）及其他胚层的细胞（如神经元）。目前趋向于将分化潜能更广的干细胞称为多潜能干细胞，如BMSCs，而将向某一类型组织的不同细胞分化的干细胞称为MSCs，如HSCs、NSCs等。MPSCs也称专能、偏能干细胞，只能向单一方向分化，产生一种类型的细胞。在许多已分化组织中的ASCs是典型的MPSCs，在正常的情况下只能产生一种类型的细胞。如上皮组织基底层的干细胞、肌组织中的肌卫星细胞。这种组织处于一种稳定的自我更新的状态。然而，如果这种组织受到伤害并且需要多种类型的细胞来修复时，则需要激活多潜能干细胞来修复受伤的组织。

二、干细胞的来源修复机制

干细胞主要来源是骨髓、外周血液、脂肪组织、肌肉组织、牙髓组织、血管组织、软骨组织、骨组织等，异体干细胞主要来源是脐血、脐带、胎盘、羊膜组织等。

干细胞修复和治疗机制：体外扩增足量有活性干细胞，通过替代损伤的组织器官的细胞，达到修复器官的功能；激活体内存在的少量干细胞，启动组织再生，自己修复组织器官；干细胞可以分泌大量各种旁分泌细胞因子，有组织、细胞保护和再生及血管再生、降低炎症、激活线粒体等作用；干细胞有巨大的免疫调节功能，许多疾病与免疫功能平衡障碍有关，干细胞通过免疫调节作用，以治疗疾病，恢复组织器官的正常功能。

三、干细胞治疗在康复医学的应用

（一）干细胞抗衰老

衰老是一自然过程，又与老年病有密切关系，如动脉粥样硬化、冠心病、中风、糖尿病、神经系统变性疾病、骨关节退行性变等。2023年，Carlos López-Otín等在 *Stem Cells* 杂志提出衰老的 12 种主要生物学标志，基因组不稳定、端粒损耗、表观遗传改变、蛋白质稳态丧失、巨噬细胞自噬失能、营养感应失调、线粒体功能障碍、细胞衰老、干细胞耗竭、细胞间通讯改变、慢性炎症和肠道微生物失调。最近对 800 万人的研究发现，40 岁后细胞衰老明显加速，体内干细胞储存量逐渐减少和功能障碍，不足以修复损伤的组织器官。外界环境的变化也加速衰老过程，空气污染、水污染、食品不健康等，以及不良的个人生活方式，如饮酒、吸烟、毒品、肥胖、不运动等。干细胞的耗竭给干细胞替代治疗提供了基础。

衰老相关分泌表型可以促使器官组织发生慢性炎症和纤维化，从而导致疾病。①神经系统疾病：帕金森病（PD）、阿尔茨海默病（AD）、抑郁症、多发性硬化、脊髓侧索硬化症、多系统萎缩；②心血管疾病：高血压、动脉粥样硬化、冠心病、心力衰竭、中风；③呼吸系统疾病：慢性阻塞性肺疾病、花粉症、哮喘、肺纤维化、支气管炎；④内分泌代谢疾病：糖尿病、脂肪肝、甲状腺炎、不孕不育、肾衰竭；⑤骨关节疾病：骨质疏松症、类风湿关节炎、骨关节炎；⑥自身免疫性疾病：系统性红斑狼疮（systemic lupus erythematosus，SLE）、克罗恩病、溃疡性结肠炎、1 型糖尿病、多发性硬化；⑦卵巢早衰（premature ovarian failure，POF）、阳痿；⑧肿瘤。

衰老主要表现为与年龄不相适应的组织结构或生理功能减退所致的各种虚弱表现。躯体方面可表现为疲乏无力、肌肉及关节酸痛、头昏头痛、心悸胸闷、睡眠紊乱、食欲不振、脘腹不适、便溏便秘、性功能减退、怕冷怕热、易于感冒、眼部干涩等；心理方面可表现有情绪低落、心烦意乱、焦躁不安、急躁易怒、恐惧胆怯、记忆力下降、注意力不能集中、精力不足、反应迟钝等；社会交往方面可表现有不能较好地承担相应的社会角色，工作、学习困难，不能正常地处理好人际关系、家庭关系，难以进行正常的社会交往等。

（二）干细胞治疗亚健康

可以应用来源于脐带、胎盘、脂肪、骨髓、外周血液的间充质干细胞，静脉输注 5000 万到 1 亿可明显改善①脑功能衰退：头昏头痛、睡眠紊乱、情绪低落、心烦意乱、焦躁不安、急躁易怒、恐惧胆怯、记忆力下降、注意力不能集中、精力不足、反应迟钝等；提高社会交往能力，如承担相应的社会角色、工作、学习；改善人际关系和家庭关系。②改善心肺功能，对心悸胸闷、呼吸困难有明显缓解作用，对老年性肺纤维化和慢性阻塞性肺疾病作用尤为明显。③促进消化功能改善：干细胞通过修复肝脏和胃肠道细胞，促进消化，缓解老年性便秘、腹泻。④提高性功能：随着年龄的增加，男性性功能和女性卵巢功能下降，干细胞治疗可以改善性功能。⑤促进皮肤的再生，唤醒皮肤的青春，干细胞可以消除皱纹和老年斑。

（三）神经系统疾病

1. PD

PD 是常见的神经系统变性疾病，由于黑质纹状体系统的多巴胺神经元变性死亡，而出现进行性肢体震颤、强直、运动减少。

20 世纪 70 年代，瑞典科学家 Lindvali 首先研究利用胚胎治疗 PD，1989 年利用胚胎前脑组织移植到脑局部，临床症状得到缓解。2004 年，欧美国家首次制定了 ESCs 治疗 PD 的标准方案，2009 年和 2017 年进行了修订。2017 年，Kirkeby 等利用 ESCs 诱导分化多巴胺神经元，成功移植给患者。2017 年制定了 ESCs 诱导分化多巴胺神经元治疗 PD 的国际标准，规定了细胞制备工艺、安全性和有效性标准。2017 年，Barker 等首次应用 iPSCs 分化的多巴胺神经元移植，临床获得成功，避免了 ESCs 的法律、伦理问题。

（1）干细胞种类：目前治疗 PD 的干细胞有 ESCs、iPSCs、NSCs、BMSCs。

（2）治疗机制：干细胞多向分化潜能，可以同时分泌许多旁分泌因子，因此干细胞主要作用是抗炎、免疫调节和组织再生。

（3）治疗途径：静脉输注简单，容易操作，但是大量的干细胞滞留在肺脏、肝、脾脏等，只有少量干细胞到达脑局部；腰椎穿刺鞘内注射；纹状体局部移植，优点是移植干细胞量小、效果好、稳定，但是移植手术复杂。

（4）治疗效果：应用干细胞移植可长期缓解临床症状，平均临床症状缓解达 15 ~ 18 年，最长达 24 年。更重要的是还可以缓解患者的痴呆症状。

2. AD

AD 也称老年性痴呆，表现为进行性智能下降，最后失能。随着老龄化社会的出现，其发病率越来越高，将成为社会负担和经济负担。

（1）干细胞种类：NSCs、ESCs、iPSCs、BMSCs。

（2）治疗机制：干细胞可调节胶质细胞吞噬功能，增加清除 β - 淀粉样蛋白（amyloid β-protein，Aβ）、tau 蛋白聚集，降低脑组织的应激，促进脑（特别是海马区）神经再生，改善脑组织的血流和糖代谢。

（3）治疗途径：静脉输注，腰椎穿刺鞘内注射，脑室注射及脑组织局部注射。

（4）治疗效果：干细胞治疗可以显著延缓病程进展。早期患者可以明显改善记忆、智能。目前，已经有一款干细胞药物上市。

3. 难治性癫痫

由脑血管病、脑外伤、感染、变性引起的癫痫，常规药物治疗效果不佳，常发展为难治性癫痫。

（1）干细胞种类：NSCs、ESCs、iPSCs 和间充质干细胞。

（2）治疗机制：干细胞抑制脑部慢性炎症，修复、再生细胞，替代损害的神经细胞，分泌抑制介质如 GABA、腺苷，抑制神经元的异常兴奋，提高对抗癫痫药物的敏感性。

（3）治疗途径：静脉输注，腰椎穿刺鞘内注射，脑室注射。

（4）治疗效果：干细胞治疗后，癫痫发作频率明显降低，发作间期明显缩短，发作严重程度降低，发作时间明显缩短，可以完全控制或减少抗癫痫药物用量，同时改善癫痫患者的智能障碍和心理障碍。

4. 脑血管疾病

脑血管疾病是最常见的老年致死、致残的疾病。早期应用 NSCs 治疗可以减轻脑水肿，有利于患者早日康复。

（1）干细胞种类：NSCs、ESCs、iPSCs、BMSCs。

（2）治疗机制：干细胞治疗降低了急性期的局部炎症应激反应和脑水肿，抑制了神经细胞的凋亡，增加了神经再生，改善了脑微循环，促进了神经功能的恢复。

（3）治疗途径：静脉输注，颈内动脉注射，腰椎穿刺鞘内注射，脑室注射和病灶内注射。

（4）治疗效果：改善中风后神经功能，对中风后遗症治疗也有明显的帮助。

5. 肌萎缩侧索硬化

肌萎缩侧索硬化（amyotrophic lateral sclerosis，ALS）又称运动元性疾病，系脊髓前角运动神经元和（或）脑干颅神经运动神经元退行性疾病，引起肌肉慢性进行性萎缩和瘫痪，又称"渐冻人"。著名物理学家霍金就是患此病的。约50%的患者发生执行功能的改变，约15%的患者表现典型的额颞叶痴呆。

（1）干细胞种类：NSCs、ESCs、iPSCs、HSCs、脂肪干细胞和BMSCs。

（2）治疗机制：ALS疾病中的干细胞疗法基于"邻居理论"，其中移植的干细胞：①分泌限制神经退行性过程的神经保护物质；②分化为星形胶质细胞和小胶质细胞，或与受影响的运动神经元连接的其他神经元；③衍生的运动神经元需要长轴突，并与内源性神经元和肌纤维突触连接。

（3）治疗途径：脊髓注射，腰椎穿刺椎管内注射。

（4）治疗效果：临床前动物实验，干细胞治疗可以改善症状，组织学检测发现有脊髓前角运动神经再生。部分临床研究发现干细胞可以延缓疾病进展。

6. 亨廷顿病

亨廷顿病（Huntington's disease，HD）是一种退化性常染色体显性遗传病，其特征是纹状体、脑皮质、丘脑和下丘脑的多棘神经元的GABA能变性。这种退化导致运动和认知功能的逐步恶化。

（1）干细胞种类：NSCs、ESCs、胚胎脑组织、iPSCs和BMSCs。

（2）治疗机制：主要是恢复退化的神经元，并提供神经性支持，以免恶化。

（3）治疗途径：静脉注射，腰椎穿刺椎管内注射，脑室内注射。

（4）治疗效果：可以延缓疾病进展。

7. 脊髓损伤

脊髓损伤的大多数患者患有运动功能障碍、感觉障碍、神经性疼痛、痉挛和泌尿系统并发症，少数患者有永久性残疾。目前，脊髓损伤的标准治疗方式旨在防止继发性损伤，并提供有限的神经功能恢复。干细胞疗法带来了新的希望，可实现脊髓损伤后残疾患者的潜在神经系统功能改善。

（1）干细胞种类：NSCs、嗅鞘干细胞、HSCs、ESCs、iPSCs和BMSCs，以及基因修饰间充质干细胞、干细胞外泌体。

（2）治疗机制：干细胞的分化和自我更新能力可再生或替代受损细胞和组织，干细胞旁分泌因子具有保护神经组织、抑制神经元凋亡的作用。

（3）治疗途径：鞘内注射，脊髓损伤节段注射。

（4）治疗效果：142个研究显示，大部分患者（40%）脊髓运动、感觉和自主神经功能有所改善。

8. 多发性硬化

多发性硬化系自身免疫性疾病，特征是神经元丧失和脱髓鞘。多发性硬化治疗可以减少疾病的严重程度，尚无成功的疗法阻止疾病进展并修复当前的神经损害。干细胞疗法将是治疗多发性硬化潜在的方法。

（1）干细胞种类：NSCs、HSCs、ESCs、iPSCs 和间充质干细胞，其中自体造血干细胞移植（hematopoietic stem cell transplantation，HSCT）是最有效的。

（2）治疗机制：干细胞强大的免疫抑制功能，抑制免疫异常激活，减少炎症；同时干细胞能分泌众多的营养性因子，这些营养性因子有利于神经细胞的修复。干细胞分化能让脱髓鞘的神经纤维，重新形成新的髓鞘。

（3）治疗途径：自体 HSCT。

（4）治疗效果：干细胞治疗不仅可以达到临床长期缓解，而且可以清除中枢神经硬化斑块。自体 HSCT 效果尤为可观，据报道，764 例 HSCT 治疗难治性多发性硬化，2 年无症状者达 83%，5 年无症状者达 67%。20 年完整的研究，严重、高活动的多发性硬化，HSCs 治疗，4～5 年 70%～80% 的患者病情得到控制。2012 年欧洲造血干细胞移植协会将多发性硬化列为自体 HSCT 的重要适应证。

9. 孤独症

孤独症是一组以社交沟通障碍、兴趣或活动范围狭窄及重复刻板行为为主要特征的神经发育性障碍。表现在不同程度上的语言交流障碍，行为、感知、情绪管理异常，智力和认知缺陷等方面。这种与常人的"不同"，让孤独症患儿和家庭陷入痛苦和绝望。

目前，孤独症的早期干预以教育训练为主，目的在于改善核心症状，促进智力发展，培养生活能力，提高生活质量。这些传统的治疗手段，仅能使极少数的患儿回归社会，大部分患儿仍处于生活难以自理的状态，还需患儿家庭和社会付出难以承受的精神和经济方面的巨大压力。干细胞疗法可能是目前治疗孤独症的新选择。

（1）干细胞种类：NSCs、HSCs、ESCs、脐血单核细胞和 BMSCs。

（2）治疗机制：干细胞可以调节机体免疫功能，并通过自身分化及分泌细胞因子和神经肽刺激新生血管形成，改善脑内缺血缺氧状态，激活和修复脑内受损的神经细胞，从而减轻孤独症的症状。

（3）治疗途径：静脉输注，鞘内注射。

（4）治疗效果：采用 Vineland 适应行为量表 - Ⅱ社会化分量表、临床总体印象量表和皮博迪图片词汇测验进行评分。3 种量表评分分析发现，干细胞治疗后，患者的专注能力、注意力、静坐耐力、睡眠、眼神交流、社交和记忆等方面均得到改善。

10. 重症肌无力

重症肌无力（myasthenia gravis，MG）是累及骨骼肌内神经肌肉接头处突触后膜的一种慢性自身免疫性疾病，表现为肌无力随着运动加重（疲劳）、休息后改善。通常会出现眼睑下垂、复视、口咽和（或）四肢肌无力和呼吸短促。通常出现血清的抗乙酰胆碱受体（acetylcholine receptor，AChR）抗体或抗肌肉特异性受体酪氨酸激酶抗体水平升高。在神经－肌肉接头处还发现以下蛋白质的抗体：低密度脂蛋白受体相关蛋白4、突触蛋白聚糖、胶原Q和皮层肌动蛋白。MG患者可能会出现一种或多种抗体水平升高的情况。

（1）干细胞种类：HSCs、脐血单核细胞和BMSCs。

（2）治疗机制：干细胞移植治疗MG的原理是通过对MG患者采用超大剂量化疗和（或）放疗，使机体达到过度的免疫抑制或免疫去除，然后回输经体外免疫净化处理的HSCs，重建患者的造血和免疫功能，以达到纠正其自身免疫功能紊乱的目的。此外，干细胞移植可能起到免疫摧毁和重建的作用，在免疫重建的过程中有可能排除自身反应性T细胞，或诱导产生对MG自身抗原，如AchR等的免疫耐受。

（3）治疗途径：静脉输注。

（4）治疗效果：据报道，7名严重患者在自体HSCT后均得到了完全、持久、稳定的缓解，有的患者缓解持续超过10年。

11. 神经性疼痛

神经性疼痛指在没有外界刺激的条件下而感到的疼痛，是躯体感觉系统的损害或疾病直接导致的疼痛，由外伤和（或）疾病致末梢神经、脊髓后根、脊髓及其以上中枢神经部位损伤而引发，分为周围性神经痛和中枢性神经痛。

（1）干细胞种类：骨髓源性、脐带源性、脂肪源性、羊膜源性MSCs。

（2）治疗机制：干细胞治疗通过分泌各种旁分泌因子，抑制炎症，保护神经，抑制氧化应激和改善微环境，从而促进组织再生。

（3）治疗途径：静脉输注，局部注射。

（4）治疗效果：干细胞治疗糖尿病性神经痛，可在短时间内缓解症状，椎间盘突出症的神经根痛明显减轻或控制。

（四）血管性疾病

1. 心血管疾病

冠心病表现为心绞痛、急性心肌梗死、心力衰竭，多由高血压、糖尿病、高脂血症等引起，是老年人发病率和死亡率最高的疾病。

（1）干细胞种类：ESCs、iPSCs、心肌干细胞、血管内皮干细胞和BMSCs。

（2）治疗机制：干细胞治疗通过抗炎作用，抑制心肌梗死急性期炎症反应，减少心肌细胞凋亡和心肌纤维化，降低心肌的重塑，促进心脏功能的恢复。

（3）治疗途径：静脉输注，冠状动脉注射，心内膜下注射和心外膜注射。

（4）治疗效果：临床研究表明干细胞治疗明显降低急性心肌梗死的死亡率，改善心力衰竭的心功能，提高左心室射血指数，减少难治性心绞痛的发作。

2. 外周动脉疾病

糖尿病、动脉粥样硬化、动脉炎可引起下肢动脉闭塞，如糖尿病足是老年人截肢的主要原因。

（1）干细胞种类：ESCs、iPSCs、HSCs、血管内皮干细胞和MSCs。

（2）治疗机制：干细胞可以被诱导分化为血管内皮细胞，恢复血管的功能。新生的血管内皮细胞还可以分泌一氧化氮、前列环素等多种活性物质，发挥抗动脉粥样硬化、抗血栓的功能。干细胞还可以修复血管平滑肌细胞，预防和治疗动脉硬化，恢复血管的顺应性，增强血管功能。研究发现，间充质干细胞可以使斑块内的 M1 型巨噬细胞转化为 M2 型，抑制炎性因子分泌，吞噬 T 淋巴细胞和嗜酸性粒细胞，促进斑块的稳定进而实现斑块的缩减。

（3）治疗途径：静脉输注，局部深部组织注射。

（4）治疗效果：干细胞局部移植治疗可改善远端血液循环，明显降低截肢率。

（五）消化系统疾病

1. 肝硬化

肝脏疾病已成为全球导致死亡的主要原因，主要是由肝炎、饮酒、脂肪肝等引起的。终末期肝病的唯一治疗选择是原位肝移植。但是，因肝来源有限，手术复杂，价格昂贵，免疫排斥等，不可能大量推广。目前，干细胞治疗是最有潜力的方法。

（1）干细胞种类：HSCs、ESCs、胚胎肝干细胞、间充质干细胞、基因修饰间充质干细胞、血液单核细胞和巨噬细胞。

（2）治疗机制：①干细胞通过旁分泌作用分泌抗纤维化细胞因子，抑制肝星状细胞的活化、增殖，诱导凋亡，减少细胞外基质的沉积，从而减少肝纤维化。②干细胞具有抗炎和免疫调节功能，改善肝微环境：干细胞抑制 KCs 细胞，减少 TNF、IL-17 等炎性因子的分泌，并且分泌前列腺素 E2 等调节性因子促使 M1 型巨噬细胞转化成 M2 型巨噬细胞，同时上调 Treg 细胞，发挥免疫抑制的作用。

（3）治疗途径：肝固有动脉、门静脉注射，外周静脉注射，局部注射（肝、脾和腹腔）。容易造成内出血，应慎用。

（4）治疗效果：干细胞治疗可明显改善肝功能，降低转氨酶，降低胆红素，提高血浆蛋白水平，改善凝血功能。

2. 克罗恩病

克罗恩病又称局限性肠炎、局限性回肠炎、节段性肠炎和肉芽肿性肠炎，是常见的自身免疫性疾病，系原因不明的肠道炎症性疾病，在胃肠道的任何部位均可发生，但多发于末端回肠和右半结肠。克罗恩病与慢性非特异性溃疡性结肠炎两者统称为炎症性肠病（inflammatory bowel disease，IBD）。临床表现为腹痛、腹泻、肠梗阻，伴有发热、营养障碍等肠外表现。病程多迁延，反复发作，不易根治。复发率与病变范围、病症侵袭的强弱、病程的延长、年龄的增长等因素有关，表现为反复发作的腹泻，脓血便，严重时形成漏道，十分痛苦。目前尚无根治的方法，许多患者出现并发症时，需进行手术治疗。

（1）干细胞种类：HSCs，脂肪源性、脐带源性、胎盘源性、羊膜源性、骨髓源性 MSCs。

（2）治疗机制：干细胞通过抗炎和免疫调节作用，抑制局部炎症，促进组织愈合。通过释放 IL-10，抑制炎性细胞活性和炎性因子释放。

（3）治疗途径：静脉输注，局部注射。

（4）治疗效果：HSCT 治疗难治性克罗恩病，随访 5 年无复发。脂肪干细胞治疗 IBD 并发症瘘管，目前，已经成为干细胞制剂药物，在欧美、日本上市。

（六）骨和关节退行性疾病

1. 骨关节炎

骨关节炎（OA）多见于老年人，因而也称作老年性关节炎。由于骨合成代谢和（或）分解代谢失去平衡，以关节软骨渐进性退行性变为特征，发展为全骺性病变，骨关节面直接接触，引起疼痛、肿胀、僵硬和活动性受损。骨性膝关节炎遵循慢性尝试修复关节的慢性循环，导致炎症和组织降解，膝关节软骨退化，是引起骨性膝关节炎的主要原因。

（1）干细胞种类：脂肪干细胞，脐带源性、胎盘源性、羊膜源性、骨髓源性、月经血源性 MSCs，软骨前源细胞，软骨细胞，iPSCs，ESCs。

（2）治疗机制：干细胞诱导分化产生软骨细胞替代损伤的关节软骨，同时增加局部软骨的再生；通过免疫调节作用，抑制炎性细胞活性和炎性因子释放；增加抗炎细胞和抗炎细胞因子释放，消除炎症。

（3）治疗途径：关节腔内注射。

（4）治疗效果：干细胞治疗可以修复损伤的软骨，缓解膝关节的疼痛、肿胀。维持疗效可达 7 年以上。

2. 股骨头坏死

股骨头坏死引起的骨折是老年人致残的主要原因。

（1）干细胞种类：脐带源性、胎盘源性、脂肪源性、骨髓源性、外周血源性 MSCs，基因修饰间充质干细胞，iPSCs，ESCs。

（2）治疗机制：干细胞分化为骨细胞和旁分泌，特别是血管内皮生长因子（vascular endothelial growth factor，VEGF），促进局部微血管形成，改善血液循环。

（3）治疗途径：骨髓腔内注射，动脉注射，骨髓腔减压 + 干细胞移植。干细胞数量一般为 $(1 \times 10^6 \sim 1 \times 10^8)$/次。

（4）治疗效果：早期（Ⅰ期、Ⅱ期）干细胞移植是非常有效的治疗方法。

（七）内分泌和代谢系统疾病

1. 糖尿病

糖尿病是一组慢性代谢性疾病，以胰岛素分泌不足或胰岛素抵抗引起的高血糖为特征。根据国际糖尿病联盟的数据，2021 年，全球成年人糖尿病人口将超过 5.37 亿，超过 3/4 的糖尿病患者生活在低收入和中等收入国家。如糖尿病控制不佳，多发生糖尿病并发症，如心脏病、肾病、中风、视网膜病变和周围神经病。

自 1922 年发现胰岛素以来，糖尿病的研究迅速发展，1972 年胰岛移植治疗大鼠糖尿病模型获得成功，1979 年异体胰腺碎片移植治疗糖尿病获得成功。2000 年完成了胰岛移植加拿大版的标准方案（Edmonton 方案）。1998 年首次应用人 ESCs 治疗 1 型糖尿病获得成功。2000 年利用 ESCs 诱导分化胰岛素产生细胞，2005 年人 ESCs 可以产生纯度 >80% 的内胚层胰岛前源细胞。2006 年，DAmour 报告成功从 ESCs 生产出内分泌胰岛细胞。2008 年，Kroon

等在体内成功诱导出对葡萄糖反应的胰岛 β 细胞。2011 年应用 iPSCs 诱导分化 β 细胞系，为 β 细胞产品化发展奠定了基础。2012 年 Treg 细胞成功治疗 1 型糖尿病，证明了 1 型糖尿病是一种自身免疫性疾病。2014 年，Rezani 和 Pagliuca 等利用 3D 培养技术成功培养胰岛 β 细胞。2015 年，Russ 等成功利用人 ESCs 在体内和体外诱导分化为胰岛 β 细胞。2019 年，Nai 等成功将人 ESCs 诱导分化为成熟的胰岛 β 细胞。2020 年，Yoshihara 等利用 iPSCs 诱导分化胰岛 β 细胞，形成人胰岛类器官，治疗糖尿病。

（1）干细胞种类：ESCs，iPSCs，胰岛 β 细胞，脐带源性、胎盘源性、羊膜源性、脂肪源性、骨髓源性、牙髓源性 MSCs，HSCs。

（2）治疗机制：①干细胞诱导分化为胰岛素产生细胞，替代破坏或凋亡的胰岛 β 细胞；②干细胞通过强大的免疫调节功能，抑制过度的自身免疫反应，降低炎性细胞和炎性因子对胰岛 β 细胞的破坏，保护体内的胰岛 β 细胞；③干细胞增加组织胰岛素敏感性，降低胰岛素的抵抗；④促进内源性胰岛 β 细胞再生。

（3）治疗效果：大组 Meta 分析，从 9452 个研究中抽出 35 个临床研究，共 755 例患者，干细胞治疗 1 型糖尿病随访 1～80 个月，平均 3 个月，其中约 26.5% 的患者停用胰岛素，约 68% 的患者胰岛素用量明显降低，38.6% 的患者糖化血红蛋白（glycosylated hemoglobin，HbA1c）降低 50%，92.5% 的患者 C 肽水平明显升高。3～12 个月持续改善。未发生严重不良反应。12 个月后，98.3% 的患者 HbA1c 持续降低，94.7% 的患者 C 肽水平持续升高。MSCs 治疗随机抽样研究共 413 例患者，治疗后血糖降低者占 94%，HbA1c 明显降低者占 82%，C 肽水平明显升高者占 94%。新近研究表明，Treg 细胞治疗 1 型糖尿病，随访 2 年，C 肽水平和临床维持缓解，利妥昔单抗联合治疗在延缓 1 型糖尿病进展方面始终优于单药治疗。

MSCs 治疗 2 型糖尿病的多个研究显示，随访 3 个月、6 个月、12 个月的 C 肽水平均持续升高，HbA1c 在前 3 个月和 1 年分别下降。评估 BMSCs 治疗 2 型糖尿病的有效性和安全性，采用前瞻性、随机、单盲安慰剂对照研究，21 例三联口服抗糖药失败，需要胰岛素 0.4 IU/kg，随访 12 个月。主要终点是胰岛素需求比基线减少 50%，同时保持 HbA1c < 7%。结果：干预组胰岛素需求从每天 42.0 U 下降到每天 14.0 U，下降 66.7%；11 例患者中有 10 例（91%）可维持 HbA1c < 7%，治疗病例中胰高血糖素刺激的 C 肽显著增加。胰岛素需求的减少与受刺激的 C 肽呈正相关。总之，BMSCs 治疗 2 型糖尿病患者的胰岛素剂量需求显著减少，同时改善了受刺激的 C 肽水平。

糖尿病并发症的发生率高达 73.2%，高血压为 31.9%，脑血管病变为 12.2%，心血管病变为 15.9%，下肢血管病变为 5.0%，眼部疾病为 34.3%，肾脏病为 33.6%，神经病变为 60.3%。干细胞移植是非常有效的预防方法，一个 8 年前瞻研究结果显示，干细胞治疗组周围神经病变的发生率（7.1%）显著低于对照组（46.7%）；糖尿病肾病的发生率（7.1%）显著低于对照组（40.0%）；视网膜病变的发生率（7.1%）显著低于对照组（33.3%）。治疗组未见任何恶性肿瘤的报道。

2. POF

POF 是指由卵巢功能衰竭导致的 40 岁前即闭经的现象。特点是原发性或继发性闭经伴随血促性腺激素水平升高和雌激素水平降低，并伴有不同程度的一系列低雌激素症状，如潮热多汗、面部潮红、性欲低下等。女性平均自然绝经年龄为 50～52 岁，绝经年龄存在着种族和地区分布的差异，但其绝对值相差不大。Coulam 等总结 1858 例女性的自然闭经情况，小于 40 岁的 POF 发生率为 1%，小于 30 岁的 POF 发生率为 1‰。原发性闭经中 POF 占 10%～28%，继发性闭经中 POF 占 4%～18%。徐苓等发现，北京地区女性 POF 发生率为 1.8%。POF 常伴发自身免疫性疾病，如 Addison 病、甲状腺疾病、糖尿病、SLE、类风湿关节炎、白癜风和克罗恩病等。POF 诊断标准：原发性或继发性月经减少或闭经，3～6 个月；卵泡刺激素≥40 IU/L，雌二醇≤100 pmol/L，孕酮≤2 nmol/L；卵泡刺激素≥20 IU/L，抗缪勒管激素≤0.42 ng/mL，卵巢功能不足。

（1）干细胞种类：脐带源性、脂肪源性、骨髓源性、月经血源性 MSCs，卵巢干细胞，iPSCs，ESCs。

（2）治疗机制：①干细胞诱导分化为内皮前源细胞（endothelial progenitor cells，EPCs），维持血管稳定性；抑制 EPCs 凋亡和分泌血管生成因子，包括 VEGF、间充质干细胞衍生因子 1 和胰岛素样生长因子 1，有助于促进血管生成。促进 EPCs 的增殖，并通过 PI3K/AKT 和 GSK3β/β-Catenin 信号途径促进 EPCs 迁移和血管形成。②抗卵巢细胞凋亡。③抗氧化。④抗卵巢组织纤维化。⑤抗炎和免疫调节作用，缓解卵巢组织的慢性炎症。⑥诱导分化为卵巢干细胞，以替代损伤或凋亡的卵巢干细胞，从而修复卵巢功能。

（3）治疗途径：静脉输注，卵巢局部注射（经腹腔镜或 B 超引导下经阴道给药），髂内动脉 - 卵巢动脉介入。

（4）治疗效果：干细胞治疗后 83% 的患者卵巢功能改善。2020 年报道，60 例 POF 患者应用脐带间充质干细胞治疗后，恢复卵巢功能，部分患者成功怀孕。

3. 阳痿

阳痿又称勃起功能障碍（erectile dysfunction，ED），是男性性功能障碍的常见类型，主要是指阴茎不能达到或维持足够的勃起来完成满意的性生活。美国一研究调查表明，40～50 岁成年男性 ED 的发生率为 54.8%，其中轻度占 20%、中度占 25.2%、重度占 9.6%。另一杂志有一篇调查中国不育人群 ED 发病情况的文章表明，年龄 20～40 岁的 4299 位不育男性中，有 2483 名男性患有不同程度的 ED，比例高达 57.8%。

（1）干细胞种类：脂肪源性、脐带源性、骨髓源性 MSCs，EPCs。

（2）治疗机制：主要包括干细胞多向分化作用和旁分泌作用。①多向分化机制：干细胞可以分化成神经样细胞、内皮细胞、平滑肌细胞，而上述 3 种细胞是阴茎勃起的结构基础。分化机制可能有 3 种：胰岛素样生长因子/胰岛素样生长因子受体途径参与的分化；成纤维细胞生长因子 2 路径参与的分化；内部核糖体进入位点调节相关的分化。Bella 等报道，干细胞可以改善 CNI 大鼠的勃起功能，部分 BrdU 标记的干细胞在勃起组织内转化成了内皮细胞和平滑肌细胞。Kim 等在 CNI 大鼠的 CN 内检测到了干细胞向神经细胞转化，同时发现神经生长因子 - 水凝胶的联合应用可以促进这种转化作用。②旁分泌机制：干细胞能够旁分泌 VEGF、胰岛素样生长因子 -1、脑源性神经营养因子（brain derived neurotrophic factor，BDNF）、SDF-1、IL-6、成纤维细胞生长因子和血管生成素 -1 等多种细胞因子，从而修复内皮细胞、平滑肌细胞及神经细胞等。干细胞旁分泌的胶质细胞源性神经营养因子、胰岛素生长因子-1可增强局部干细胞的修复功能或促使其他部位的干细胞迁移至阴茎神经受损部位，改善勃起功能。VEGF可通过旁分泌机制抑制海绵窦内皮细胞和阴茎海绵体组织细胞凋亡，进而改善勃起功能。

（3）治疗途径：阴茎海绵体注射（$1 \sim 3$）$\times 10^{8}$/（次·侧）。

（4）治疗效果：有报道称2/3患者治疗后在1个月出现反应，75%的患者在 $3 \sim 6$ 个月性生活改善，可维持2年以上。

（八）肾脏功能衰竭

肾脏疾病是全球性健康问题，2017年全球慢性肾脏病（chronic kidney disease，CKD）患病率为9.1%（69750万例），WHO估计，每年120万人死于肾脏疾病。到2040年，CKD预计将成为全球死亡的第五大原因，因CKD死亡的人数可能增至220万，甚至400万。我国CKD的发生率为10.8%，患病人数达1.323亿，并逐年增加。

（1）干细胞种类：骨髓源性、脂肪源性、脐带源性、胎盘源性、羊膜源性NSCs，HSCs，ESCs，iPSCs。

（2）治疗机制：干细胞通过细胞到细胞相互作用或通过分泌细胞因子来促进受损组织的再生；产生抗氧化剂，抗凋亡和生长因子，包括上皮生长因子、VEGF、转化生长因子、成纤维细胞生长因子、胰岛素样生长因子1和其他一些因子，最终激活内源性干细胞的分化。此外，干细胞具有潜在的免疫抑制作用，可以防止移植排斥反应。因此，间充质干细胞可以作为SLE、克罗恩病、多发性硬化和炎症性肾脏疾病的有前途的治疗药物。

（3）治疗途径：静脉输注。

（4）治疗效果：报道30例CKD患者利用骨髓间充质干细胞治疗，随访6个月，30%的患者肾功能出现慢性改善。

（九）自身免疫性疾病

1. 移植物抗宿主病

移植物抗宿主病（graft versus host disease，GVHD）是异基因HSCT后的常见并发症，是多系统疾病。GVHD指异基因HSCT患者在重建供者免疫过程中，来源于供者的淋巴细胞攻击受者脏器产生的临床病理综合征。分为急性、慢性两种，急性移植物抗宿主病（acute GVHD，aGVHD）简称"急排"，其常见的临床表现包括斑丘疹、腹部绞痛与腹泻、血清胆红素水平和（或）转氨酶升高等，是异体骨髓移植、异体器官移植失败和患者死亡的主要原因。

（1）干细胞种类：骨髓源性、外周血源性、脐带源性、牙髓源性MSCs，ESCs。

（2）治疗机制：MSCs可以显著减少$CD8^{+}$细胞、Th1和Th17细胞的浸润，同时增加淋巴结中$CD4^{+}Foxp3^{+}$Treg细胞的分化。MSCs抑制自然杀伤细胞的细胞毒性，并且对T淋巴细胞、树突状细胞、B淋巴细胞和自然杀伤细胞的免疫原性低。因此其在调节自身免疫和炎症反应中起着重要作用，并可有效防止GVHD的发生。

（3）治疗途径：静脉输注。

（4）治疗效果：与标准预防 GVHD 相比，同种异体 HSCT 后输注 MSCs 减少 aGVHD 发生的概率是其 3 倍，并提高了同种异体 HSCT 后患者的总体存活率。对单倍体相合 HSCT 患者，联合 MSCs 输注可以防止移植物衰竭和 GVHD 的发生，研究结果表明，Ⅲ～Ⅳ级 aGVHD 的发生率为 23.5%，中度和重度 aGVHD 的发生率为 14.2%，所有患者的平均存活时间为 56.5 个月。Bacigalupo 等研究 375 例患者，发现移植源自骨髓或脐带血的 MSCs 对预防 aGVHD 有利，这些患者的平均排斥率为 6%，Ⅱ～Ⅳ级 aGVHD 的发生率为 23%。

2. 系统性红斑狼疮（SLE）

SLE 是一种慢性自身免疫系统发炎的疾病，并影响皮肤、关节、肾、心、肺、神经系统和（或）身体的其他器官。巨噬细胞吞噬能力缺陷、异常活化和极化失调与 SLE 密切相关。SLE 患者的 B 细胞免疫耐受异常，产生多种自身抗体；Breg 细胞数量减少，免疫调节功能障碍。T 细胞异常活化、亚群比例失衡与 SLE 密切相关。干细胞治疗是一种有效的治疗方法。

（1）干细胞种类：脐带源性、脂肪源性、骨髓源性 MSCs，HSCs，CAR-T 细胞。

（2）治疗机制：①调节固有免疫细胞：MSCs 可抑制树突状细胞的成熟和功能，诱导调节性树突状细胞产生；抑制 TNF-α 分泌，并上调 IL-10 分泌；另外，MSCs 通过调节巨噬细胞极化，增强其吞噬活性来发挥免疫调节作用。②调控 B 细胞：MSCs 通过细胞因子和细胞间接触抑制 B 细胞分化为浆细胞和产生抗体；促进 Breg 增殖并调节炎症反应。③调控 T 细胞：MSCs 可以抑制 T 细胞活化；抑制 $CD4^+$ T 细胞分化为 Th1、Th17 和 Tfh 细胞；促进 Treg 细胞增殖和 IL-10 分泌，降低 Th1/Th2 的比例；恢复 Treg/Tfh 细胞的平衡。

（3）治疗途径：静脉输注。

（4）治疗效果：有报道 MSCs 治疗 SLE，随访 4 年后患者存活率为 94%，50% 的患者症状得到缓解，但 23% 的患者复发。对 40 例 SLE 患者进行干细胞移植，其中 38 例有活动性狼疮性肾炎，临床注入干细胞，24 小时后尿蛋白定量等指标显著改善；6 个月后血清肌酐和尿素氮均有下降；12 个月后 13 例患者达到主要临床反应，11 例患者达到部分临床反应，患者的总生存率为 92.5%。

3. 类风湿关节炎（RA）

RA 是一种由自身免疫障碍引致免疫系统攻击关节的长期慢性炎症，对关节、结缔组织、肌肉、肌腱和纤维组织造成损害。其特点是起病缓慢，早期无特异性症状，也称为前 RA 阶段，在出现临床症状前持续数月至数年，并且受循环自身抗体、炎性细胞因子和趋化因子水平及细胞代谢改变的影响。疾病晚期表现为关节疼痛、肿胀、变形，活动障碍，患者的生活质量下降，最终导致关节侵蚀、破坏和畸形。

（1）干细胞种类：脐带源性、脂肪源性、骨髓源性 MSCs，HSCs。

（2）治疗机制：MSCs 的免疫调节作用是由细胞间接触和可溶性因子的分泌介导的。MSCs 产生转化生长因子-β、肝细胞生长因子、前列腺素 E2、可溶性蛋白 HLA-G5、吲哚胺-2,3-双加氧酶（IDO）、一氧化氮及参与调节和抑制炎症反应的 IL-10。这些因素都有助于控制 RA 的过度炎症。同时，MSCs 能够抑制自然杀伤细胞的活化和树突状细胞的成熟；

抑制 T 细胞和 B 细胞增殖；促进巨噬细胞向抗炎表型极化；诱导 Treg 细胞的产生。

（3）治疗途径：静脉输注。

（4）治疗效果：2013 年一项 1/2 期临床试验，评估静脉注射同种异体人脐带间充质干细胞对活动性 RA 患者的安全性和有效性。该项研究纳入常规治疗无效的 RA 患者 172 例，对照组患者接受不含脐带间充质干细胞治疗，试验组患者接受单剂量脐带间充质干细胞。所有组患者均接受抗风湿治疗。结果表明，脐带间充质干细胞治疗不会引起任何不良反应，并有以下临床效果：炎性细胞因子和趋化因子适度减少，外周血 Treg 细胞百分比增加，IL-4 上调产生 Th2 细胞。此外，通过 ACR 改善标准、DAS28 评分和健康评估问卷观察到病情显著缓解，在没有重复静脉注射脐带间充质干细胞的情况下维持 3~6 个月。另一项临床研究表明，脐带间充质干细胞治疗对 RA 患者有长达 3 年的疗效。

4. 银屑病

银屑病是一种遗传与环境共同作用诱发的免疫介导的慢性、复发性、炎症性、系统性疾病，典型临床表现为鳞屑性红斑或斑块，局限或广泛分布。斑块可以是片状、鳞状，发痒，在白色皮肤上呈红色，在深色皮肤上呈深色。斑块型银屑病是最常见的一种形式。无传染性，治疗困难，罹患终生。常伴有关节炎、代谢综合征、抑郁症、心血管疾病、疲劳症、结肠炎、炎性背痛、葡萄膜炎，甚至肿瘤（淋巴瘤）。我国银屑病的发病率为 0.47%，约有 590 万人罹患此病，且每年新增病例约 10 万人。

（1）干细胞种类：脐带、脂肪、骨髓源性 MSCs，HSCs。

（2）治疗机制：干细胞通过皮肤再生和免疫调节这两方面对银屑病的治疗产生效果。银屑病患者 Th1 和 Th17 的高反应性、Treg 细胞的失调，以及免疫系统细胞与角化细胞、血管内皮细胞之间的复杂关系在银屑病发病中起重要作用。IL-23/Th17/IL-17 和 Th1/干扰素在银屑病炎症中起关键作用。间充质干细胞可能参与以下 4 个方面的作用：向皮损的迁移、抗炎和免疫调节、自身免疫的限制、局部旁分泌效应。

（3）治疗途径：静脉输注。

（4）治疗效果：2016 年，De Jesus 等报道，BMSCs 治疗后随访 1 个月，寻常型银屑病患者银屑病面积和严重指数显著下降。患者 3 次输注后，严重指数从 24.0 降至 8.3。患者活性氧（reactive oxygen species，ROS）活性显著降低，而血清 TNF-α 有微弱降低。另有报道，脐带来源的 MSCs 治疗寻常型银屑病，随访 4 年未复发。

（十）急性新型冠状病毒感染后遗症

急性新型冠状病毒是一种属冠状病毒科的 β 冠状病毒（SARS-CoV-2），其表面的刺突糖蛋白与肺泡上皮细胞、内皮细胞及心脏和肾脏细胞上的血管紧张素转换酶 2 受体结合后，病毒进入细胞质以释放其遗传物质（RNA）。RNA 复制并产生新的病毒后代，大量的病毒使细胞破裂而传播到其他细胞。病毒复制期间会引发一系列炎症反应，而细胞因子风暴的发生，与机体免疫能力下降相关。根据国外相关定义：急性新型冠状病毒感染后 4 周，症状仍持续存在的，称为后遗症。发病率非常高，对英国 500 万人调查发现，患病 3 个月仍有后遗症的概率为 37.7%。主要表现为肺部病变，还有心脏、肝肾、胃肠道、脑和神经、内分泌、生殖腺、眼及皮肤等器官系统病变。常见的症状有呼吸困难、脱发、心悸、肌痛、关节痛、肌无力、嗅觉丧失和味觉障碍、胸痛、咳嗽、链球菌性扁桃体炎、集中力和记忆力减退、运动障碍、认知障碍、头晕和平衡问题、"脑雾"，以及自主神经功能障碍等，26% 可持续 1 年以上。

（1）干细胞种类：间充质干细胞。

（2）治疗机制包括以下几种。①免疫调节作用：抑制 T 细胞、B 细胞、自然杀伤细胞和树突状细胞功能，极化或重编程巨噬细胞以产生抗炎表型的 IL-10。②抗炎作用：抑制过度的自身免疫反应（细胞因子风暴），降低炎性细胞和炎性因子对细胞、组织的损伤。③提高 Treg 细胞的数量和功能，降低过度的免疫炎性反应；促进 M1 向 M2 转化，增强抗炎作用。④干细胞自我复制更新、多向分化，替代和修复损伤的组织器官，恢复器官正常功能。⑤抗纤维化：MSCs 具有强大的抑制基质纤维形成的作用，加速清除肺、肾、胰腺等器官的纤维化组织。

（3）治疗途径：静脉输注。

（4）治疗效果：研究显示，MSCs 可以降低新型冠状病毒感染急性期80% 以上的死亡率，同时降低重症率。脐带间充质干细胞治疗后，随访 3 个月，肺部纤维化消失，临床症状改善。MSCs 治疗后，脑神经症状、胃肠道症状得以改善、肝肾功能得以恢复。

（程保合　郭云良）

第五节　脑卒中的干细胞治疗

脑卒中是全球第二大常见致死和致残的疾病。随着人口老龄化加剧，缺血性脑卒中的发病率也呈逐年升高的趋势。缺血性脑卒中是由于脑部血液供应的缺乏导致神经元生存所需的氧气和葡萄糖供应不足，从而改变神经元微环境稳态，最终造成细胞死亡的现象。目前，临床上通常采用静脉溶栓和血管内取栓等方法治疗缺血性脑卒中。血液恢复供应对挽救缺血组织，减少缺血性脑卒中患者残疾率和死亡率至关重要，但再灌注也会通过一系列细胞应激，包括 ROS 积累、自噬激活、炎症反应、凋亡因子的释放及线粒体功能障碍等，引起血脑屏障破坏及神经细胞的死亡，对脑组织造成额外的损伤，即缺血再灌注损伤。

NSCs 是一类可以特异性分化为神经元、星形胶质细胞和少突胶质细胞等多种神经细胞类型的干细胞。研究表明，移植的 NSCs 在脑组织中可分化为功能性神经元，也可通过分泌神经营养因子等减轻外界对宿主微环境的破坏，从而达到保护宿主细胞、维持细胞功能的目的。植入的 NSCs 通过多种机制改善缺血性脑卒中再灌注损伤的预后，如保护血脑屏障、减少脑血管炎症、增加血管和神经细胞新生及增强神经功能等。同时，NSCs 能够产生神经保护和再生生长因子，与传统药物和手术治疗相比，NSCs 治疗的潜在优势在于可以持续对环境信号做出反应，并及时分泌适当数量和类型的信号因子，从而对缺血性脑卒中再灌注损伤患者起到更好的治疗效果。

一、缺血性脑卒中

（一）缺血半影区

缺血性脑卒中大脑中血流受损严重的区域会迅速发生不可逆转的损伤，称为缺血核，细胞通过脂解、蛋白水解、微管解离和离子稳态破坏等过程迅速死亡。位于缺血核和正常大脑之间的区域，由于血流量受阻，能量代谢部分保留，大脑细胞功能受损但未全部死亡，称为缺血半影区。缺血半影区的神经元很脆弱，通过释放物质、激活信号通路和经历复杂的动态变化来应对微环境压力，这使得神经元能够存活数小时甚至数天，直到最终死亡。在缺血半暗区，缺血级联反应一旦被触发，会大大加速大脑细胞的损伤和死亡，最终在发病数小时内被损伤消耗，导致局部梗死体积增大。当颅内动脉闭塞时，侧支通路作为一条可替代的通路在一定时间内可维持缺血后半影区的细胞存活。侧支血流量正常的缺血性脑卒中患者局部梗死灶恶化速度较慢，为后期再灌注治疗提供了时间。有效改善血流量或干扰缺血级联反应挽救半影区，是治疗缺血性脑卒中的一个关键目标。

（二）缺血级联反应

缺血性脑卒中所引起的一系列神经化学过程被称为缺血级联反应。缺血级联反应是一个高度异质性的现象，可归纳为局灶性低灌注所致的细胞生物能量衰竭，其次为兴奋性毒性、氧化应激、血脑屏障功能障碍、止血激活、微血管损伤、缺血后炎症，最后导致神经元、胶质细胞和内皮细胞的死亡。通常缺血级联反应持续时间约为数小时或数天，甚至在血液循环恢复后也存在。

缺血性脑卒中局灶性低灌注限制了基本底物的传递，导致脑细胞正常的 ATP 产能过程失败。氧利用率降低会导致厌氧糖酵解和乳酸的积累，能量代谢障碍，自由基产生超过细胞内源性抗氧化防御的清除能力时，发生氧化应激。自由基参与一系列的细胞效应，包括酶失活、细胞内钙离子释放、蛋白质变性、脂质过氧化、细胞骨架和 DNA 损伤，自由基介导的线粒体内膜破坏后使细胞色素 C 从线粒体中释放出来影响线粒体功能，并触发细胞凋亡。

脑缺血后血管缓激肽、血管内皮生长因子及凝血酶的增加，活性基质金属蛋白酶（matrix metalloproteinase，MMPs）等的激活均可破坏血脑屏障。ROS 触发胶质细胞和内皮细胞释放 MMP-9，溶解内皮细胞基底膜，损伤血脑屏障和神经元。血液成分渗漏到脑实质，大分子物质外渗后，由于渗透作用引起血管源性水肿。血脑屏障的破坏最终促进炎症细胞的迁移，介导缺血后细胞和体液免疫的发生，出现强烈的炎症反应，导致更多的细胞损伤、微血管停滞和血脑屏障破坏。此外，脑微血管系统对局灶性缺血能够迅速表现出多种动态反应，其中白细胞黏附受体表达于内皮细胞，诱发缺血后炎症反应，导致微血管阻塞，引起白细胞-内皮细胞黏附和"无回流"现象。

（三）脑缺血再灌注损伤

缺血性脑卒中发生后及时恢复供血可通过挽救缺血半暗区减小梗死区域，从而改善缺血性脑卒中患者的临床预后。因此早期再灌注干预，如血运重建、溶栓治疗，是挽救缺血性半暗带的主要方法，但再灌注可能加重脑损伤，产生大脑再灌注损伤。造成缺血再灌注损伤的原因包括 ROS 过度生成、白细胞黏附和浸润、血脑屏障破坏和毛细血管灌注不足，最终导致组织水肿、出血、脑损伤和延迟性神经元损伤。白细胞通过与血小板"无回流"现象在再灌注损伤中发挥协同作用，释放多种生化介质，可能导致血管痉挛、ROS 加剧和炎症级联效应，最终血脑屏障的破坏和缺血后高灌注可导致血管源性脑水肿和出血。此外，自噬的激活，凋亡因子的释放，线粒体功能障碍及铁死亡在介导再灌注损伤过程中发挥了重要作用。

（四）铁死亡与再灌注损伤

铁死亡是一种非凋亡形式的细胞死亡，其特征是细胞内铁和脂质 ROS 积累。铁死亡的形态学特征表现为线粒体萎缩，线粒体嵴减少，内膜压缩，外膜破裂及细胞核完整，其发生与铁、氨基酸和脂质过氧化过程有关。缺血性脑卒中发生后，血脑屏障被破坏，血液中的过量 Fe^{3+} 经转铁蛋白和转铁蛋白受体释放到脑实质，在前列腺跨膜上皮抗原 3 的作用下，二价金属转运蛋白 1 将 Fe^{3+} 从内体以 Fe^{2+} 的形式运输到细胞质。此外，脑卒中时同时伴随着胱氨酸 - 谷氨酸反向转运体（System Xc-）受损，抑制胱氨酸 - 谷氨酸交换并减少抗氧化剂谷胱甘肽和谷胱甘肽过氧化物酶 4 的产生，而脂质和氨基酸代谢失衡加剧脂质 ROS 积累和铁死亡，最终导致神经细胞结构和功能破坏。

二、NSCs 与缺血性脑卒中

（一）NSCs 治疗作用概述

NSCs 具有自我更新能力强、免疫原性低、组织相容性好和多向分化潜能，可以分化成神经细胞维持和修复受损的脑组织。

1. 内源性 NSCs

内源性 NSCs 位于大脑侧脑室下区（subventricular zone，SVZ）和海马齿状回的室下区（subgranular zone，SGZ）两个神经发生活跃的脑区。正常生理条件下，这些内源性 NSCs 处于静止、未分化的休眠状态，在干细胞库中保持动态平衡。一旦受到脑损伤等刺激，内源性 NSCs 可被激活增殖、迁移和分化，从而参与受损神经组织的修复过程。缺血损伤后，BDNF、VEGF、单核细胞趋化蛋白和巨噬细胞炎症蛋白等神经营养因子和细胞因子的分泌激活了 NSCs 增殖并向损伤部位迁移，进而分化成神经类型细胞诱导神经发生。缺血后内源性 NSCs 能够调节局部炎症反应微环境，通过分泌神经生长因子 4、层粘连蛋白和整合素等促进血管生成，分泌血小板蛋白促进突触可塑性。另外，包括 Notch、维生素 A_1、骨形态发生蛋白、肿瘤坏死因子 - α 和 Sonic hedgehog 在内的许多信号通路也参与了卒中诱导的神经发生。然而，由于周围环境的改变和炎症细胞因子的浓度较高，增殖细胞的数量和存活率极低，且新形成的神经元大多数在功能成熟前死亡，只留下有限数量的细胞可以稳定地存活。因此，内源性 NSCs 的自发再生对于损伤大脑的结构或功能恢复是不够的，目前基于 NSCs

的治疗不仅依赖内源性修复，还依赖外源性 NSCs 移植。

2. 外源性 NSCs

外源性 NSCs 可以从 ESCs、iPSCs、MSCs、胚胎 NSCs、胎儿和成年人神经系统中获得。在外源性表皮生长因子、成纤维细胞生长因子、白血病抑制因子等多种生长因子的刺激下，这些细胞可在体外增殖，并向星形胶质细胞和神经元分化，在视黄酸等不同因素诱导下可以获得少突胶质细胞。外源性 NSCs 移植治疗主要侧重于两种策略：①弥补内源性干细胞的不足，激活更多的内源性细胞来修复神经损伤；②改善缺血区域周围的炎症免疫微环境，从而介导基于旁分泌效应的神经网络重建。

外源性 NSCs 可迁移至缺血脑区，在缺血脑区分化为神经元或星形胶质细胞，也可促进内源性 NSCs 增殖分化。外源性 NSCs 可以在移植前进行预处理，以增强其对缺血性脑卒中再灌注损伤的治疗潜力。预处理后可以提高移植细胞的存活率，并在不利的缺血性脑微环境中提高 NSCs 治疗潜力。经基因过表达和生长因子等预处理可以更好地诱导 NSCs 向炎症区域迁移，增强 NSCs 的神经保护作用，提高 NSCs 的治疗效果。

（二）NSCs 治疗的机制

细胞凋亡、炎症反应、血管重建和神经元损伤的增加参与了缺血性脑卒中再灌注损伤诱导的脑内神经元死亡。成年人大脑有自我修复能力，通过内源性 NSCs 生成新的神经元来替代已经死亡的神经元。然而，其在病变区域存活的 NSCs 数量太少，无法替代丢失的神经元。因此，宿主干细胞、其他细胞及外源性 NSCs 可能通过旁分泌作用直接或间接调控血管生成、免疫调节、内源性神经发生等，在缺血性脑卒中再灌注损伤后的功能恢复中发挥关键作用。

1. 神经再生和细胞迁移

临床前脑缺血再灌注损伤模型研究表明，NSCs 移植后刺激 SVZ 和 DG 区内源性 NSCs 增殖，促进内源性神经母细胞向受损脑区迁移及向成熟神经元分化，进而诱导神经再生过程的发生。同时，卒中后 24 小时将 NSCs 移植到大鼠皮层梗死周围增加了 SVZ 中 BrdU$^+$ 细胞的数量。

2. 神经可塑性

缺血再灌注治疗后运动和感觉等能力自发恢复程度各不相同，这种现象与再灌注后大脑运动和感觉神经元环路的重构密切相关。这种重构受轴突、树突和突触的结构变化及 NSCs 的激活调节。NSCs 移植后突触发生标志物突触小泡蛋白和轴突生长锥蛋白 GAP-43 的表达增加，且这些蛋白部分是由移植细胞自身表达的，表明脑卒中再灌注治疗后 NSCs 移植可增强突触重组。相关研究还发现，NSCs 移植可增强皮层的树突（包括增加的树突长度和分枝），以及皮层、纹状体、丘脑核和胼胝体轴突可塑性，这对卒中后的运动功能恢复十分重要。此外，移植 NSCs 可促进少突胶质细胞增殖和新神经元回路的髓鞘形成。因此，NSCs 移植能够增强跨多个脑区的轴突、树突和突触的关键重组，从而显著改善再灌注损伤的恢复。

3. 微血管再生

血管生成对于缺血性脑卒中后新脑微血管的形成和功能恢复至关重要，脑卒中再灌注后，局部内皮细胞和迁移至缺血损伤部位的内源性 NSCs 之间的神经营养和再生生长因子的相互作用可刺激血管再生。移植 NSCs 可增加脑卒中后脑组织半影区内皮细胞增殖、微血管密度和血管生成受体表达，促进血管生成。在脑卒中后的第 7 天和第 14 天给予大鼠 NSCs 移植治疗后，皮质梗死周围区域的 BrdU⁺ 和 vWF⁺ 增多。NSCs 移植所介导的血管再生在很大程度上是通过 NSCs 自身分泌或由宿主组织增强表达 VEGF 调节的，NSCs 移植后在脑卒中的脑组织中血管生成信号因子血管紧张素 Ⅰ（angiotensin Ⅰ，Ang Ⅰ）表达升高，导致微血管数量增加。此外，NSCs 移植可通过增加紧密连接蛋白表达及增强神经血管单元形成，减少脑卒中后半影区组织血脑屏障损伤，促进血管再生。

4. 抗炎作用

炎症和免疫反应介导缺血再灌注损伤后的继发性损伤，小胶质细胞是局灶性脑组织中的主要炎症调节剂，可产生如白细胞介素 1β、IL-6 和 TNF-α 等促炎症因子对损伤做出应答。移植 NSCs 的免疫调节机制可通过旁分泌调节反应来实现，即 NSCs 释放神经营养因子等能够抑制或降低脑卒中后炎症反应的发生率。多项研究表明，NSCs 移植后免疫细胞的激活降低，进而卒中再灌注后炎症所介导的级联损伤降低，从而促进了大鼠脑卒中后的神经保护。人类永生化神经干细胞系（CTX0E03 细胞系）已被证明可显著增加卒中后大鼠 DCX⁺ 神经母细胞的增殖，由此推断小胶质细胞可能介导 CTX0E03 细胞的增殖作用。

（三）NSCs 治疗效果优化

NSCs 治疗效果优化旨在通过增强内源性 NSCs 增殖、存活和分化来促进内源性神经发生的各种方法为治疗脑卒中后再灌注损伤提供了方法。

通过基因修饰或注射方法在局部区域增加一些细胞因子 BDNF 和 VEGF 的表达，可极大地促进内源性 NPCs 向受损脑区的迁移。另外，鞘氨醇 1 - 磷酸也可显著增加内源性 NPCs 向受损中枢神经系统的迁移。目前，外源性 NSCs 治疗最关键的问题在于移植后其在体内的存活和分化效率。因此，许多研究试图使用不同的策略来改变 NSCs 的基因或蛋白质表达水平，如通过病毒转染以表达特定基因、用炎症免疫因子预处理细胞及与细胞因子结合等，以增加移植细胞的疗效。

NSCs 过表达 BDNF 基因，以提高干细胞的治疗潜力。脑卒中再灌注大鼠缺血纹状体区移植过表达 BDNF 基因的 NSCs 后，大鼠的神经行为也得到明显改善，MRI 发现 NSCs 迁移到缺血区域，移植细胞与巢蛋白、肾上腺皮质激素、微管相关蛋白 - 2 阳性细胞共定位，表明移植的 NSCs 参与了体内神经再生和功能恢复。神经营养因子家族的神经营养素 - 3（neurotropin-3，NT-3）参与介导干细胞存活和诱导神经分化。将经慢病毒过表达 NT-3 的 NSCs 移植到脑卒中大鼠的同侧纹状体区域 2 ~ 4 周后，NT-3 蛋白的分泌量明显升高，且脑缺血大鼠的神经行为功能明显改善。VEGF 是一种重要的血管生成因子，参与介导血管生成和营养供应。将转染 VEGF 基因的 NSCs 移植到脑卒中大鼠缺血环境后，NSCs 在缺血区域存活并迁移长达 12 周，同时大鼠的神经功能明显改善。这些研究均表明，修饰后的 NSCs 携带治疗相关基因到损伤部位并能有效表达，最终提高移植 NSCs 的修复效果。

移植前 NSCs 经 IL-6 预处理后发生重编程，细胞内信号转导和转录激活因子 3 介导的超氧化物歧化酶表达显著上调，超氧化物歧化酶的表达促进了缺血区细胞的存活。IL-6 预处理的 NSCs 还诱导 VEGF 的分泌，促进微血管化，显著减少脑缺血的梗死面积，改善神经功能，最终提高 NSCs 治疗缺血性脑卒中的有效性。预处理方法主要为移植后 NSCs 的增殖提供了更有利的微环境，进一步诱导 NSCs 向炎症区域迁移，增强 NSCs 的神经保护作用，更有效地提高 NSCs 的治疗效果。

（四）NSCs 治疗脑缺血的临床相关研究

目前已有多项干细胞治疗缺血性脑卒中的临床研究项目在开展。其中，以 NSCs 为基础治疗缺血性脑卒中的临床研究仅 6 项。

1. CTX0E03 人类 NSCs 系

使用与突变雌激素受体（c-MYCERTAM）融合的条件永生化 c-MYC 基因进行基因修饰，CTX0E03 细胞良好的功效和安全性为开展人类 NSCs 移植治疗提供了可行性。然而，CTX0E03 细胞的促血管生成特性，尤其是微血管构建，需要在动物模型中进一步探索，且肿瘤发生仍应受到关注。ReNeuron（PISCES-Ⅲ）公司将开展一项更多参与者参与的 CTX0E03 治疗脑卒中项目，进一步证明 CTX0E03 细胞的临床效果。ReNeuron 公司还为缺血性脑卒中患者使用了永生化人胚胎 NSCs 移植物，在 Ⅰ 期和 Ⅱ 期研究中未发现细胞相关或免疫学不良事件。

2. NSI-566 人 NSCs 系

NSI-566 人 NSCs 系是一种来自单个胎儿脊髓的未经基因改造的稳定初级贴壁人 NSCs 系，已获得美国食品药物监督管理局的临床试验授权。研究发现，一次性脑内注射 NSI-566 细胞移植用于治疗慢性运动性卒中导致的偏瘫，9 名参与者的平均 Fugl-Meyer 运动功能评分、平均改良 Rankin 量表评分及平均美国国立卫生研究院卒中量表评分均得到改善。纵向 MRI 研究显示，9 名患者都通过新的神经组织形成来填充空腔。国内研究表明，将人脊髓源性神经干细胞（NSI-566）移植到稳定型脑卒中患者的梗死周围区具有良好的耐受性，并且该研究通过 3 种不同的临床结果测量方法表明了治疗后的初步临床效果。

3. CTX-DP 细胞系

格拉斯哥大学 Keith W Muir 进行的临床试验，是迄今为止唯一完成的 NSCs 治疗缺血性中风的临床研究。单次脑内注射剂量多达 2000 万个的 CTX-DP 细胞（一种从 CTX0E03 开发的药物，一种永生的人类神经干细胞系）不会引起不良反应事件，并可改善神经功能。

三、问题与展望

尽管研究证实 NSCs 移植可用于治疗缺血性脑卒中和多种神经退行性疾病，但临床应用时仍存在局限性和潜在的不良反应，包括干细胞规模生产、异体细胞排斥、细胞致瘤风险、移植细胞存活率和靶向给药途径等，都限制了 NSCs 的临床转化和应用。NSCs 商品化还存在其他限制，如培养细胞的逐渐老化、细胞的重复提取和输注、成本、安全和伦理问题。因此，使用多能干细胞的安全性不容忽视。通过调节免疫炎症，移植细胞可以增加内源性细胞存活的机会，但其机制有待进一步研究。

（刘震超　宗建成）

第八章 康复医学新进展

第六节 脑小血管病认知障碍的治疗

脑小血管病（cerebral small vessel disease，CSVD）属于一种常见的血管类疾病，其主要症状包括血管性认知障碍（vascular cognitive impairment，VCI）、步态平衡障碍、情绪低落等，这种疾病很容易引发脑小血管病认知障碍（cerebral small vascular cognitive impairment，CSVCI）。根据临床经验，其特征表现为起病隐匿，症状不典型。在没有有效干预而进展为血管性痴呆（vascular dementia，VD）时，患者的认知和执行功能会受到严重影响而降低生活质量。

随着老龄化进程的加快和生活习惯的变化，CSVD 发生率有不断增加的趋势，医学影像技术的发展进步也提高了 CSVD 检出率。在发病初期，CSVD 无明显特征，确诊时很多患者已经进入中晚期。病理和影像学研究发现，CSVD 的远期危害主要是引发 CSVCI，对患者、家庭和社会产生不利影响。相关统计发现，约 60% 的 VCI 患者、30% 的 AD 患者合并 CSVD。2008 年，根据卒中的特征提出了"小卒中，大麻烦"的观点，对及早防治卒中做了明确论述。

一、脑小血管病

CSVD 是指由脑的小穿支动脉、微动脉、毛细血管受损引发的临床、认知、病理学表现的综合征。大量临床经验表明，此类疾病患者的主要病症表现为吞咽障碍、脑实质出血、认知障碍等。

目前，脑小血管尚无统一明确的定义，一般指腔内径 30~300 μm、只有内皮无外层的穿髓小动脉。CSVD 可划分为两类：一是近端有粥样斑块形成的小动脉闭塞引发的腔隙性脑梗死；二是腔内弥漫性小穿支动脉病变。脑小血管主要源于大血管的深穿支和表浅的软脑膜血管分支，主要供应脑深部白质、灰质核团。小动脉管腔内径为 100~400 μm，中层具有内弹力板；在急性病变影响下易出现腔隙性脑梗死。

CSVD 与大动脉粥样硬化性血栓/栓塞存在如下差异：首先是病理不同，前者主要表现为终末动脉，无侧支吻合，低灌注等引发相应脑组织损伤，进而影响认知功能；后者则一般为大血管病变，在出现血管血栓情况下，血液供应受阻而导致突发性脑组织破坏。其次是病症不同，CSVD 病症主要表现为认知、情感障碍等；而后者是一种血栓则会产生明显的神经病理体征。对比分析可知在预防方案、危险因素方面，二者基本上相一致，因而在检查和治疗时应该对此予以重视。

VCI 是一种常见的疾病，主要是由各种脑血管疾病引起的。临床经验表明，VCI 可由多发性脑梗死和重要部位梗死导致，但相对来说，脑血管疾病的致病率更高。VCI 的形成和发展与 CSVD 存在着密切的联系，进一步的研究表明，其起病比较隐匿，容易被临床医师忽视，因此大多数患者在就医时已经发展为中重度，这严重影响了患者的生活质量，且治疗难度也会相应增加。

— 355 —

二、病因病理

（一）脑小血管的解剖

1. 脑小动脉

脑小动脉主要包括以下 2 种。①浅表的软脑膜血管分支：软脑膜动脉、短皮质动脉、短髓质动脉；②大血管的深穿支动脉：丘脑穿支动脉、豆纹动脉终末支。终末动脉，在深部皮质下白质形成分水岭区域。

2. 神经血管单元

神经血管单元主要组成包括内皮细胞、神经元、周细胞等，可基于血脑屏障对物质进入脑实质进行调节，据此清理代谢废物，维持和修复髓鞘，同时对间质环境的维持起到一定促进作用。

（二）脑小血管病的病因病理

CSVD 相关的损伤早于脑实质损伤，其早期的病理生理变化不明显，难以通过影像学资料反映出来，因而很有必要进行病理和病因分析，为其防治提供依据。

1. 分型

欧洲脑小血管病专家组对 CSVD 进行如下的分型：①小动脉硬化，其病理表现主要是病变小动脉附近出现反应性胶质增生、神经纤维网萎缩等；②淀粉样血管病，严重者会出现血管断裂、管壁破裂相关的脑出血；③遗传相关性脑小血管病；④炎症和免疫介导的 CSVD；⑤静脉胶原病；⑥其他脑小血管病等。

2. CSVCI 的发病机制

脑白质供血比较薄弱，CSVD 患者脑白质区域出现缺血的可能性更大，当缺血发展到一定程度时，将导致皮质下环路破坏。现代医学研究证实，人体大脑环境的稳定主要与神经血管单元相关。另外，脑小血管还能够将细胞间液排出，在物质交换中发挥着关键性作用，这些血管出现病变时，对应的代谢废物无法有效地输运，大量聚集后导致相关血管和组织受损。CSVD 患者通常会出现脑微出血，导致脑血流量下降。总体而言，CSVD 患者通常也伴随着脑微循环障碍和脑血流量下降，如不及时干预则导致认知障碍。

（三）中医观点

CVSD 属中医"呆病""痴证"范畴。《黄帝内经》有"言善误"，《诸病源候论》有"多忘"等记载。明代后期，研究日益深入，提出了"痴呆"病名。《素问》云："血并于下，气并于上，乱而喜忘。"主要是对其发病机制进行简述。《景岳全书》对其病证进行具体说明："痴呆证，凡平素无痰……渐至痴呆"。《辨证录》曰呆病"起于肝气之郁……使神明不清"。《医林改错·脑髓说》论述了脑和认知功能的关系："灵机记忆不在心，在脑"。《血证论》言："心有瘀血……则浊蔽而不明矣。"其研究还发现，各种呆病都和瘀血阻窍有关，因而在治疗时可选择化瘀活血、通畅脑窍的药物。

中西医结合研究认为，津液循行受阻，为瘀为痰，痰瘀互结，毒自内生，伏留脑髓，邪毒损害元神，机窍不展，精血不达，则生 VD。精、气、血的亏虚是 VD 的根本，肝阳亢盛在其发病过程中起着重要作用。脑髓失养、神明失用是 VD 的关键病机。临床研究发现，脑卒中患者出现 VD 可能性高。与脑卒中相比，热毒内盛对 VD 的影响更明显。VD 的影响因素主要是瘀血、痰浊，在 CSVD 发生发展过程中，痰瘀互结，酿毒损髓是核心环节。VD 的病位在脑，与肾虚的关系很紧密，肝气郁结，则气机逆乱，脑髓失养，引发痴呆。

三、临床表现

从属性分析可知这种疾病为一种 VCI，在没有有效应对的情况下很容易进展为痴呆。目前，研究重点为 CSVD 中腔隙性脑梗死、脑白质病变与认知功能的关系。CSVD 的临床表现主要有以下几种类型。

（一）无症状性脑卒中和静灶性脑卒中

症状不明显，一般是基于影像检测结果发现，如检测到腔隙性梗死灶、脑白质疏松等，大部分患者没有感觉到明显的症状。脑白质病变与认知障碍存在密切关系，一般情况下白质病变越严重，则对应的认知障碍越明显。脑白质病变一般会导致记忆、执行功能、注意力损害。脑室周围的白质高信号可用于判断认知损害的严重性，相关的预测价值高。

（二）症状性腔隙性脑梗死伴腔隙综合征

主要表现有构音障碍－手笨拙综合征、单纯运动性轻偏瘫、单纯感觉障碍等。单一的腔隙性脑梗死很容易引发认知障碍，且对应的梗死部位也决定了认知功能下降的严重性，二者存在密切关系。如内囊后肢的腔隙性脑梗死与执行功能下降有关；枕叶的腔隙性脑梗死与视觉障碍有关；丘脑前部的腔隙性脑梗死会对记忆功能产生影响，同时会降低学习能力。腔隙性脑梗死的数目及体积决定了执行功能受损的严重性，可据此进行执行功能预测。

（三）认知损害、痴呆

此类患者的主要临床表现为认知障碍，对应的学习记忆能力下降，情绪调节能力异常，严重时会导致淡漠、抑郁，生活自理能力也受到明显影响。临床上 CSVCI 的特征：发病率高，病症和影像改变情况一致性高；病情发展过程中，对应的认知障碍不断加重。

（四）不典型类型

部分患者还出现其他非典型病变，如帕金森样症状、步态异常、老年抑郁症等。

四、影像学表现

（一）腔隙性梗死

腔隙性梗死为脑部的小穿支动脉闭塞，其发病过程中首先出现脑组织缺血缺氧肿胀，随后脑组织坏死，且在被清除后产生腔隙，脑干、深部白质、丘脑等都会受到影响。相关研究发现，腔隙性梗死病变主要与微小动脉的粥样硬化、纤维样坏死有关，且对应的梗死灶直径一般低于 20 mm，范围也很小。进行 CT 检查可发现低密度病灶，边界清晰。急性期腔隙性梗死的病灶 T_1WI 呈低信号，而 T_2WI、FLAIR 呈高信号，在不同发病阶段，相应的信号特征也明显不同。

（二）脑白质损伤

脑白质的组成主要为神经纤维、轴突等。研究发现，脑白质损伤病变表现为脑白质多灶性脑梗死，对应的侧脑室前角、基底节区容易受到影响。在 MRI 的 T_2WI、FLAIR 上病灶区域可观察到片状、点状影，中心白质 T_1WI 则一般为低信号，对应的边界不清晰；CT 上则可观察到低密度病灶。

（三）脑微出血

脑微出血也称为点状出血，表现为因脑内微小血管破损渗出引发的脑实质出血。病理表现主要包括以下几种：一为脑微血管附近渗出新鲜红细胞，二为巨噬细胞吞噬含铁的血黄素，三为含铁的血黄素沉积。脑微出血主要受损部位为丘脑、脑干，而淀粉样血管变性大部分表现为脑叶分布。在这种疾病诊断领域，应用比例最高的方法为 MRI，根据实际经验可知在诊断含铁血黄素方面，MRI 梯度回波成像技术的效果最好，对应的特异性和敏感性高，T_2WI 上可观察到边界清晰的低密度影，基于这种方法进行检查很容易发现脑微出血。

（四）Virchow-Robin 腔

20 世纪初期德国 Virchow 和法国 Robin 提出 Virchow-Robin Space（VRS）这一概念，后来统一命名为血管周围淋巴间隙。神经系统解剖可据此区分血管与周围脑组织。后来研究发现，这种结构与认知功能、抑郁等存在相关性，通过其判断一些神经病变。MRI 检查可发现其为直径 <3 mm 的圆形结构，T_1WI 呈低信号，对应的边界清楚、不存在占位效应。一般与穿支动脉伴行，可根据这一特征进行观察分辨。MRI 检查诊断时，顶部脑组织中的穿支血管 VRS 需与 LI 区分开。根据临床经验可知，MRI 扫描序列等因素对其检出率会产生明显影响。

五、脑小血管病诊断

临床经验显示，腔隙性梗死、脑微出血、VRS 可单独存在，在某些情况下也可同时存在。但是，以上病症不是 CSVD 的特异性影像学表现，却与 CSVD 密切相关。

（一）病史综合分析

认知障碍是 CSVD 的具体病症。此类病症大多为隐匿性或慢性发病，难以在第一时间内被发现。CSVCI 具体体现在两方面，分别是执行功能和信息处理功能障碍，这类患者的记忆能力与正常人则相差无几。认知损害类型可能与 CSVD 病灶数量存在密切联系，且受到其分布情况的影响。研究证实，脑白质疏松也是认知障碍形成的影响因素。简易精神状态检查量表（MMSE）和蒙特利尔认知评估量表测试表明，CSVCI 越严重则 MMSE 和蒙特利尔认知评估量表评分越低。皮质下梗死伴白质脑病的脑动脉病比较表明，MRI 参数与认知损害存在相关性。认知得分与腔隙性梗死的总数显著相关，而脑微出血与其并不存在相关性。科学有效的联合评分可以预测认知能力，然而这一方法仍存在一定的缺陷，所得结果的可靠性不高，因此难以得到普及。

（二）临床影像学比较分析

CSVD 是引起 VCI 的主要因素，而腔隙性梗死、脑白质损伤等在没有有效的干预而发展到一定程度后，也会引起认知损害。这些病症可共存，也可同时发病，对应的影响因素和病症表现很复杂，共同存在时治愈难度大且预后较差。腔隙性脑梗死和脑白质病变是 VCI 最突出的表现，如果得不到及时有效的治疗，很可能引起 VCI，是 VCI 的独立危险因素。脑微出血与患者痴呆也有直接关系。VRS 发展到严重程度时，患者的认知功能下降。如果该疾病得不到及时干预，还会引起非文字推理和视空间能力下降。

CSVD 患者的认知障碍具有以下特征：①致病性较强，将近一半的患者均是由 CSVD 致病；②不同患者临床表现有同质性；③如果 CSVD 得不到及时干预，则患者认知障碍会逐步加重，且对应的执行功能也会受到明显的影响，因而应该根据患者的病症情况及早地进行针对性干预。

临床经验显示，CSVD 所致 VCI 患者的执行功能最差。其发病机制可概括为前额叶–皮质下环路受损学说和长联络纤维受损学说。当患者出现较为严重的双侧额叶和脑室旁的投射纤维损害时，其步态也会出现异常。有研究指出，上额枕束的损害与排尿障碍之间存在着密切的相关性。

（三）诊断标准

目前国内外 VCI 相关指南，均将 CSVD 作为分类或病因学诊断。结合目前国内外指南，诊断 CSVCI，需满足以下要素：①证实存在认知障碍；②证实存在 CSVD；③确定 CSVD 是引起认知障碍的主要因素。但目前关于 CSVCI 尚未形成统一的标准。我们在目前国内外关于认知障碍病因分类的基础上，提出以下关于 CSVCI 的诊断标准，见表 8-2。

六、CSVCI 防治

（一）生活方式干预

低教育水平与任何原因的痴呆包括血管性、神经退行性或混合性相关。教育程度可减弱大脑病理对临床表现的影响，而不是影响大脑病理的出现或进展。

体育锻炼对神经发生、突触形成和血管健康有益，可降低认知障碍风险。体育锻炼对血管性痴呆、阿尔茨海默病和其他类型痴呆具有降低风险的作用。

表 8-2 CSVCI 诊断标准

项目	证据
认知障碍：主观报告的认知功能下降和客观检查存在认知功能损害	轻度认知障碍：①出现一个或多个认知功能域的认知下降；②认知障碍不足以影响生活独立性 痴呆或重度认知功能障碍：①≥2 个认知域的障碍；②认知缺陷足以导致生活独立性受损
确定有脑小血管病，存在以下证据之一	①白质和深部灰质中有多处腔隙性梗死；②缺血性白质改变；③血管周围间隙扩大；④皮质微梗死和微出血
确定脑小血管病是引起认知功能损害的相关证据	①临床证据：a 或 b。a. 认知损害与脑小血管病事件具有时间、部位相关性，脑血管事件证据：卒中病史记录，卒中体征。b. 无脑血管病事件发生但信息处理速度、复杂注意、执行功能显著受损，且同时存在以下至少 1 项症状：早期步态障碍、早期排尿控制障碍（无法被泌尿系统疾病所解释）、人格情感障碍 ②脑小血管病的影像学证据足以解释存在的认知功能障碍，a 或 b。a. 存在 2 个以上脑干以外的腔隙性梗死，1~2 个关键部位的腔隙性脑梗死同时合并有广泛脑白质高信号。b. 广泛严重脑白质损伤：广泛的脑室周围及深部脑白质损伤，广泛性的帽（平行脑室测量 >10 mm），或不规则的晕（垂直脑室测量 >10 mm 宽，脑室周白质病变呈不规则边缘并延伸到深部）及弥漫融合性的白质高信号（ >25 mm，不规则形状）或广泛的白质变化（无局灶性损伤的弥漫性白质高信号）及深部灰质的腔隙性脑梗死。c. 血管周围间隙扩大：界定仍需大样本研究提供相应证据（有研究结果显示，皮质下直径短轴 >3 mm 的扩大血管周围间隙使血管性痴呆的风险增加）。d. 皮质微梗死和微出血：界定仍需大样本研究结果提供相应证据（有研究显示 >3 个脑微梗死的患者可出现显著的认知功能下降；脑微出血数量≥3 个，不论位置，均与痴呆和血管性痴呆相关）
排除标准	排除足以解释记忆或其他认知损害的其他影像学改变或疾病，如无皮质和（或）皮质下的非腔隙性梗死、脑出血；脑白质特殊原因（多发性硬化、结节病、脑部放疗）；脑部病变（如阿尔茨海默病、路易体痴呆、额颞叶痴呆、帕金森病、肿瘤、脑积水、外伤、梅毒、获得性免疫缺陷综合征、克雅氏病等）；严重精神疾病及癫痫、酒精及药物滥用、中毒和代谢异常等

（二）预防性干预措施

为有效地预防这种疾病，可针对性地控制血管性危险因素，不过与此相关的研究还不深入，需要开展大量的临床试验证实，从而为临床治疗提供支持。

降低血压预防老年人卒中后认知障碍的有效性目前仍存在争议。鉴于降压治疗对血管性结局存在益处，建议存在血管性危险因素的人群控制高血压。

治疗糖尿病和高血糖降低 CSVCI 和痴呆风险的证据水平较低。但是考虑对多个靶器官的保护作用，建议严格控制血糖，血糖控制可减轻糖尿病患者的脑血流量下降。

（三）CSVCI 治疗

实际应用结果表明，在 CSVCI 治疗领域胆碱酯酶抑制剂多奈哌齐的疗效确切。抗胆碱能药物美金刚对一般的 VD 患者的疗效很显著，目前已经被广泛应用，但其作用机制还不明确。此外，丁苯酞、奥拉西坦和胞磷胆碱等也大量应用，但需要进一步开展临床试验研究。

（四）中医中药

根据中医理论可知，这种认知障碍病位在脑，且表现出很明显的虚实夹杂特征。对应的发病根本为肾精亏虚，伴有气滞、血瘀等实证。临床统计发现，气滞血瘀证的出现比例最高。中医治疗主要是基于"补肾填精、益气活血、醒神开窍"原理，同时根据患者的症状情况，而加用解毒、化痰相关的疗法，可据此实现有效的治疗效果。中成药养血清脑颗粒有一定的疗效，值得推广应用。

（马　倩　丛伟红）

第七节　阿尔茨海默病中西医治疗

阿尔茨海默病（AD）是一种神经退行性疾病，是老年期痴呆中最常见的类型，其病因具有遗传（70%）和环境（30%）两方面因素。根据遗传学因素可以分为散发性 AD（sporadic Alzheimer disease，SAD）和家族性 AD（familial Alzheimer disease，FAD）两种类型。本病典型的临床症状为进行性认知障碍，通常伴有情绪和行为症状，如抑郁、焦虑、易怒、不当行为、睡眠障碍、精神病和激动。流行病学调查显示，全球目前约有 2400 万人罹患本病，到 2050 年 AD 患者预计将接近 1 亿。在 AD 的病程或发展过程中，通常会发现存在抑郁症、精神分裂症和双相情感障碍等神经精神疾病，这些疾病可能变得严重到足以干扰患者的日常功能，并可能使疾病进程恶化。目前，AD 已成为严重的公共卫生问题，是继心血管疾病、肿瘤、脑卒中后位居第 4 位的老年人死亡病因。

一、病因和病理机制

（一）病因病理

AD 的主要病理表现包括脑萎缩、β - 淀粉样蛋白（Aβ）沉积形成的老年斑、tau 蛋白异常聚集形成的神经原纤维缠结（neurofibrillary tangles，NFTs）、突触减少及神经元死亡。AD 损害的主要部位为与认知功能形成密切相关的脑区，其中与记忆形成相关的颞叶内侧，尤其是海马部位最常受累。同时，与语言功能，以及情感、注意力等认知功能相关的顶叶、额叶萎缩在 AD 患者中也很普遍。此外，部分 AD 患者可伴随后部皮层萎缩，后部皮层萎缩是一种神经退行性痴呆，主要表现为视知觉与视空间、读写能力和实践技能进行性下降，神经影像学检查可见明显的后部皮层萎缩和代谢减低。另外，由于不同脑区受累程度在不同AD患者中存在显著的异质性，导致AD患者的临床表现出现了个体化差异。

（二）发病机制

AD的发病机制尚不明确，目前有淀粉样蛋白级联假说、tau蛋白异常磷酸化假说、胆碱能系统损伤假说、神经炎症假说、金属离子紊乱假说和氧化应激假说。

1. 淀粉样蛋白级联假说

Aβ在AD的发生发展中起到了关键作用，Aβ是由淀粉样前体蛋白经β位点APP剪切酶-1和γ分泌酶降解生成的产物，在AD脑内分离出的Aβ主要包括Aβ40和Aβ42，其中毒性作用较强的是Aβ42。Aβ以可溶形式释放，能够与神经元和神经胶质细胞质膜的各种质膜受体蛋白结合，并通过这些结合与之相互作用，Aβ可以诱导众多信号通路和随后的生物过程发生改变。此外，研究表明Aβ聚集体可在神经元内积累，并能够抑制长时程增强，降低突触的可塑性，造成突触损失，这些都可能在AD的发病过程中起重要作用，例如细胞膜破裂、线粒体衰竭、氧化应激、突触传递受损和轴突运输受损，这些过程会导致神经退行性变，可能导致AD患者早期的认知障碍，然后逐渐形成寡聚体、多聚体和纤维状聚集体，引发神经变性并以细胞外斑块的形成而告终。现已证实，Aβ产生的增加或者Aβ清除的下降是AD发病的重要因素，其异常生成和聚集对AD早期诊断和确诊有重要价值。但是，相反的观点认为Aβ沉积似乎是一种非常早期和广泛的现象，与临床痴呆关联性不强，临床发现许多患者在死亡时会表现出大量的Aβ沉积物，但患者并没有明显的痴呆。

2. tau蛋白异常磷酸化假说

tau蛋白是一种参与神经系统发育的微管蛋白，正常tau蛋白是一种含磷蛋白质，含2~3个磷酸基，而AD患者的tau蛋白由于过度的磷酸化，每分子tau蛋白可含5~9个磷酸基。除磷酸化修饰外，tau蛋白也存在诸如糖基化、乙酰基化、甲基化、小泛素化及硝基化修饰，这些修饰作用均可以对tau蛋白的功能及聚集状态造成影响。tau蛋白的过度磷酸化出现在AD的早期阶段，异常磷酸化的tau蛋白的错误折叠聚集会产生成对的螺旋状纤维，导致大量NFTs使神经元微管结构稳定性降低、受损，进而树突和突触中的微管消失，导致突触变性、丢失及神经元死亡，最终导致AD的发生。目前认为，tau蛋白异常磷酸化可能与tau蛋白毒性直接相关。有研究表明，病理性tau蛋白具有朊病毒样特征，首先，病理性tau蛋白可以作为生理性tau蛋白错误折叠的模板，从而引发病理性tau蛋白缠结的形成；其次，过度磷酸化的tau蛋白会引起病理性tau蛋白扩散到解剖连接区域，而不是简单地扩散到空间相邻区域。体外研究强调，病理性tau蛋白以一种依赖于活动的方式在突触中特异性传播。因此，大脑区域的更高共激活可能有助于tau蛋白在功能连接的大脑区域之间的传播。有观点认为，异常tau蛋白的病理改变会与Aβ相互作用。综上，现有证据表明tau蛋白在AD患者神经元损伤中起重要作用，但具体机制仍不明确，需要更深入探讨。

3. 线粒体级联假说

AD中的几种线粒体酶活性发生了改变，丙酮酸脱氢酶复合物、α-酮戊二酸脱氢酶复合物和细胞色素氧化酶活性均降低，AD 患者的线粒体形态及分布改变及线粒体氧化应激增加，线粒体在神经元凋亡的过程中起重要作用，神经元几乎全部依赖线粒体的供能，而线粒体的钙调节能力可以维持突触功能。另外，线粒体参与细胞信号转导调节，线粒体膜电位的变化还参与细胞凋亡，其外膜通透性对凋亡有重要影响，进而介导神经元凋亡。线粒体也是神经元内 Aβ 沉积的关键部位，神经元的线粒体尤其是突触部位的线粒体在发病早期即出现损伤；而过表达的淀粉样前体蛋白的细胞可以直接定位于线粒体上，导致细胞线粒体功能的紊乱，造成细胞线粒体功能异常。提示线粒体功能障碍可能是 AD 发病早期的重要特征。

4. 胆碱能系统损伤假说

乙酰胆碱是与学习和记忆能力密切相关的神经递质。AD 患者脑内胆碱能系统受到损害，包括乙酰胆碱转运体的减少、乙酰胆碱酯酶含量的下降及受体数目的减少，而前脑基底胆碱能神经元的退变及大脑皮质和其他区域胆碱能递质的缺失，可能是患者认知障碍的病因。

5. 氧化应激假说

AD 患者具有较高水平的活性氧自由基，可促进 Aβ 的产生，加剧 AD 的病情。自由基介导的蛋白质损伤在衰老和与年龄相关的神经退行性疾病中尤为重要，在大多数情况下这是一种不可逆的现象，需要清除系统才能清除。现已证实，Aβ 可以诱导氧化应激的发生，引起细胞膜上不饱和脂肪酸的过氧化，产生过氧化物质，同时，tau 蛋白高度磷酸化也与氧化应激密不可分，但氧化应激是 AD 的发病原因还是疾病的后续效应目前仍不明确。

6. 神经炎症假说

神经炎症是机体对损伤刺激所做出的反应，主要表现为小胶质细胞及星形胶质细胞活化。中枢神经系统中的急性炎症反应是由胶质细胞对有害刺激的立即和早期激活引起的，当受到外界有害物质刺激时小胶质细胞发生变构，转化为 M1 表型并分泌大量的炎症因子，激活补体进而造成神经损伤，而 M2 表型则通过分泌大量的抗炎因子和吞噬作用起到抑制神经损伤的作用。Aβ 沉淀可以激活小胶质细胞进而导致神经炎症，激活态的小胶质细胞可分泌促炎因子和神经毒性介质，并最终会导致神经元的丢失。目前认为，神经炎症对大脑造成的有益结果或有害结果主要取决于炎症反应的持续时间。现有研究表明，AD 患者脑内存在小胶质细胞和星形胶质细胞的活化，以及趋化因子、IL-6 和 TNF-α 等促炎性细胞因子水平的升高，而对患者老年斑病变的研究可观察到几十种与炎症有关的蛋白质。基因调控网络研究也证实了 AD 的产生和发展与大量的免疫和炎症相关基因的过表达密切相关，这表明神经炎症是 AD 脑内的一个重要病理学改变。在 Aβ 沉积物和 NFTs 附近存在炎症介质的高表达，这又与高度神经变性区域相关，该假说认为各种 AD 相关的病理损伤可促进胶质细胞活化、释放炎性因子，持续的神经炎症会进一步引起神经元功能损伤，最终导致神经元变性死亡，而持续的神经炎症还会干扰小胶质细胞对 Aβ 的清除，最终形成一种恶性循环。

7. 金属离子紊乱假说

金属离子，如铜、锌、铁在健康和疾病状态下的大脑功能中都起着重要作用，蛋白质和金属离子稳态的变化是形成淀粉样蛋白的神经退行性疾病的标志性特征。在 AD 患者中出现微量金属离子稳态的失衡，主要表现为脑实质和脑脊液中的 Zn^{2+}、Cu^{2+} 和 Fe^{2+} 等含量升高，并且在病理组织及其附近区域存在以上金属元素的沉积。研究显示，许多与 AD 相关的蛋白质直接受金属 – 蛋白质相互作用的调节。在某些情况下，金属离子甚至直接作为聚集途径的调节剂，在神经元环境和细胞外突触空间或其界面处起作用。Cu^{2+} 的存在可以导致 Aβ 聚集速率加快，并且会促进活性氧的产生引起氧化应激，增加神经毒性；而硒代谢紊乱则可以诱导 Aβ 的产生和聚集并可以加剧 tau 蛋白的磷酸化。研究表明，硒化物对于改善 AD 有重要价值，主要机制可能与抗氧化有关。AD 患者 Aβ 中铁含量显著增加，Fe^{3+} 对于 Aβ 的聚集具有强诱导作用并能促进 NFTs 的形成，而 Fe^{2+} 则参与氧化应激，这些机制都会造成神经元的损伤。锌对 Aβ 生成酶具有调控作用，而锌稳态的失衡则会对 Aβ 的形成和聚集产生影响，如螯合锌可诱导 Aβ 产生，而高锌也会对 tau 蛋白聚集和磷酸化起到促进作用，高锌和低锌均会对突触造成损伤，并且锌还被认为与氧化有关。铅作为一种常见的神经毒物可以抑制 Aβ 降解酶和神经生长因子的表达，造成 AD 患者记忆和认知功能的下降。

二、治疗研究进展

（一）现代医学治疗

1. 药物治疗

主要分为胆碱酯酶抑制剂、N – 甲基 – D – 天门冬氨酸（NMDA）受体拮抗剂两大类。

（1）胆碱酯酶抑制剂：包括多奈哌齐、加兰他敏和卡巴拉汀。多奈哌齐是一种可逆的、非竞争性的胆碱酯酶抑制剂，它在肝脏中代谢，但半衰期很长，多奈哌齐适应证包括轻度、中度和重度 AD，较高浓度的多奈哌齐有利于长期记忆。多奈哌齐的不良事件主要为胃肠道反应，23 mg/d 比 10 mg/d 不良事件发生率更高。卡巴拉汀是一种中效、不可逆、非竞争性的胆碱酯酶抑制剂，用于治疗轻度、中度和重度 AD，与多奈哌齐不同的是，卡巴拉汀不需要肝脏代谢，更适合于合并有肝肾功能障碍的 AD 患者服用，主要剂型包括口服胶囊、溶液和透皮贴剂，其中，贴剂更加安全和耐受。加兰他敏是一种短效、可逆、竞争性的胆碱酯酶抑制剂，用于轻至中度 AD，其剂型主要包括缓释胶囊、片剂和口服液 3 种，3 种剂型的药代动力学略有不同，不良反应可见胃肠道紊乱。

（2）NMDA 受体拮抗剂：最常用的药物是美金刚，用于治疗中重度 AD，在轻度 AD 患者中未显示理想的疗效。AD 患者突触间隙的低效清除会导致突触谷氨酸大量堆积，而异常的谷氨酸积累会导致 NMDA 受体的过度激活，进而导致慢性兴奋性中毒，引起 AD 患者的神经元损伤和认知障碍，美金刚则可以阻断过量的谷氨酸刺激 NMDA 受体，从而抑制下游的钙超载和氧化应激。美金刚最常见的不良反应（1% ~ 10%）包括便秘、头晕、头痛、高血压和嗜睡。

2. 神经干细胞移植

神经再生理论和干细胞体外分离及培养的成功，为神经退行性疾病的治疗提供了一个新的方向，尤其是 NSCs 移植治疗，可以从根本上解决 AD 神经细胞丢失的问题。BMSCs 是一种存在于骨髓中的具有多向分化能力的非造血干细胞，BMSCs 具有多向神经感染的能力，其可以产生神经疾病样细胞，移植入人体中也可以诱导为神经细胞，并且向神经疾病迁移，为神经疾病提供了新的治疗的契机。目前，国内外对 BMSCs 移植治疗 AD 的研究已有很多，效果显著，但真正将这项技术运用到临床还有许多困难。

3. 脑深部电刺激

脑深部电刺激（deep brain stimulation，DBS）治疗 AD 的靶点多集中于胆碱能神经元系统相关脑区和结构及 Papez 环路系统，皮层结构靶点包括海马、内嗅区、腹内侧前额叶皮层，皮层下结构靶点包括 NBM、ANT 和内侧隔核，白质结构靶点包括穹窿和前脑内侧束。目前，尚未确定 DBS 治疗 AD 的最佳刺激参数，针对不同刺激靶点所选择的刺激电流和电压存在差异。现有研究发现，DBS 可以重塑 AD 患者不同脑区的结构、代谢及神经环路，从而改善患者的认知功能。但现有资料中，DBS 治疗 AD 的疗效仍不及运动障碍疾病显著。扩大临床研究规模、参数及模式的调节、靶点的甄选、刺激的选择时机等问题仍需要进一步解决。

（二）中医治疗

AD 属于中医"老年呆病"范畴，中医认为年老，气血阴阳亏虚，脏腑功能减退是 AD 发病的根本原因。基本病机为肾虚髓空、痰瘀阻滞脑窍，临床所见证型以肾精亏虚证兼夹痰浊阻窍、瘀血阻络证为主。但具体证型随患者的年龄、体质等因素又各有差异。因此，现有的辨证分型标准不能全部概括临床所见患者的证型。

《扁鹊心书》曰："凡人至中年，天数自然虚衰，或加妄想忧思，或为功名失志，以致心血大耗，痴醉不治，渐至精气耗尽。"本病系年老体衰，精血亏虚所致。《景岳全书》曰："痴呆证，凡平素无痰，而或以郁结，或以不遂，或以思虑，或以疑贰，或以惊恐，而渐致痴呆。言辞颠倒，举动不经，或多汗，或善愁，其证则千奇万怪，无所不至。脉必或弦或数，或大或小，变易不常。此其逆气在心或肝胆二经，气有不清而然。"《针灸逢源》认识到痰气郁结、阻滞脉络是本病基本病机，曰："凡平素无痰，而或以郁结不遂，思疑惊恐，而渐致痴呆。言辞颠倒，举动不经，或多汗，或善愁，其症则千奇万状无所不至。脉必或弦或数或大或小，变易不常。"古代医家认识到痴呆与肾气亏损、气机郁结、痰浊阻窍有关。

现代中医临床各家也持有相似的观点，陈可冀结合老年人脏腑气血阴阳不足的生理特点，认为本虚是痴呆的主要病因。夏承义指出痴呆虽病位在脑，但疾病本质为虚，治疗应以补肾为主，辅以通痰化瘀。李伯英认为，痰浊与瘀血常互为因果，易交结为患，痰瘀互结阻滞气机，损髓伤神，发为痴呆。颜德馨认为，神为气血之性，老年人气血充盈是确保其神志清晰的充分条件。

目前本病治疗多以补肾益气、化痰通络为主要治则。肾虚证是老年呆病的主要证型，用益肾化浊方治疗此证，疗效显著。参芪醒脑颗粒在改善认知功能及降低 ADL 评分方面有效。活血通窍方联合盐酸多奈哌齐治疗 AD，疗效显著，能提高患者 MMSE 评分，并在一定程度上改善其日常生活能力。祛瘀活血方联合盐酸多奈哌齐、吡拉西坦口服液治疗，MMSE 评分显著提高、ADL 评分明显降低。天麻钩藤饮对血管性痴呆具有较好的疗效。半夏白术天麻汤为中医祛痰剂，具有化痰息风、健脾祛湿功效，治疗 AD 认知障碍效果显著。

针灸治疗亦是中医治疗 AD 的特色疗法。《扁鹊神应针灸玉龙经》记载："痴呆一症少精神，不识尊卑最苦人。神门独治痴呆病，转手骨开得穴真。"《针灸神书》曰："痴呆之证取气上，复取升阳要升阴，神门提按刮战法，三里取下即安康。"《景岳全书》记载："间使（五壮）、人中（用小炷灸之）、骨骶（二十壮）。两手足大拇指，以二指并缚一处，灸爪甲角七壮。须于甲肉之半，令其四处着火。"现代针灸治疗 AD 的研究，效果较为理想，如丁苯酞联合针灸治疗 AD 患者，取膻中、中脘、气海、足三里、血海，配大椎、神门、百会、内关、肾俞、心俞、丰隆、太冲等穴位，患者的神经评分和认知能力有显著的改善且无毒副作用。针灸调节 AD 患者线粒体 SIRT3，而 SIRT3 可以通过其去乙酰化作用在 AD 的发生和发展中具有重要作用。针灸能够有效抑制海马神经元线粒体中 CypD 的过度表达，从而改善海马神经元线粒体膜内外渗透失衡，减轻线粒体损伤进而对 AD 起到治疗的效果。针灸治疗 AD 的取穴频次最高的腧穴为百会，高频穴对有足三里—百会、足三里—三阴交、百会—四神聪等，主要核心处方为百会、足三里、四神聪、神门、太溪、三阴交、内关、太冲、丰隆、大椎、风池、肾俞、神庭、悬钟，次要核心处方为合谷、印堂、膻中、血海、膈俞、肝俞、脾俞、气海、阳陵泉、阴陵泉、上星，这些穴位主治肾气亏损、痰阻脉络、气血不通，与中医治疗痴呆的治则相一致。

目前，AD 尚无有效的治疗方法，药物疗效不理想且具有一定的不良反应，而非药物疗法尚处于起步阶段，缺乏临床应用。中医治疗 AD 虽有一定的效果，但缺乏循证医学证据，相关机制研究不深入，需要深入研究。

（孙元晓　于文泉）

第八节　痉挛型脑性瘫痪的康复

脑性瘫痪简称"脑瘫"，是从母体受孕开始直至婴儿期，婴儿因受到各种非进行性的脑部损伤或者未正常发育所致的综合性病症，患儿多为运动功能受累，并因运动功能受损诱发身体姿势异常。在全部新增存活的患儿中，早产儿的神经系统后遗症发病率约为 33.7%，脑瘫发病率约为 29.13%。痉挛型脑瘫（spastic cerebral palsy，SCP）最常见，伸张反射亢进是此型的主要特征。因锥体系受损，SCP 产生肌张力增高、关节活动下降、异常的姿势反射、异常步态（剪刀步、马蹄足）等运动障碍，如长期得不到良好的康复，会出现继发的关节挛缩、肌维度下降等。

中医学没有脑瘫病名，结合病因病机和临床症状，本症属于"五软""五迟""五硬"的范畴。五软是指头项软、口软、手软、足软、肌肉软，首先见于元代曾世荣《活幼心书·五软》中"爰自降生之后，精髓不充，筋骨痿弱，肌肉虚瘦，神色昏慢，才是六淫所侵，便致头项手足身软，是名五软"。五迟是指立迟、行迟、发迟、齿迟和语迟，主要以发育迟缓为特征，隋代巢元方《诸病源候论·小儿杂病诸侯》即有"齿不生候、数岁不能行候、头发不生候、四五岁不语候"的记载。五硬是指头项硬、手硬、脚硬、腰硬、肌肉硬，SCP 在中医属于"五硬"范畴，《保婴撮要》曰：若手拳挛者，禀受肝气怯弱，致两膝挛缩，两手伸展无力……足拳挛者，禀受肾气不足，血气未荣，脚趾蜷缩，不能伸展。"其中的论述大致与 SCP 的临床症状相似。

一、脑性瘫痪病因病机

（一）精血不足、脑髓空虚

1. 脑为"元神"

脑居人体"元神"之位，元神指人体生命活动的总称，即人的思维、意识、认知和情感。《医学衷中参西录》认为人之元神藏于脑。中医认为肾藏精，精生髓，肝主藏血，精血同源，而脑由髓聚集而成。人体精不足则脑髓空虚，血不足则不宜濡养心神，精血充盈状态与脑髓生成和发育密切相关。同时，气血运行的通道为经络，上达头窍，内通脏腑，外达四肢百骸，头部的经络分布较为集中，损伤经络会影响气血的正常运行。《灵枢·邪气脏腑病形》指出："十二经脉，三百六十五络，其血气皆上于面而走空窍。"精血不足从而导致小儿的元神不足，或失聪失明；精血不达四肢而肢体不用，做强无能也。

2. 脑瘫的分类

本病常见于先天性损伤、后天性损伤及外伤性损伤3类。五软是由于父精不足、母血亏虚，导致胎儿先天禀赋不足。精血亏虚，精血不能够充养脑髓，加之后天哺养失调导致脾胃虚弱、气血亏损，筋脉无法得到滋润濡养，继而导致五软之症。五迟是指立迟、行迟、发迟、齿迟和语迟，主要以发育迟缓为特征。五硬是由于母亲孕中受到惊吓或抑郁悲伤，扰动胎气；小儿为稚阴稚阳之体，易寒易热体质，加之寒热不能自调，一旦其调护失宜，容易感受六淫之邪，当风寒湿热之邪凝结于体内，机体的阳气不得宣发，则气血不能正常运行，从而导致头项、胸膈、手足等缺乏气血濡养，表现为板硬不灵，很难屈伸俯仰。此外，由于各种原因引发生产时婴儿脑部损伤等外伤因素也会导致脑瘫的发生。

3. 脑瘫的证型

小儿脑瘫多属于虚实夹杂之证，其中虚证以气虚、阴虚、血虚为主，而实证以痰湿、气滞、热为主，病位多在肝肾。结合脑瘫患儿的临床症状，将其可分为肝肾不足型、脾肾两亏型、心血不足型、肝虚风动型及痰瘀阻络型5种。脑瘫归属于"五硬""五软"范畴，因先天不足，加之后天失养使得气血亏虚；或因髓海受损导致肝肾脾虚；或因髓海失充、血行不畅而导致血瘀内阻。因此，中医治疗应当首选活血通络、补益肝肾、养血祛瘀、益精生髓及健脑益智的药物来治疗。

（二）脑髓损伤、发育缺陷

1. 脑瘫的命名

目前应用日本厚生省脑性瘫痪研究班制定的定义，即小儿脑性瘫痪是孕妇妊娠期到新生儿期之间，由于各种原因导致的大脑非进行性病变，并形成永存的，但可以逐渐变化的运动功能改变和姿势异常状态。其症状在2岁前出现，但应当排除因进行性疾病所致或由于一过性运动障碍所致的类似的脑瘫症状，以及某些由于正常化的运动发育落后所产生的类似症状。SCP患儿是因锥体束损伤引起的牵张反射亢进及肌肉的痉挛，继而引起患儿的运动发育落后，难以保持正常的姿势来进行较为灵活的动作，同时会出现某些异常的姿势如尖足畸形等。如果发现较晚或长期未获得正确的治疗，将会引起肌肉挛缩、关节畸形、肌肉疼痛等严重的并发症，导致患儿终生难以正常行走。

2. 病因和发病机制

脑损伤和脑发育缺陷是导致脑瘫的直接原因，可分为妊娠期脑损伤、围生期脑损伤及生后一段时间（1个月）的伤害等。其中，20%的脑瘫诱发原因发生在出生前，围生期的原因占70%~80%，出生后的原因占15%~20%。

（1）窒息、未成熟儿和重症黄疸：是引发脑瘫的主要因素。近年来，重症黄疸、未成熟儿引起脑瘫的概率在减少，但出生前因素导致的脑瘫数量却在不断增加。脑缺血缺氧是引起围生期婴儿脑损伤的重要原因，大脑缺血缺氧会诱发脑水肿、脑组织坏死及缺氧性颅内出血等疾病。围生儿缺血缺氧性的脑部病变的类型主要包括大脑白质区域的发育不良、脑室周围白质软化症、室管膜下出血、脑室内出血、积水性无脑、孔洞脑、多囊脑、交界性梗死、大理石状态及大脑白质梗死等。新生儿时期，惊厥是脑瘫最重要的危险因素，在脑瘫患儿中占到了12.2%。

（2）遗传因素：母亲的低智力表现可能成为脑瘫最为危险的因素之一，同时母亲分娩过程发生障碍，母亲患有癫痫相关疾病，孕前患甲亢等都与出生婴儿患脑瘫呈正相关。一个四代家系的遗传调查研究显示，该四代家系中每位患者的同一条染色体上的 ANKRDl5 基因均有异常变化，该基因异常已经被证实为母系遗传，该基因的异常及遗传会引发家族性的脑瘫疾病。

分子遗传学研究发现，脑瘫的发生发展与某些基因突变有关，如白细胞介素（IL）基因、载脂蛋白 E（apolipoprotein E，ApoE）基因、遗传性血栓形成基因、TNF-α 基因、环氧合酶基因等，都与脑瘫发生有关。

IL 在传递信息，激活与调节免疫细胞，介导 T 细胞和 B 细胞活化、增殖、分化及在炎症反应中起重要作用。对位于启动子区域的单核苷酸序列 rs1800795 进行相关研究发现，IL-6 基因与脑瘫的发生密切相关。临床研究显示，IL-6 基因 rs1800795 序列中的 C 等位基因与脑瘫的危险系数呈正相关。在痉挛型四肢瘫的男性患儿中，rs1800796 中的 C 等位基因和 rs2069837 中的 A 等位基因出现的频率是最高的，推测 IL-6 基因的多变性与脑瘫的发生有一定的联系。

ApoE 蛋白在维持脂质稳态和修复神经元等方面都扮演着重要的角色，其中，编码 ApoE 表达的基因位于 19 号常染色体长臂（19q 13.2）上，包含了 4 个外显子和 3 个内含子，其结构基因位点存在明显的遗传多态性；其中的 3 个共显性等位基因 ε2、ε3 和 ε4 分别编码 E2、E3、E4 等蛋白。ApoEε4 基因在突触形成、轴突生长、树突分支等神经发育分化阶段会产生不利的影响。

（3）妊娠期其他致病因素：如外伤、感染、中毒、血管损伤、理化因素、胎儿期的缺血缺氧等导致的伤害及母体营养障碍等因素均可影响到胎儿。

二、脑性瘫痪的治疗

（一）脑瘫的中医治疗

1. 内治法

脑瘫属于儿科难治之症。中医根据患儿的体质、年龄、病情不同进行辨证论治，将中药及其他中医手段相互结合应用是中医常用的治疗方法。黄芪桂枝五物汤加减方，结合针灸推拿及言语训练的综合治疗方法治疗 SCP 患儿，能显著提高患儿的应人能力及应物能力，同时，使用言语康复训练可以更快更好地克服患儿的构音障碍。常规康复训练，结合口服溶栓胶囊，可显著提高患儿自理能力、运动功能、言语及认知功能，增强患儿的社会适应能力。

2. 外治法

中医外治法包括中药热熨法、药浴疗法等。

中药热熨法采用生川乌、生草乌、制乳香、制没药、独活各 15 g，白芥子 10 g，共研成粗末后用醋热炒分装到布袋内，热熨患处，可用热水袋保温，每日 2 ~ 3 次；红花 60 g，桃仁 30 g，生姜 120 g，鹅不食草、防风各 15 g，捣烂拌匀，加酒炒热，布包后热熨患处，每日 2 ~ 3 次。以下主要介绍药浴疗法。

（1）药浴疗法简介：我国现存最早的医书《五十二病方》详细记载了雷丸药浴方治疗婴儿癫痫的方法。《山海经》提到的 6 种外治法中就包括"浴"法。最初的药浴疗法多用于外科疾病，如痈疽疮疡、皮肤和外伤病证。现在药浴熏洗的治疗范围已扩展到内科、妇科、男科、儿科、五官科等各科疾病，无论在表在里，或半表半里，凡内外上下和一切脏腑之病证，局部之疾药力不易到达者；上下交病不易合治者；内外合病势难兼顾者；病势急不易急止者；既要祛病，又怕药苦者等，均可用中药浴熏洗法进行调节治疗。

药浴疗法将药物的有效成分作用于人体，透入机体皮肤，药物的有效成分在经络中传导，从而可以激发经脉之气，达到疏通经络、调和气血、促进脏腑气血正常运行的作用，继而协调人体各个脏腑之间的功能，提高免疫功能和抵抗外邪的能力。因此，药浴疗法能够起到从外治内的作用。

（2）药浴疗法的机制："病之所在，各有其位，各有其名，各有其形……按其位，循其名，核其形，就病以治病，皮肤隔而毛窍通，不见脏腑恰达脏腑也。"一方面，药浴剂的有效成分能够透过全身毛孔到达体内，从而被身体组织吸收，继而达到治疗的目的；另一方面，药浴剂还可以参与机体经络腧穴的调节，并通行十二经脉，通达全身，使药物的有效成分能够进入到五脏六腑和身体的各种组织内，从而达到治疗疾病的目的。

药浴既是一种运动疗法，也是一种物理治疗方法。通过适当的水温、水压及水中化学成分等以不同的方式作用于患儿。药浴熏洗治疗过程中，由于水温的影响，药浴缸内会产生大量的气雾，特别是当温度较高时，会蒸发出有益于身体恢复的气体。因此，首先以温热之气熏身体，使挥发出的部分药物有效成分，通过口鼻吸入后能够滋润五官、诸窍，发挥药物的全身治疗作用。由于药浴以沐浴泡澡的形式治疗，患儿完全是在一种放松的状态下接受治疗，能够消除因服药怕苦、注射怕痛的紧张情绪。这种躺在浴缸中彻底放松的疗法是其他疗法无法比拟的。

药浴通过水中的温度刺激、机械刺激和化学刺激来缓解肌痉挛症状，改善血液循环，调节呼吸频率，增加关节活动度，增强肌力，改善协调性，提高平衡能力，纠正步态。同时，由于小儿先天适应水中的环境。因此，药浴疗法还可增加小儿的兴趣以达到持续性的训练，并能够很好地树立患儿的自信心，改善其情绪，提高其参与娱乐活动的积极性，对于患儿智力、言语及个性的发展都有极大的好处。

药浴融合了温水洗浴和中药药物疗效的双重作用，水作为其媒介。因此，药浴疗法要特别注意水的作用和药物的辨证施治。温度为 37 ℃左右的水与人体体温正好相当，一方面，温热水洗浴对人体的外周血管有一定的扩张作用，同时能够促进人体分泌更多的汗液及排泄更多的尿液，也能够起到降低血压及促进心率轻微加快的功效；另一方面，温水浴还可以有效地降低神经兴奋性及痛觉传导作用，进一步缓解肌肉的痉挛，增强胃肠功能，以及提高造血功能及增强免疫功能。患儿在水中运动时利用水的浮力作用始终处于失重的状态，这就使得其身体能够在水中活动得轻便自如，这非常适合四肢运动功能障碍的治疗及康复。

由于患儿在接受中药药剂口服治疗时无法保证良好的服药依从性，单一口服用药的疗效发挥相对缓慢。因此，积极采用联合治疗的方式非常重要；常规康复治疗联合药浴疗法可以使血管扩张，改善病变组织微循环状态，加快病变组织的新陈代谢。另外一优势是药物有效成分能通过皮肤吸收进入血液循环，既减少了胃肠道的不良反应，又避免了肝脏的首过效应，从而提高了治疗效果。

（二）脑瘫的现代治疗

1. 物理疗法

运动功能训练是康复的核心，辅以作业疗法、语言障碍的矫治。物理治疗包括物理因子治疗及运动疗法。常用于 SCP 患儿的物理因子治疗有各种形式的电刺激疗法、光疗、蜡疗、生物反馈疗法、水疗等。运动疗法包括 Bobath 疗法、Ayre 感觉整合治疗、Vojta 疗法、PNF、运动再学习及引导式教育（Peto 系统）、Rood 技术等。目前临床上仍以 Bobath 方法为主，并且治疗中心已逐渐由医院转向以家庭、学校、社区生活为中心。

中枢神经系统的可塑性是脑损伤后神经功能恢复的重要生物学基础。神经元之间的信号传递必须依赖突触实现。突触是神经递质和受体作用的功能单位，突触结构的完整性是神经元发挥正常功能的物质基础。实验证明，经过训练和改变外界环境，神经元通过邻近代偿、失神经过敏、轴突侧支长芽、潜伏通路和突触的启用等，可使功能得到恢复。早期运动康复训练通过作用于脑血管舒缩活性和血管生成、神经营养因子的合成，调节神经可塑性。药浴结合康复训练，不但能有效改善患者患侧肢体的功能，还能促进神经功能的恢复。

脑瘫患者在长期过度痉挛收缩过程中，能量消耗、代谢产物堆积等外周性因素容易导致肌疲劳。肌细胞内 Ca^{2+} 浓度在骨骼肌兴奋 - 收缩耦联过程中发挥调节作用。肌浆网是储存 Ca^{2+} 的主要地点，神经冲动传递到运动终板后，肌浆网中的 Ca^{2+} 被释放到细胞内启动肌纤维收缩，然后肌浆网中的 Ca^{2+} 通道将 Ca^{2+} 转运回肌浆网使得肌肉得到舒张。Ca^{2+} 的运动过程需要 ATP 来提供能量，持续的肌肉收缩导致肌细胞的 ATP 含量显著下降，影响 Ca^{2+} 的正常流通，从而导致肌肉疲劳。肌肉持续性的收缩产生大量的乳酸，乳酸解离产生 Ca^{2+} 使 pH 下降，从而抑制糖酵解过程中起关键作用的蛋白酶的活性，继而减少 ATP 的含量，同时 H^+ 与 Ca^{2+} 竞争肌钙蛋白的结合位点同样会阻碍肌肉收缩，导致肌肉出现疲劳。中药浴结合康复训练，能有效促进神经传导功能、细胞代谢，以及兴奋 – 收缩耦联机制的恢复，从而缓解肌肉痉挛状态，有助于肢体功能的恢复。

2. 药物疗法

药物疗法在脑瘫治疗中占有重要的地位。常用药物有 2 类。

（1）脑保护剂：以促进脑新陈代谢为主，同时可以有效地改善脑血液的循环，减轻脑部缺氧症状，还能够很好地补充脑生长发育所必需的营养物质，对神经细胞的发育及轴突的生长有良好作用，如 B 族维生素、蛋白质、肽类、常用能量合剂、鼠神经生长因子等。

（2）改善运动障碍的药物：临床上最常使用的药物为地西泮、巴氯芬及丹曲林钠。丹曲林钠是一种肌松药，可以直接作用于梭形肌纤维，能够减轻肌肉痉挛症状，改善运动功能。近年研究表明，肉毒杆菌毒素 BoNTA 肌内注射，可以有效缓解肌肉的痉挛症状，从而较好地改善脑瘫患儿的痉挛症状，继而为临床康复治疗创造良好的条件，同时能够加快患儿生活自理能力的进一步改善，成为治疗 SCP 患儿运动障碍的一种新的治疗方法。Meta 分析显示，肉毒杆菌毒素 BoNTA 治疗脑瘫的总有效率达到 94.5%。

（3）其他治疗方法包括手术治疗、心理教育、社区关怀等。

（田逢明　侯　军）

第九节　抽动障碍中西医康复治疗

抽动障碍（tic disorder，TD）是一种常见的多发的慢性小儿神经精神障碍性疾病。临床表现以头颈部、躯干、肢体的运动抽动和（或）喉部发声抽动为主，并伴有一种或多种如多动症、焦虑、强迫症和学习困难等心理行为障碍。虽然患儿智力一般不受该疾病影响，但该疾病严重影响患儿的学习、生活、社会交往。TD 的临床症状不稳定，患儿在紧张焦虑或受到外部刺激时症状明显加重，放松或者休息过后又呈现好转，不易被父母家长察觉重视，造成病情反复。虽然抽动障碍对患儿机体脏器没有明显的直接损伤，但在孩子的成长过程中极易受到心理创伤，造成难以弥补的心理问题。随着学校、家庭和社会等多方压力的增大，抽动障碍的发病率有上升趋势，困扰着千千万万的家庭，也逐渐成为国内外研究热点之一。

TD 在古代中医书籍中并未见专门记载，传统医学按其发病特征将抽动障碍归为"风痰证""肝风证""慢惊风"等范畴。《黄帝内经》中有相关记载"诸风掉眩，皆属于肝""诸痉项强，皆属于湿"，宋代钱乙《小儿药证直诀》记载"凡病……皆引肝风。风动……风入于目……如风吹……故目连扎也"。《景岳全书》曰："凡惊风之实邪，惟痰火为最，而风火次之。"清代张璐《张氏医通·瘛疭》亦有"瘛者……疭者……俗谓之搐"的记载。目前认为，本病属于"慢惊风""肝风证""筋惕肉瞤""抽搐""瘛疭""风痰证"等范畴，以"慢惊风""肝风证"最为常见。

一、抽动障碍的中医研究

(一) 病因病机

中医认为，TD 的病因是多方面的，与感受外邪、饮食所伤、疾病影响、情志失调及学习紧张、用眼过度等因素相关。诸如真气不足、胎产损伤、外邪侵染、饮食不调、情志郁怒及久病积虚等因素均与本病有关。病发部位与肝、肾、脾、心等存在一定的关联。

1. 肝风内动

小儿抽动症的发病部位在肝，同时与其余四脏相关。儿童肝常有余，抽动患儿容易出现筋挛不遂、易于外感、情志不畅和胆怯善恐等肝气不足、气失布散的表现。肝气失疏的原因在于诸事不遂而郁怒不畅，久则气郁化火，损耗肝阴，进而导致阴不敛阳，阳亢风动，肝风内动走窜四肢筋络而发抽动。抽动症的基本病机是风阳内动，主要责之于肝；又因其病程长，久病易致后天脾胃虚弱，土虚木亢，加重内风的扰动，肝风内动，上入于目则目眨，牵其筋脉则肌肉抽动。

2. 心神失养

心理精神方面的疾病皆为心主神明失调所致。《灵枢·口问》云："心者，五脏六腑之主……忧愁则心动，心动则五脏六腑皆摇。"抽动患儿外在表现为"肝风内动"，其本因是"心主神明"失调；且抽动症患儿大多先出现眼部抽动，如眨眼、挤眼、瞪眼等。据中医目为心使理论，心神失调当为本病病因。心神失养不能以主血，肝风内动不能以藏血，故筋失养，发为抽动。

3. 脾虚痰聚

据"百病多由痰作祟""小儿肝常有余，脾常不足"等理论，抽动患儿喉发怪声、粗言秽语、注意力不集中等症状均是脾失健运、水液潴留、聚液生痰、痰气互结聚于胸中和痰蒙心窍所致。脾虚肝亢、风痰扰动是本病主要病机，若先天禀赋不足、后天喂养不当，或久病失养、损伤脾胃，导致脾虚不能升清降浊而凝聚为痰，痰气阻胸，上蒙心神，则脾气乖戾、胸闷不舒、喉发怪声。脾主肌肉四肢，土虚木亢，脾虚生风，导致肝风易夹痰，上扰头目，阻滞经络，而发头项、四肢抽动。

4. 肺卫不固

小儿肺脏娇嫩，易感外邪，腠理开合，卫外固表之力较弱，易受外邪侵袭。风为百病之长，风邪犯肺，肺脏功能失调，致金不克木，加之小儿肝常有余，肝阳亢盛，引动肝风；外风引动内风，遂发眼、鼻、口、咽等头面清窍的抽动。

从古今文献研究来看，导致患儿出现抽动障碍症状的病因较多，未形成相对完整的论述，无法采取单一证候病机对该病进行概括。

(二) 中药内服辨证论治

《中医儿科临床诊疗指南·抽动障碍（修订）》将抽动障碍分为不同证型，认为应根据患儿具体证型辨证而治。虽然各医家对证型都有独到见解，但组方基本围绕从肝而治、从脾胃论治、从风痰论治的原则。根据病初多实，与风、火、痰、气密切相关，其中主要是以风痰鼓动为多；迁延日久，由实转虚，易出现虚实夹杂证候的观点进行辨证施治。

根据《素问·至真要大论》"诸风掉眩，皆属于肝"，以及小儿肾水不足、心火有余的生理特性，抽动障碍应以心、肝为主要病位。抽动障碍病位在肝、脾，关键在"枢"，少阳枢机流转不利，少阳正常生理功能失调，经气逆乱，伤及肝胆脾胃，引发抽动。应用五脏神与脑神理论，抽动障碍始发于脾，并发于肝，失神于脑，核心病机是脑神被扰。小儿抽动障碍病程漫长，反复发作，符合"百病多痰，怪病多痰"的发病机制，小儿脾胃虚弱，痰浊内生，阻滞气机，气血运行不畅，经脉瘀阻不通，致痰浊瘀血交阻。小儿具有"肝常有余、脾常不足"的特征，且"百病多由痰作祟"，抽动障碍主要病机为阴虚动风，痰聚扰神。治疗抽动症障碍应采用多元辨证体系，以脏腑辨证为根本，体质辨证为基础，诱因辨证为关键，症状辨证为辅助，着重调肝、改善病理性体质、祛除诱因、对症选药，兼顾脾、肺、肾、心，灵活加减运用，以期更好的疗效。

抽动障碍病位在肝脾二脏，病因病机属风痰内扰。脾虚肝亢者临床常以四逆散为主方加减，疏理肝气、调畅气机；脾虚痰聚者常以二陈汤为主方加减，理气燥湿化痰、活血化瘀。抽动障碍在于胆气受损，波及五脏，治疗上以柴芩温胆汤加减清胆和胃、疏肝理气、化痰息风。抽动障碍由先天禀赋不足，后天调养失宜，导致肝肾阴虚、心脾两虚，治以壮水制阳、调和阴阳，临证分别以杞菊地黄丸、归脾汤为主方加减治疗。抽动障碍由惊恐恼怒，导致肝气郁结化热，而后随冲气上逆引起，以清肝泄热、降逆平冲为基本治法，方与奔豚汤加减。脾胃运化失司之抽动障碍，调整脾胃功能，恢复正常运化，四逆散合四君子汤健脾化痰、疏肝息风。

六君子汤健脾补气、和中化痰，与四逆散合用，肝脾同治，标本兼顾。抽动频发，抽动幅度大者，可加用平肝息风药物；肝郁化火者加用清肝泻火药物，久病耗伤心经气血者加用补气养心安神药物。

（三）中医外治法

中医特色治疗方法治疗抽动障碍也具有一定疗效，如针灸疗法、耳针疗法、推拿疗法、放血疗法、拔罐疗法等。

1. 针刺

针刺头穴具有治阳、荣脑、息风、调神的作用，头为诸阳之会，起到总督诸阳、正本清源的作用。腹背交替针刺法，以调和阴阳使阴阳平衡。调气解痉针法联合中药治疗比单纯运用中药治疗发声抽动疗效更好。靳三针联合中药治疗，临床疗效显著。该病病位在脑，治疗上尤重头针的运用，其中四神针与脑三针皆在头部，针刺这些穴位可有升清降浊的作用，其中药可有平肝息风、清肺化痰的功效，中药与针刺合用可互增疗效，治疗抽动障碍患儿可达平肝息风、化痰安神健脑的作用。

2. 推拿

本病是由于小儿颈椎韧带受到损伤继发人体自我保护而形成的肌肉紧张，进而产生抽动的表现，治疗上当放松肌肉、修复颈椎韧带以恢复正常功能，推拿具有一定的疗效。

3. 耳穴贴敷

耳穴贴敷痛苦小，安全无不良反应，简便易行，易于被患儿接受。耳穴选穴重视调节阴阳、调节心脑的功能，以达安神醒脑开窍、平肝息风的效果。

二、抽动障碍的现代治疗

TD是一组常见的神经发育障碍疾病，起病于儿童或青少年时期，临床表现多种多样，主要特征是头颈部、躯干、肢体的不自主突发运动抽动和（或）喉部发声抽动。抽动可以是涉及头部、颈部、躯干和（或）四肢（上部或下部）的简单或复杂的抽动，运动抽动可以是眨眼、耸鼻、噘嘴、耸肩、面部鬼脸、头部向固定方向抽搐或其他动作；简单发声抽动包括咳嗽、咕咕、喊叫、吠叫、清嗓子或哭；复杂的发声抽动可以涉及秽语或重复其他人的单词或短语等。

（一）流行病学

TD按病程长短分为3种类型，即短暂性抽动障碍（provisional tic disorder，PTD）、慢性抽动障碍（chronic tic disorder，CTD）、抽动秽语综合征（tourette syndrome，TS）。抽动障碍通常共患各种精神和（或）行为障碍，如注意缺陷多动障碍（attention deficit and hyperactivity disorder，ADHD）、强迫行为/障碍（obsessive-compulsive behavior/disorder，OCB/OCD）、焦虑障碍（anxiety disorder，AD）、抑郁障碍（depressive disorder，DD）和睡眠障碍（sleep disorder，SD）等。流行病学资料显示，1992—2010年，我国每10个人就有1~2个人患PTD或CTD。根据人口比例可以大致估计出我国0~18岁儿童及青少年中有接近1000万TD患儿、200万TS患儿。

国外研究指出，儿童抽动障碍问题日益严峻，总体上男性患病率高于女性。平均发病年龄为4~6岁，最高严重程度在10~12岁。国内研究指出，TD患病率因性别、年龄、地区而异，其中TD的流行率为6.1%，以短暂性抽动障碍最多见，男孩与女孩的患病率分别为5.1%和2.4%；城市与农村分别为2.6%和2.2%；中部的流行率为10.7%，华北和华东分别为7.8%和4.4%。

（二）病因和机制

临床观察和基础研究普遍认为，TD是一种神经发育障碍疾病，病因和发病机制尚不明确，可能是遗传、免疫、心理和环境因素共同作用的结果。

1. 遗传因素

TD有较为明显的遗传倾向，是性状较为复杂的多基因遗传疾病，但致病基因尚未完全明确。针对家族尤其是双胞胎家庭的调查研究发现，大多数TD病例呈现明显遗传性，其中同卵双胞胎较异卵双胞胎有更高的同时患病概率，但具体的遗传作用机制尚未定论。与抽动障碍类似，强迫症也有着较为明显的家族遗传性，并且常伴随抽动障碍，但总体遗传性低于抽动障碍。跟踪调查发现，TD患儿家族中直系血亲包括父母子女，相对发病率及复发率普遍高于兄弟姐妹，男性发病率高于女性。此外，数据显示TD患儿常共患自身免疫性疾病，且直系亲属也呈现较为一致的高共患病率。相关报道指出，孕期女性长时间生活在不利环境因素下或者怀孕早期受到不利影响，也能导致子女发生 TD。

2. 神经递质因素

目前普遍认为，中枢神经递质的异常是导致 TD 的重要机制，皮质 - 纹状体 - 丘脑 - 皮质回路间的作用失衡导致抽动。关于神经递质的研究以单胺类神经递质居多，其中以多巴胺为主。TD 还涉及 5 - 羟色胺、γ - 氨基丁酸（GABA）通路异常，以及肽能神经元和内源性大麻素通路。相关研究表明，TD 和 ADHD 均由皮质 - 纹状体 - 丘脑 - 皮质回路中的神经元异常引起，进而影响人的情绪、思维和行为等，二者存在相关性。

3. 免疫因素

多研究显示，A 族 β 溶血性链球菌感染与 TD 和 OCB/OCD 存在相关性。临床相关报道，患儿上呼吸道感染或者扁桃体炎症后引发抽动或者抽动加重。此外，肺炎支原体、EB 病毒、巨细胞病毒等，均可诱发 TD 或加重病情，说明感染免疫因素在 TD 发病中发挥一定的作用。

4. 心理因素

家庭氛围与父母教育方式都会对儿童心理造成潜移默化的影响，并可能引发焦虑抑郁等不良情绪。伴随抑郁的 TD 患儿比单纯 TD 患儿病情更加严重，随着时间推移，虽然 TD 有所缓解，但复发和病情加重的可能性更高。学龄儿童在课业压力、同龄孩子人际交往问题中易引发抑郁与焦虑等心理问题，更容易诱发抽动。不良情绪会直接导致抽动的发生并影响抽动发病程度，加大共患病概率，同时加重患儿的心理负担，使患儿陷入互相影响、更易复发的不良循环。

5. 其他

国外研究报道，产前母亲吸烟会导致 TD 的发病，围产期疾病或者不良生活习惯会间接导致儿童发育障碍或者脑部损伤，进而引发 TD。现代生活越来越多的电子产品会导致儿童受到的外界刺激增多，沉迷电视电脑造成精神过度紧张同样会引发 TD。

（三）诊断

1. 诊断标准

目前主要以美国《精神障碍诊断与统计手册》第 5 版（DSM-5）为诊断依据，判断抽动障碍的各个类型。根据疾病的临床特点和病程分为 3 种类型。

（1）TS：①患儿出现多种诸如头颈部、肢体、躯干的运动抽动，并且有 1 种或多种喉部发声抽动，但运动抽动和发声抽动不一定同时出现；②18 岁前首次发病；③病情持续时间可超过 1 年；④非药物或者医疗方式引发抽动。

（2）CTD：①患儿出现 1 种或多种运动抽动或者发声抽动，但不同时出现运动抽动和发声抽动；②18 岁前首次发病；③病情持续时间在 1 年以上；④非药物或者医疗方式引发抽动；⑤不符合 TS 的诊断标准。

（3）PTD：①患儿出现 1 种或多种运动抽动和（或）发声抽动；②18 岁前首次发病；③病情持续时间不超过 1 年；④非药物或者医疗方式引发抽动；⑤不符合 CTD 或 TS 的诊断

标准。

2. 严重程度评估

耶鲁综合抽动严重程度量表（Yale Global Tic Severity Scale，YGTSS）是心理学用于评定运动抽动和发声抽动的有效工具，主要用来评估儿童抽动障碍的严重程度。量表由问卷的形式构成，包含：①确定运动和发声抽动的症状、严重程度和发病年龄；②抽动的频度、强度、复杂程度；③环境对症状的影响。

YGTSS一般由家长完成，需要15~20分钟。通过汇总问卷得分评估抽动严重程度，总分<25分为轻度，25~50分为中度，>50分为重度。

3. 辅助检查

维生素A、维生素D对神经系统具有保护和营养作用，对神经发育具有调节作用。有研究表明，TD患儿血清维生素D水平明显比健康儿童低，TD患儿较健康儿童更易出现维生素D的缺乏或不足。TD患儿在一定程度上缺乏维生素D，且抽动症状越严重，血清中维生素A、维生素D的水平越低。

（四）治疗

1. 非药物治疗

药物在降低抽动严重性方面是有效的，但受制于不良反应，其应用存在一定局限性。行为干预治疗相对来说安全有效，越来越广泛地被应用于临床，逐渐成为治疗TD的主要措施。抽动的综合行为干预是目前治疗抽动障碍较为有效的非药物治疗方法。欧洲临床指南将习惯逆转训练（habit reversal training，HRT）作为治疗儿童TD的一线行为治疗方法推荐，认为它应嵌入在心理教育和支持性环境中，并可以与药物治疗相结合；HRT是治疗TD最广泛的行为治疗方法，不管患儿是何种抽动方式、任何年龄，亦不管患儿是否接受了药物治疗，HRT对患儿的抽动严重程度和频率均有改善作用。

2. 药物治疗

对于中重度抽动障碍，单纯的行为与心理治疗收效甚微，便需要进行药物治疗，常用药物包括以下几类。

（1）多巴胺受体拮抗剂：以氟哌啶醇和硫必利等为代表的抗精神病药物。其主要作用机制是拮抗纹状体多巴胺受体，抑制兴奋递质在神经间传导进而起到安定、镇静作用。

（2）α肾上腺素受体激动剂：以可乐定和胍法辛为代表的稳定情绪药物。可乐定通过减少去甲肾上腺素的释放，以减轻抽动症状，控制患儿冲动情绪。胍法辛耐受性好，对注意力有改善作用，镇静作用较轻，对TD合并ADHD患儿效果更佳。

（3）非典型抗精神病类药物：以利培酮和阿立哌唑等为代表。利培酮是一种单胺能拮抗剂，不同剂量时对5-羟色胺和多巴胺D_2具有拮抗作用，在世界范围内都是治疗TD的常用药物。阿立哌唑是多巴胺能系统稳定剂，能有效改善抽动症状，临床上已被广泛使用。阿立哌唑患儿不良反应发生率为15.0%，显著低于氟哌啶醇的47.5%。

（4）抗癫痫类药物：以丙戊酸钠和托吡酯为代表。丙戊酸钠具有较好的抗癫痫作用，其作用机制是通过对全脑中枢GABA系统进行调节，进而达到抑制癫痫的目的。丙戊酸钠为主联合氟哌啶醇治疗，可有效改善患儿抽动症状。

（董秀玲）

第十节　针灸治疗缺血性脑卒中

急性缺血性脑卒中是由大脑动脉堵塞引起的，是最常见的脑卒中类型，占全部脑卒中的80%以上。生理条件下，脑血流量维持在每分钟 50 ~ 60 mL/100 g，但脑缺血时脑血流量急剧下降，损伤从中心向外围扩散，每分钟脑血流量 <7 mL/100 g 的区域定义为缺血核心区，由于该区能量不足使细胞内离子失衡、线粒体功能衰竭和细胞内蛋白酶、脂酶及核糖核酸酶的激活，导致细胞结构元素的快速分解和细胞完整性的丧失，缺血核心区内的神经细胞在缺血数分钟到数小时之内发生不可逆死亡。在缺血核心区外，仍有部分脑组织呈低灌注状态，每分钟脑血流量在 7 ~ 17 mL/100 g，该区域称为缺血性半暗带。缺血性半暗带依靠脑侧支循环，神经元尚未发生不可逆死亡，因此再灌注恢复脑血流后神经细胞仍可存活并恢复功能。所以，在大多数情况下，及时的溶栓对于治疗急性缺血性脑卒中至关重要。然而，再灌注引起的炎症损伤、氧化应激反应、兴奋性氨基酸毒性等成为影响脑缺血预后的关键问题。临床试验证实，中医针刺对脑梗死所致的缺血性脑损伤有明显的保护作用，值得临床推广应用。

一、脑卒中的分类

（一）中医学分类

历代医家根据各自体会逐渐认识到中风包括多个病种，从不同的角度进行分类，提出了二级病名，大致归纳为6类。

1. 以病因内外分类命名

据古医籍记载，中风病因有外风、内风两说，故将中风分为内风、外风两类。认为中风发病是外因、内因相互作用、相互影响，共同致病。

2. 以病机特点分类命名

张锡纯根据《黄帝内经》并参考西医，将其分为出血性脑卒中、缺血性脑卒中。

3. 以病情轻重分类命名

微风、小中风或脑卒中先兆系轻型脑卒中，大风、大厥为重型脑卒中。《东医宝鉴》云："凡人初觉示指、次指麻木不仁，或不用者，三年内必中风之候也。"

4. 以邪中部位分类命名

《金匮要略》曰："邪在于络，肌肤不仁，邪在于经，即重不胜；邪入于腑，即不识人，邪在于脏，舌即难言。"将中风分为中络、中经、中腑、中脏四类。表明中风病情有轻重缓急深浅，临床症状也不相同。

5. 以临床特征分类命名

猝然仆倒之击仆，口眼㖞斜之口僻（现已在脑卒中之外），以此描述起病急骤的中风。

暴喑、哑风、风懿则指中风失语或构音困难。此外，还有偏枯、偏风、痱风、风曳、腲风、半肢风、脑卒中瘫痪等。

6. 以病程分期分类命名

击仆、大厥、薄厥、卒中是脑卒中的急性期，《医述》曰："风中于人曰卒中、曰暴仆、曰暴喑、曰蒙昧、曰口眼㖞僻、曰手足瘫痪、曰不省人事、曰言语謇涩、曰痰涎壅盛。"偏枯则为脑卒中的中、后期，主要是痿而不用，《灵枢·热病》曰："偏枯，身偏不用而痛，言不变，志不乱，病在分腠之间……益其不足，损其有余，乃可复也。"

此外，有学者认为脑卒中系是脑卒中类疾病的总称，脑卒中病应分无症状脑卒中即静中风，有症状脑卒中即风痱、风懿，为二级病名。

（二）西医学分类

根据 Admas 等提出的经典 TOAST（Trial of Org 10172 in Acute Stroke Treatment）病因分型，将缺血性脑卒中分为 5 个亚型：大动脉粥样硬化型、心源性栓塞型、小动脉病变型、其他明确病因型、不明原因型。TOAST 病因分型是目前国际上应用最广泛的病因学分型。该系统将病因分为 5 类，强调了辅助检查对病因诊断的重要性。

二、脑卒中的病因

（一）中医学病因

唐宋以前多以"内虚邪中"立论，强调"外风"为主；唐宋以后，特别是金元时代，突出以"内风"立论；至明清及近代得到发展成熟。

1. 外风学说

外风学说系中风病因学说的起源阶段。《黄帝内经》称中风为"厥、大厥、薄厥、偏枯、偏风、风痱"等，认为是正气不足，风邪入中，即外风致中风。《灵枢·刺节真邪》讲："邪气者，虚风之贼伤人也，其中人也深，不能自去……虚邪偏客于身半，其入深，内居荣卫，荣卫稍衰，则真气去，邪气独留，发为偏枯。"

2. 内风学说

内风学说是指中风病是因脏腑气血功能紊乱，机体阴阳失调而导致的。明清以后，已完全否定"外风"致病学说，认为中风是人体脏腑气血功能紊乱，完全由内因导致。明代张景岳阐明了内伤积损的观点，薛己主张肝血肾精亏损为中风之本源的论点。清代叶天士认为，肝肾精血亏损，水不涵木致肝阳鸱张，虚风内动，气血上逆而发为中风；王清任在脏腑解剖基础上将该病定名为半身不遂，认为本非中风而然，亏损元气，是其本源。晚清张锡纯主张，中风基础伏藏于内，与张山雷等结合现代医学，根据《黄帝内经》中"血菀于上，使人薄厥"之意，提出"气血冲脑"之说；清代陈士铎在《本草新编》论述：中风未有不成于痰者也，非痰成之于风也。至此，中风病病因病机学说开始以"内风"立论。

3. 内外风兼之

明代王冰认为，中风与内风和外风均有关系，把中风分为"真中风"与"类中风"两类。《医经溯洄集·中风辨》云：殊不知因于风者，真中风者，因于火、因于气、因于湿者，类中风而非中风也。明代张景岳把中风分为"真中风"与"非风"。王冰与张景岳之真中风相同，同为外感风邪。张锡纯在《医学衷中参西录》中讲，中风之缘由"多先有中风基础，伏藏于内，后因外感而激发"。

（二）西医学病因

1. 动脉粥样硬化

颈动脉粥样硬化是脑梗死的常见病因，且脑梗死发生的主要病理基础是动脉粥样硬化。引起脑梗死的机制为粥样硬化斑块逐渐增大，阻塞血管；斑块不稳定、破裂，破裂的斑块导致远端的血管栓塞；斑块表面粗糙，激活血小板和凝血因子，导致血栓形成；狭窄的颈动脉致远端灌注压下降，使分水岭区供血不足，形成边缘带梗死或低灌注性梗死。

2. 心源性栓塞

心源性栓塞常见于动脉粥样硬化性、风湿性、高血压性和先天性心脏病等所致的心房纤颤及其他心律失常，以及急性、亚急性细菌性心内膜炎和心肌炎等。

3. 小动脉病变

小动脉病变性脑梗死诊断标准：患者临床及影像学表现有以下3项标准之一即可确诊，有典型的腔隙性脑梗死的临床表现，影像学显示有与临床症状相对应的卒中病灶最大直径小于 1.5 cm；临床上有非典型的腔隙性脑梗死的症状，但影像学未发现相对应的病灶；临床具有非典型的腔隙性脑梗死的表现，而影像学检查发现与临床症状相符的小于 1.5 cm 的病灶。

三、脑卒中的病机

（一）中医学病机

目前较为公认的是，中风的发病既有外因也有内因，二者相互作用、相互影响。病因病机：①正气不足、内伤积损致阴虚不能制阳，风阳动越，夹气血痰火上冲于脑而发病；②情志过极，五志化火，心火暴亢，风火相煽，血随气逆，上扰元神而致病；③饮食不节，痰浊内生，郁而化热生风。风阳挟痰横窜经络、上蒙清窍而致病；④气虚血瘀或气滞血瘀致脑脉瘀阻而成病。即认为风、火、痰、气、虚、瘀六端为主要病因病机，其中风、火是卒中发病的始动原因。

（二）西医学病机

1977 年，Astrup 等首先提出缺血性半暗带的概念，认为局部脑血流量（regional CBF, rCBF）下降存在 2 种脑缺血临界值：一是 rCBF 很低的缺血中心区，在 1 小时或更短时间内就可演变成不可逆损伤；二是 rCBF 降低较轻的周边区域，向不可逆损伤的演变较慢，约需数小时到 1 天，这种轻度缺血区，就称半暗带。在病理生理方面，缺血后神经细胞能量代谢障碍、兴奋性氨基酸释放、氧化应激损伤毛细血管、炎性反应和中性粒细胞聚集造成微循环障碍，激活其受体介导的钙离子通道，促进细胞内钙离子堆积，钙超载诱导细胞凋亡。缺血后的神经元死亡主要有 2 种形式，缺血中心区主要以细胞坏死为主，而缺血半影区主要以细胞凋亡为主。

四、脑卒中的治疗

（一）药物疗法

药物主要包括：抗凝药，如低分子量肝素；纤溶酶原激活剂（溶栓药），如尿激酶、组织纤溶酶原激活物、重组单链尿激酶型纤溶酶原激活物等；抗血小板药，如阿司匹林、氯吡格雷、双嘧达莫等；钙通道阻滞剂，如尼莫地平、氟桂利嗪等；活血化瘀中药，如丹参、川芎、水蛭等。

（二）手术疗法

手术包括颈动脉内膜切除术、颅外－颅内动脉吻合术等。可选用颞浅动脉－大脑中动脉吻合、枕动脉－小脑后下动脉吻合、枕动脉－大脑后动脉吻合术等。

（三）针刺疗法

临床和实验室研究表明，针刺治疗脑缺血疗效显著。系统回顾和 Meta 分析表明，针灸确实能减小实验性中风后的梗死体积，提高神经功能评分。实验研究证明，针刺预处理可显著诱导脑缺血耐受性，是一种潜在的治疗脑缺血损伤的方法。

五、针刺疗法的机制

（一）中医机制

1. 经络

脑卒中的针灸治疗历史源远流长，历代医家已经积累了丰富的经验。《黄帝内经》云："泻其有余，补其不足，阴阳平复，用针若此，疾于解惑。"《针灸甲乙经》云："偏枯，四肢不用，善惊，大巨主之。"《针灸大成》有中风口眼歪斜取听会、颊车、地仓；手弱不仁，拘挛不伸选手三里等记载。归纳发现，针灸治疗脑梗死的取穴多来自手足阳明经（大肠经与胃经），原因可归纳为如下几点。

（1）经络循行：《灵枢·经脉》载"胃足阳明之脉，起于鼻交頞中……过客主人，循发际，至额颅""足阳明之别……其别者，循胫骨外廉，上络头项……""大肠手阳明之脉，起于大指次指之端……左之右，右之左，上挟鼻孔"。可见胃经、大肠经与脑在经络循行上紧密相关。

（2）脏腑功能：手足阳明经分别络属于大肠和胃，针灸刺激胃经、大肠经腧穴可调节脏腑功能，而胃和大肠的功能与脑密切相关。《素问·六节藏象论》曰："五味入口，藏于肠胃，味有所藏，以养五气，气和而生，津液相成，神乃自生。"阐述了饮食入胃、化生水谷精微、上滋脑窍的过程。中医认为胃为"水谷之海"，主受纳腐熟水谷，化生气血；大肠为"传导之官"，主传导变化，推陈降浊。二者只有功能协调，人体才能气血通和，水谷精微、气血津液才能濡养脑窍，进而维持大脑正常功能。

（3）治疗：《素问·痿论》提出"治痿独取阳明"，痿证包括脑梗死的部分症状。首先"阳明多气多血"，痿证多气血亏虚、筋脉失养，故治疗上多取阳明经，如《灵枢·九针》所载"刺阳明出血气"，针刺阳明经有利于气血的升发。此外，"阳明主宗筋""阳明虚则宗筋纵，宗筋纵则不能束筋骨以利机关"。阳明充盛、气血充足，筋脉才得以濡养，才能使筋脉柔软，关节滑利，运动灵活。

由上可见，手阳明大肠经与足阳明胃经为治疗本病首选、常用、有效的经脉。现代研究表明，肠道菌群又与脾胃、大肠功能密切相关，肠道菌群影响食物的消化吸收，食物有赖于脾胃的运化及大肠的传导，而与机体免疫防御功能有关的卫气，也赖于脾胃所化生。故针灸可以通过调理脾胃、肠道功能，恢复肠道菌群的稳态。

2. 腧穴

针灸治疗脑梗死的取穴多来自手足阳明经（大肠经与胃经）。

（1）头针：《素问·脉要精微论》指出"头者，精明之府，头倾视深，精神将夺矣"。头为元神之府，诸阳之会，百脉之宗，是人体髓窍神明、经络气血汇聚之地，是脏腑经络功能活动的主宰。《灵枢·本输》指出"凡刺之道，必通十二经络之所终始"，针刺头部腧穴，能开窍醒神、补益脑髓、通关利窍，能有效地刺激中枢神经系统，协调中枢与外周的功能，增强反射联系，促进机体功能的恢复。临床证实了头针治疗的安全性和有效性。头针能有效降低脑卒中患者血清中超敏 C 反应蛋白含量，降低 IL-1β、TNF-α、IL-6 等炎性细胞因子的表达，减轻脑组织炎症反应。

（2）体针：阳明经为多气多血之经，刺激阳明经可调和气血、行气通络，气血流通而经络自畅，五脏六腑相和。

手足阳明经穴：肩髃、臂臑、曲池、手三里、合谷、髀关、伏兔。肩髃和臂臑两穴都为手阳明大肠经穴，主要用于治疗上肢的痿痹不用。曲池为手阳明经的合穴，能调和营卫、流畅气血。手三里功擅通经活络、清热明目、调理肠胃。合谷是手阳明经的原穴，原穴与元气密切相关，《难经·六十六难》曰："五脏六腑之有病者，皆取其原也。"刺激原穴能使阳明经经络通畅，培益后天，补益正气，抗御病邪。髀关位于股直肌、缝匠肌及阔筋膜张肌之间的凹陷中；伏兔位于髂底上 6 寸髂前上棘与髌底外侧端的连线上，两穴位的选取主要治疗下肢痿痹不用，以疏经通络、调和气血。

《素问·调经论》云："病在筋，调之筋；病在骨，调之骨。"阳明经诸穴合用体现了针灸治疗的近部取穴原则。三阴交、阴陵泉、血海为足太阴脾经穴，脾属土，是后天之本，气血生化之源。血海位于筋经结点附近，针刺血海可畅行气血、舒筋利节。阴陵泉是脾经的合穴，针刺该穴可益气健脾、调和气血、疏经通络。三阴交是该经的"本"部，是足太阴脾经、足厥阴肝经和足少阴肾经三阴经的交会穴，为治疗三阴经经脉、脏腑病症的要穴，刺激该穴可疏畅气机、调和气血。

后溪是手太阳小肠经穴，为八脉交会穴之一，"后溪督脉内眦颈"，督脉总督一身之阳气，为"阳脉之海"，刺激该穴能有效调节一身阳气。照海为足少阴肾经穴，肾为先天之本，主骨生髓，主生长发育。照海是八脉交会穴，刺激该穴能益水之源、促进机体阴阳平衡。

内关、劳宫是手厥阴心包经穴，手厥阴心包经属心包、络三焦，内关为该经的络穴，劳宫为该经荥穴，两穴互相配伍能有效疏通阴阳经络、调畅气血。外关为手少阳三焦经穴，《难经·六十六难》云："三焦者，原气之别使也，主通行三气，经历于五脏六腑。"《类经·藏象类》云："三焦者，确有一腑，盖脏腑之外，躯壳之内，包罗诸脏，一腔之大腑也。"三焦通行肾间元气、运行脾胃之水谷。外关是三焦经的络穴，刺激该穴不仅能加强阴阳络间的联系，还能促进肾经元气的运行和脾胃水谷的运化。

风市、阳陵泉、悬钟是足少阳胆经的穴位，《脾胃论·脾胃虚实传变论》载"胆者，少阳春生之气；春气升则万物安，故胆气春生，则余脏从之……"阳陵泉为足少阳胆经的合穴，又为八会穴的筋会，《素问·痿论》曰：宗筋主束骨而利机关。十二经筋失其所养则可能出现筋肉拘急、屈伸不利。风市为祛风之要穴，处方中以阳陵泉配伍风市，能调节脏腑气机，祛风通络，促进关节肌腱的屈伸。悬钟为八会穴之髓会，中风病位在脑，该病发生后易出现窍闭神匿，针刺悬钟能充髓健脑，为本病的治疗要穴之一。

"太冲是足厥阴肝经穴，肝属木，为魂之处、血之藏、筋之宗。《血证论·脏腑病机论》云：肝属木，木气冲和条达，不致遏郁，则血脉得畅。"且肝属阴木、胆属阳木，肝胆相连，经络相互络属。太冲既为肝经的输穴，又是其原穴，故取该穴以畅达血脉、疏畅气机、平肝潜阳。尺泽为手太阴肺经的合穴，肺属金，为"相傅之官"，参与宗气的生成并调节全身气机。针刺尺泽穴可调畅气机、疏经通络。

3. 其他

基础与临床研究证明，针刺疗法是急性脑卒中有效的康复治疗和预防复发的手段。脑为元神之府，诸髓者皆属于脑，所以病变在脑，首取督脉。电针刺激百会可以疏通经络，通督醒脑。

(二) 西医机制

1. 针刺调节血流和代谢

脑缺血时血流变化呈非线性下降，闭塞后，由于小动脉和毛细血管平滑肌的代偿性扩张或收缩，出现了新的血流，随后逐渐下降。针刺可以阻断脑缺血损伤带来的一系列病理反应，迅速有效地缓解痉挛的血管，实现侧支血管的建立，解决缺血区域血液供应障碍问题。针刺可减轻脑组织充血，促进再灌注期间血流的恢复。针刺可以提高大脑局部神经血管耐缺血缺氧能力，调节缺血区域血液供应障碍问题，减小缺血区域范围，保护脑神经元，调整脑缺血神经行为功能。实验研究表明，电针抑制缺血半球脑血管内皮细胞血管紧张素 Ⅱ（Ang Ⅱ）和 Ang Ⅱ 1 型受体的表达，导致血管扩张。同时，电针增加了 Ang Ⅱ 2 型受体的表达，通过调节心绞痛的血管生成效应，增加脑血流量而降低脑梗死体积。中枢胆碱能系统易受缺血过程的影响，缺血过程中乙酰胆碱合成受到损害，针刺通过调节胆碱能系统来调节脑血流量。

2. 针刺改善微循环

血液流变性是组织和器官血流量的决定因素，基本保障各组织功能的正常运行，从宏观而言包括血液的黏稠度、血液的流动性、血液的凝集性，从微观分子角度分析包括血细胞的相对运动、形态转变等特性。若发生异常血液黏度升高，流动速度减缓，大量血细胞聚集，可造成血细胞形态改变，相对运动受到阻碍，导致整个血液循环系统障碍，进而引发部分组织血液和氧的供应中断，引发病理损害。缺血性中风患者存在多种血液流变学指标的改变，由此可见，血液流变性障碍增加了中风的发病可能。临床和实验研究证实，针刺可以抑制血液黏度的升高，减缓血管的阻碍性压力，从而改善其流变性，改善缺血中风的情况。

缺血性中风在影响血液流变性的基础上，会造成微循环障碍。当血液流动性减弱，黏度增加，大量血细胞遭到破坏，出现变形，迅速凝集，不能快速有效地通过微小血管时，会最终造成微循环障碍，影响各器官正常有效的生理功能。微循环血管系统是由内径 < 100 μm 的微小血管组成，经由微动脉、微静脉、后微动脉，以及毛细血管网等构成微循环的三条通路，担负营养物质交换、保证心血回流、调节体温系统的作用。微动脉作为整个系统的起始点，在交感神经及血管活性物质的影响下，控制毛细血管前阻力，当微动脉收缩时，阻力增大，血压上升，血流量降低。微静脉属于毛细血管后阻力血管。微静脉的作用机制与微动脉相似，同样控制毛细血管阻力，调节回心血量。基础研究发现，针刺治疗大鼠脑梗死确切有效，能增加微循环输出指标，调节软脑膜小动脉血流，改善大鼠脑部微循环障碍，调节缺血大鼠脑部血液流量。醒脑开窍针刺法中内关快频率时可以改善微循环，增加微循环灌注量。利用激光多普勒检测实验大鼠的软脑膜微循环血流量，发现针刺组大鼠微循环血流增加明显，明显改善脑灌流，为缺血性脑卒中更深入研究奠定基础。

3. 针刺与神经营养

脑神经的营养不仅来自血液的供应和能量的代谢，同时受到某些细胞因子的影响，这些因子分布于脑组织各个部位，其中以灰质区域的大脑皮层及海马区多见。脑源性神经营养因子（BDNF）可以使受到损伤的神经细胞得到复原，延长其寿命。在脑缺血损伤、脑外伤及癫痫等疾病中，BDNF 及受体的表达均有增高。在体内 BDNF 主要通过减少钙超载、调节自由基的生成和增强蛋白激酶 C 活性来实现神经保护作用。脑组织内的 BDNF 与酪氨酸激酶受体结合后，通过信号转导途径以维护受损的神经。神经生长因子对脑缺血神经保护机制与 BDNF 基本相同，也能促进神经细胞的增殖和分化，但其主要作用于前体细胞。研究证实，电针可增强 BDNF 和神经生长因子，营养和保护受损的神经细胞。

（三）展望

针刺已被证明是治疗脑缺血的有效方法。在脑卒中患者中，针刺激活特定脑区，调节脑血流和相关细胞因子。动物实验研究证据表明，针刺治疗机制几乎涵盖了脑缺血病理过程中的所有分子和细胞事件。

（安　康）

第十一节　非特异性下背痛的治疗

下背痛（low back pain，LBP）是指肋缘以下、臀横纹以上及两侧腋中线间区域内的疼痛与不适，伴或不伴大腿牵涉痛。约80%的成年人在一生的不同时期会出现LBP，严重影响工作和生活。根据美国和英国颁布的LBP临床指南，将LBP分为3类：①坐骨神经痛/根性疼痛综合征；②特异性下腰痛，如肿瘤、结核、感染、骨折；③非特异性下背痛（nonspecific low back pain，NLBP）。前两者病因明确，结合病史、体检及影像学的检查临床上诊断容易，但NLBP临床表现多样，缺乏特异性的影像学支持，易出现误诊，治疗效果不理想。

NLBP发病率很高，在美国是仅次于感冒排在第二位的疾病，病因复杂导致难以准确诊断，目前尚无确切的NLBP患病率，但Koes等认为，NLBP是始发于腰部既无神经根受累也无严重潜在疾病的LBP，故认为临床遇到的LBP患者大部分是NLBP。NLBP临床表现多样，主要以肋缘以下、臀横纹以上及两侧腋中线之间区域内的疼痛与不适为主要临床表现，伴或不伴大腿牵涉痛，多数患者可同时存在腰部无力、僵硬感、活动受限或协调性下降，严重者可发生睡眠障碍。疼痛症状多在卧床休息后减轻或消失，受冷、长时间弯腰、久坐、久站后可加重，经热敷、理疗、按摩等保守治疗后疼痛症状多可暂时缓解。体格检查常可发现疼痛部位存在肌张力增高或明显局限性压痛点（扳机点），研究证实扳机点的数量与疼痛程度和睡眠质量密切相关。

一、NLBP 的病因

脊柱作为一个具有支持和运动功能的整体，腰椎又是其中活动最多、负重最大的部分，它的稳定依靠脊柱本身和与之相关的肌肉系统来维持，任何一个系统的功能或器质性病损所引起的腰椎不稳将由另一系统代偿来维持其稳定。

（一）腰椎间盘退变

腰椎间盘退变膨出或突出可压迫神经根引起腰腿痛，临床仍然有部分患者影像学提示腰椎间盘未突出，但有LBP症状。1970年，Crock提出椎间盘内紊乱症，又称椎间盘源性下腰痛。椎间盘源性下腰痛的定位模糊，痛区常无压痛，损伤椎间盘节段与体征不吻合。随着年龄的增长，椎间盘劳损退化，髓核水分减少，可沿着断裂的纤维环向周围疝出。正常人椎间盘P物质（substance P，SP）免疫反应性神经纤维存在于纤维环的外层，而有些研究发现在退变椎间盘的纤维环深层和髓核组织中也出现了SP阳性神经纤维，这说明该纤维可能随着纤维环的裂隙向椎间盘的深部生长。临床研究证实，椎间盘源性下腰痛患者椎间盘中新生的神经纤维和毛细血管可沿着椎间盘破裂间隙中的肉芽组织长入纤维环和髓核。应用小鼠研究表明，椎间盘源性下腰痛可能是经交感神经传递的，为主要累及L1、L2腰神经后支节段性支配区域（下腰区）的牵涉性疼痛。腰椎旁交感干内的交感神经纤维是传导椎间盘源性疼痛的重要环节。近年研究发现，在退变或损伤的椎间盘检测到大量炎症介质或化学物质的浸润，如肿瘤坏死因子、白介素、磷脂酶 A2、一氧化氮、降钙素基因相关肽等。当椎间盘退变时，这些致痛物质便与其相应的神经末梢接触后引起神经支配范围的疼痛，并使神经组织处于超敏状态，在外来轻微刺激下即可引起疼痛。椎间盘造影研究发现，压力控制下的造影对诊断椎间盘源性下腰痛很有价值，可作为脊柱手术治疗的指征。

（二）小关节退变

反复的腰椎活动导致小关节的增生退变是腰痛的一个重要因素，腰椎后方的小关节突、关节囊在受到各种应力的刺激时，出现增生和充血水肿，炎性产物刺激支配小关节突的脊神经后支的分支引起疼痛，即小关节源性腰痛。有文献统计，小关节源性腰痛占腰痛的 15%～40%。腰椎小关节和椎间盘共同分担腰椎的负荷，但是小关节和椎间盘何者先退化，不同的学者有不同的观点。研究发现，术中切除小关节囊有利于减轻或缓解术后腰痛，体外冲击波治疗 NLBP 有较好疗效。表明小关节在下腰痛的发生、发展过程中起着重要的作用。

（三）肌肉因素

稳定协同肌在腰椎的主动稳定中起着非常重要的作用，而运动协同肌的平衡是腰椎正确、协调运动模式的重要保证。日常不健康的生活工作习惯（尤其是久坐、肥胖等），会使腰部肌肉因为得不到科学锻炼而松弛，抗损伤能力下降，坐姿不良、久坐、弯腰过久、突然弯腰提物等行为可引发腰痛。利用等速仪测定 NLBP 患者腰部屈伸肌力显示，慢性 LBP 患者存在腰屈伸肌肌力的下降，尤以伸肌为甚，同时存在腰椎前后肌力的失衡，这可致腰椎肌源性稳定力减弱、腰椎稳定性下降。针对腰部肌肉的静态和动态的闭链运动训练，能有效地治疗 NLBP，且治疗后血清肌酸激酶、乳酸脱氢酶均较治疗前下降，验证了肌肉因素也是 NLBP 的重要病因。

（四）韧带损伤

棘上韧带起自 C7 棘突至骶中棘，其纤维较长，纤维分层附着于棘突后方，胶原纤维排列成"Z"形，当脊柱侧屈时"Z"形的排列变直，伸直还原，故棘上韧带具有一定的弹性，但 L5～S1 处棘上韧带较为薄弱或缺如，增加了棘间韧带损伤的机会。棘间韧带位于棘上韧带深部，上下相邻两个棘突之间，在颈胸段较为薄弱，腰段最发达，下腰部比上腰部厚。日常生活中过多的弯腰动作容易导致棘上和棘间韧带的损伤。临床研究证明，LBP 患者多伴有棘上、棘间韧带损伤。暴力使脊柱过度屈曲或伸展，也可致棘上韧带及棘间韧带部分或全部断裂，使椎体间活动度加大，破坏了脊柱的内在稳定性，加速退行性变或纤维环破裂髓核突出，出现 LBP 症状。此外，黄韧带肥厚也可引起 NLBP 症状。

（五）骶髂关节的因素

骶髂关节是个微动关节，周围有连接骨盆和脊柱的髂腰韧带、附着于关节的骨间韧带和背侧韧带，骶结节韧带、骶棘韧带、骶髂关节囊内上韧带，与邻近的肌肉和筋膜共同固定和限制关节活动，维持关节的稳定性，以传导和平衡躯干至下肢的应力。骶髂关节较易受到各种损伤而导致关节功能障碍、畸形及关节稳定性和活动度的改变，从而引起 LBP。有学者统计，骶髂关节源性疼痛占 LBP 的 20%，认为骶髂关节面呈矢状位（单侧或双侧）的患者，由于活动时双侧的关节面不协调或向前的应力太大容易导致骶髂关节的退变。影像学研究发现，腰骶椎滑脱的患者比正常人有更大的骶骨倾斜度，骶骨倾斜度增大可能是导致腰骶椎滑移的解剖因素和力学因素。

（六）心理因素

LBP 有病程长、易反复的特点。慢性 LBP 持续时间可能与持续的伤害性感知及其诱发的神经系统变化有关。心理因素或精神因素在慢性 LBP 的发生、发展、持续或加重中起关键性的作用，伤害性刺激与痛觉之间并非简单的应答关系。有学者调查显示，心理因素尤其是明显的压力、抑郁的情绪及心理因素躯体化（精神心理状态转化为躯体症状）在急性 LBP 过渡为慢性 LBP 的过程当中起着不可忽视的作用。对治疗持乐观态度且期望值较高的 NLBP 患者，疗效较好，必要时配合使用抗抑郁药物进行治疗效果良好。NLBP 合并抑郁会影响其后的发展、转归等，出现疼痛－抑郁－更多疼痛的恶性循环。另外，社会因素也是影响慢性 LBP 发生的一个重要因素，工作与生活环境所造成的心理应激与 LBP 的发生有密切关系。

（七）免疫因素

机体由于免疫力的下降导致病毒的入侵或引起体内潜伏病毒的繁殖，从而诱发 LBP。Muneshig 等研究发现，慢性顽固性局部疼痛患者出现人巨细胞病毒（human cytomegalovirus，HCMV）、单纯疱疹病毒（herpes simplex virus，HSV）抗体 IgG 阳性者，且 HSV-IgG 的抗体滴度是健康对照组的 2 倍以上，因而提出病毒感染假说。李红等检测 50 例 NLBP 患者和 36 例健康对照者的尿及血样标本，发现 NLBP 患者的尿中 HCMV 包涵体及血中 HCMV-IgM 抗体比对照组明显升高且差异有显著性，而且 IgM 滴度的水平与病程、腰痛的程度和内皮素的水平有显著的相关性。有学者认为 HCMV 早已潜伏在人体，只是当机体抵抗力下降时，如感冒、经期、营养物缺乏、过度疲劳、使用免疫抑制剂、受辐射等，潜伏的 HCMV 被激活，在受感染的细胞内复制，产生特异性细胞病变，引起腰部组织的炎性反应，导致腰背疼痛或痛觉过敏。

（八）动脉粥样硬化

HCMV 可潜伏于血管内皮细胞，在血管壁平滑肌中检测到 HCMV 高达 86.7%，提示血管平滑肌细胞是 HCMV 感染人体后的潜伏场所。当其再激活感染时产生 IE84 蛋白，与 p53 蛋白结合抑制平滑肌细胞凋亡，导致平滑肌的过度增殖而诱导动脉粥样硬化，引起局部缺血产生腰痛。动脉粥样硬化较易发生在腹主动脉下段分叉、动脉后壁固定和动脉走向成角的地方。腹主动脉下段（L3～S1 平面）和腰动脉、骶中动脉的分叉处，是常见的最早和最明显的动脉粥样硬化部位。动脉粥样硬化所致的腰骶区血供不足很可能是椎间盘退变的重要病因，且患腹主动脉粥样硬化的患者与 LBP 的发生存在显著的相关性。若腹主动脉钙化及腹主动脉钙化合并退变性腰椎疾病，采用抗动脉粥样硬化＋脊柱手术治疗，有一定疗效。

（九）其他因素

NLBP 受环境的影响较大，环境中的温度、湿度、降雨量及大气压的变化等因素都会对 NLBP 的发生发展产生影响，特别是温度和大气压的变化与 NLBP 的疼痛指数有显著相关性。体重、遗传也是导致 NLBP 的不容忽视的因素，肥胖会使 NLBP 的发病情况有所增加。

二、慢性 NLBP 的诊疗

病程持续 12 周以上的 NLBP 为慢性 NLBP。一项系统综述报道，全球成年人慢性腰背痛的时点患病率：1 个月的患病率为 23.2%，1 年的患病率为 38%，终生患病率为 38.9%。慢性 NLBP 首要检查目的是重复筛查与 NLBP 高度相关的症状和体征，即红色警示，并评估可导致腰背痛恶化或慢性化的因素，即黄色警示，以判断临床转归。红色警示指腰背痛患者既往病史或复合症状中与危险程度较高的严重疾病密切相关的高危因素（表 8-3）。发现红色警示后必须进一步检查以排除潜在的严重疾病，如感染、炎性风湿性疾病或肿瘤。黄色警示主要指可导致疼痛慢性化或进行性加重、功能障碍及工作能力丧失、迁延不愈的各类危险因素（表 8-4）。发现黄色警示后应当鼓励患者改变行为和对腰背痛的认识，让患者认识到每周保持运动锻炼的重要性，可能有助于减少腰背痛的发生，减轻严重程度。

表 8-3 红色警示

年龄
    ＜20 岁
    ＞55 岁
病史
    暴力损伤
    肿瘤
    全身性使用类固醇激素、药物滥用
    HIV
症状
    持续进展性的非机械性疼痛
    神经系统症状
    全身不适（如发热等）
    体重下降
    胸痛
体检
    持续严重的腰椎弯曲
    神经系统体征
    腰椎结构变形

表8-4 黄色警示

	发病	慢性化
个体因素	年龄 体质状况 背部和腹部肌肉强度 吸烟	肥胖 文化程度低 疼痛和残疾较严重
心理因素	应激 焦虑 情绪/情感 认知功能 疼痛行为	悲痛 抑郁 躯体化症状
职业因素	体力劳动 经常弯腰、扭腰 操作震动性工具 工作满意度低 单一重复性工作 工作关系/社会支持管理情况	工作满意度低 重返工作岗位时无法提供较低强度的 工作 工作需要频繁上举重物

（一）病史采集

病史采集内容包括疼痛部位、疼痛程度、发病时间、发病原因（推测）、既往史、治疗史、对疼痛的态度、发病前从事的工作及患者提供的其他信息（如单位和家庭中的人际关系等）。临床病史采集应特别关注是否存在与严重脊柱疾病密切相关的红色警示。

（二）体格检查

脊柱触诊和活动度试验：脊柱对称性、脊柱活动范围和角度、椎旁组织是否正常等。可用于判断患者是否适合手法治疗并评估治疗效果，但因缺乏精确度和可靠性，不能仅依靠脊柱触诊结果来诊断慢性 NLBP。

（三）影像学评估

影像学评估的主要目标是对存在红色警示或神经根性疼痛的患者进行评估，并为拟进行外科治疗的患者确定术式提供依据。常用的影像学评估包括 X 线、CT、MRI、PET、SPECT 及骨密度检查。

X 线是腰椎最基本的影像学检查，可反映腰椎生理曲度变化、畸形、失稳、椎体形态和椎旁软组织等改变；CT 可产生不同层面的脊柱横断面影像，精确判断神经根位置，用于神经根性疼痛的诊断；MRI 显示软组织并区分椎间盘的髓核和纤维环、显示韧带，可直接从矢状位和冠状位显示椎管狭窄等情况，MRI 不产生电离辐射，安全性较高，可用于腰背痛的诊断、严重程度和恢复情况的评估、治疗目标的制定等；SPECT 可用于全身性骨骼显像，明确不易被发现的骨折、感染、骨肿瘤及肿瘤分期；骨密度检查可用于确定患者有无骨质疏松的情况，以排除骨质疏松性腰背痛，目前常用的骨密度测量技术包括双能 X 射线吸收法、四肢双能 X 射线吸收法和定量 CT 等。

（四）治疗措施

慢性 NLBP 的主要治疗目标是改善患者的躯体功能、恢复正常活动、预防残疾及维持工作能力。治疗方法包括药物治疗、物理/康复治疗和认知行为疗法等。

1. 药物治疗

常用药物包括非甾体抗炎药（NSAIDs）、肌松剂和麻醉类镇静剂等。症状较重的患者更适合使用肌松剂和镇痛镇静类药物，功能障碍严重的患者宜选择麻醉类镇静剂。

（1）NSAIDs：具有镇痛、抗炎作用。但此类药物可能会有胃肠道和心血管系统损害、增加心肌梗死的风险，使用前应对胃肠道和心血管系统风险进行评估。药物治疗时应在最短必需疗程内使用最小有效剂量，建议使用时间不超过 3 个月。

（2）肌松剂：包括苯二氮䓬类药物（如地西泮、四氢西泮等）和非苯二氮䓬类药物（如乙哌立松、环苯扎林、托哌酮等）。合并肌肉痉挛者可酌情使用，临床以非苯二氮䓬类较常用。

（3）阿片类药物：包括弱阿片类药物（如曲马多、可待因等）和强阿片类药物（如吗啡、羟考酮、氢吗啡酮、芬太尼等）。通常在其他治疗方法无效时推荐使用阿片类药物治疗。为降低药物蓄积风险，优先选择缓慢释放的弱阿片类药物，并采用规律给药代替疼痛时给药。

（4）抗抑郁药：系治疗慢性腰背痛的辅助用药。常选择三环类抗抑郁药，其缓解疼痛的具体机制尚不清楚。合并肾脏疾病、青光眼、慢性阻塞性肺疾病、心力衰竭等疾病或妊娠时禁用。

2. 物理/康复治疗

（1）运动疗法：主要形式包括主动运动和有氧运动。主动运动包括运动控制训练、核心稳定训练、瑜伽和普拉提等，有氧运动包括步行、慢跑、骑自行车、太极拳等。建议患者在康复治疗师或医师的指导下进行运动治疗。

（2）物理治疗：包括经皮神经电刺激、干扰电疗法、超声波疗法、低强度激光疗法和短波透热疗法等，但疗效仍存在争议，有待于临床研究的验证。

（3）其他：在常规治疗的同时可辅以针灸治疗，或短期推拿治疗。

3. 有创治疗

有创治疗包括封闭注射、射频消融、脊柱融合术等，但疗效有待进一步验证。

4. 认知行为疗法

通过改变患者的错误认知、去除导致不良情绪和行为的认知根源，结合行为训练和技能学习，达到缓解病情、提高患者生活质量的目的。

三、急性 NLBP 的诊疗

急性 NLBP 是指病程小于 6 周的 NLBP，亚急性 NLBP 病程在 6~12 周。急性 NLBP 通常具有自限性（6 周内约有 90% 的患者会出现好转），但 2%~7% 的患者会发展为慢性 NLBP。

（一）临床表现

急性 NLBP 临床表现多样，发病较急，多伴有机械性外力损害，如搬提重物、扭转腰部等；疼痛程度多较为剧烈，可伴局限性或弥漫性压痛；腰椎活动多可引发腰背痛，伴或不伴有下肢放射性疼痛；多数患者有腰部僵硬感、活动受限或协调能力下降。

（二）诊断及评估

1. 病史采集

参见慢性 NLBP 部分。

2. 体格检查

体格检查包括姿势、步态、腰背部压痛、腰及下肢的关节活动度、下肢的肌力感觉与反射、直腿抬高试验等骨科常规检查。

3. 影像学检查

影像学检查包括 X 线、CT、MRI，但不是急性 NLBP 的常规检查项目，指南不推荐在急性 NLBP 诊断中应用。有红色警示或黄色警示症状的患者需要做相关检查。

4. 心理评估

临床实践中需要重视心理因素在急性腰背痛功能障碍发展中的作用，在腰背痛未缓解时对患者进行心理因素的评估。

（三）治疗措施

急性 NLBP 的治疗目标：缓解疼痛，改善活动度，改善功能，预防复发，避免向慢性转归。治疗措施包括充分告知患者疾病情况并安抚患者，提供足够信息，使患者意识到急性 NLBP 不是严重疾病并有望快速康复；如需要，最大限度地控制相关症状；建议患者尽可能保持活动状态，尽早恢复正常生活和工作。

1. 保守治疗

急性期不强调卧床休息，研究显示，与维持正常活动的患者相比，卧床休息不仅对患者没有益处，还可能产生不良影响。建议患者保持活动状态，可减少患者的功能障碍、疼痛，缩短恢复正常工作的时间。不推荐特异性运动疗法，如伸展运动、屈曲运动等。

2. 药物治疗

NSAIDs 是临床较常选用缓解疼痛的药物，其临床疗效较好，但需要注意防治胃肠道不良反应。NSAIDs 无法有效缓解疼痛或者疗效不佳时建议加用肌松剂。

3. 认知行为疗法

急性期患者的个人感受和应对疼痛的方式会影响疼痛发展及预后，心理因素会促进急性腰背痛向慢性发展，因此对于急性 NLBP 患者应开展认知行为治疗。

（付德利）

第十二节　前交叉韧带损伤的康复

前交叉韧带（anterior cruciate ligament，ACL）是膝关节最重要的稳定结构之一，对胫骨过度前移和内旋有着重要的限制作用。近年来，随着运动损伤和交通事故伤害的增多，ACL 损伤率持续上升，ACL 损伤会导致关节疼痛肿胀，继发性关节失稳、半月板软骨损伤，并使患者患骨关节炎（OA）的风险增加 10 倍。康复在前交叉韧带损伤的治疗中具有重要作用。

一、保守治疗与手术的选择

韧带本身具有一定的自我修复能力，因此，前交叉韧带未完全断裂者采取保守治疗和前交叉韧带重建术（anterior cruciate ligament reconstruction，ACLR）尚有一定争议。ACL 部分断裂后，采用加强性单束重建手术治疗和保守治疗比较发现，两者膝关节功能评分和关节角度恢复无差异，但重建术更有利于患膝稳定性的恢复。Kessler 等研究发现，施行 ACLR 后的患者膝关节稳定性高于保守治疗的患者，且 11 年后的 OA 发病率较低。ACLR 可提高膝关节稳定性已成为共识，膝关节稳定性与半月板损伤有显著性的联系，ACLR 降低了半月板二次撕裂的风险，而半月板良好状态又对减少 OA 具有重要意义，因此，ACLR 对降低 OA 的发生十分重要。膝关节稳定性对日常生活、工作及运动都极为重要，OA 会给患者带来较大痛苦。因此，目前临床上仅对运动要求较低者选择保守治疗，其余患者均推荐手术治疗。ACLR 已成为最常见的运动医学手术，ACLR 的目的在于恢复膝关节的稳定性及预防 OA。

二、ACLR 手术有关研究进展

目前常用的 ACLR 移植物包括自体骨 – 髌腱 – 骨、腘绳肌腱、经过辐射处理的同种异体移植物和人工韧带等。但异体移植物因其来源及移植后的再损伤风险率高，使用率较低。其他一些替代品如自体股四头肌腱、未经辐射处理的其他动物韧带等，虽有一定研究但均未推广使用。近年来，LARS 人工韧带被推广应用，并已证实 2 年内的良好效果，但其长期效果仍需进一步研究。

Ahn 等研究表明，保留 ACL 残端的手术方法可以促进感觉神经功能的恢复，提升临床康复效果。保留残端手术有利于移植物的再血管化和本体感觉的恢复，从而有利于膝关节功能的恢复。传统的手术残端清理后重建术虽能恢复 ACL 的机械性能，但不能充分重建感觉神经传导通路，会代偿性地引起髋关节和踝关节伸肌功能被过度激活，而膝关节伸肌功能被抑制。尽管后期康复的过程中可以通过神经肌肉控制训练来协调髋关节、膝关节、踝关节之间的神经控制，但这种缺陷对于后期康复中专项动作的训练及重返赛场仍有一定的影响。因此，目前对于损伤初期患者建议保留残端进行手术以促进膝关节术后恢复。近年来，富血小板血浆（platelet rich plasma，PRP）和间充质干细胞在韧带、肌腱损伤恢复中的应用成为热点，但其应用时机、剂量、对康复时间的影响、长期效果等仍有待研究。ACLR 与 PRP 结合治疗，PRP 能促进移植物在骨落点的愈合，但尚未证明 PRP 能促进移植物与骨道的愈合和防止骨道变宽。

目前，对 ACLR 时机的选择仍存在争议。有学者认为，早期重建可增加膝关节活动度，得到良好的预后，延迟 ACLR 会增加关节表面的应力，加速膝关节在长期运动中发生退行性变；另有学者建议晚期重建，因急性期关节内积血肿胀、炎性反应及关节囊破损，ACLR 会增加术后膝关节粘连及僵硬的风险，影响膝关节功能。因此，推荐于损伤后 1 个月膝关节肿胀消失、无炎性反应症状及膝关节活动度恢复正常后再行重建。此外，也有研究得出早期和晚期重建 ACL 效果无明显差异，但早期重建可增加半月板愈合概率。

三、ACLR 前康复研究

如前文所述，膝关节肿胀消失、无炎性反应症状及膝关节活动度恢复正常后再行重建，因此，在手术前需要消炎消肿止痛，恢复膝关节活动度，恢复正常步态。正常角度的恢复有利于防止术后关节纤维的粘连，同时为防止肌肉萎缩可进行一定力量训练。开展手术和术后康复相关知识宣教可消除患者紧张情绪，提升患者的康复信心和配合度。研究显示，术前康复能够提高术后康复中膝关节力量及相关功能的康复效果，科学的术前康复大约需要 3 周的时间，且进行术前康复的患者更易适应早期的术后康复，对术后康复有积极的促进作用。术前康复的内容主要有健康宣教、股四头肌收缩训练、直腿抬高训练、主动屈伸练习和髌骨松动术等。

四、ACLR 后康复研究

科学系统的康复方案在 ACLR 后起着重要作用，对髌韧带和腘绳肌腱移植的患者分别采取不同的康复方案；对年轻人和运动员可采取快速的康复方案，而其他人群采取常规方案，快速和常规方案的主要区别在于进阶的速度及重返赛场的时间快慢。ACLR 后康复主要包括关节活动度、肌肉力量、本体感觉、重返运动 4 个方面。

（一）ACLR 后膝关节活动度的恢复

1. 膝关节活动度下降的原因

ACL 损伤后由于膝关节疼痛、血肿肌化和膝关节固定等因素导致膝关节粘连，出现膝关节屈伸旋转功能障碍，关节活动范围缩小。ACLR 过程中需要进行钻取股骨和胫骨骨隧道、植入螺钉、移植肌腱等一系列手术操作，这对关节内的骨质、滑膜、血管及周围的软组织等结构造成一定程度的破坏。早期即可诱发细胞基质和分子生物学的改变、机体炎症因子的释放，产生炎症反应而引起关节疼痛。血管通透性的增加则会引发 ACLR 后关节腔渗血、积液增多，导致关节肿胀，关节内大量血肿肌化影响膝关节活动度。有研究表明，手术过程使得正常的组织修复被激活，肥大细胞被活化，释放活性物质激活成纤维细胞，促进其分化为肌成纤维细胞。术后患者关节囊和周围结缔组织神经末梢持续释放 P 物质，持续激活肥大细胞，导致肌成纤维细胞介导的结缔组织纤维化级联反应，形成炎症反应导致膝关节纤维性强直、关节粘连。此外，术后瘢痕组织增生引起的结缔组织增生、支具固定保护、术后不合理的康复及心理因素，也可引起膝关节屈曲功能障碍。有文献报道，膝关节 ACLR 后膝关节粘连的发生率为 5%～35%。

2. 膝关节活动度的重要意义

膝关节是人体主要的活动关节之一，膝关节活动度受限会对日常生活产生极大的影响。此外，膝关节活动度受限不仅会影响受伤膝关节本身的功能，还会通过动力链影响腰椎、骨盆、髋关节等部位的功能，产生新的健康问题。有研究认为，ACLR 后膝关节粘连可能比非手术治疗引起的膝关节功能障碍影响更大，因此，膝关节活动度恢复极为重要，系评价 ACLR 后膝关节功能恢复的重要指标。

3. 膝关节活动度的恢复方法

ACLR 后膝关节主要是恢复伸膝和屈膝活动，因为疼痛、粘连、瘢痕增生等原因，重建术后早期多采用被动伸膝和被动屈膝练习。

术后膝关节伸直受限可引起异常步态，引起股四头肌无力和髌股关节症状，膝关节前部瘢痕组织的形成又会增加髌股关节的压力，造成膝关节屈曲挛缩。因此，术后尽快进行被动伸膝练习，可采用仰卧位足跟后垫物品进行下压练习。若患肢在术前已出现伸膝困难，则应在仰卧位基础上在膝关节上加重物促进伸膝功能的完全恢复。因为膝关节伸直的角度对康复效果有直接且重要的影响，且术后时间越久伸直角度的恢复难度越大，康复早期伸直练习重于屈曲练习。

因疼痛、伤口愈合等因素，被动屈膝练习一般在术后 4～7 天开始。屈膝角度为可耐受范围内的最大角度，具体流程为解除支具→屈膝至可耐受最大角度→维持 5～10 分钟→佩戴支具→冰敷。被动屈膝的方法因关节角度不同而不同，70°以内采用坐位垂腿法，70°～130°常采用仰卧位垂腿法，130°以上常采用坐位抱腿，膝关节被动屈膝角度要求在 10 周内恢复全角。

Stalman 等研究发现，ACLR 后滑膜细胞对葡萄糖摄取及其代谢率明显增加，表明 ACLR 后局部组织常处于高代谢状态，组织中的致痛因子前列腺素 E2 含量会有所增加。局部冷敷可降低细胞高代谢率，通过降低磷脂酶 C 和磷脂酶 A2 的活性减少前列腺素的合成，从而减轻关节疼痛。关节镜下观察，ACLR 后冰袋冷敷能够有效减轻术后膝关节肿胀，并改善术后膝关节活动度，有利于膝关节的恢复。关节松动术联合关节康复器可有效改善膝关节活动度。ACLR 可改善患者膝关节活动度，提高膝关节功能，并减少疼痛，从而促进患者的早日康复。肌肉能量技术可减轻 ACLR 后患者康复训练时的疼痛，也可促进膝关节活动度恢复。研究证实，电针联合常规康复训练可明显减轻 ACLR 后患者的膝关节疼痛，改善肿胀程度，增加关节活动度，促进功能恢复。ACLR 后膝关节功能障碍者采用 Kaltenborn 关节松动术联合运动疗法，可以改善患者膝关节活动度，减轻疼痛，恢复膝关节功能。

（二）膝关节肌肉力量相关研究

1. 膝关节肌肉力量下降原因

ACL 断裂后急性期会产生严重的膝关节疼痛和肿胀，疼痛和肿胀会通过关节源性肌肉抑制过程导致神经肌肉抑制，进而导致肌肉的萎缩和无力。与此同时，部分患者术前可能采取支具外固定的方式进行保守治疗，膝关节因为长时间的固定和制动会引起肌肉萎缩和肌力下降。ACLR 后患者同样会因为疼痛和肿胀导致关节源性肌肉抑制过程，导致手术后膝关节肌力下降。此外，ACL 的撕裂使机械感受器受损，破坏了 ACL 和肌肉之间的韧带 - 肌肉反射关系，使肌肉在主动收缩时不能主动获得高阈值的运动单元信号而导致肌肉收缩力量下降。有研究显示，自体腘绳肌腱 ACLR 后患者膝关节股四头肌和腘绳肌肌力发生明显变化，且术后多年仍存在患侧肌力缺失 10%~20% 的情况，并影响患者功能活动和生活质量水平。

2. 膝关节肌肉力量的重要作用

有研究显示，患者术前如果具有较好的股四头肌强度或者肌肉激活状态，在术后也会具有相对较好的股四头肌状态。关于 ACL 撕裂患者在术前应该具有的股四头肌状态目前还没有相关共识，但术后股四头肌力量的恢复是 ACLR 后康复的主要环节之一已经成为共识。ACLR 后的康复策略是通过恢复关节活动度和肌肉力量、爆发力、协调性，恢复关节的功能和稳定性。股四头肌肌力与本体感觉有相互促进作用，证实了腘绳肌肌力与本体感觉成正比的线性关系，大腿肌肉力量对 ACLR 后患者膝关节功能恢复有着重要作用。Karanikas 等研究发现，ACLR 后会出现膝关节伸肌和屈肌下降的现象，因此重建术后必须考虑力量训练。Morrissey 等研究发现，膝关节功能与早期膝关节伸肌强度具有重要的联系，术后股四头肌力量的大小将会直接影响患者双下肢活动的对称性和患肢的功能恢复。

腘绳肌是除 ACL 外另一个对防止胫骨前移起到重要作用的组织，尤其是在快速步行的迈步末期，腘绳肌产生有效的离心收缩以对小腿摆动起到减速作用，从而阻止过大的胫骨前向动量对 ACL 或移植物造成不利影响。因此，腘绳肌的力量和功能对重建后的 ACL 保护至关重要。

3. 膝关节肌肉力量恢复研究

（1）POLICE 原则：保护患肢（protection）、适当负重（optimal loading）、冰敷（ice）、加压包扎（compression）和抬高患肢（elevation）。疼痛和肿胀是导致关节肌肉萎缩的重要影响因素，因此，在急性损伤或 ACLR 后早期应遵循 POLICE 原则控制局部疼痛、肿胀，抑制局部过度炎症反应以达到保护膝关节、促进创伤愈合、尽快恢复关节功能的目的。此外，非甾体抗炎药可以通过减轻疼痛来缓解关节源性肌肉抑制过程。肌肉的最佳负荷是指肌肉本身所能适应的最大负荷，最佳负荷训练不仅能够充分进行神经肌肉的训练而且尊重组织愈合的时间，防止过度训练对组织的伤害和对康复进度的影响。

（2）经皮神经电刺激疗法（TENS）：因疼痛、伤口等因素，术后早期选择伤肢的最佳负荷较为困难且个体差异非常大，因此，在术后早期通过 TENS 和自主等长收缩可以一定程度地维持肌肉的质量和力量，成为较为常用的早期康复方法。TENS 可以减少突触前抑制，缓解关节源性肌肉抑制过程，对维持肌肉的质量和力量具有一定的作用。Takahashi 等对足球运动员中 ACLR 后患者在常规康复的基础上增加了为期 1 个月的股四头肌神经肌肉电刺激干预试验，得出神经肌肉电刺激对股四头肌肌力的康复是有益的。Fitzgerald 等研究发现，在传统康复的基础之上增加 12 周的股四头肌电刺激治疗，应用到 ACLR 后患者的康复中，股四头肌等速肌力力矩明显高于传统康复组。

（3）神经肌肉电刺激疗法（NMES）：现阶段临床多选用自体腘绳肌腱进行重建术，因此，术后腘绳肌的康复需包括肌力和控制能力训练、粘连的预防等措施。陈建等在术后第3天开始应用NMES和等长收缩锻炼患侧腘绳肌，结果表明自体腘绳肌腱重建ACL后患侧腘绳肌应用等长收缩和NMES可以有效地预防患侧腘绳肌等长肌力的下降。等长收缩相对于等张或等速练习来说无须关节活动，不会增加患膝疼痛，亦无须特殊设备支持，可行性好，易被患者接受。

（4）血流限制训练（blood flow restriction training，BFRT）：是通过在运动期间加压限制静脉血流量及部分阻塞动脉血流量，采用较小的训练强度即可刺激肌肉生长，进而改善肌肉功能的一种治疗技术。ACLR后患者采用常规肌力康复训练联合BFRT干预，可显著改善膝关节功能、股四头肌功能和平衡功能，同时降低术后并发症发生率。BFRT可以在ACLR前或后的不同时期介入，ACLR前短期介入低强度BFRT，对术后早期股四头肌力量增长和激活程度均有益。术后早期采用BFRT与被动运动相结合或无运动下单纯施加BFRT的形式，可达到预防肌肉萎缩的效果。术后2~4周BFRT结合低强度抗阻训练可用于促进肌肉肥大，增加肌肉力量。此外，ACLR后多年进行BFRT仍能收获有益效果。

（5）离心训练：离心收缩训练有助于ACLR后的股四头肌力矩的增加，对改善下肢力线有显著作用。ACLR后采用腘绳肌等速离心训练（isokinetic eccentric exercise，IEE），患侧膝的屈膝峰力矩（PT）、屈/伸肌肌峰力矩比值（hamstring/quadriceps，H/Q）及屈膝峰力矩/体重比值（PT/BW）明显增大，其中以H/Q及PT/BW改善最为明显。因此，在给予常规康复干预的基础上，选择性进行IEE可更好地改善ACLR后膝关节的功能，并降低患者再次损伤的风险。

（6）开链运动（OKC）和闭链运动（CKC）：ACLR后康复疗效方面，闭链运动不会增加关节的剪切力，对移植物更加安全，而开链运动容易导致胫骨前移使移植物受到牵张。此外，闭链运动较开链运动对增加关节的前后张力更有效，因此，闭链运动较开链运动更适合术后早期的康复训练。在关节镜下，观察等速测试系统对ACLR后患者膝关节肌力恢复的影响发现，术后4周等速组患者的ROM、PT、H/Q（60°/s）恢复明显。等速肌力训练能有效地改善ACLR后运动员膝关节屈伸肌群的绝对力、爆发力和伸肌群肌耐力，同时改善了膝关节的位置觉，对肌力恢复、韧带早期塑形方面具有积极作用。双侧下肢的腘绳肌肌力不平衡会影响步态的恢复及慢跑的训练，因此，术前及术后早期进行腘绳肌渐进性肌力训练及灵活性训练将有利于步态及后期膝关节功能的重建。在康复训练过程中，应注重股四头肌与腘绳肌的肌力训练，可从最大力量、肌耐力及屈、伸肌肌力比三方面评价康复中的肌肉力量。

（三）本体感觉相关研究

1. 本体感觉下降原因分析

ACL及其周围组织含丰富的本体感受器，膝关节屈伸旋转和骨骼肌的舒张收缩活动等刺激位于ACL的本体感受器，本体感受器将收集到的信息转化为神经冲动传至高级神经中枢，包括脊髓、脑干及大脑皮层，大脑皮层对传入的本体感觉信息（位置觉和运动觉）进行综合分析并整理之后做出有意识的判定，将信息下传，通过兴奋或抑制相应肌肉，调整躯体的姿势动作，从而维持膝关节的稳定。ACL 损伤不仅影响膝关节静态稳定结构，还会使本体感受器数目减少或功能破坏，影响传入神经反射弧的完整性，导致膝关节本体感觉的下降。Barrack 和 Pap 等研究发现，ACL 损伤组中患侧膝关节的本体感觉明显低于健侧膝关节。

2. 本体感觉的重要作用

力学信号通过膝关节 ACL 本体感受器介导传入神经中枢后，能提高神经肌肉的控制能力，维持关节运动时的稳定性，而膝关节 ACL 本体感觉的传输是膝关节动态稳定的前提和基础。ACL 的张力随膝关节角度增加而变化，韧带中的本体感受器不断向脊髓和皮质等中枢神经系统传入关节位置、运动及组织形变等信号，同时 ACL - 腘绳肌反射弧参与该调节。当胫骨前移引起 ACL 形变，机械感受器接受刺激后通过反射激活腘绳肌收缩对抗胫骨前移，从而保护 ACL，因此本体感觉在膝关节运动功能中发挥着重要作用。Relph 等研究显示，随着 ACL 损伤时间的延长，患者双膝本体感受器总数均会减少，双侧膝关节的功能也会随之下降，进而导致整个下肢的功能也随之下降，患膝更加明显。

3. 本体感觉恢复

ACLR 能够恢复部分膝关节的本体感觉，而康复治疗和日常生活活动会刺激 ACL 内机械感受器促进膝关节本体感觉的恢复。通过测试发现，ACLR 后本体感觉的恢复情况与 ACL 未损伤的膝关节相近。也有研究认为，ACLR 后膝关节的本体感觉要优于重建前膝关节的本体感觉，但仍弱于正常的膝关节。临床发现，很多因素会影响术后本体感觉的恢复，ACLR 保留残端重建术在膝关节韧带重建术后早期恢复过程有很大概率可以将患者的本体感觉恢复至正常水平。除保留残端重建术之外，膝关节结构的稳定、大腿肌群的力量和平衡对机体本体感觉的恢复也有相当重要的作用。股四头肌肌力与本体感觉有相互促进作用，腘绳肌肌力与本体感觉成正比，因此提升腿部力量对本体感觉恢复很有意义。

本体感觉训练可提高神经肌肉控制能力，提高膝关节稳定性，ACLR 后第 2 周若患肢炎症控制得当、股四头肌激活顺利，即可开始本体感觉训练。本体感觉训练可从重心转移、关节位置觉训练、静蹲等基础训练开始，逐步过渡到双腿的不稳定平面训练，最后可进阶至单腿不稳定平面训练，并施加一定的干扰促进训练效果，训练过程要保持患肢具有良好的姿态控制。神经肌肉本体感觉促进技术通过刺激本体感受器促进神经肌肉功能恢复，通过促进肢体本体感觉、控制能力、平衡和协调能力等神经肌肉功能的恢复，改善肢体的功能适应性。有研究显示，低强度血流限制抗阻训练可使 ACLR 后平衡性能得到更大改善。虚拟现实平衡训练能够改善 ACLR 后患者本体感觉功能，利用康复机器人结合虚拟现实训练可形成"感觉—认知—协调—运动—反馈—再协调"的正反馈模式，安全有效地提升本体感觉，避免膝关节再次损伤，提高其肌肉力量和关节活动度，最终改善步行能力。

（四）重返运动的研究

Ardern 等对 44 篇文献中的 5770 名实施 ACLR 病例的重返运动情况采用 Meta 分析，发现在术后 1 ~ 2 年 82% 的患者返回到不同形式的体育活动中，44% 的患者返回到竞技运动中。随着手术方式和康复方法的进步，2000 年后发表的文献中返回竞技运动的例率（56%）明显高于 2000 年前文献报道中的比例（44%）。前交叉术后重返运动的时间差异较大，范围为术后 2~24 个月，大部分研究倾向于术后重返运动的时间不应少于 6 个月。研究认为，ACLR 后 6~9 个月是 ACL 再次损伤发病率最高的时间段，而 10 个月后回归的风险则大大降低。根据患者重返运动时机的不同将其分为 3 类：提前重返、适时重返及延时重返。国际上普遍接受的 ACLR 后重返运动时间节点：提前重返者早于术后 9 个月，适时重返者在术后 9~12 个月，延时重返者则在 12 个月后。

影响 ACLR 后患者重返运动因素包括人口学特征（性别、年龄、体重指数、伤前运动水平、合并损伤、手术时机）、手术特征（手术种类、移植物）和康复流程。单纯用时间因素来界定运动员能否重返赛场无法保证患者的神经肌肉控制能力能足够保护膝关节，较低年龄和较高活动水平是 ACLR 后发生再损伤的高危因素，调整重返运动后活动水平、改善康复流程和重返运动指导方针及使用综合神经肌肉训练，可以帮助运动员更安全地重新融入运动，减少高危人群中的再损伤。对于参加运动者，康复后期应结合运动专项进行角度、力量、耐力、灵活性、速度等训练，并在结束时进行等速肌力测试、膝关节主观评分、功能性跳跃测试、心理状态测试，并结合其他临床资料，决定患者是否可以重返赛场。

（付德利）

第十三节　内热针治疗软组织损伤

局部软组织损伤是局部软组织发生疼痛性损害病变的总称，成人发病率高达 80%。软组织疼痛一般分为原发性和继发性两种。原发性因素包括急性软组织损害未完全恢复而留下的后遗症或慢性软组织损害引发的疼痛反应。继发性因素常见的有急、慢性软组织损伤而导致的继发性肌肉痉挛或挛缩，由此引发神经损害或神经支配失调，导致骨关节之间发生一系列复杂的生物力学和神经生理学效应的改变，从而形成广泛的顽固的慢性软组织疼痛。顽固性疼痛、局部肿胀、功能障碍等是其主要的临床表现，一般是由持续损伤 3 周或治疗不当超过 2 周的慢性劳损或急性软组织损伤迁延而来。

现代社会人们日常生活方式、作息方式的改变，导致大家养成久坐等不良的姿势习惯，长期不良的姿势习惯及肥胖等问题，均可能导致大众肌肉软组织疼痛的发病率不断升高，并且出现高发人群趋向低龄化趋势（如慢性非特异性颈痛），已成为全世界关注的重要健康问题之一。

一、软组织损伤疼痛病因病机

（一）传统医学认识

中医通过气滞血瘀学说、肌筋紧张学说、痹证学说、筋出槽学说等解释慢性软组织损伤，属中医"筋伤""痹证"范畴，称经筋病或痹病。人体局部经络气血运行不畅、阻塞不通，不通则痛；或为筋伤迁延日久致瘀血凝结不散，或与风寒湿邪相杂合瘀阻经络而致病。病灶组织多为血管破裂、瘀血阻络、肌肉痉挛等。《血证论》载："凡跌打未破皮者，其血坏损，伤其肌肉则肿痛……皆瘀血凝滞之故也。"《素问·举痛论》言："气不通，故卒然而痛。"《素问·长刺节论》曰："病在筋，筋挛节痛，不可以行，名曰筋痹。"清代沈金鳌在《杂病源流犀烛》记载："痹者、闭也，三气杂至，壅蔽经络、血气不行，不能随时祛散，故久而为痹，或遍身或四肢挛急而痛……病久入深也。"《素问·痹论》论述："痹或痛……或不仁……痛者寒气多也。"

肝肾亏虚、肝血不足是筋伤发生的内因，筋失所养是痹证发病的主要病机之一，明代秦景明《幼科金针》曰："痹者，内因肝血不足，外被寒湿所中，盖肝主筋，通一身之血脉也。"肝主筋，脾主肌肉四肢。久病气血损耗可致肝失濡养、脾失健运，从而出现肌萎缩不荣，四肢关节活动不利，脏腑经络失养，不荣则痛。

（二）现代医学认识

慢性软组织损伤的理论学说包括无菌性炎症学说、闸门学说、激发中心学说、筋膜间室综合征学说、骨性纤维管卡压综合征学说、脊柱区带病因学说等。

慢性软组织损伤具有潜伏性强、作用强度小、长期存在的特点，粘连、瘢痕、挛缩、堵塞是其4大病理因素。其病理变化是外力损伤后，力学状态改变，出现不平衡等现象。长期失代偿使该处肌筋膜持续收缩出现代偿性肥厚，肌收缩功能下降或肌萎缩，纤维结缔组织增生，最终出现疼痛。血液运行不畅导致微循环障碍，炎性细胞浸润、乳酸与组胺等代谢产物积累，刺激周围组织而引起肿胀疼痛。

软组织伤痛多因急性损伤或慢性劳损等原因，造成人体的皮肤、筋膜、肌肉、肌腱、腱鞘、韧带、关节囊、滑膜囊、血管、周围神经等组织的损害。常见于颈、肩、腰、背和四肢的损伤，如颈椎病、肩周炎、网球肘、腰椎病变、膝关节炎等。临床表现复杂，多见肿胀疼痛和功能障碍等。本病的发生与自身工作和生活方式等密切相关。在外伤、劳损、寒冷等因素作用下，局部肌肉、肌腱发生无菌性炎症，病程迁延不愈导致炎性粘连、纤维组织增生，最终引起不同程度的挛缩，形成条索状结节，刺激、压迫感觉神经而出现疼痛。

（三）中西医结合认识

1. 传统医学研究

《说文解字》曰："筋，肉之力也；腱，筋之本。"对人体十二经筋的基本认识多与肌肉、肌腱、韧带、神经等相关，这与现代对人体软组织的基本认识相差无几。如"经筋之病，寒则筋急，热则筋弛纵不收，阴痿不用。阳急则反折，阴急则俯不伸""病在筋，筋挛节痛，不可以行""病在筋，调之筋"等。有研究认为，肌筋膜链的路线与经络循行有相似之处，且在功能表现上有重叠，但两者并不相等，是两种不同的理论体系，可以将两者互为补充以提高临床治疗效果。

2. 现代医学研究

人体内部软组织生物电动力学、自主神经系统、经络循环系统、内分泌系统和人体心理康复功能5个系统之间的平衡，形成了软组织外科学新理论。人体筋膜、韧带、骨骼肌、骨膜、结缔组织和椎管内软组织的损害性病变，是临床各种痛症的主要发病因素。现代医学提出了软组织无菌性炎症致痛学说，揭示了各种疑难痛症的主要发病机制，确定了软组织压痛点的病理分布及变化规律；明确了导致人体各不同部位疼痛的生理学、解剖学、力学之间的相互联系及临床诊断方法分型；确立了"祛痛致松，以松治痛"的临床治疗方法及原则。由此创立了压痛点推拿治疗、银质针外治疗法、软组织松解术三位一体的临床诊治技术。

3. 软组织外科学

现代骨科和中医伤科发展到一定阶段，相互结合，经历了《软组织松解术治疗腰腿痛的初步探讨》《软组织外科学》《宣蛰人软组织外科学》《软组织外科理论与实践》等重要著作，形成了软组织外科学。

二、慢性软组织疼痛的治疗

慢性软组织疼痛的有效治疗手段很多，主要包括针灸、推拿、中药等传统中医治疗，神经阻滞、射频、理疗、康复训练等西医治疗，以及以中西医结合为理论依据的内热针（银质针）、针刀等治疗。

（一）传统治疗

《灵枢·经筋》《诸病源候论》《丹溪心法》《圣济总录》《医宗金鉴》皆提出了关于筋断、筋转、筋歪、筋走、筋翻、筋柔、筋粗、筋短、筋痿等的细致分类，且对经筋病的治疗提出了"以痛为腧""治以燔针动刺以知为数"的观点。中医治疗方法主要包括针灸、推拿、中药等，可以疏通经络、行气活血，达到消瘀散结、消肿止痛的功效。

1. 针刺

普通针刺治疗以中医经络理论为基础，通过对相应腧穴进行针刺来调整阴阳、调和气血、疏经通络、扶正祛邪，以达到治疗疾病的目的，具有适应证广、操作方便、疗效明显、经济安全等优点，广泛运用于临床。《灵枢·九针十二原》载"欲以微针通其经脉，调其血气，营其逆顺出入之会"。针刺疗效确切、不良反应小，可以有效地理筋活络、疏通气血，从而达到消瘀散结、镇痛消炎的作用。临床观察发现运动性局部软组织损伤多发生于踝腕等四肢末端和肩、肘、膝等关节处，十二经脉、十二经筋在其中走行穿过，针刺其穴可达到"经脉所过，主治所及"的目的，操作简便，用具简单，尤其适合运动性局部软组织损伤的治疗。

2. 艾灸

艾灸主要包括督灸、脐灸、隔物灸、雷火灸、热敏灸等。艾灸利用艾燃烧产生的物理和药物效应，与腧穴的特殊作用、经络传导途径相结合，从而扶正祛邪、温通气血、散寒除湿、化瘀止痛。《本草从新》云艾叶"苦辛，生温，熟热，纯阳之性，能回垂绝之元阳，通十二经，走三阴，理气血，逐寒湿，暖子宫……以之灸火，能透诸经而除百病。"《医学入门》载："药之不及，针之不到，必须灸之。"艾灸具有温经散寒、化瘀散结、扶阳固本、防病强身等功效。现代研究认为，艾灸通过温热刺激，扩张病变局部的血管，改善局部血液循环，加速细胞代谢和组织更新，修复损伤组织，改善疼痛症状。临床观察分析，雀啄灸、隔物灸和悬灸的疗效与封闭相当，优于双氯芬酸和远红外线的疗效。

3. 推拿

清代吴谦《医宗金鉴》将正骨推拿手法归结为"摸、接、端、提、按、摩、推、拿"八法。推拿手法的运用可舒张局部毛细血管，改善机体微循环，减轻或消除损伤部位软组织的无菌性炎症，松解粘连、解除对神经的刺激和卡压、缓解疼痛，有助于改善局部组织营养和恢复关节功能。推拿治疗具有疗程短、见效快、患者易于接受、易推广等优势，符合中医治未病理念，可以治疗潜在的病变部位，达到"既病防变，未病先防"的目的。

4. 中药

中药包括内服药和外用药两类。

（1）内服药：初期用活血化瘀、行筋理气、止痛，加清热解毒、消瘀散结、活血行气止痛之药。中期用舒筋补气、活血、生肌，佐以补血散瘀、生肌敛疮之品。后期则服用舒筋活络或软坚散结的中药，以解除局部肌肉软组织的挛缩、僵硬，使损伤严重的软组织得到快速修复。

（2）外用药：中药外治法治疗原则主要为舒筋活络、活血化瘀、消肿止痛，保护损伤部位，以利其愈合。中药热敷可温通经络、活血散瘀止痛，可以被用来治疗颈肩腰腿等慢性软组织损伤疼痛。中药热敷以活络止痛、息风止痉、祛风胜湿、温经散寒、补肝肾、强筋骨的中药为主，诸药合用，共奏活血化瘀、濡养肌肉、通利关节之功效，以达解痉止痛的目的。

（二）现代治疗

1. 药物

临床治疗疼痛的最终目的仍然是最大限度地减轻患者的疼痛，提高疼痛患者健康的生活质量。止痛药的选择应考虑到疼痛的类型、严重程度、治疗周期、潜在的不良反应及与伴随药物的相互作用，世界卫生组织提倡逐步进行镇痛治疗。对乙酰氨基酚或非甾体抗炎药等药物具有抗炎、解热及镇痛作用，用于轻度至中度疼痛，是普遍使用的镇痛药物。利多卡因是一种非选择性的电压门控钠通道抑制剂，通过降低电压门控钠通道打开频率，阻断双向极化和神经纤维动作电位的传递，可降低外周致敏和中枢神经系统亢奋性，影响神经冲动的产生和传导。低剂量可以抑制神经损伤产生的异常放电，而不干扰正常的神经传导。长期使用利多卡因局部贴片，可通过逐步调节外周神经元的过敏反应起到镇痛作用。

2. 理疗

冲击波是一种兼具声、光、力学特征的机械波，其通过局部刺激可以引起细胞自由基的改变而释放疼痛抑制因子，达到放松肌肉、松解粘连、促进局部微循环、缓解疼痛的效果。经皮神经电刺激（TENS）利用电流刺激神经纤维以缓解疼痛。中药熏蒸治疗将多种中药和热反应作用有机结合，提高人体局部皮肤温度，促使局部软组织小中微血管持久扩张，改善血管内血液循环，从而有效加强损伤局部组织代谢过程，加快渗出物吸收，减轻患者局部软组织的水肿，消炎消肿镇痛等。超短波是热效应和非热效应双重作用的高频治疗，消散急性炎症，有效干扰、阻断痛觉冲动的扩散，故有良好的消炎镇痛的效果。磁振热疗法中的磁力线可达到人体深层受损组织，帮助改善和促进人体局部血液循环和淋巴循环，消炎消肿、解痉止痛，而且其特有的振动幅度和温热刺激，给患者带来良好的舒适感，使其乐于接受。

3. 微创治疗

微创治疗主要包括局部注射、神经阻滞、射频治疗和功能训练等。

（1）局部注射：药物等的局部注射在软组织损伤疼痛的治疗中比较普遍，因其见效快、操作简单等优势易于被患者接受。其常用药物有曲安奈德、甲钴胺及利多卡因等，可通过消除局部炎症、松解粘连、营养修复神经等，快速缓解软组织损伤疼痛症状。臭氧水局部注射治疗跟部软组织痛症，可有效地消除局部病灶区域炎症，改善局部血液循环，调节人体局部神经的敏感性，从而有效地减轻疼痛。曲安奈德和利多卡因两种封闭液联合应用可达到有效镇痛和抗感染的作用。椎间孔硬膜外注射可以使用最低剂量的药物注射到相应的病变部位及邻近的节段，达到腹侧的背根神经节及硬膜外腔，获得治疗效果，且对单、双侧疼痛的治疗均有效。

（2）神经阻滞：可以阻断痛觉的神经传导通路、阻断疼痛的恶性循环、改善血液循环。常以局部麻醉药（如利多卡因、罗哌卡因、布比卡因）联合阿片类药物、糖皮质激素等作用于神经阻滞，达到抗炎、镇痛等效果。周围神经阻滞治疗常用于各种原发性头痛的治疗和预防，其注射药物多为局部麻醉药或非甾体药物，镇痛效果通常持续到神经阻滞造成的麻醉时间之后，为患者提供数周甚至数月的疼痛缓解。周围神经阻滞技术包括阻断枕大神经、枕小神经以及三叉神经的一些分支，其中枕大神经阻滞是治疗偏头痛最常用的周围神经阻滞方法。其起效迅速，操作简便，安全无痛，对于一些药物耐受的头痛治疗尤其有效。枕大神经阻滞在原发性头痛、丛集性头痛、颈源性头痛的诊断和治疗中有重要的作用，可以显著降低偏头痛患者的疼痛程度和疼痛的天数，还能有效预防偏头痛的发生。

（3）射频治疗：是通过专用的设备和穿刺针精确输出超高频无线电波作用于局部组织，起到神经调节、热凝固和切割等作用，从而达到治疗多种疼痛性疾病的目的。其针尖能够热凝肌筋膜瘢痕及其与骨面的粘连点，使组织内形成蛋白凝固灶，从而分解局部粘连的软组织，松解肌挛缩，创伤小、安全性高、治疗效果肯定。脉冲射频治疗模式因其不会使治疗局部温度持续升高，会产生周期性的、短暂的对神经突触活动的调节作用，对各种神经病理性疼痛达到精确、有效治疗的目的。脉冲射频治疗后可以使患者血清中的促炎因子 IL-6 和 P 物质降低，而 β 内啡肽水平升高，从而达到镇痛、促进受损神经修复的效果。

（4）功能训练：可强化肌力，增强肌腱和韧带的代偿功能，改善局部血液循环，加速肌腱和韧带组织修复，有效防止软组织再度粘连，防止肌肉萎缩。通过腰背臀腿的肌肉锻炼及拉伸，可以增强肌肉力量，稳定关节，改善损伤局部肌肉及软组织的挛缩，促进患病局部血液循环，恢复组织弹性，促进局部组织的修复和活动功能的恢复。对患者进行相应功能锻炼的指导，可缩短治疗疗程、提高治疗效果、预防疾病复发，从而提高患者的生活质量。

（三）中西医结合治疗

1. 针刀

针刀疗法是一种介于手术治疗和非手术治疗的闭合性微创技术，是中医理疗有效结合西医技术而产生的新型疗法，治疗时能够直达病灶，通过松解病灶局部粘连组织、解除局部压迫及改善局部血液循环，促使肌肉挛缩得到缓解，以达到疏通经络、调和阴阳、缓解局部疼痛和组织修复的目的。

2. 电针

电针是传统针刺法与现代科技结合而发展起来的一种治疗方法，是在针刺腧穴得气后，通过在针灸针上通以连续或断续的微量电流波治疗疾病。电针具有疏通经络、行气活血的作用，以促进损伤局部的新陈代谢，加快局部炎症消散吸收，并能够有效防止肌肉萎缩痉挛，缓解局部疼痛，改善和恢复组织功能。

3. 内热针

内热针是将现代恒温加热技术与针法松解相结合，采用打孔创伤诱导再生原理，用特定针具刺入人体腧穴或肌肉，并辅以针身恒温加热的一种治疗技术，主要针对肌肉的痉挛、变性和僵硬，通过改善血液循环、消除炎症、缓解局部软组织张力及肌筋膜痉挛，达到松解软组织、治疗疼痛的目的。

三、内热针疗法

研究发现，内热针疗法能增加血流量、改善供血，在治疗骨关节病和软组织损伤引起的慢性疼痛或慢性疼痛急性发作方面独具功效，显示出良好的临床效果。

（一）理论依据

宣蛰人在《灵枢·经筋》"治在燔针劫刺，以知为数，以痛为输"治疗经筋病的理论基础上，归纳出"痛则不松，不松则痛""因痛增痉，因痉增痛"的软组织损伤疼痛的病因，提出"祛痛致松，以松治痛"的治疗原则。

内热针疗法通过针刺效应和热效应的双重作用，在确定筋膜痉挛变形缺血程度和区域的情况下，将内热针分次分片密集作用于损伤部位，刺激神经感受器，以改善脊髓及脊上中枢的神经调控机制，达到治疗目的。

（二）内热针疗法的演变

1. 内热针的发展

《灵枢·官针》载："九针之宜，各有所为，长短大小，各有所施也。"说明古代的针具、针法并不仅限于毫针治疗。一般认为，内热针疗法采用的针是由传统长针演变而来，针体较普通针灸针更粗、更长，可主治邪气深着、日久不愈的痹证。《针灸甲乙经》曰："长针者，取法于綦针，长七寸，其身薄而锋其末，令可以取深邪远痹。"《灵枢·终始》载："痛而以手按之不得者，阴也，深刺之。"因此，针刺治疗肌肉软组织损伤疼痛时，能够对深部的病变软组织进行治疗，深刺直达病灶，激发经络气血，发挥疏经通络、消炎镇痛的作用。

内热针疗法源于中医学传统的温针灸疗法，是将特制针具依据治疗需要刺于人体腧穴和肌肉处，并视患者病情加热针具至不同温度的一种医疗技术。温针灸是在针刺留针的过程中，将艾绒裹于针尾，点燃加热以治疗疾病的针法。虽然温针灸治疗痹证的效果显著，但其存在不能持续加热、容易烫伤、温度难控制等不足。内热针则使用的是针芯电阻丝材料，其发热材料在针体内部，使针尖到针体均能恒温发热，且针体的发热温度可控制在 38~60 ℃。具备针尖温度易控制、均匀加热软组织、针身温度随加热时间波动小等优点。

2. 内热针与干针

湿针是采用注射针将局部麻醉剂、皮质类固醇、硬化剂、肉毒杆菌毒素或其他药物等注射到人体损伤组织内，起到止痛作用。干针是将细长针直接刺入肌肉、韧带、肌腱、浅筋膜、瘢痕组织、周围神经或神经与血管等肌筋膜疼痛触发点，以引出被牵涉肌肉的局部抽搐反应，从而达到治疗疼痛的目的。干针不注射药物也不涉及中医传统经络、穴位及中医诊断等，主要用于治疗慢性肌筋膜痛症。因此，内热针应该也属于干针的范畴。

（三）临床应用

1. 椎管外软组织疼痛

椎管外软组织损害所致的慢性软组织疼痛主要包括颈椎病、肩周炎及腰背、骶髂、臀部和下肢疼痛、髋膝腕踝关节和足底痛等。此类疼痛性疾病都是内热针治疗的适应证。

内热针可直达病灶，对深层病变组织进行松解治疗，减轻痉挛组织、瘢痕组织对局部神经的压迫、刺激，缓解局部肌肉痉挛，促进恢复颈椎生物力学的平衡，从而提高患者肢体活动的功能，帮助患者逐渐恢复正常生活。

内热针针刺肌筋膜激痛点，可以加速无菌性炎症消散吸收，缓解肌肉痉挛，松解被压迫的神经、血管，提高内源性碱性成纤维细胞生长因子、损伤组织中血管内皮生长因子的活性，加快组织的修复速度。

内热针辅助治疗腰椎间盘突出症，能缓解患者腰部疼痛，治疗效果明显优于电针治疗。其与偏振光联合治疗腰椎间盘突出症，能明显降低血清 MMP-3 和 MMP-7 水平，改善患者疼痛的症状，提高患者的生活质量。

内热式芒针治疗能改善血液循环，清除无菌性炎症，松解痉挛变形肌组织，促使肌细胞再生，修复关节软组织损伤，提高关节活动度，调整关节生物力学的平衡。

2. 与软组织损伤相关的血管神经受累症状

临床肢体麻木不适、发凉、多汗，颈源性头晕、眩晕、耳鸣、视物模糊，头麻、眼胀、张口困难等多属于此范畴。

3. 与脊柱相关的脏器功能障碍

此类疾病临床常见胸闷、气短、失眠、心悸、腹胀、腹痛、痛经、阳痿、尿频、尿急等症状。目前，内热针对此类疾病治疗的相关文献报道较少，有待进一步临床试验研究。

（四）内热针疗法的作用机制

1. 消炎镇痛

软组织和肌组织损伤坏死后发生无菌性炎症，涉及各种炎症介质、细胞因子的相互作用。研究表明，筋膜内热针针头刺入椎间隙小关节周围软组织筋膜内，形成微小损伤，加热筋膜内热针的针头，针头的温度传递到周围的软组织，减轻针尖损伤部位的无菌性炎症，缓解神经根周围炎症刺激,缓解疼痛,改善症状。针刺通过抑制慢性痛症患者胶质细胞膜受体、细胞因子、神经营养因子、细胞内信号通路,而抑制神经元－胶质细胞的对话,从而产生镇痛效应。对多种慢性疼痛如内脏痛、神经痛、炎症痛等均具有良好的镇痛效应。

内热针消炎镇痛选取的温度一般为 42~43 ℃。研究显示,46 ℃肌内热刺激能使丘脑背内侧和腹内侧核团参与激活痛觉内源性下行易化作用。而 43 ℃非伤害性肌热刺激通过引起中枢 δ－受体活化,使丘脑腹内侧核团参与激活痛觉下行抑制作用,为临床有效治疗顽固性疼痛提供了新的思路。

2. 改善血供、营养神经

痉挛的肌组织、挛缩的肌纤维组织和炎症反应均能损伤区域的血管和神经。研究发现,当软组织出现缺血缺氧时,血管内皮淋巴细胞聚集,并且到血管外参与炎性反应。因此,当局部软组织温度升高时,可以扩张血管,加快血流速度,改善血液循环,最终增强局部组织的营养供应,促使软组织损伤修复。针刺可以促使机体释放血管活性物质(如降钙素基因相关肽和 P 物质),激活轴突反射,扩张毛细血管,从而增加血供,改善局部微循环。

3. 解除肌痉挛、降低肌张力

通过肌筋膜疼痛触发点的病因和临床研究说明,针刺可以激活肌筋膜内机械刺激感受器,抑制 Aβ 纤维,使肌纤维的张力和长度发生改变,从而降低张力,缓解疼痛,尤其对顽固性神经痛可能特别有效。临床治疗中,通过针刺效应和热效应的有效结合,可以刺激病变肌筋膜的激痛点,解除受损肌组织张力和痉挛,使局部组织得到减压及减张,改善局部供血,促进组织修复和肌细胞再生。

4. 调节肌群生物力学平衡

结蛋白和波形蛋白在肌组织损伤和再生过程中都有表达,并且与损伤再生的病理生理过程联系紧密。在形成与维持肌形态、传递细胞信息、调控肌细胞分化等方面起着非常重要的作用。实验表明,内热针治疗对软组织损伤的动物肌组织中波形蛋白和结蛋白的表达有显著影响,在肌肉修复过程中起着重要作用。在一定程度上改变慢性损伤后组织的力学作用,最终达到生物力学平衡调节作用。

(五)内热针疗法的安全性

临床研究发现,内热针温度稳定可控,不存在传统温针艾绒掉落烫伤的危险,可有效防止烧烫伤等不良事件的发生,且治疗过程中不会产生"烟"和"灰"的污染。内热针不需要行提插捻转等手法就可产生强烈针感,其局部瘀青、血肿可自愈,不需要特殊处理,且不会造成明显的肌肉损伤。内热针作用于中风后遗症及老年患者,其治疗前后呼吸、血压、心率、血氧饱和度等均无明显改变,对生命体征影响较小,是一种安全可靠的治疗方法。

四、内热式针灸疗法

内热式针灸疗法将针刺效应和热效应有效结合用于临床治疗疾病,通过解除骨骼肌痉挛、挛缩、僵硬和变性,进而减轻痉挛变性肌肉张力和无菌性炎症,使骨骼肌、肌筋膜再生和再血管化,最终达到改善肌筋膜痉挛变性缺血的情况,从而真正达到临床治疗慢性软组织损伤性疾病的目的。

1. 针刺深浅筋膜的打孔减张作用

内热针通过针刺，在浅、深层筋膜上穿刺出数个小孔，在筋膜自身张力作用下形成渔网样拉伸，使包裹在其中的肌肉内压降低，从而改善局部微循环。

2. 针刺肌肉组织的刺激作用

内热针在进入紧张痉挛的肌肉组织时，肌肉纤维会产生明显避让，使紧张的肌肉迅速舒张，从而产生"以松治痛"的作用。

3. 针刺骨膜的刺激效应

通过针尖对骨膜进行点刺，可降低骨膜张力，进而改善骨膜滋养血管壁外压力，使骨髓腔内血液循环得到改善。通过松解受损局部肌肉筋膜，可以调整骨骼肌力线。在针刺局部行小幅度提插点刺，可使可逆的损毁软组织附着处的感觉神经末梢钝化疼痛形成和传导通路，且针刺产生的酸胀痛等针感，会反射性刺激大脑皮层，产生内啡肽等镇痛物质。

4. 问题与展望

内热式针灸疗法是在传统温针灸基础上，经过不断改进，逐渐发展起来的一种特殊疗法。具有临床操作简单、安全有效、患者认可度高等优点，深受临床医师的推崇。内热式针灸的治疗作用不应局限于软组织损伤，应充分借鉴中医温针灸的治疗作用和适应证，拓宽其临床治疗范围。

（郑艳艳）

第十四节　前庭康复

前庭系统是人体平衡系统的重要组成部分。适宜的刺激信息被前庭系统特殊的感受器接收，经前庭神经传入到脑干内的前庭神经核和小脑，与其他感觉信息（如视觉信息、本体觉信息）整合、加工等处理后，经多条神经通路把这些信息传送到脑内更高级的中枢，进行高层次的加工处理，最终形成主观感觉；或经特定的神经通路传送到运动神经核，从而做出特异性和非特异性的功能反应，如前庭眼反射、前庭脊髓反射、前庭颈反射等，维持人体在运动过程中的视敏度、头眼协调、头位稳定和躯体平衡等。

一、前庭功能障碍

前庭系统可分为 3 部分：外周前庭系统、前庭中枢处理系统和运动输出系统。外周前庭系统由前庭器官和前庭神经组成。三级中枢为脑干、小脑和大脑。已知前庭神经有 7 条神经通路：前庭眼动通路、前庭脊髓通路、前庭小脑通路、前庭网状结构通路、前庭自主神经通路、视前庭相互作用通路和前庭皮层通路。

前庭系统参与眼动反射过程和姿势反射过程，并与空间方向、空间知觉、本体感觉等多种认知过程相关。衰老、颅脑损伤、应用耳毒性药物等因素可造成前庭病变，影响原本的平衡控制和凝视稳定性。前庭损伤者，平衡控制和凝视稳定性障碍，表现为眩晕、头晕、平衡障碍，还会伴发自主神经症状，如恶心呕吐等，影响休息与生活。与健康人群相较，前庭功能障碍患者更容易出现焦虑、抑郁等心理问题，患者承受生理和心理的双重折磨，生活质量明显下降，甚至导致严重的社会行为障碍。引发老年人死亡率最高的跌倒问题也和前庭功能相关。

二、前庭康复治疗

前庭康复治疗是针对前庭受损患者进行的不依赖药物的、无创的、具有高度专业化的程序性锻炼，属眩晕的特殊治疗。1946 年，由 Cawthornt 和 Cooksey 首先提出，经 Herdman、Luxan 和 Shepard 等研究和发展，逐渐形成了现代前庭康复治疗学，并出现个体化物理治疗方案，显著提高了治疗效果。临床试验证明，前庭康复对于改善单、双侧前庭功能障碍或中枢性神经平衡系统疾病所致的功能缺陷和主观症状有效。

（一）前庭康复治疗机制

人脑有很强的可塑性、适应性和代偿性。如前庭功能受到损伤，会出现眩晕、头晕、平衡障碍等一系列临床症状，但经一段时间后上述症状可逐渐减轻或消失，这一过程称为前庭代偿。前庭代偿可自动开展（称自然代偿），完全性的代偿可使得机体恢复凝视稳定、姿势控制、静态/动态平衡、眩晕和头晕等症状消失。这种代偿是通过中枢神经系统及其不同机制，如修复、前庭适应、习服、替代、预测和认知策略的利用而获得的。其中最主要的为以下 3 种途径。

1. 修复

当前庭系统结构损伤，神经系统自我修复功能能促进受损功能恢复。

2. 习服

给予前庭系统简单且重复的激惹信号刺激后，前庭中枢、外周之间不对称性将显著减少，从而获取习服。

3. 适应

适应是主动而有力的代偿途径，目标为"以不同形式做出反应"。适应形成期间，患者受损的前庭功能未恢复时，人体可利用残余前庭功能或其他感觉信号，形成新的运动策略及新的运转模式。

前庭系统损害部位、范围和程度影响自然代偿的发生和程度，且视觉、本体感觉系统的状态与完整的脑功能也是重要影响因素，患者的全身健康情况、年龄、心理状态等，均会对前庭代偿产生巨大影响。

前庭康复治疗可促使上述代偿过程更快速、更完全地进行。许多眩晕症状在病因解除后，前庭功能损害所致的功能障碍却没有完全消失，继续干扰人们的生活，严重影响患者生活质量。需要前庭康复治疗尽早介入。而开展前庭康复治疗时，训练的强度与技巧、患者的依从性也是前庭代偿能否成功的关键。

（二）适应证

适用于病情处于稳定期或阶段稳定期，自然代偿不全的眩晕症状及平衡障碍患者。

1. 适应证

（1）周围性前庭疾病：前庭神经元炎、迷路炎、良性阵发性位置性眩晕（benign paroxysmal positional vertigo，BPPV）、内耳外伤性眩晕、耳毒性药物中毒、听神经瘤切除及迷路破坏术后等。

（2）中枢性前庭疾病：脑卒中、脑外伤所致眩晕，多因素性老年人平衡功能障碍等。

（3）老年性头晕，不明原因的眩晕。

（4）精神源性头晕：持续性姿势－知觉性头晕等。

（5）痴呆患者平衡障碍。

2. 非适应证

如低血压、短暂脑缺血性发作和药物不良反应，一过性或自发波动性眩晕、头晕等，为非前庭受损所致，故不能通过前庭康复治疗得到改善。

3. 尚有争议的疾病

尚有争议的疾病有前庭性偏头痛、梅尼埃病、帕金森病和小脑变性等。

（三）病情评估

前庭康复治疗前应进行常规病情评估，了解患者的前庭功能状态、前庭代偿程度、对前庭－眼和前庭－脊髓系统功能的影响、静态平衡和动态平衡功能情况，改变视觉、本体感觉时的平衡状态，视觉和本体觉的功能状态，肌力、肌张力、关节活动度和运动协调等全身运动的功能状态，记忆力和认知能力，眩晕和平衡障碍的主观陈述和对其日常生活影响的程度等，以便发现患者现存的前庭功能和特殊问题，并据此制定个体化的治疗方案。治疗前准确评估病情是个体化前庭康复治疗成功的关键。

1. 病史

眩晕性质、程度、持续时间、诱发因素和缓解因素；平衡障碍程度、步行能力；听力、耳鸣、耳闷感等；振动幻视；对情绪和生活的影响程度（轻/中/重）；其他病史、用药史、外伤史；烟、酒、家庭和工作环境、职业等个人史；家族史。

2. 临床检查

（1）视力：视敏度、视野、头静止和缓慢摆动时的视敏度试验。

（2）眼球震颤（类型、方向）、眼球活动、慢和快速甩头前庭眼反射。

（3）诱发性眼震。①前庭眼动反射：变温试验（冷热水、冰水、冷热空气）、旋转试验、瘘管试验；②视眼动前庭反射：扫视试验、平稳跟踪试验、视动眼震。

（4）本体感觉功能。

（5）眼协调检查：指指、轮替、指鼻、跟－膝－胫、回缩和姿势固定试验。

（6）运动功能：肌力和肌张力、关节活动度、姿势畸形。

（7）位置性眼震试验。

（8）变位性试验：Dix-Hallpike 试验、Roll 试验、Side-Lying 试验。

（9）动作敏感性试验：找出诱发眩晕、头晕的头位/体位及动作。

（10）坐位平衡：主动或被动、重心移动、恢复躯干垂直位的能力。

（11）静态平衡：Romberg 试验、Mann 试验（强化 Romberg 试验）、单腿站立试验。

（12）动态平衡试验：站立伸手试验、Fukuda 试验、闭目行走试验。

（13）步态、跌倒风险评估。

（14）功能性步态：通过障碍物，双重作业活动，楼梯、坡道、沙地行走。

（15）眼震电图、视觉眼震电图检查。

（16）姿势描记法。

（17）心理状态。

（18）日常生活活动能力。

（19）中枢性前庭疾病的临床征象：意识障碍，麻木，皮肤刺痛感，肢体无力、颤震、僵硬，语言功能障碍，记忆力减退，颅神经损伤，进行性听力下降，协调能力差，垂直性眼震，发病 2 周后在亮室内仍出现自发性眼震，上运动神经元性体征和症状。如出现上述临床征象者，需神经科和耳科进一步检查。

（四）康复治疗方法

1. BPPV

BPPV 是最常见的前庭功能障碍疾病之一，主要通过典型的病史、体位诱发试验阳性和眼震特征来诊断。分析判断受累半规管，选用对应的治疗方法，常用的有耳石手法复位疗法和习服疗法等。

（1）耳石手法复位法

1）Epley 复位法：主要治疗后半规管 BPPV。患者端坐于检查床，头转向患侧 45°位；保持该头位快速后仰并使头垂在检查床外，与床面成 10°～30°；眼震和眩晕症状消失后，再将患者头部向健侧旋转 90°；眼震和眩晕症状消失后，在保持头与身体的相对位置下再将患者身体向健侧转 90°变位健侧卧位，此时面部朝向斜下方 45°位置；症状消失后，帮患者直接从侧卧位坐起，头前倾 20°。治疗中需认真观察患者眼震形式，每一体位需保持 30 秒到 1 分钟，至眼震和眩晕症状消失再进行下一步。

2）Semont 复位法：主要治疗后半规管 BPPV。患者端坐，头部转向健侧 45°位，然后快速侧躺向患侧，使患侧枕部先着床，待眼震及眩晕感消失，将患者头部和身体由患侧向健侧快速翻转，保持头和身体角度的相对固定，使健侧额部着床，最后让患者坐起，头部回到中立位。每个姿势保持到眼震和眩晕症状消失，30 秒到 2 分钟。患者因颈部活动度受限不能耐受 Epley 复位法时，可选用 Semont 复位法。

3）反 Semont 复位法：主要治疗前半规管 BPPV。患者端坐于检查床，头向患侧转 45°，向患侧侧躺，令前额着床，维持 30 秒；再快速倒向健侧，使健侧枕部着床，维持 30 秒；待眼震及症状消失，将患者扶起。

4）Barbecue 复位法：主要治疗 Roll 试验中出现向地性眼震的水平半规管 BPPV。患者坐在检查床上，头转向患侧 90°，快速后仰于检查床；等眼震及眩晕感消失后，头向健侧转 90°朝向天花板，然后再将头部向健侧转 90°；待症状消失，继续旋转 90°由健侧卧位变为俯卧位；待症状消失后，延续原方向继续旋转变为患侧卧位，头位转动 360°为 1 个周期，可连续旋转，也可快速做，根据患者不同情况可选择做多个周期，最后将患者扶起。每一体位应待眼震和眩晕消失后再保持 1 分钟。

5）Gufoni 复位法：主要治疗 Roll 试验中出现离地性眼震的嵴帽或水平半规管 BPPV。患者端坐，快速向患侧卧倒，保持 1~2 分钟，待眼震消失或明显减弱时，保持身体不动，迅速将头向健侧转 45°，维持 2 分钟后让患者缓慢坐起。

复位法治疗过程中，患者头晕症状可能被诱发或加重，要注意防护，避免跌倒；如不适症状重，可先以药物减轻症状后行复位。治疗后要求患者 48 小时内高枕卧位，1 周内避免诱发体位，不要做弯腰、上下移动头部或头侧倾动作，避免剧烈运动。

（2）Brandt-Daroff 习服法：由数个连续动作构成，常用于 BPPV 的治疗。虽然需要锻炼 2 周才能终止 BPPV 发作，相较特异耳石复位法其起效时间要长，但该法对任何一个半规管的结石或嵴帽结石都有效，且对于部分活动不便、不能经常来医院进行耳石复位法治疗的老年人，以及颈椎疾病严重等难以耐受耳石复位法的患者来说，更有优势。

具体步骤：①坐在床边或沙发边。②右向转头 45°，同时向左侧躺下，用 1~2 秒完成这 2 个动作；45°上看、侧躺动作保持至少 30 秒。③坐起，维持 30 秒。④以同样步骤，向右侧躺下。⑤重复 5 次。⑥坐起。此时患者可能会感觉头晕或头昏，均属正常。维持坐位直到症状消失再站起。每天早、中、晚各做 5 次，持续 14 天。

（3）改良 Brandt-Daroff 锻炼法：对水平半规管 BPPV，该方法较 Brandt-daroff 习服法更有效。与 Brandt-Daroff 习服法唯一的区别是左右侧躺时无须转头。

2. 一般疗法

最常用 Cawthorne-Cooksey 锻炼法，主要涉及增强凝视稳定性、增强姿势稳定性、减轻头晕/眩晕症状、增强日常生活活动能力的训练。

（1）卧位：①眼球运动，先慢后快，分别进行上下运动、左右运动、由远及近地注视手指。②头部运动，先慢后快，由睁眼至闭眼锻炼，如前后左右转头。

（2）坐位：进行与卧位时相同的眼球和头部运动，前后绕肩活动，俯身拾物。

（3）站位：①进行与卧位时相同的眼球运动和头部运动；②锻炼从坐到站，先睁眼，后闭眼；③在高于眼睛的平面做双手抛接球锻炼；④在低于膝关节平面做双手抛接球锻炼；⑤由坐到站，并先后从左侧及右侧开始原地旋转 360°。

每次锻炼持续 10 分钟，每日进行 2 次即可，各动作应由易到难，循序渐进，如锻炼过程中出现无法耐受的头晕症状，可暂停并休息。当头晕症状缓解后可停止前庭康复锻炼，如头晕症状复发，可再次开始锻炼，直至症状消失。

3. 个体化前庭康复疗法

个体化前庭康复是根据患者的诊断和病情评估，设计适合个人的训练计划，在 Cawthorne-Cooksey 锻炼法基础上，增加了眼部运动、视觉依赖、本体感觉依赖、习服、替代等锻炼法，并进一步细化原来的锻炼程序。

（1）增强凝视稳定性锻炼：可改善前庭眼反射，改善头动和行走中的视物模糊和头晕症状。

1）与视靶同相位的头运动（X1 视觉）练习：身体静止，头部运动，先在水平方向，然后换垂直方向，双眼紧盯前方静止视靶。先坐位后站位，逐渐增加头部运动速度。

2）与视靶不同相位的头运动（X2视觉）练习：设置1个活动视靶，头部与视靶活动方向相反，在转头过程中持续注视视靶。先在水平方向，然后换垂直方向，先坐位后站位，逐渐增加头部运动速度。

3）步行同时头部运动：在沿直线向前步行时，同时进行头部运动，先在水平方向，然后换垂直方向，双眼紧盯前方静止目标。

（2）增强眼部运动锻炼。

1）扫视：在前方水平处放置2个视靶，头保持不动，动眼。双眼先注视1个视靶，然后快速转换到注视另一个视靶，重复数次。可变换视靶相对位置，逐渐由坐到站练习，增加难度。

2）视平稳跟踪：在前方水平处放置1个视靶，头保持不动，动眼。将视靶水平移动，双眼紧盯该视靶。再将视靶移动方向改变，逐渐加快视靶移动速度和从坐到站训练以提高难度。

3）扫视和前庭眼反射：前方水平处放置2个视靶，先注视1个视靶，头与该视靶呈一条线，然后缓慢转头注视另一个视靶。再从相反方向开始注视，反复数次。以不同的头部运动速度进行，始终保持视靶在患者焦距内。每次练习5分钟。再将2个视靶放置为垂直方向进行上述练习。

4）记忆跟踪：先看前方视靶，头与视靶呈一条线。闭眼，头部缓慢转离视靶。闭眼过程中根据记忆位置使双眼一直紧盯记忆中的靶目标。然后睁眼，检查双眼是否仍可聚焦在视靶上。然后由相反方向开始，重复上述动作。两侧各重复数次。可用不同头部运动方向和速度进行锻炼。

（3）视觉脱敏练习：将视觉信息作为自身姿势参照标准的现象，称为视觉依赖。但视觉信号作为其姿势参照则异常不稳定，患者存在视觉依赖时，移动变化的视觉场景，例如，车辆在患者面前的移动经过，会被患者中枢整合系统误认为是自身运动，导致其姿势不稳定。因此，存在视觉依赖的患者不应仅注视一个静止物体，还应在行走时减少头部运动。闭眼可减少视觉刺激的输入，减弱视觉依赖，同时进行提高姿势稳定性的练习。闭眼时可更好地调动前庭感觉或本体感觉的传入。

（4）本体感觉依赖性练习：通过改变患者的支持面状态，干扰患者的本体感觉输入，可以减少患者对本体感觉的依赖，提高前庭感觉和视觉信息的传入能力。如让患者站立或行走在软垫、泡沫塑料垫、沙滩、横杆或倾斜板上。该训练应与提高凝视稳定性、姿势稳定性练习配合进行，避免跌倒。

（5）提高姿势稳定性锻炼。

1）站立练习：患者双足并拢，站立，开始可用双手扶墙，转换至单手扶墙，最后双手不扶墙，尽量延长不扶墙时间。

2）单腿站立，维持15秒，换另一侧腿。

3）加强Romberg位站立：一脚前一脚后，脚跟挨着脚尖站立，双上肢平伸。维持15秒，然后换另一只脚在前，维持15秒。

4）前后摇摆身体。先俯身向下，再将身体重心向后移动，脚尖翘起；然后向前摆动，身体重心向前移动，脚跟翘起，反复10次。

5）用手进行超过头顶或低于膝的活动，如拿超过头顶的物体和弯腰拾物。先坐位后站立。

6）原地踏步锻炼。

7）步行练习1：初始贴墙行走，然后用手扶墙，渐到不扶墙行走，逐渐增加不扶墙的次数、时间和缩小步基宽度，最后练习将一侧足跟置于另侧足尖前的直线行走。

8）步行练习2：步行的同时增加头部运动，先左右转头，再抬头低头，逐渐增加头动速度和缩小步宽，最后转圈行走，先绕大圈，后绕小圈，以顺时针和逆时针方向分别进行训练。

9）抛接球练习：与他人配合从不同方向来回抛接球，逐渐增加速度。先坐位后站位练习。

上述锻炼可先在明亮且空旷的室内练习，然后逐渐加大站姿难度，如进入较暗的室内进行，最后闭眼练习。从站立于硬且平整的地板开始练习，逐渐过渡至地毯、枕头、斜坡、台阶等支持面进行。增强凝视稳定性锻炼，每天4~5次，每次5~8分钟。每天20分钟的提高姿势稳定性锻炼，每项锻炼至少做2次，每个动作重复5~10遍。

（6）减轻眩晕锻炼：站立，一侧上肢上举超过头顶，眼睛注视上举的手，俯身用该侧手触碰对侧脚后再次站立。然后换另一侧上肢，重复10次。

（7）改善日常生活活动能力。

1）行走时练习转弯，向左或右急转弯，或大弧度转弯。

2）起立锻炼：从坐位到站立位，然后再回到坐位。

3）在步行的路线上设置障碍物：进行跨越障碍物（如纸盒）或绕障碍物（如纸盒、家具）的步行训练；做弯腰、拾物、抛接球、接抛向墙上弹回球的行走；在不同弹性、材质的地面上进行步行训练。

4）适应在商场或超市内步行购物：先以手推车辅助，逐渐减少支撑，然后不用手推车步行。同时增加扫视商品的头运动，开始用慢速度的头运动，逐渐增加头的运动速度和幅度。先在人少的店内练习，然后在人多的店内练习。

5）户外步行：开始时缓慢步行，选择靠墙行走和停留，然后逐渐练习顺着人群、加快步速、离墙和逆人群行走，最后边看周围环境（如看商店橱窗）边走。

6）一些娱乐、体育活动，如高尔夫球、保龄球、乒乓球等运动时，眼、头和躯干要协同运动，也有利于提高凝视稳定性和姿势稳定性，促进前庭代偿。

7）对于发病前会驾驶汽车的患者，在安全前提下帮助其适应更快的速度变化，以恢复驾驶技术或适应乘车。

（8）习服训练：变位性试验阳性或动作敏感性试验阳性的患者，可通过系统、重复地暴露于轻微、短暂的诱发症状的刺激中，以减轻特殊动作所致的眩晕和失衡等症状。要求操作时动作为特定的类型、要有适宜的强度（速度和幅度），以产生轻至中度症状为宜，每个动作进行2~3次，每日2组。习服产生后，可逐渐加大运动强度。通常需要不间断训练1个月后症状才开始减弱，继续坚持练习2个月，之后逐渐减至每日1组训练。

目前研究表明该训练适合于未明确诊断、考虑为良性病因的位置性眩晕患者，但双侧前庭功能丧失者不适合习服锻炼。如 Brandt-Daroff 习服法对 BPPV 有较明确且较满意的治疗效果。但年龄大者或全身情况不佳者不适用，如"快速起立"运动易引起直立性低血压，老年患者应避免。

（9）感觉替代：利用视觉或本体觉等其他感觉替代下降或缺失的前庭功能，以达到增强姿势控制和降低跌倒概率的练习法为感觉替代法。该疗法更适用于双侧前庭功能完全丧失和多感觉系统不平衡的患者，单侧前庭功能受损初期，患者依赖下肢的本体觉，慢性期患者则依赖视觉。

1）视觉练习：该锻炼可提高颈-眼反射和其他视觉机制的作用，从而促进凝视稳定的恢复（参见前文）。

2）两个视靶间的主动眼-头运动练习（参见前文）。

3）记忆跟踪练习（参见前文）。

4）肌肉训练：进行肢体运动以增加远端肌肉组织的力量，特别是脚部。

4. 太极拳锻炼

太极拳锻炼可以锻炼眼与手，以及全身协调性，从而促进前庭眼反射功能的恢复，并能促进前庭-脊髓反射功能、视觉和本体感觉传入信息的高度整合。

5. 全身状态练习

全身状态练习是为了提高患者全身力量、耐力、运动协调力和健康状况，可分析患者具体情况制定适合的锻炼方式。

6. 改造居住环境

在墙面安装安全扶手，配置洗浴座椅、夜灯、发光拐杖等。

7. 矫形器

根据患者的功能障碍程度与生活需求，为其推荐合适的鞋、袜、矫形器等。

8. 聚焦眼镜

对于部分要求在户外远距离行走的患者，建议佩戴单一聚焦眼镜。

（五）研究进展

随着科学技术的不断发展，更多现代技术手段已用于康复治疗。

1. 虚拟现实技术

虚拟现实技术能提高患者依从性，准确量化训练过程，提高康复效率。

2. 感觉增强性技术

前庭电刺激、电触觉刺激、声和振动刺激开始用于前庭康复。电刺激能促进前庭神经核神经元修复，加速前庭中枢神经系统重塑。

3. 动态姿势反馈技术

为患者提供运动参考。通过传感器及摄像头，将患者做前庭康复锻炼时的不正确动作通过画面或声音等途径反馈，实现自我矫正。

4. 现代自动化设备辅助前庭康复治疗

利用计算机 – 耳石自动复位设备，在自动复位仪的转椅中完成改良的 Brandt-Daroff 锻炼程序。

（王素平）

第十五节　产后康复

怀孕分娩是女性必经的人生阶段。从怀孕到分娩和分娩后很长一段时间，女性的身体、心理、生活都会经历很大的变化。由于胎儿发育的影响，女性身体结构发生巨大改变，尤其是对骨骼、肌肉和皮肤的伤害。分娩过程可导致产妇处于应激状态，对骨骼结构、软组织的损伤也难以逆转，剖宫产又容易导致产后腰背痛、腹部切口疼痛、子宫复旧不良等。从分娩到全身器官恢复或接近未孕状态的产褥期阶段，产妇生殖系统、消化系统、泌尿系统等身体功能都处于不稳定状态，更容易患各种妇科疾病。很多女性对分娩和育儿相关知识了解不足，或存在错误认知，加之身体的种种不适，也增加了诸如产后抑郁等心理问题的发生概率，进而影响乳汁分泌，不利于母婴健康。

随着社会的发展和生活水平的提高，人们的健康意识逐渐提升，产妇对产后健康知识的需求日益增长。根据产妇的实际需要，加强产褥期健康教育和宣传，以提高产妇的自我护理水平，对产妇的身心健康十分重要。

产后康复是一种新型的康复技术，立足于产后女性身体的变化，运用现代科学和技术，联合传统医学方法，以减少产后疼痛不适和母乳喂养困难，减少并发症，改善产妇情绪、调整心态，提高产妇的生活质量，临床上得到越来越多的应用。

一、手法治疗

不同的手法可以发挥疏通乳房、催乳、防治乳腺炎和乳房保健的作用；缓解宫缩痛，防治便秘，促进腹肌缩紧，增强腹部器官功能，调节消化功能；缓解腰背疼痛，增强腰部功能，消除疲劳等。

二、运动疗法

运动疗法可以改善产后腹肌、盆底肌功能，进而预防和治疗产后多种并发症；提高胃肠肌张力和蠕动能力，促进胃肠功能恢复，增强对营养的消化吸收，减少便秘；提高心肺功能，恢复体力，为恢复正常生活打好基础；调整体形体态，预防骨质疏松，防治产后骨骼肌肉系统疼痛等。

（一）激活核心肌群

膈肌、腹横肌、盆底肌和多裂肌共同组成核心肌群，起到稳定姿势、维持腹内压、维持脊柱稳定性、支撑内脏器官等作用。妊娠期间子宫增大引起膈肌下降受限，腹围增加导致腹肌被动拉长损伤，盆底肌损伤，致使产妇核心肌群的力量薄弱，成为引发产后盆腔器官下垂、漏尿、便秘、腹直肌分离、腰痛及身体形态不良等诸多问题的关键因素。需要激活核心肌群的康复治疗及早介入。

（二）呼吸训练

膈肌是产生胸内负压和腹内正压的关键因素，作为胸腔及腹腔的肌肉泵，在核心肌群中发挥着重要作用。激活膈肌的同时还可以激活腹横肌，从而活化多裂肌和盆底肌，提高核心肌群的稳定性。

腹式呼吸模式训练是激活核心肌群的最基本方法，是产后康复训练的基石，产后数天即可开始，行剖宫产者则需在切口愈合后开展，并避免在切口上施加任何应力。具体步骤如下。

产妇取仰卧位，屈膝，呼吸以鼻吸气、缩唇呼气进行，指导其吸气时下沉膈肌，下胸部和腹部向上向外扩张，感受盆底肌向足端下沉；呼气时将腹部及下胸部回缩，并使腹肌尽量向背侧靠拢，盆底肌亦向腹部方向收缩，脊柱向床面下压。

吸气和呼气时长比为1:2，每天2~3组，每组10~15次。若产妇不能理解和完成该动作，可令其将双手放于腹股沟稍上方感受腹横肌随呼吸的收缩放松感。治疗师也可用双手轻压产妇肋弓边缘处，引导其感受膈肌下沉和下胸部、腹部的扩张，辅以语言提示，以帮助产妇领会和掌握训练要点。

（三）产后康复操

产后第2天即可开展产后康复操训练，在安静、舒适的环境中训练。操作如下。

1. 呼吸运动

产妇仰卧，四肢伸直放松，双臂放于体侧，缓慢吸气扩胸，同时收缩腹部、腰部贴床，持续10秒，然后缓慢呼气，进行10次。

2. 抬头运动

产妇仰卧，双臂伸直放于体侧，双腿伸直，将头抬起尽量贴近胸部，然后慢慢将头还原。

3. 手臂运动

产妇仰卧，双腿伸直，双臂伸直放于体侧，吸气时前屈上举双臂，呼气时恢复原状；再次吸气时外展上举双臂，呼气时恢复原状，交替进行10次。

4. 抱腿运动

产妇仰卧，双臂放松置于体侧，双腿并拢伸直，将一侧下肢屈髋屈膝，尽量将膝向胸部方向靠近，以双手环抱膝下保持动作，时长以产妇个人感受为宜，呼气时将该侧下肢缓慢伸直还原，两腿交替进行。

5. 抬腿运动

产妇仰卧，双臂伸直放于体侧，双腿伸直交替上抬，尽量与身体垂直，然后缓慢放平。产妇运动能力增加，并无不适感觉时，可同时上抬双腿，避免腰部离开床面，重复10次。

6. 臀桥运动

产妇仰卧，双臂置于体侧，双腿屈髋屈膝，以脚与肩部作为支撑，使臀部抬离床面，保持 5 秒后还原，重复 10 次。

7. 盆底运动

产妇站立，双腿分开与肩同宽，缓慢收缩、放松盆底肌肉，然后分开双腿至两倍肩宽，缓慢收缩、放松盆底肌肉；进一步可进行起立、下蹲时收缩、放松盆底肌肉训练。

上述动作每天各练习 1 次，坚持锻炼至产后 42 天。

（四）产后普拉提

产后普拉提是以约瑟夫·休伯特斯·普拉提命名的一种结合呼吸，通过有意识地控制身体，应用独特的锻炼体系来达到增强肌肉力量、提高身体柔韧性和协调能力、纠正体态及提高整体健康水平的锻炼方式。

三、传统治疗和理疗

中医认为，女性产后气血和肾气耗损，中气不足，应以补肾固阳、益气升阳为主。

（一）合理饮食

保证膳食结构科学合理，控制体重增长范围，补充必要的蛋白质，保证水分摄入，还要补充各种维生素、膳食纤维及矿物质。遵循少食多餐原则，保证每日 4~5 餐，选择温性、补气血的食物。定期监测蛋白质、脂肪、血糖、维生素、微量元素等，结合产妇身体恢复情况进行调整，不要盲目补充。

（二）针灸推拿

选取相应穴位，以达温经补肾、疏通经络、调和阴阳等效果，改善血液循环和肌肉收缩能力，增加肌肉骨骼系统的血供，提高其组织修复再生能力。

产妇排空小便，仰卧于治疗床上，全身放松，涂专用按摩油，按照头、肩、上肢、胸腹、背腰、下肢的顺序，从上至下按摩改善血液循环、缓解疲劳及疼痛。重点进行乳房与子宫按摩，环形按摩乳房，每侧乳房按摩 10 分钟左右，可促进乳腺通畅及乳汁分泌；按摩子宫时，以小鱼际肌掌侧顺时针按摩宫底部，8 分钟左右，每日 1 次，促进子宫复旧。

（三）康复理疗

应用声、光、电等特殊的物理因子作用于治疗部位，达到消炎镇痛、松解粘连及瘢痕、消除疲劳、促进血液循环等功效。应用率较高的产后理疗仪器有神经肌肉电刺激治疗仪、超短波治疗仪、电子生物反馈治疗仪、超声波治疗仪、温热磁疗仪、气压循环治疗仪和红外线神灯治疗仪等。适用于盆底功能障碍、盆腔炎、乳腺炎、产道伤口恢复和兼有腰腿痛等症状。

四、产后功能障碍康复

女性怀孕分娩是多器官参与的生理过程，多系统变化决定了产后康复面临问题的复杂性和困难性。在孕期，为了胎儿生长发育，适应不断增大的子宫，机体分泌的催产素、松弛素增加，使软骨和韧带变得松弛，导致肌骨系统的松弛变形。骨盆关节松弛并变宽，导致骨盆不稳定、步态变化；孕期姿势和重心改变、耻骨联合分离和骶尾骨疼痛，可能影响步行能力并引起疼痛；关节和软组织的受伤风险增加；腹部肌肉过度拉伸，韧带松弛，造成腹壁松弛、腹直肌分离；盆底肌松弛，使其对于盆腔脏器的承托功能下降，脏器移位导致各种功能障碍；逐渐增大的子宫使得腹腔脏器位移，阻碍膈肌运动，减少了胸腔的高度，使胸围增加，耗氧量增加；激素变化、脂肪囤积致体形变化等。针对常见的产后功能障碍，应予以康复治疗。

（一）哺乳困难

母乳喂养是最科学的喂养方式，为婴儿提供充足的营养，提高婴儿的免疫力。尽早开始进行母乳喂养可以促进乳汁分泌，也能促进子宫收缩，有助于排出恶露、避免大出血和宫腔感染等产后并发症。产后产妇身体较为虚弱，加上疼痛、疲劳、喂养知识缺乏和不良情绪等影响，易致乳汁分泌不足甚至无乳汁或乳胀。

乳房按摩：指导产妇或家属每天进行乳房按摩，先用温毛巾（温度为 40～45 ℃）热敷整个乳房 10 分钟，避免烫伤，用手指指腹以适度的力量，自乳房根部起进行螺旋式按摩，逐渐移向乳晕方向。哺乳后，产妇可双手合拢在乳房周围，用一定力度从乳房根部逐渐向乳头轻轻挤压 10 次，最后用手托住乳房，两只手指向后指向乳房中央，反复快速地进行挤压。

此外，要保证产妇的营养、睡眠、情绪和健康。注意按需哺乳，勤排空乳房，避免涨奶，防止堵奶。指导产妇佩戴宽松的哺乳胸罩，避免乳房受到压迫。

（二）盆底功能障碍

盆底功能障碍系盆底肌及其筋膜在孕期和分娩时过度拉伸而弹性减弱，常伴部分肌纤维断裂，造成盆底肌支持功能下降，进而导致盆腔脏器位移，引起盆腔脏器异常。主要表现为压力性尿失禁、盆腔器官脱垂、慢性盆腔疼痛、性功能障碍、排便异常等。产后坚持盆底肌康复治疗，避免过早参加体力劳动，可将盆底功能恢复至接近未孕状态，从而避免诸多产后并发症，改善产妇的身体功能和生活质量，避免产后抑郁。病情较重的患者需进行手术治疗。

1. 传统盆底肌训练

以凯格尔运动为主，让产妇以设定的频率、强度和疗程主动缩放肛门阴道，收缩臀部肌，每次收缩≥3 秒后放松，坚持做 15～30 分钟，每日 2～3 次，进而提高盆底肌收缩力，改善括约肌功能和耻尾肌支撑功能。结合阴道哑铃训练，减少单纯凯格尔运动的枯燥，增加锻炼强度。产后 7 天即可积极开始凯格尔运动，若身体虚弱可在产后 42 天再逐渐开展运动。

2. 手法辅助训练

产妇取膀胱截石位，专业康复人员用大拇指指腹按摩会阴中心腱外侧，示指与中指在阴道内按摩，同样按摩两侧大小阴唇，用大拇指或示指和中指指腹放于阴道内肛提肌处，沿骶骨至肛门来回按摩，同时让产妇进行盆底肌收缩，每次 30 分钟，10～15 次为 1 个疗程。

3. 理疗

产后 42 天，恶露排净，非月经期，可根据临床症状选用理疗方式。

（1）盆底电刺激疗法：应用电刺激技术刺激相应的神经肌肉，以增强盆底肌收缩能力的治疗方法，如电阴部神经刺激治疗。

（2）盆底磁刺激疗法：磁刺激是一种安全、非侵入性的理疗方式。通过动态电磁脉冲刺激神经，引起所支配的盆底肌收缩，增强盆底肌肉力量。

（3）盆底生物反馈疗法：应用仪器测量产妇的肌电信号，并转换成盆底肌图像、声、光等信号，反馈给产妇，引导其进行盆底肌主动收缩锻炼，重建条件反射。如肌生物反馈、膀胱生物反馈、A3 反射和场景生物反射等。

4. 传统疗法

针灸、艾灸、中药都是中医传统治疗方法，治疗以补肾固阳、益气升阳、疏经通络为主，以改善盆底肌血供，提高其组织修复再生能力。

5. 心理和康复宣教

盆底功能障碍虽不会危及产妇生命，但对于其生活质量和身心健康都有严重的影响。在治疗的同时给予适当的心理及康复宣教，让产妇认识该疾病，增强其对恢复的信心，提高治疗效果。

（三）产后腰痛

产后腰痛是产妇分娩后所存在的腰部疼痛，表现为腰背部和骨盆处疼痛及活动受限。妊娠过程中，骨盆韧带松弛、肌力下降、腰椎负担增加等导致孕期腰痛，如未能及时预防和治疗，可能延续为产后腰痛。此外，在生产过程中不恰当的用力方法，也可能导致产后腰痛；产后不当的哺乳姿势、忙于照看新生儿而无暇运动、疲劳、肥胖、腹腔脏器下垂等也会导致腰痛。由于产妇仍有哺乳任务，应慎用药物治疗，故产后康复治疗显得尤为重要。

1. 产前预防

妊娠期间要合理饮食，适当运动，控制好体重，避免过度的体重增长给腰部增加负担。避免久坐、久站。

2. 合理饮食

均衡营养，控制体重，适当补钙，进食富含维生素 B、维生素 C、维生素 D 的食物，避免暴饮暴食。定期进行微量元素检查，不要盲目补充微量元素。

3. 保证休息

尽量保证充足的睡眠时间，不能过于劳累，应当经常变换卧床姿势。避免过早进行强度较大的运动，如跑步、长距离步行等。

4. 保持正确姿势

正确的喂奶姿势，可以坐在矮凳上，也可坐高凳时将脚踩于矮凳，并在腿上放置枕头或软垫以抬高支撑新生儿，避免长时间低头、跷二郎腿等不良姿势。保持正确站姿，尽量避免弯腰、提重物等，必要时可应用托腹带以减轻腰椎压力。

5. 适当运动

低强度的伸展运动可放松腰部肌群，还可适当进行核心肌群训练，以稳定腰椎。①多裂肌训练：四点跪位状态下交替抬高单侧下肢至躯干同一水平。②竖脊肌训练：俯卧，将双手交叉放于枕部，依次抬高头、颈、胸、腰部，锻炼背部肌肉的收缩。③提肛动作来锻炼盆底肌，促进盆骨相关肌快速恢复。

6. 理疗

如果腰痛症状较为严重，可采用按摩、推拿、针灸、外用药物或理疗等方法。同时做好腰部保暖，避免受凉。

（四）髋膝踝和足底痛

髋、膝、踝、足承托体重，保证正常步态，维持步行能力。孕期体重增加，下肢负重增加，松弛素分泌造成骨盆等肌韧带松弛，导致骨盆、下肢关节稳定性灵活性降低，日常生活中采取错误的姿势与代偿动作，进一步导致整个下肢力线变化。诸多原因最终引起孕产妇髋、膝、踝和足底疼痛，损伤其关节肌肉功能，造成心理负担，严重影响日常生活。

1. 髋痛

评估骨盆、骶髂关节及周围肌群，多可见臀中肌无力，阔筋膜张肌代偿性紧张，可进行筋膜松解、激活臀中肌的治疗。

2. 膝痛

孕中晚期因腹部增大，大多孕妇出现骨盆前倾，导致髂腰肌紧张无力，进而引起股直肌代偿性张力增高，应进行股直肌放松牵拉治疗。

3. 踝和足底痛

随着孕期体重增加，足部负重增大，导致足弓塌陷、踝外翻变形，可拉伸腓骨肌、腓骨长短肌、趾长伸肌，并加强踇长伸肌、踇长屈肌、胫骨前肌、胫骨后肌和趾长屈肌肌力训练，同时放松足底筋膜，调整距下关节。

（五）腹直肌分离

腹直肌是维持人体良好核心稳定性的重要结构，具有保护腹腔脏器，维持腹内压，参与分娩、呼吸、排泄、咳嗽和呕吐等生理功能。腹直肌分离是指腹直肌两侧肌腹在腹白线处分开的现象，常发生于女性孕晚期、分娩和产后各个阶段。出现腹直肌分离的女性产后有很大一部分不能自然恢复至未孕水平。分离的腹肌、松弛的腹壁难以维持有效的腹内压和核心稳定性，导致下背痛，影响躯干旋转能力、骨盆腰椎的稳定性和体态等，甚至导致脏器下垂、腹疝，严重影响产妇的健康和生活。

1. 评估方法

临床常用手指宽度触诊法和卡尺法，必要时可辅助应用超声等影像学检查。手指宽度触诊法是让患者仰卧，屈髋屈膝，双足平贴床面，双侧上肢置于身体两侧或交叉置于胸前，要求患者轻轻抬起头部和肩膀直到肩胛骨离床，检查者将手指垂直放在腹白线上，触诊脐平面、脐上 3 cm 和脐下 2 cm 处，以两侧腹直肌内侧缘之间能容纳的手指数或距离来评估。一般 ≥2 指或 2 cm 即可评定为腹直肌分离，同时应注意腹直肌分离的深度。该方法简单易行，可以指导产妇进行自我检查，以便及早发现。顺产后第 3 天即可进行检查，剖宫产产妇则需等待伤口愈合后再检查。

2. 康复治疗

孕前和孕期训练核心肌群、控制孕期体重、适龄生产、补充适量的胶原蛋白等，可以预防腹直肌分离或降低腹直肌分离的程度。轻中度患者以非手术治疗为主，可采用腹式呼吸、推拿按摩、运动疗法、神经肌肉电刺激治疗和理疗等，根据患者不同情况制定训练的时机、方式和强度，避免造成继发损伤；腹直肌分离严重的患者，尤其是合并脐疝、腹壁疝时，应及时手术治疗。

（1）运动疗法：腹部核心训练通过激活腹横肌，使腹直肌两侧肌腹向中线靠近，提高腹白线的筋膜张力，促进腹直肌分离的恢复。常用腹式呼吸、桥式运动、凯格尔运动、仰卧抬腿、提膝四点跪位、跪姿伸腿、平板支撑和背贴墙站姿收腹等动作进行训练，还可应用悬吊设备、弹力带和瑜伽球等进行动作辅助。避免仰卧起坐、卷腹等脊柱屈曲、旋转的运动，可能加重腹直肌分离。

（2）手法辅助：为促进腹直肌分离尽快恢复，在患者进行腹式呼吸训练时，治疗师可将双手分别放置于患者腹前肋弓处，掌根朝向肚脐方向，配合患者腹式呼吸，在呼气时缓慢斜向内下加压，协助两侧腹直肌肌腹向腹白线汇聚。

（3）神经肌肉电刺激：应用低频脉冲电流，将电极片安置于腹内斜肌、腹外斜肌、腹横肌、腹直肌处，刺激腹部肌被动收缩以增强肌力，使肌肉回到正常位置。

（六）体形

孕期及产后身体内分泌系统的变化、骨骼肌系统的变化、饮食的增加、运动的减少，致使大部分女性在孕期及分娩后出现体形改变。女性分娩后随着激素水平的自然恢复，以及母乳喂养和照顾新生儿耗费精力体力，会出现体重自然恢复期，但体重下降并不等于体形恢复。仍有部分女性生产后遗留腹围增加、腹壁松弛、妊娠纹、胸部下垂、腰臀部肥大下垂和四肢变粗等体形问题。

推荐通过合理饮食联合适当运动的方式以恢复孕前身体状态。首先要保证水的摄入，秉持清淡饮食、少食多餐原则，避免摄入重油和辛辣食物，建议进食富含蛋白质的食物，如鸡肉、鱼肉、蛋奶制品等。除针对腹直肌分离、盆底肌功能障碍等问题的治疗性运动外，也可进行强度较低的产后体操练习和产后快走等。

妊娠纹是由于孕期子宫增大、腹壁皮肤弹力纤维受损导致的难以逆转的变化，目前的医疗水平只能预防及淡化，不能完全消除。应尽量在备孕和孕期做好预防，产后坚持按摩和锻炼。

(七) 心理

产后抑郁症是产后常见的心理障碍。产妇分娩后，生殖系统、内分泌系统、乳房等均发生较大的变化，产时体力消耗、疼痛，产后激素水平的下降、角色改变、照顾新生儿、疲劳、身体种种不适症状等，导致产妇容易紧张、焦虑等，易诱发抑郁症。如不重视并积极治疗，会对产妇造成严重的心理障碍，影响日后生活工作、孩子成长等，严重者甚至出现自残、自杀等危害生命的行为。

产后关注并评估产妇心理状态，及时给予针对性干预。详细讲解产后康复的必要性和措施，减少其焦虑情绪。让产妇保证充足睡眠，在一定程度上使心情放松愉快。给予产妇心理疏导、支持和鼓励，协助其对产后生活重新建立信心，指导产妇学习放松身心的方法，如深呼吸、听音乐、适当运动等注意力转移方法。同时指导家属多陪伴、照顾、关爱产妇，尽量满足其合理需求，营造良好家庭氛围，消除产妇不良心理，建立康复信心。

五、宣教和随访

产后康复离不开产妇的自我锻炼和家属的亲情支持与正确照料。故应加强交流沟通以了解产妇和家属的实际需求，通过多途径的宣教、问答式座谈等方式帮助产妇和家属接受针对性的产后康复知识，提高他们的重视程度。还要加强随访，确保产妇及其家属能够坚持执行相关产后康复任务。

产后的康复宣教工作直接关系到产妇的身心康复，进一步关系到新生儿的健康成长。随着我国人民经济和知识水平提高，越来越多的产妇都开始重视其产后康复状态，意识到产后康复的重要性，对于产后康复指导的需求越来越急迫，故开展产妇的产后康复工作十分必要并迫切。

（姜　丽）

参考文献

[1] 郭子光. 中医康复学. 成都：四川科学技术出版社，1986.

[2] 陈可冀. 中国传统康复医学. 北京：人民卫生出版社，1988.

[3] 张子游. 中医康复学. 上海：上海科学技术出版社，1990.

[4] 傅世垣. 中医康复学. 上海：上海科学技术出版社，1992.

[5] 孟景春. 中医养生康复学概论. 上海：上海科学技术出版社，1992.

[6] 卓大宏. 中国康复医学. 北京：华夏出版社，2003.

[7] 纪树荣. 康复医学. 北京：高等教育出版社，2004.

[8] 国家体育总局健身气功管理中心. 健身气功. 北京：人民体育出版社，2005.

[9] 高根德. 中西医结合康复医学. 北京：中国中医药出版社，2005.

[10] 杜建. 中西医结合康复医学. 北京：人民卫生出版社，2006.

[11] 庞继光. 针刀医学基础与临床. 深圳：海天出版社，2006.

[12] 郭云良，张睿，刘天蔚. 老年医学. 北京：科学出版社，2007.

[13] 邱丕相. 中国传统体育养生学. 北京：人民体育出版社，2007.

[14] 王新德. 现代神经病学. 北京：人民军医出版社，2008.

[15] 南登崑. 康复医学. 北京：人民卫生出版社，2008.

[16] 胡幼平. 中医康复学. 上海：上海科学技术出版社，2008.

[17] 李胜利. 语言治疗学. 北京：人民卫生出版社，2008.

[18] 杨毅. 康复医学概论. 上海：复旦大学出版社，2009.

[19] 李贻能. 康复医学概论. 北京：高等教育出版社，2009.

[20] 王俊华. 康复医学概论. 北京：人民卫生出版社，2010.

[21] 陈立典. 康复医学概论. 北京：人民卫生出版社，2012.

[22] 石学敏. 针灸学. 北京：中国中医药出版社，2011.

[23] 谢宁. 中医学基础. 北京：中国中医药出版社，2012.

[24] 张美增，郭瑞友，王岭. 中西医结合神经病学. 北京：科学技术文献出版社，2014.

[25] 邹勇，付毅敏，王少坤，等. 中西医结合老年医学. 北京：科学技术文献出版社，2014.

[26] 赵峻，纪文岩，宋彩霞，等. 中西医结合内科学. 北京：科学技术文献出版社，2014.

[27] 杨任民. 肝豆状核变性. 北京：人民卫生出版社，2015.

[28] 陈立典. 康复医学概论. 2版. 北京：人民卫生出版社，2018.

[29] 余瑾. 中西医结合康复学. 北京：科学出版社，2017.

[30] 纪晓军，王琳，李宝山，等. 中西医结合康复医学. 北京：科学技术文献出版社，2017.

[31] 郭云良，柳梅，彭小菊，等. 中西医结合医学导论. 北京：科学技术文献出版社，2018.

[32] 王艳君，王鹏琴，龚利. 针灸推拿康复学. 北京：中国中医药出版社，2020.

[33] 冯连世. 运动处方. 北京：高等教育出版社，2020.

[34] 刘震超，王云，宋梅，等. 骨骼肌减少症. 北京：科学技术文献出版社，2021.

［35］孙锦平，张睿，郑一. 中西医结合神经病学. 北京：科学技术文献出版社，2022.

［36］中华医学会神经病学分会帕金森病及运动障碍学组，中华医学会神经病学分会神经遗传病学组. 肝豆状核变性的诊断与治疗指南. 中华神经科杂志，2008，41（8）：566－569.

［37］中华医学会神经病学分会脑血管病学组急性缺血性脑卒中诊治指南撰写组. 中国急性缺血性脑卒中诊治指南 2010. 中华神经科杂志，2010，43（2）：146－153.

［38］中华医学会神经病学分会，中华医学会神经病学分会脑血管病学组. 中国急性缺血性脑卒中诊治指南 2014. 中华神经科杂志，2015，48（4）：246－257.

［39］中华医学会神经病学分会，中华医学会神经病学分会脑血管病学组. 中国脑小血管病诊治共识. 中华神经科杂志，2015，48（10）：838－844.

［40］秦爽，钱菁华. 前交叉韧带损伤康复的研究进展. 中国运动医学杂志，2017，36（9）：834－839.

［41］中国中西医结合学会神经科专业委员会. 中国脑梗死中西医结合诊治指南（2017）. 中国中西医结合杂志，2018，38（2）：136－144.

［42］中华医学会老年医学分会老年神经病学组，脑小血管病认知功能障碍诊疗指南中国撰写专家组. 脑小血管病相关认知功能障碍中国诊疗指南（2019）. 中华老年医学杂志，2019，38（4）：345－354.

［43］中国研究型医院学会脑小血管病专业委员会《中国脑小血管病诊治专家共识》编写组. 中国脑小血管病诊治专家共识 2021. 中国卒中杂志，2021，16（7）：716－726.

［44］成琳，汪皓男，王丽娜，等. 血流限制训练在前交叉韧带重建术后康复中的应用研究进展. 中国运动医学杂志，2021，40（8）：663－670.

［45］ADAMS H P, Jr, BENDIXEN B H, KAPPELLE L J. Classification of subtype of acute ischemic stroke. Definitions for use in a multi-center clinical trial. TOAST. Trial of Org 10172 in Acute Stroke Treatment. Stroke, 1993, 24（1）：35－41.

［46］GIACINO J T, KALMAR K, WHYTE J. The JFK coma recovery scale-revised：measurement characteristics and diagnostic utility. Arch Phys Med Rehabil, 2004, 85（12）：2020－2029.

［47］DESAI M J, SAINI V, SAINI S. Myofascial pain syndrome：a treatment review. Pain and Therapy, 2013, 2（1）：21－36.

［48］REITZ C, MAYEUX R. Alzheimer disease：epidemiology, diagnostic criteria, risk factors and biomarkers. Biochem Pharmacol, 2014, 88（4）：640－651.

［49］LOBELO F, STOUTENBERG M, HUTBER A. The exercise is medicine global health initiative：a 2014 update. Br J Sports Med, 2014, 48（22）：1627－1633.

［50］GIACINO J T, KATZ D I, SCHIFF N D. A practical guide to disorders of consciousness. Cur Neurol Neurosci Rep, 2016, 16（3）：1－10.

［51］KONDZIELLA D, FRIBERG C K, FROKJAER V G, et al. Preserved consciousness in vegetative and minimal conscious states：systematic review and meta-analysis. J Neurol, Neurosurg & Psychiatr, 2016, 87（5）：485－492.

［52］CALENZANI G, DOS SANTOS F F, WITTMER V L, et al. Prevalence of musculoskeletal symptoms in obese patients candidates for bariatric surgery and its impact on health related quality of life. Arch Endocrinol Metab, 2017, 61（4）：319－325.

［53］SCHARRE D W, WEICHART E, NIELSON D, et al. Alzheimer's disease neuroimaging initiative. Deep brain stimulation of frontal lobe networks to treat Alzheimer's disease. J Alzheimer's Dis, 2018, 62（2）：621－633.

[54] PARIKH P, SANTAGUIDA P, MACDERMID J, et al. Comparison of CpG's for the diagnosis, prognosis and management of non-specific neck pain: a systematic review. BMC Musculoskeletal Disorders, 2019, 20 (81): 1 – 13.

[55] BAKER E W, KINDER H A, WEST F D. Neural stem cell therapy for stroke: a multi-mechanistic approach to restoring neurological function. Brain Behav, 2019, 9: e01214.

[56] KIM S, GREENE D J, BIHUN E C, et al. Provisional tic disorder is not so transient. Sci Rep, 2019, 9 (1): 232 – 235.

[57] DEEB W, MALATY I A, MATHEWS C A. Tourette disorder and other tic disorders. Handb Clin Neurol, 2019, 165 (1): 123 – 153.

[58] INAN L E, INAN N, UNAL-ARTIK H A, et al. Greater occipital nerve block in migraine prophylaxis: narrative review. Intl Head Soci, 2019, 10 (1): 1 – 13.

[59] CHEN J, WANG Y, WU J, et al. The potential value of targeting ferroptosis in early brain injury after acute cns disease. Front Mol Neurosci. 2020, 13 (1): 110 – 119.

[60] TEGTBUR U, HAUFE S, BUSSE M W. Anwendung und Effekte des blood flow restriction training. Unfallchirurg, 2020, 123 (3): 170 – 175.

[61] Owen A M. Improving diagnosis and prognosis in disorders of consciousness. Brain, 2020, 143 (4): 1050 – 1053.

[62] HYER L C, CARPENTER A M, SARASWAT P, et al. Outcomes of patellar tendon imbrication with distal femoral extension osteotomy for treatment of crouch gait. J Pediatr Orthoped, 2021, 41 (5): 154 – 157.

[63] CLUTTERBUCK G L, AULD M L, JOHNSTON LEANNE M. Performance of school-aged children with cerebral palsy at GMFCS levels Ⅰ and Ⅱ on high-level, sports-focussed gross motor assessments. Disabil Rehabil, 2021, 43 (8): 388 – 393.

[64] ROGERS M P, KUO P C. Pain as the fifth vital sign. J Am Coll Surg, 2020, 231 (5): 601 – 602.

[65] LORENZ D S, BAILEY L, WILK K E, et al. Blood flow restriction training. J Athl Train, 2021, 56 (9): 937 – 944.

[66] REN J X, LI C, YAN X L, et al. Crosstalk between oxidative stress and ferroptosis/oxytosis in ischemic stroke: possible targets and molecular mechanisms. Oxid Med Cell Longev, 2021: 6643382.

[67] ZHU L, LIU Z C, REN Y Q, et al. Neuroprotective effects of salidroside on ageing hippocampal neurons and naturally ageing mice via the PI3K/Akt/TERT pathway. Phytother Res, 2021, 35 (10): 5767 – 5780.

[68] ZHAI Q Y, REN Y Q, NI Q S, et al. Transplantation of human umbilical cord mesenchymal stem cells-derived neural stem cells pretreated with neuregulin1β ameliorate cerebral ischemic reperfusion injury in rats. Biomolecules, 2022, 12 (3): 428 – 445.

[69] LI G W, MA X Q, ZHAO H P, et al. Long noncoding RNA H19 promotes leukocyte inflammation in ischemic stroke by targeting the miR-29b/C1QTNF6 axis. CNS Neurosci Ther, 2022, 19 (3): 1 – 11.

[70] PANTAZIS C B, YANG A, LARA E, et al. A reference human induced pluripotent stem cell line for large-scale collaborative studies. Cell Stem Cell, 2022, 29 (12): 1685 – 1702.

[71] STARLING S. Optimising stem cells for diabetes mellitus therapy. Nat Rev Endocrinol, 2022, 18 (10): 588 – 597.

[72] GARG K, ZILATE S. Umbilical cord-derived mesenchymal stem cells for the treatment of infertility due to premature ovarian failure. Cureus, 2022, 14 (10): e30529.

[73] ZHAI Q Y, YUAN H Y, REN Y Q, et al. Neuroprotective effects of neural stem cells pretreated with neuregulin1β on PC12 cells exposed to oxygen-glucose deprivation/reoxygenation. Neural Regen Res, 2023, 18 (3): 618 – 625.

[74] TEMPLE S. advancing cell therapy for neurodegenerative diseases. Cell Stem Cell, 2023, 30 (5): 512 – 529.

[75] CHEN X, JIANG S, WANG R, et al. Neural stem cells in the treatment of Alzheimer's disease: current status, challenges, and future prospects. J Alzheimers Dis, 2023, 94 (s1): S173 – S186.

[76] GENCHI A, BRAMBILLA E, SANGALLI F, et al. Neural stem cell transplantation in patients with progressive multiple sclerosis: an open-label, phase 1 study. Nat Med, 2023, 29 (1): 75 – 85.

[77] KALINCIK T, SHARMIN S, ROOS I, et al. Comparative effectiveness of autologous hematopoietic stem cell transplant vs fingolimod, natalizumab, and ocrelizumab in highly active relapsing-remitting multiple sclerosis. JAMA Neurol, 2023, 80 (7): 702 – 713.

[78] SZYDLAK R. Mesenchymal stem cells in ischemic tissue regeneration. World J Stem Cells, 2023, 26, 15 (2): 16 – 30.

[79] MORIMOTO S, TAKAHASHI S, ITO D, et al. Phase 1/2a clinical trial in ALS with ropinirole, a drug candidate identified by iPSC drug discovery. Cell Stem Cell, 2023, 30 (6): 766 – 780.

[80] ADERINTO N, ABDULBASIT M O, OLATUNJI D. Stem cell-based combinatorial therapies for spinal cord injury: a narrative review of current research and future directions. Ann Med Surg, 2023, 85 (8): 3943 – 3954.

[81] CORREIA C D, FERREIRA A, FERNANDES M T, et al. Human stem cells for cardiac disease modeling and preclinical and clinical applications—Are we on the road to success? Cells, 2023, 12 (13): 1727.

[82] HIGASHIYAMA M, HOKARIA R. New and emerging treatments for inflammatory bowel disease. Digestion, 2023, 104 (1): 74 – 81.

[83] GIORGINO R, ALBANO D, FUSCO S, et al. Knee osteoarthritis: epidemiology, pathogenesis, and mesenchymal stem cells: what else is new? an update. Int J Mol Sci, 2023, 24 (7): 6405.

[84] HOGREBE N J, Developments in stem cell-derived islet replacement therapy for treating type 1 diabetes. Cell Stem Cell, 2023, 30 (5): 530 – 548.

[85] SINGH J, SINGH S. Review on kidney diseases: types, treatment and potential of stem cell therapy. Ren Replace Ther, 2023, 9 (1): 21 – 30.

[86] GARCIA-ROSA M, ABRAHAM A, BERTAINA A, et al. International Society for Cell & Gene Therapy Stem Cell Engineering Committee: cellular therapies for the treatment of graft-versus-host-disease after hematopoietic stem cell transplant. Cytotherapy, 2023, 25 (6): 578 – 589.

[87] LEE B W, KWOK S K. Mesenchymal stem/stromal cell-based therapies in systemic rheumatic disease: from challenges to new approaches for overcoming restrictions. Int J Mol Sci, 2023, 24 (12): 10161.

[88] HARNA B, KALRA P, ARYA S, et al. Mesenchymal stromal cell therapy for patients with rheumatoid arthritis. Exp Cell Res, 2023, 423 (1): 113468.

[89] O'KANE C M, MATTHAY M A. Understanding the role of mesenchymal stromal cells in treating COVID-19 acute respiratory distress syndrome. Am J Respir Crit Care Med, 2023, 207 (3): 231 – 233.